U0256965

感染性疾病治疗
与医院感染防控

陆 爽 李 静 何永秀 主编

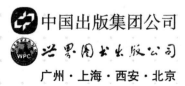

中国出版集团公司

世界图书出版公司

广州·上海·西安·北京

图书在版编目（CIP）数据

感染性疾病治疗与医院感染防控 / 陆爽，李静，何永秀主编. -- 广州：世界图书出版广东有限公司，2022.9

ISBN 978-7-5192-9292-8

Ⅰ. ①感… Ⅱ. ①陆… ②李… ③何… Ⅲ. ①感染—疾病—诊疗②医院—感染—控制 Ⅳ. ①R4②R197.323

中国版本图书馆 CIP 数据核字（2021）第 274772 号

书　　名	感染性疾病治疗与医院感染防控
	GANRANXING JIBING ZHILIAO YU YIYUAN GANRAN FANGKONG
主　　编	陆　爽　李　静　何永秀
责任编辑	曹桔方
装帧设计	天顿设计
责任技编	刘上锦
出版发行	世界图书出版有限公司　世界图书出版广东有限公司
地　　址	广州市新港西路大江冲 25 号
邮　　编	510300
电　　话	020-84460408
网　　址	http://www.gdst.com.cn
邮　　箱	wpc_gdst@163.com
经　　销	各地新华书店
印　　刷	三河市嵩川印刷有限公司
开　　本	787mm × 1092mm　1/16
印　　张	30
字　　数	745 千字
版　　次	2022 年 9 月第 1 版　2022 年 9 月第 1 次印刷
国际书号	ISBN 978-7-5192-9292-8
定　　价	288.00 元

主编简介

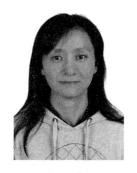

陆爽，贵州医科大学感染病学教研室副教授。

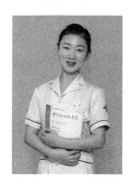

李静，西安交通大学第一附属医院气道管理组成员。

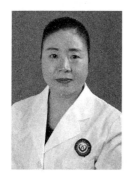

何永秀，贵州省安顺市关岭县人民医院感染科主任，主治医师。

编 委 会

主　编

陆　爽　李　静　何永秀

副主编

李　宏　刘　燕　卫　军　赵　琼　李小静

李　燕　孙赛玉　梅云华　彭学芳　刘晓敏

编　者　（以姓氏笔画为序）

卫　军　武警河南省总队医院

石　莹　中国人民武装警察部队特色医学中心

巩　蕾　西安市第五医院（陕西省中西医结合医院）

刘　燕　山东国欣颐养集团华丰医院

刘晓敏　襄阳市结核病防治院

孙赛玉　焦作市第三人民医院

李　宏　贵州医科大学附属医院

李　静　西安交通大学第一附属医院

李　燕　宁波市第六医院

李小静　成都市龙泉驿区第一人民医院

何永秀　安顺市关岭县人民医院

张　菊　成都市龙泉驿区第一人民医院

　　　　（四川大学华西医院龙泉医院）

陆　爽　贵州医科大学

孟凡红　济南市济阳区中医医院

赵　琼　湖北省安陆市普爱医院（安陆市人民医院）

赵宛亭　内乡县人民医院

唐燕萍　湖北医药学院附属国药东风总医院

梅云华　武汉市东西湖区人民医院

彭学芳　威海市胸科医院

蔡　翠　贵阳市公共卫生救治中心

魏素霞　晋城市人民医院

前　　言

随着工业的发展，自然环境也受到了很大的影响，加之人们生活方式的多样化、人口流动频繁等因素导致了新型感染性疾病不断地出现。近年来，由于科技进步和我国政府不断加强与改善公共卫生建设，许多感染性疾病得到了有效的预防和控制。为让广大医务工作者更好地做好感染性疾病的诊疗和预防控制工作，特编写本书。

本书从临床实用的角度出发，围绕感染性疾病的发生、发展规律和特点，着重介绍感染性疾病的诊治与医院感染防控的管理方法。全书主要对感染性常见病、多发病的流行病学、发病原理、临床表现、诊断与鉴别诊断和治疗等内容进行了系统的阐述，同时涉及医院感染预防与控制。本书内容全面、翔实，重点突出，深入浅出，方便阅读，适合传染科医师、实习医师参考阅读。

本书在编写过程中，由于编者编写经验不足，可能存在疏漏或不足之处，恳请广大读者批评指正，以期再版时予以改进提高，使之逐步完善。

目　　录

第一章 病毒感染性疾病

第一节 流行性感冒病毒感染

流行性感冒,即流感,是由流感病毒引起的急性呼吸道传染病。本病传染性强,临床上具有起病急、高热、头痛、肌痛等中毒症状表现明显而呼吸道症状较轻的特点,病程短而自限。病原体为甲、乙、丙三型流感病毒,以甲型流感病毒为主。

一、病原学

流感病毒系包膜 RNA 病毒,属于正粘病毒科,典型的病毒颗粒呈球形,直径 80～120nm。病毒包膜由内层的基质蛋白(MP)、外层的脂质双层膜和表面的糖蛋白刺突构成。基质蛋白有 M_1 和 M_2 两种。M_1 构成病毒包膜的内层,约占病毒总蛋白的 40%。M_2 为跨膜蛋白镶嵌于其中,属于离子通道蛋白,在病毒从宿主细胞内涵体进入胞质的过程中起重要作用,故 M_2 抑制药具有抗病毒作用。刺突为血凝素(HA)和神经氨酸酶(NA),其抗原性极易变异,具有亚型和株的特异性,是划分流感病毒亚型的依据。HA 能与鸡、豚鼠、人等的红细胞表面受体结合,故能凝集红细胞,引起血凝现象。HA 是病毒的融合蛋白。借助 HA,病毒能吸附在宿主细胞上,构成感染宿主细胞的第一步。抗 HA 抗体为保护性抗体,能中和病毒。HA 抗体包括 IgM、IgG 和 SIgA,又以 SIgA 在免疫病毒感染中最为重要。NA 能水解受感染细胞包膜表面的 N-乙酰神经氨酸,促进病毒释放。抗 NA 抗体虽不是中和抗体,但能抑制病毒释放,延缓病毒传播。包膜内部为病毒核衣壳,呈螺旋状对称,由病毒核酸、核蛋白(NP)和 RNA 聚合酶(PA、PB1、PB2)组成。病毒核酸为节段性单股负链 RNA,基因组约 13.6kb。甲型和乙型流感病毒核酸由 8 个节段组成,1～6 节段分别编码 PB2、PB1、PA、HA、NP、NA,第 7 节段编码 M_1 和 M_2,第 8 节段编码 NS1、NS2;丙型缺少编码的第 6 节段 NA 由 7 个片段组成。由于流感病毒核酸呈节段性,故而在病毒复制过程中易发生基因重而组形成新毒株。NP 是可溶性抗原,其抗原性稳定。

病毒对干燥、日光、紫外线敏感;对乙醇、碘伏、碘酊等常用消毒剂敏感;不耐酸,在 pH 6.5～7.9 最稳定;对热敏感,56℃30 分钟或 100℃1 分钟即可灭活(禽流感病毒 65℃30 分钟或 100℃2 分钟可灭活)。0～4℃可存活数周,−70℃可长期存活。

病毒分离一般用鸡胚,组织培养原代猴肾和人胚肾细胞,实验动物可用小鼠。

二、分型与变异

根据核蛋白 NP 和基质蛋白 M_1 抗原性的不同,可把流感病毒分为甲(A)、乙(B)、丙(C)三型。甲型流感病毒宿主广泛,是人类流感的主要病原体,可分为若干亚型(H1～H16,N1～N9),其中人流感病毒 HA 有 3 个亚型(H1、H2、H3),NA 有 2 个亚型(N1、N2),禽流感病毒包括全部亚型(16 个 HA 亚型、9 个 NA 亚型)。因此,禽类被认为是甲型流感病毒的基因储备库。

流感病毒抗原变异主要发生在 HA 和 NA,有两种形式:一种是抗原漂移,由一系列点突变累积而成,变异幅度小,为连续变异,属于量变,引起小规模流行。另一种是甲型流感病毒所特有的抗原转换,由两种不同的病毒株发生病毒基因重组,形成新的病毒亚型,容易造成新型流感的大流行。这种病毒基因重组变异最容易发生在猪体内。

一般情况下,甲型流感病毒具有严格的宿主特异性,但自从 1997 年 5 月中国香港发现首例人感染高致病性禽流感之后,现已证实禽流感病毒 H5N1、H7N7、H9N2、H7N2、H7N3 等亚型可感染人类。其中 H5 和 H7 亚型为高致病型,又以 H5N1 致病性最强。

三、流行病学

(一)传染源

患者是主要传染源,隐性感染者也具有传染性。传染性从潜伏末期开始至病后 7 天。人禽流感的主要传染源是患 H5N1 禽流感和携带 H5N1 禽流感病毒的鸡、鸭、鹅等家禽,特别是鸡,目前尚无人际传播的确切证据。

(二)传播途径

主要通过飞沫经呼吸道传播,也可通过口、鼻、眼等处黏膜接触传播。接触患者的呼吸道分泌物、体液和被病毒污染的物品亦可能引起感染。传播速度与人群密度相关。禽类粪便是人禽流感传播的主要媒介。

(三)易感人群

人群对流感病毒普遍易感,感染后可获得一定免疫力。但甲、乙、丙三型之间以及各型流感病毒不同亚型之间无交叉免疫力,同一亚型的变种之间有一定免疫力。由于流感病毒不断变异,人群易反复感染而发病。新生儿对流感及其病毒的敏感性与成年人相同。

(四)高危人群

下列人群感染普通流感病毒或甲型 H1N1 流感病毒后较易发展为危重症病例。

(1)妊娠患者。

(2)有慢性呼吸系统疾病、慢性循环系统疾病(高血压除外)、肾病、肝病、血液病、神经肌肉疾病(如帕金森病)、代谢及内分泌系统疾病(如糖尿病)、免疫功能低下等慢性基础疾病患者。

(3)19 岁以下长期服用阿司匹林者。

(4)肥胖患者(体重指数≥40)。

(5)年龄＜5 岁的儿童(年龄＜2 岁更易发生严重并发症)。

(6)年龄>65 岁的老年人。

就人感染高致病性禽流感而言,10～19 岁的患者病死率最高,50 岁以上患者病死率最低。

(五)流行特征

流感发病呈全球性分布,每年全球约 10% 人口,即 6 亿人患病,一般多发于冬季,病原体以甲型 H1N1、H3N2 和乙型流感病毒为主。北半球温带地区,每年感染高峰在 1～2 月。南半球温带地区感染高峰在 5～9 月;热带地区多发于雨季。我国北方流感高峰一般在当年 11 月底至次年 2 月底;而南方除冬季高峰外,还有 5～8 月的小高峰。大流行时季节性不明显,任何季节可发生。我国是流感高发区,20 世纪发生的 4 次世界性流感大流行,3 次起源于中国,主要流行毒株为 H1N1 和 H3N2 亚型,流行方式表现为人际传播,2009 年暴发于墨西哥的甲型 H1N1 流感也如此,但传播更快。

人感染禽流感的流行方式均为禽传染人,尚无人际传播证据。虽然并非所有 H5 和 H7 病毒都是高致病性毒株,但都被认为具有潜在致病性。因为 H5 和 H7 的低致病性毒株传入家禽,在家禽中经过短期流行后便会变异为高致病性毒株。这就是家禽身上 H5 和 H7 病毒总是受到高度重视的原因。有证据认为,候鸟在人禽流感的地区间传播中起着重要作用。截至 2010 年 6 月 8 日,全球累计报道 H5N1 亚型人禽流感 499 例,死亡 295 例,总病死率 59%,其中印度尼西亚患者病死率高达 82%(136/165)。其中 50% 患者<20 岁,90% 患者<40 岁。

流感大流行的发生,从现有资料来看每次大流行之间间隔均在 10 年以上。

四、发病机制和病理解剖

病毒在细胞内复制致细胞病变(CPE)是流感发病的主要机制。流感病毒进入呼吸道后,NA 破坏神经氨酸,使纤毛柱状上皮细胞表面的黏蛋白水解,HA 受体暴露。病毒通过 HA 与细胞黏附后,通过胞饮进入细胞内,随后在胞核中复制。最后,各种病毒成分在胞膜聚集,通过出芽方式形成新的病毒颗粒。NA 水解细胞表面糖蛋白末端的 N-乙酰-神经氨酸,促进病毒颗粒释放。释放的病毒感染邻近纤毛柱状上皮细胞,短期内使大量呼吸道上皮感染、变性、坏死脱落,引起炎症反应,临床上出现发热、肌肉痛、白细胞低等全身中毒症状,但一般不发生病毒血症。

单纯型流感病变主要发生在上、中呼吸道,表现为纤毛柱状上皮细胞的变性、坏死和脱落,黏膜充血、水肿和单核细胞浸润。流感病毒性肺炎的病理特征为肺充血、水肿,支气管黏膜坏死,气道内有血性分泌物,黏膜下层灶性出血,肺泡内含有渗出液,严重时有肺透明膜形成。

五、临床表现

普通流感的潜伏期为数小时至 4 天,一般为 1～3 天。甲型 H1N1 流感的潜伏期为 1～7 天,一般为 1～3 天。

起病多急骤,主要以全身中毒症状为主,呼吸道症状轻微或不明显,发热通常持续 3～4 天,疲乏虚弱可达 2～3 周。甲型 H1N1 流感的临床症状与季节性流感相似,病死率不高。流感根据临床表现可分为单纯型、肺炎型、中毒型、胃肠型,并出现一定的并发症。

(一)单纯型

急性起病,畏寒高热、头痛乏力、全身肌肉酸痛,感染中毒症状明显而呼吸道症状轻微。高热持续 3 天左右渐退,全身症状好转,而上呼吸道症状更为显著,持续数日后消失。

(二)肺炎型

本型在普通流感和甲型 H1N1 流感中较少见,病死率约 50%,是大流行时的主要死因。在人禽流感(H5N1)中常表现为暴发性重症病毒性肺炎。本型多发生在 2 岁以下的小儿或原有慢性基础疾病者,特点是在发病后 24 小时内出现持续高热、剧咳、痰中带血或咯血、呼吸困难和发绀等表现。体检发现呼吸音降低,满布哮鸣音,但无实变体征。继发细菌感染时,可满布湿啰音并出现实变体征。X 线检查双肺散布絮状阴影,继发细菌感染时有片状阴影。病程 1 周至 1 个月余,大部分患者可逐渐康复,也可因呼吸循环衰竭在 5~10 天死亡。

(三)胃肠型

少数病例有食欲减退、腹痛、腹胀、呕吐和腹泻等消化道症状为主。

(四)中毒型

此型比较少见,肺部体征不明显,往往高热不退,神志不清,在儿童可以发生抽搐,部分患者可以出现循环衰竭。

(五)并发症

(1)细菌性上呼吸道感染、支气管炎。

(2)细菌性肺炎。

(3)瑞氏(Reye)综合征:又称急性脑病-肝脂肪变性综合征,系甲、乙型流感的罕见并发症,也可见于带状疱疹病毒感染。患者多为 2~16 岁的儿童,病情凶险预后不良,有 30%~40% 的患者死于脑干功能障碍。这是一组异质性疾病,一般认为是在先天性代谢紊乱(如中链酰基辅酶 A 脱氢酶缺乏)的基础上由于外因(如服用阿司匹林等水杨酸制剂)的作用而发病。临床上表现为退热 3~5 天出现恶心、呕吐,继而嗜睡、昏迷、惊厥等神经系统症状,肝肿大、肝功能轻度损害,但无黄疸。

(4)中毒性休克。

(5)急性呼吸窘迫综合征(ARDS):人禽流感患者更易发生。

(6)横纹肌溶解:即骨骼肌坏死,表现为肌痛和肌无力,血清肌酸磷酸激酶显著升高(在 10 000U 以上),电解质紊乱,严重时引起急性肾衰竭。

六、实验室检查

(一)血液学检查

白细胞总数正常或偏低,淋巴细胞相对增加。合并细菌感染时,白细胞总数增加,中性粒细胞增多。部分病例出现低钾血症。少数病例肌酸激酶、天门冬氨酸氨基转移酶、丙氨酸氨基转移酶、乳酸脱氢酶升高。

(二)血清学检查

血清学检查是诊断病毒和鉴定病毒的重要手段,也是研究病毒的主要方法之一。目前常用的方法主要有红细胞凝集试验和红细胞凝集抑制试验等。用已知的流感病毒抗原同时检测患者急性期(发病7天内)和恢复期(间隔2~3周)的双份血清,如果恢复期血清中抗流感病毒抗体效价比急性期高4倍或4倍以上有诊断意义。需要注意的是进行血清抗体测定时,所用抗原最好采用当时当地的流行株加上代表株,并且H5亚型病毒株及高致病性禽流感病毒分离与传代需在生物安全防护三级实验室(P3)内进行。人群抗体水平的测定可以预测流感的流行。

(三)病毒蛋白和核酸检测

取患者呼吸道标本或肺标本,采用免疫荧光或酶联免疫法检测甲、乙型流感病毒型特异的核蛋白(NP)或基质蛋白(M_1)及亚型特异的血凝素HA蛋白,如用单克隆抗体可以鉴定流感病毒的型别。还可用反转录聚合酶链反应(RT-PCR)法检测呼吸道分泌物中的病毒RNA,该法直接、快速、灵敏,数小时即可得到实验结果,是甲型H1N1流感的主要确诊手段。

(四)病毒分离与鉴定

病毒分离与鉴定是诊断病毒感染公认的"金标准",也是唯一能发现新毒株的手段。将急性期患者呼吸道标本(如鼻咽分泌物、口腔含漱液、气管吸出物)或肺标本接种于鸡胚羊膜囊或尿囊液中进行病毒分离。

七、影像学检查

单纯型流感患者胸部X线检查可无异常。重症流感患者可显示单侧或双侧肺炎,少数可伴有胸腔积液等。

人禽流感表现具有肺炎的基本特点,患者早期的局限性片状影像与一般肺炎相似。肺部感染后,X线胸片和肺CT检查可见肺内片状高密度影。对于严重病例者肺内片状影像弥漫分布、病变进展迅速,临床上较快发生急性呼吸窘迫综合征。

八、诊断

根据流行病史、临床表现及实验室检查可以做出初步诊断,尤其是短时间内出现较多数量的相似患者,结合流行病学资料及病原学检查基本可以确诊。但在流行初期,散发或轻型的病例诊断比较困难,确诊往往需要实验室检查,病毒分离、鉴定是主要确诊依据。主要诊断依据如下。

(一)流行病学史

在流行季节,一个单位或地区出现大量上呼吸道感染患者或医院门诊、急诊上呼吸道感染患者明显增加。

(二)临床症状

急性起病,畏寒、高热、头痛、头晕、全身酸痛、乏力等中毒症状,可伴有咽痛、流涕、流泪、咳嗽等呼吸道症状;部分患者快速出现持续高热、剧咳、痰中带血或咯血、呼吸困难和发绀等严重呼吸道表现;少数病例有食欲减退、腹痛、腹胀、呕吐和腹泻等消化道症状。婴儿流感的临床症状往往不典型,可见高热惊厥;部分患儿表现为喉-气管-支气管炎,严重者出现气道梗阻现象。

(三)辅助检查

外周血象、胸部影像学检查可提供重要线索。病毒特异性抗原及其基因检查、病毒分离与鉴定是确诊依据。

(四)诊断分类

检查有病原学证据。

甲型 H1N1 流感的诊断:

1.疑似病例

符合下列情况之一即可诊断为疑似病例。

(1)发病前 7 天内与传染期甲型 H1N1 流感确诊病例有密切接触,并出现流感样临床表现。密切接触是指在未采取有效防护的情况下,诊治、照看传染期甲型 H1N1 流感患者;与患者共同生活;接触过患者的呼吸道分泌物、体液等。

(2)发病前 7 天内曾到过甲型 H1N1 流感流行(出现病毒的持续人间传播和基于社区水平的流行和暴发)的地区,出现流感样临床表现。

(3)出现流感样临床表现,甲型流感病毒检测阳性,尚未进一步检测病毒亚型。

对上述 3 种情况,在条件允许的情况下,可安排甲型 H1N1 流感病原学检查。

2.临床诊断病例

仅限于以下情况做出临床诊断。同一起甲型 H1N1 流感暴发疫情中,未经实验室确诊的流感样症状病例,在排除其他致流感样症状疾病时,可诊断为临床诊断病例。

在条件允许的情况下,临床诊断病例可安排病原学检查。

3.确诊病例

出现流感样临床表现,同时有以下一种或几种病原学检测结果:

(1)甲型 H1N1 流感病毒核酸检测阳性。

(2)分离到甲型 H1N1 流感病毒。

(3)双份血清甲型 H1N1 流感病毒的特异性抗体水平呈 4 倍或 4 倍以上升高。

4.重症与危重病例

(1)出现以下情况之一者为重症病例:

①持续高热>3 天。

②剧烈咳嗽,咳脓痰、血痰或胸痛。

③呼吸频率快,呼吸困难,口唇发绀。

④神志改变:反应迟钝、嗜睡、躁动、惊厥等。

⑤严重呕吐、腹泻,出现脱水表现。

⑥影像学检查有肺炎征象。

⑦肌酸激酶(CK)、肌酸激酶同工酶(CK-MB)等心肌酶水平迅速增高。

⑧原有基础疾病明显加重。

(2)出现以下情况之一者为危重病例:

①呼吸衰竭。

②感染中毒性休克。

③多脏器功能不全。

④出现其他需进行监护治疗的严重临床情况。

九、鉴别诊断

(一)普通感冒

普通感冒可由多种呼吸道病毒感染引起。通常流感致全身症状比普通感冒重,而普通感冒呼吸道局部症状更突出。病毒分离鉴定是唯一可靠的鉴别方法。

(二)严重急性呼吸综合征(SARS)

SARS是由SARS冠状病毒引起的一种具有明显传染性,可累及多个脏器、系统的特殊肺炎,临床上以发热、乏力、头痛、肌肉关节疼痛等全身症状和干咳、胸闷、呼吸困难等呼吸道症状为主要表现。部分病例可有腹泻等消化道症状,胸部X线检查可见肺部炎性浸润影,实验室检查示外周血白细胞计数正常或降低,抗菌药物治疗无效。重症病例则表现为明显呼吸困难,并迅速发展成为急性呼吸窘迫综合征(ARDS)。根据流行病学史、临床症状和体征、实验室检查,胸部X线影像学变化,配合SARS病原学检测阳性,排除其他疾病,可做出SARS诊断。

(三)流行性脑脊髓膜炎

流行性脑脊髓膜炎,简称流脑,是由脑膜炎双球菌引起的化脓性脑膜炎。流脑早期症状类似流感,但季节性明显,临床表现为发热、头痛、呕吐、皮肤黏膜瘀点、瘀斑及颈项强直等脑膜刺激征。血象白细胞总数明显增加,一般在$(10\sim30)\times10^9$/L,中性粒细胞在$80\%\sim90\%$。皮肤瘀点和脑脊液病原学检查可明确诊断。

(四)肺炎支原体感染

可出现发热、头痛、肌痛等类似流感的全身症状,但是较流感轻,呛咳症状较明显或伴少量黏痰。胸部X线检查可见两肺纹理增深,并发肺炎时可见肺部斑片状阴影等间质肺炎表现。血清学检查对诊断有一定帮助,核酸探针或PCR有助于早期快速诊断,痰及咽拭子标本分离肺炎支原体可确诊。

(五)衣原体感染

发热、头痛、肌痛等全身症状较流感轻,可引起鼻窦炎、咽喉炎、中耳炎、气管-支气管炎和肺炎。实验室检查可帮助鉴别诊断,包括病原体分离、血清学检查和聚合酶链反应(PCR)检测。

十、治疗

早发现、早诊断是防控与有效治疗的关键。

(一)隔离消毒

按呼吸道隔离1周或者至主要症状消失;流行期间对公共场所加强通风和空气消毒。

(二)一般治疗

休息、多饮水、清淡营养饮食,保持鼻咽及口腔清洁。

（三）合理应用对症治疗药物

酌情应用解热药、缓解鼻黏膜充血药物、止咳祛痰药物等。儿童忌用阿司匹林或含阿司匹林药物以及其他水杨酸制剂，避免 Reye 综合征。

（四）及早应用抗流感病毒药物

抗流感病毒治疗药物现有离子通道 M_2 阻滞剂和神经氨酸酶抑制剂两类，前者包括金刚烷胺和金刚乙胺，后者包括奥司他韦和扎那米韦。

抗流感病毒药物治疗早期使用，才能取得最佳疗效。对于发病时即病情严重、发病后病情呈动态恶化的病例和感染甲型 H1N1 流感的高危人群，开始给药时间应尽可能在发病 48 小时以内（以 36 小时内为最佳）。对于较易成为重症病例的高危人群，一旦出现流感样症状，不一定等待病毒核酸检测结果，即可开始抗病毒治疗。孕妇在出现流感样症状之后，宜尽早给予神经氨酸酶抑制剂治疗。

1.离子通道 M_2 阻滞剂

金刚烷胺和金刚乙胺通过阻断 M_2 蛋白而阻止病毒脱壳及其 RNA 的释放，干扰病毒进入细胞质，使病毒早期复制被中断，从而发挥抗流感病毒作用。早期应用能够减轻患者的病情，缩短病程，减少病毒排出，防止病毒扩散，减少排毒量。金刚乙胺是金刚烷胺的 α 甲基衍生物，抗病毒活性较金刚烷胺强 4～10 倍。

由于 M_2 蛋白为甲型流感病毒所特有，金刚烷胺和金刚乙胺仅对甲型流感病毒有预防和治疗作用。但甲型流感病毒已有部分毒株对其耐药，如甲型 H1N1 流感病毒。禽流感病毒对二者也有较高的耐药率。

（1）用法和剂量：疗程 5～7 天。金刚烷胺在肌酐清除率≤50mL/min 时酌情减少用量，必要时停药。肌酐清除率＜10mL/min 时金刚乙胺应减为 100mg/d；对老年和肾功能减退患者应监测不良反应。

（2）不良反应：主要为中枢神经系统反应和胃肠道反应，如焦虑、注意力不集中和头痛等，其发生率金刚烷胺高于金刚乙胺。这些不良反应一般较轻，停药后大多可迅速消失。由于金刚烷胺能促进多巴胺的释放，故禁用于精神病和癫痫患者，但对帕金森病有治疗作用。

2.神经氨酸酶抑制剂

主要包括奥司他韦（商品名为达菲）和扎那米韦，1999 年被美国 FDA 批准用于流感治疗，我国目前只有奥司他韦被批准临床使用。奥司他韦与扎那米韦极少产生耐药性，且二者作用于神经氨酸酶的位点不同，也不易产生交叉耐药性。

（1）防治普通流感：奥司他韦是一种口服、高选择性流感病毒神经氨酸酶抑制剂，奥司他韦及其代谢活性成分可分布至所有流感病毒感染的部位，临床用于甲、乙型流感的预防和治疗，对甲型 H1N1 流感病毒亦敏感。对于普通人群和患有慢性心、肺基础疾病的高危人群，在流感发病 48 小时内早期使用均可以明显缩短症状持续时间和减轻症状严重程度，降低并发症发生率，并显示明显降低家庭接触者流感二代发病率。

（2）防治禽流感：到目前为止，传播给人类的禽流感病毒，包括 H5N1、H7N7 和 H9N2，都属于甲型流感病毒的变异株，都有神经氨酸酶，因此神经氨酸酶抑制剂可用于预防和治疗人类禽流感病毒感染。实践证明，过去用于预防和治疗人类禽流感病毒（特别是对甲型流感病毒）

感染的有效措施,对禽流感病毒感染的防治也有一定效果。但也发现个例人感染禽流感 H5N1 病毒患者对奥司他韦耐药。扎那米韦对禽流感 H5N1 病毒亦敏感,尚未发现耐药报道。

（3）推荐使用对象:流感流行时的高危人群;严重流感患者,希望缩短流感病程的患者;高危人群中未接种流感疫苗者,免疫不全者,家庭中暴露于患者的无保护人群。

（4）用法和剂量。

①奥司他韦:用于流感的预防(仅限于 13 岁以上青少年和成人)时,口服 75mg,每天 1 次,连续 7 天或以上。用于治疗时,青少年(13 岁以上)和成人,口服 75mg,每天 2 次,连服 5 天,应在症状出现 2 天内开始用药;13 岁以下儿童按体重给药(体重≤15kg 者用 30mg;16～23kg 者用 45mg;24～40kg 者用 60mg;＞40kg 者用 75mg);7 岁以下儿童不推荐使用。肾功能不全者肌酐清除率＜30mL/min 时,应减量至 75mg,每天 1 次。

②扎那米韦:7 岁及以上儿童及成人剂量均为每次吸入 10mg,每天 2 次,连用 5 天,应在症状出现 2 天内开始用药。7 岁以下儿童不推荐使用。

（5）不良反应:奥司他韦不良反应少,一般为恶心、呕吐等消化道症状,也有腹痛、头痛、头晕、失眠、咳嗽、乏力等不良反应的报道。扎那米韦肝肾毒性小,患者耐受性好,吸入后最常见的不良反应有头痛、恶心、咽部不适、眩晕、鼻出血等。个别哮喘和慢性阻塞性肺疾病(COPD)患者使用后可出现支气管痉挛和肺功能恶化。

对于临床症状较轻且无并发症、病情趋于自限的甲型 H1N1 流感病例,无须积极应用神经氨酸酶抑制剂。

（五）糖皮质激素

目前尚未证实应用糖皮质激素对人禽流感患者预后有任何有益的效果,尤其是大剂量激素还可诱发感染,故一般不推荐使用。

人禽流感患者出现下列指征之一时,可考虑短期内给予适量糖皮质激素治疗:短期内肺病变进展迅速,出现氧合指数(PaO_2/FiO_2)＜300,并有迅速下降趋势;合并脓毒血症伴肾上腺皮质功能不全。

（六）抗细菌治疗

患者在病程后期继发细菌性感染时,应积极抗感染。应针对最常见的社区获得性肺炎常见病原体经验性使用抗生素治疗,重点针对肺炎球菌、金黄色葡萄球菌和其他化脓性葡萄球菌。对于缺乏临床和(或)微生物学支持的细菌感染,一般不用抗菌治疗。

（七）血浆支持治疗

对发病 2 周内的重症人禽流感患者,及时给予人禽流感恢复期患者血浆,有可能提高救治的成功率。

（八）氧疗和呼吸支持

对重症患者出现呼吸衰竭时应及时给予呼吸支持治疗,包括经鼻管或面罩吸氧、无创和有创正压通气治疗。实际上出现呼吸衰竭时,维持和保证恰当有效的氧合是治疗最重要的环节。

（九）中医中药

早期用药,辨证施治。可按辨证分别选择清热、解毒、化湿、扶正祛邪等不同治则和处方及中成药。

十一、预防

(一)隔离、消毒

隔离患者,流行期间对公共场所加强通风和空气消毒。

(二)减少聚会和集体娱乐活动

流行期间减少大型聚会及集体活动,接触者应戴口罩。

(三)加强监测

当(禽)流感密切接触者出现流感样症状时,应立即进行流行病学调查,采集标本并检测,以进一步明确病原体,同时采取相应的防治措施。

(四)阻断传播途径

对公共场所、车间、教室、宿舍或病禽场所进行彻底消毒:乳酸 $2\sim4mL/100m^3$ 或者过氧乙酸 $2\sim4g/m^3$ 熏蒸,或用 $1\%\sim2\%$ 漂白粉或含氯消毒液喷洒。死禽或禽类废弃物销毁或深埋。

(五)接种疫苗

接种疫苗是预防流感的基本措施。

1.流感灭活疫苗

全病毒的 3 价疫苗,反应较轻。主要接种对象是老年人、婴幼儿、孕妇、慢性心肺疾病患者、肿瘤患者、免疫低下者。基础免疫为注射 2 次,间隔 $6\sim8$ 周。以后每年加强免疫 1 次。新的亚型流行时应重做基础免疫。目前,我国甲型 H1N1 流感(2009)疫苗为灭活疫苗。

2.流感减毒活疫苗

单价疫苗,接种反应类似轻症感染。主要接种对象是健康成人和少年儿童,禁用于流感灭活疫苗接种对象。接种方式为鼻腔喷雾接种。

(六)预防性治疗

抗病毒药物用于流感预防时,每日用药 1 次。疗程:2 周,暴发流行时一般疗程:1 周,大流行时暴露后预防。

(七)加强管理

要加强检测标本和实验室禽流感病毒毒株的管理,严格执行操作规范,防止医院感染和实验室的感染及传播。

患者和他人戴口罩减少病毒进入呼吸道接触黏膜细胞,具有预防流感作用。

第二节 病毒性肝炎

病毒性肝炎(简称肝炎)是由多种嗜肝肝炎病毒引起的以肝脏病变为主的全身性疾病。目前确定的肝炎病毒有甲型、乙型、丙型、丁型及戊型,各型病原不同,但肝组织病理及临床表现基本相似。临床上以疲乏、食欲减退、肝大、肝功能异常为主要表现,部分病例出现黄疸。

病毒性肝炎临床谱较广,是我国急慢性肝病最为常见的原因。其中甲型及戊型肝炎病毒主要引起急性肝炎。而乙型、丙型及丁型肝炎可转化为慢性肝炎,并可发展为肝硬化,与肝癌的发生有密切的关系。

一、病原学

(一)甲型肝炎病毒(HAV)

属于小 RNA 病毒科的嗜肝病毒属。感染后在肝细胞内复制。HAV 直径为 27~32nm,无包膜。在电镜下可见充实或中空两种球形颗粒,前者是含 RNA 基因,具有感染性,后者为病毒的缺陷型。甲型肝炎仅有一个抗原抗体系统,感染后可产生 IgM 和 IgG 抗体。

(二)乙型肝炎病毒(HBV)

HBV 属于嗜肝 DNA 病毒科。在电镜下 HBV 感染者血清中存在 3 种形式的颗粒:①Dane 颗粒,又称大球形颗粒,是完整的 HBV 颗粒,直径 42nm,分为胞膜和核心两部分,包膜内含乙型肝炎表面抗原(HBsAg)、糖蛋白与细胞脂肪。核心部分含环状双股 DNA、DNA聚合酶(DNAP)和核心抗原(HBcAg),是病毒复制的主体。②小球形颗粒。③管状颗粒。后两者不是完整的病毒颗粒,是 HBV 的一个部分,仅含包膜蛋白。

HBV 侵入肝细胞后,部分双链环状 HBV-DNA 在细胞核内以负链 DNA 为模板延长正链以修补正链中的裂隙区,形成共价闭合环状 DNA(cccDNA);然后以 cccDNA 为模板,转录成几种不同长度的 mRNA,分别作为前基组 RNA 和编码 HBV 的各种抗原。cccDNA 半寿(衰)期较长,很难从体内彻底清除,这是目前的抗病毒药物难以清除体内乙肝病毒,治愈乙肝的主要原因。

HBV 已发现有 A~I 9 个基因型,在我国以 C 型和 B 型为主。HBV 基因型和疾病进展和α-干扰素治疗效果有关。与 C 基因型感染者相比,B 基因型感染者较早出现 HBeAg 血清学转换,较少进展为慢性肝炎、肝硬化和原发性肝细胞癌;并且 HBeAg 阳性患者对 α-干扰素治疗的应答率高于 C 基因型;A 基因型患者对 α-干扰素治疗的应答率高于 D 基因型。

(三)丙型肝炎病毒(HCV)

属于黄病毒科丙型肝炎病毒属。HCV 为球形病毒颗粒,直径 55nm,外有脂质的外壳、囊膜和棘突结构,内由核心蛋白及核酸组成核衣壳。HCV 基因组为线状单股正链 RNA。HCV是多变异的病毒,是 5 种肝炎病毒中最易发生变异的一种。在同一患者血中的 HCV 相隔数月即可出现变异。临床上,丙型肝炎病毒主要分为 6 个基因型,不同地区流行的基因类型有所不同,我国以基因 1b 型最为多见。不同基因分型在疾病发生发展、预后、抗病毒治疗应答有一定的差异。

(四)丁型肝炎病毒(HDV)

HDV 是一种缺陷 RNA 病毒,必须有 HBV 或其他嗜肝 DNA 病毒辅助才能复制、表达。HDV 为直径 35~37nm 的球形颗粒,内部含 HDAg 和基因组 HDV-RNA,外壳为 HBsAg。

(五)戊型肝炎病毒(HEV)

HEV 属萼状病毒科。免疫电镜下为球形颗粒,直径 27~38nm,无包膜。基因组为单股正链 RNA。HEV 主要在肝细胞内复制,通过胆道排出。

二、流行病学

(一)传染源

急性和(或)慢性患者、亚临床感染者或病毒携带者是本病的传染源。

1.甲型与戊型肝炎

传染源为急性肝炎患者和亚临床感染者。患者在发病前的2周至起病后的1周,从粪便中排出病毒的数量最多,传染性最强。亚临床感染者由于数量多,又不易识别,是最重要的传染源。

2.乙、丙、丁型肝炎

3种肝炎都有急、慢性患者和病毒携带者,其传染性贯穿整个病程。急性患者的传染性可从起病前数周开始,并持续于整个急性期。慢性患者和HBsAg携带者,是乙型肝炎最主要的传染源,其中以血中HBeAg、HBV-DNA、DNA多聚酶阳性的患者传染性最大。急性丙型肝炎以无黄疸者多见,50%~80%可转变为慢性,故慢性患者是丙型肝炎的主要传染源。HCV携带者在我国相对比HBV携带者少,但某些地区献血员中HCV携带率可高达10%~20%以上,亦是丙型肝炎重要的传染源之一。丁型肝炎患者发生于HBV感染的基础上,也以慢性患者和携带者为主要传染源。

(二)传播途径

1.粪-口传播

是甲型和戊型肝炎的主要传播途径。其方式有:①日常生活接触传播为最常见的传播方式,主要通过污染的手、用具、玩具等物体或直接与口接触而传播。②水传播:水源污染可引起暴发流行,此为戊型肝炎暴发流行的主要传播方式。③食物传播:如毛蚶、生蚝等贝壳类食物等受粪便污染,主要引起甲型肝炎暴发流行;近年研究发现,动物肉类污染也可为戊型肝炎传播途径。④媒介的传播:苍蝇和蟑螂造成的食物污染。

2.体液和血液传播

是乙型、丙型、丁型肝炎的主要传播途径。①注射传播:是主要的传播方式,如输注含肝炎病毒的血液和血制品、疫苗接种、药物注射(包括静脉吸毒)和针刺等。HDV传播与HBV相似。HCV感染主要通过输血(或血制品),占输血后肝炎的90%,但近年来此方式随着血制品进行丙型肝炎筛查已明显减少。②生活接触传播:生活上的密切接触是次要的传播方式,主要与各种体液和分泌物的接触有关,如唾液、精液和阴道分泌物等。

3.母婴传播

由母亲在围生期、产期传给婴儿,亦是HBV感染的一种重要传播途径,主要经胎盘、产道分娩、哺乳和喂养等方式传播。

4.其他

牙科器械、血液透析或医疗物品污染等传播。

(三)易感性与免疫力

各型肝炎之间无交叉免疫。①甲型肝炎:初次接触HAV的儿童最为易感,故以学龄前儿童发病率最高,其次为青年人。感染后免疫力可持续终身。②乙型肝炎:新生儿普遍易感,儿童期感染约 90% 可转为慢性感染,成人期感染约 90% 可恢复。发病多见于青壮年。感染后亦可产生牢固的免疫力,我国 30 岁以上的成人抗-HBs 阳性率达半数。③丙型肝炎:各个年龄组均普遍易感,各年龄均可发病。④丁型肝炎:普遍易感。目前仍未发现对 HDV 的保护性抗体。⑤戊型肝炎:普遍易感,感染后免疫力不持久。多见于中老年人。孕妇易感性较高,感染后易发展为重型肝炎。

(四)流行特征

1.散发性发病

甲型肝炎与戊型肝炎主要由日常生活接触所致,故以散发性发病为主(占散发性肝炎90%)。乙型肝炎也以散发性发病为主,但具有家庭聚集现象,此特征与母婴传播及日常生活接触有关。散发性丙型肝炎与密切生活接触或不洁注射有关。

2.流行暴发

主要是水源和食物污染传播所致,常见于甲型和戊型肝炎。不洁注射或血液透析可引起群发事件,造成丙肝的局部流行。

3.季节分布

我国甲型肝炎以秋、冬季为发病高峰;戊型肝炎多发生于雨季,有春冬季节高峰;乙、丙、丁型肝炎无明显季节性。

4.地理分布

我国是甲、乙、戊型肝炎的高流行区。成人甲型肝炎抗体阳性率达 80% 以上。根据 2014 年中国疾控中心流行病学调查,由于新生儿计划免疫的实施,我国 5 岁以下儿童的 HBsAg 携带率仅为 0.96%,但 1～59 岁一般人群 HBsAg 携带率仍为 7.18%,据此推算,我国现有的慢性 HBV 感染者约 9 300 万人,其中慢性乙型肝炎患者约 2 000 万例。丁型肝炎以南美洲、中东等为高发区;我国以西南地区感染率最高,约为 3%。戊型肝炎主要流行于亚洲和非洲,我国可呈地方性流行。对于丙型肝炎流行,我国属于中等流行区。2005 年调查显示,一般人群中丙肝的流行率为 0.35%～1.7%。

三、发病机制

各型病毒性肝炎的发病机制目前尚未完全明了。

(一)甲型肝炎

当 HAV 经口摄入后,通过肠道黏膜吸收进入血流,随血流进入其靶器官内,在肝细胞及库普弗(Kupffer)细胞内繁殖,在肝外其他地方如肠道内也发现有复制。在非洲猕猴的动物模型中发现,静脉注射 HAV 后第 1 周血清转氨酶升高不明显,而在第 3 周时达到最高值,此时血清中抗 HAV 转为阳性,提示第 1 周转氨酶升高与病毒复制有关,而第 3 周则是免疫反应所引起。因此目前认为,甲型肝炎的发病机制主要以免疫介导为主,而由病毒直接杀伤肝细胞引起病变的证据不明显。

1.免疫反应作用

HAV 感染后,动物或人体肝穿超薄切片电镜观察结果显示,与 HAV 在体外组织培养中所见形态学改变相一致,HAV 可引起持续感染而不出现细胞裂解,血液出现循环免疫复合物和补体水平下降现象,因此推想 HAV 诱导的免疫反应在甲型肝炎发病中起重要作用。在患者和动物实验中都观察到,HAV 感染后可出现早期和晚期两次肝功能异常,与丙氨酸氨基转移酶(ALT)升高相同的时期内,血清中和抗体活性升高,而且 HAV 感染黑猩猩后,黑猩猩肝组织所产生的特征性病变是明显的汇管区炎性细胞浸润伴汇管区周围肝实质坏死性炎症,汇管区周围肝细胞被炎性细胞浸润,以淋巴细胞为主,故多认为肝细胞损害与免疫病理有关。免疫反应机制包括细胞免疫和体液免疫两方面的作用。

(1)细胞免疫:甲型肝炎特征的肝细胞损伤主要与细胞免疫反应有关,包括特异性 T 细胞免疫反应及非特异性先天性免疫反应。Vallbrancht 等对患者外周血淋巴细胞功能的研究表明,急性甲型肝炎患者外周血淋巴细胞特异性杀伤 HAV 感染的自身皮肤成纤维细胞的细胞毒活性升高,并且在黄疸出现后 2～3 周时,细胞毒活性达高峰。从 2 例发病数周的甲肝患者肝活检获取的淋巴细胞克隆,检测出以 CD8$^+$ T 细胞为主,并证明其具有特异性杀伤 HAV 感染肝细胞的功能,这种特异性 T 细胞介导的针对 HAV 感染肝细胞的免疫应答,很可能与急性甲型肝炎的肝损伤有关。HAV 抗原与肝细胞表面宿主组织相容性抗原形成复合物,CD8$^+$ T 细胞识别这种复合物,并攻击破坏 HAV 感染的肝细胞,从而引进免疫病理变化。

由于外周血抗 HAV CD8$^+$ T 细胞水平在症状出现后 2～3 周才达高峰,因此认为先天性免疫系统的细胞在早期疾病中发挥了更为重要的作用,如自然杀伤淋巴细胞(NK 细胞)。研究显示,NK 细胞表面有 TIM-1(HAV 受体分子)表达,原代 NK 细胞能杀伤 HAV 感染的肝癌细胞株,但不能杀伤未感染的细胞;用 TIM-1 单克隆抗体处理 NK 细胞和 HAV 感染的肝癌细胞可阻断 NK 细胞的杀伤作用;HAV 感染可诱导 NK 细胞产生多种细胞因子如 IL-4、IFN-γ 及颗粒酶 B,后者被认为参与了 HAV 感染细胞的杀伤效应,但这种效应也可被抗 TIM-1 抗体所阻断。总之,HAV 感染细胞通过 TIM-1 分子激活 NK 细胞,后者一方面直接杀伤感染细胞,另一方面又产生大量的细胞因子而间接放大了这种杀伤效应。NK 细胞还可阻止 HAV 感染后慢性炎症的发生,这可能与 NK 细胞诱导的 Treg 细胞有关,具体机制有待进一步研究。

有研究发现,急性 HAV 感染患者在出现黄疸后,外周血淋巴细胞与皮肤成纤维细胞均能产生干扰素,γ-干扰素可能是由 HAV 特异性细胞毒性 T 细胞所产生,可能有助于诱导增强肝细胞表面 HLA-1 决定簇的表达。这种增强肝细胞 HLA 表达的作用,可能是促进 T 细胞所介导的清除 HAV 感染细胞的关键。

(2)体液免疫:HAV 急性感染动物在疾病早期及恢复期血清中同时存在病毒中和抗体,血清抗 HAV-IgM 和 HAV-IgG 均有中和 HAV 的作用。其保护作用表现在急性感染后多年抗 HAV-IgG 仍维持较高水平。Margolis 等检测了 9 例黑猩猩 HAV 感染期间血清中的免疫复合物,其中 8 例为阳性,免疫复合物中的抗体主要是 IgM,IgM 型免疫复合物通常在转氨酶升高前出现,且与抗 HAV-IgM 的存在相关。在 8 只黑猩猩中 6 只体内 C3 补体浓度明显下降,下降最明显时与免疫复合物介导的反应有关。但用免疫组化方法未发现肝细胞表面免疫复合物沉淀。故复合物是否引起肝内炎症尚未明了,其可能对肝外表现如皮疹、关节炎等发生起一定作用。

(3)病毒的免疫逃逸:HAV 的病毒因子在后天性免疫出现前于体内存在数周,说明 HAV

可能有逃避先天性免疫的能力。有研究表明，HAV 的 3ABC 中间体可破坏线粒体抗病毒信号蛋白（MAVS）。MAVS 是重要的信号衔接蛋白，连接着视黄酸可诱导基因 Ⅰ（RIG-1），而 RIG-1 是模式识别受体（PRR）之一，能识别病毒 dsRNA 并激活下游信号分子干扰素调节因子 3（IRF-3）和核因子 κB（NF-κB），并从胞质中转移到核内，从而诱导 IFN 的产生。因此，HAV 3ABC 可通过破坏 MAVS 来降低体内干扰素的产生。

2.病毒直接作用

HAV 经口进入消化道黏膜后，可能先在肠道中繁殖，经过短暂的病毒血症，然后在肝细胞内增殖，HAV 在肝内复制的同时，亦进入血循环引起低浓度的病毒血症。病毒血症一般持续 7～10 天。在黑猩猩感染 HAV 早期，用免疫荧光法可在 5%～10% 的肝细胞质中检测到病毒颗粒存在。静脉接种狨猴，其大部分肝细胞中含有病毒抗原，电镜显示在肝细胞质中有病毒颗粒存在。粪便排毒前可在肝脏中发现抗原，并在整个酶活性升高期间持续存在。感染后期，抗原仅局限于少数肝细胞和 Kupffer 细胞中。研究结果表明 HAV 主要在肝细胞内增殖。但这种增殖是否会引起肝细胞的变性坏死或功能改变需要进一步研究。

HAV 从肝内分泌到肠道经粪便排出体外，传统观点认为是肝细胞将 HAV 分泌到胆汁所致，但最近对肝细胞极性研究发现，肝细胞可能先将 HAV 分泌到血液中，被肠道细胞吸收后，再直接分泌到粪便中，因为肝细胞的顶面朝向胆管，基底面朝向肝窦，HAV 进入细胞和分泌都是经过肝基底面，而不是经过顶面，因此不大可能经肝细胞直接分泌到胆汁；在感染肠道细胞时，由于存在多聚免疫球蛋白受体及 IgA，通过穿胞运输，HAV 可从血管面进入肠道细胞，从肠腔面分泌到粪便中。

关于甲型肝炎的发病机制，目前认为，早期可能是由于 HAV 的增殖作用、先天性免疫反应（主要是 NK 细胞反应及病毒特异性 CD8+ 毒性 T 细胞的特异性杀伤作用）共同导致肝细胞损伤。γ-干扰素的产生诱导 HLA 抗原表达，也是早期肝细胞受损原因之一。晚期则主要是免疫病理作用，即肝组织中浸润的 CD8+ T 细胞的特异性杀伤作用及 γ-干扰素对肝细胞膜 HLA 抗原的表达和调控而致肝细胞受损。

影响甲型肝炎病情的因素目前并不十分明确。病毒亚型与病情的关系不明确，感染的病毒量大可缩短病毒感染的潜伏期，并加重病情；感染的年龄在临床上是一个重要的参考指标，年龄愈大，病情就会愈重；合并其他肝炎病毒感染可致病情复杂化。据报道，TIM-1 的多态性与 HAV 感染的病情有一定关系。

（二）乙型肝炎

虽然国内外对乙型肝炎的发病机制进行了很多研究，但仍有许多问题有待阐明。HBV 通过注射或破损皮肤、黏膜进入机体后，迅速通过血液到达肝脏和其他器官，包括胰腺、胆管、肾小球基底膜、血管等肝外组织，引起肝脏及肝外相应组织的病理改变和免疫功能改变，以肝脏病变最为突出。

目前认为，HBV 并不直接引起明显的肝细胞损伤，肝细胞损伤主要由病毒诱发的免疫病理引起，即机体的免疫反应尤其是细胞免疫在清除 HBV 的过程中造成肝细胞的损伤。机体免疫反应不同导致临床表现各异，当机体处于免疫耐受状态，如围生期获得 HBV 感染，由于小儿的免疫系统尚未成熟，不发生免疫应答，多成为无症状携带者；当机体免疫功能正常时，多表现为急性肝炎,成年人感染 HBV 者常属于这种情况,大部分患者可彻底清除病毒;当机体免疫功能低下、不完全免疫耐受、自身免疫反应产生、HBV 基因突变逃避免疫清除等情况下,病毒不能有效清除,引起反复炎症导致慢性肝炎;当机体处于超敏反应,大量抗原-抗体复合物产生并激活补体系统,以及在肿瘤坏死因子(TNF)、白细胞介素-1(IL-1)、IL-6、内毒素等参与下,导致大片肝细胞坏死,发生重型肝炎。

HBV 感染的自然史过去分为 4 个时期,即免疫耐受期、免疫清除期、非活动或低(非)复制期和再活动期。2017 年欧洲肝病学会(EASL)把乙肝自然史分为 5 个时期,具体如下:

1.HBeAg 阳性慢性感染期(相当于免疫耐受期)

血清 HBsAg 和 HBV-DNA 载量高(常常 $> 10^6$ IU/mL),但血清丙氨酸氨基转移酶(ALT)水平正常,肝组织学无明显异常,并可维持数年甚至数十年。

2.HBeAg 阳性慢性肝炎期

表现为血清 HBV-DNA 滴度>2 000IU/mL,伴有 ALT 持续或间歇升高,肝组织学中度或严重炎症坏死、肝纤维化可快速进展,部分患者可发展为肝硬化和肝衰竭。

3.HBeAg 阴性慢性感染期[相当于非活动或低(非)复制期]

表现为 HBeAg 阴性、抗-HBe 阳性,HBV-DNA 持续低于 2 000IU/mL 或检测不出(PCR法)、ALT 水平正常,肝组织学无炎症或仅有轻度炎症;这是 HBV 感染获得免疫控制的结果,大部分此期患者发生肝硬化和原发性肝癌(HCC)的风险大大减少。

4.HBeAg 阴性慢性肝炎期(相当于再活动期)

多数表现为 HBeAg 阴性、抗-HBe 阳性,但仍有 HBV-DNA 活动性复制、ALT 持续或反复异常,表现为 HBeAg 阴性,但血清 HBV-DNA 滴度>2 000IU/mL,伴有 ALT 持续或间歇升高。这些患者可进展为肝纤维化、肝硬化、失代偿肝硬化和 HCC;也有部分患者可出现自发性 HBsAg 消失和 HBV-DNA 降低或检测不到,因而预后常良好。

5.血清 HBsAg 阴性隐匿乙肝感染期

肝硬化患者需要监测,免疫抑制药物治疗可激活乙肝病毒。

(三)丙型肝炎

HCV 引起肝细胞损伤的机制与 HCV 的直接致病作用及免疫损伤有关。HCV 的直接致病作用可能是急性丙型肝炎中肝细胞损伤的主要原因,而慢性丙型肝炎则以免疫损伤为主要原因。其他还可能通过细胞凋亡等机制造成肝损害。

HCV 感染后 50%～80%患者转为慢性,慢性化的可能机制:①HCV 高度变异性,HCV-RNA 在复制过程易出错,同时由于机体免疫压力,使 HCV 不断发生变异,从而逃避机体免疫清除;②HCV 在血中的水平很低,免疫原性弱,机体对其免疫反应低,甚至容易产生免疫耐受;③HCV 具有泛嗜性,特别是侵入外周血单个核细胞成为反复感染肝细胞的来源;④免疫细胞可被 HCV 感染,导致免疫紊乱,不能有效清除。

(四)丁型肝炎

目前所知关于 HDV 感染的发病机制是有限的。临床观察发现丁型肝炎主要是免疫介导的疾病过程。然而,特殊的临床病例提示 HDV 感染可出现细胞病变。例如,南美北部严重丁型肝炎的暴发与肝脏疾病罕见的组织学特征有关,该特征能代表细胞病变的病毒本质。这些急性重症肝炎病例大部分是 HDV 基因 3 型引起的。

关于 HDV 的细胞免疫应答已有几项研究,这些研究指出,宿主 T 细胞应答的数量和质量可能与感染控制的程度有关。2006 年我们发现 HDV 感染患者细胞毒性 CD4$^+$ T 细胞水平高于 HBV 或 HCV 感染者。值得注意的是,一般情况下肝脏中 CD4$^+$ T 细胞水平高于外周血,且随年龄增长而累积,这一特点可能是年龄较大的患者丁型肝炎进展更快的一种解释。

总的来说,至少在 HDV 基因 1 型和 2 型感染患者中,丁型肝炎主要是一种免疫介导疾病。因此,抗病毒治疗的目标应该是增强抗-HDV 免疫及减少病毒血症而使感染得到长期控制。

多种肝炎病毒的同时感染与病毒复制交互抑制的不同模式有关。HDV 经常抑制 HBV 复制。70%～90%丁型肝炎患者乙型肝炎早期抗原(HBeAg)阴性,且血清 HBV-DNA 低水平。

尽管 HDV 对 HBV 有影响,但仍有 15%～30%丁型肝炎患者 HBeAg 和(或)HBV-DNA 阳性。然而,对 HBeAg 阳性的丁型肝炎患者的病程没有很好的研究。重要的是,在 HDV 同时感染的情况下,甚至 HBeAg 阳性患者可能出现 HBV-DNA 阴性。另一方面,HBV 前核心终止密码子能在丁型肝炎患者中产生。因此,HBeAg 阴性患者能有显著的 HBV-DNA 水平,并需要对乙型肝炎行抗病毒治疗。HBV 病毒血症水平是 HBV 单一感染者疾病进展的一个最重要的预测指标。同样地,HBV 和 HDV 同时感染者应该监测 HBV 病毒血症且必要时进行治疗,HBV 病毒血症也能促进丁型肝炎患者向临床终点的发展。

1/3 以上的丁型肝炎患者与 HCV 同时感染。在这种情况下,需要重点指出在三重感染患者中,HDV 不仅能抑制 HBV 复制还能抑制 HCV 复制。在 HBV 和 HDV 重叠感染者中慢性 HCV 感染甚至能被清除。少于 1/5 的抗-HCV 抗体阳性,HBsAg 阳性和抗-HDV 抗体阳性患者 HCV-RNA 阳性。然而,抗-HCV 抗体阳性和 HCV-RNA 阴性患者真正从 HCV 感染恢复的数量或在病毒同时感染的情况下 HCV 复制是否正好被抑制是不清楚的。病毒优势能随时间而改变,因此三重肝炎病毒感染的患者应该密切随访,且应考虑对主导病毒进行治疗。

(五)戊型肝炎

研究报道不多,推测与甲型肝炎类似。

除甲型和戊型肝炎无慢性肝炎的病理改变以外,各型肝炎的病理改变基本相同。急性肝炎基本病变为肝细胞肿胀、气球样变性或嗜酸性变性,可有点灶状或融合性坏死或凋亡小体,单个核细胞浸润及库普弗细胞增生肥大。慢性病例以汇管区炎症为主,严重者可见桥样坏死,纤维增生形成纤维间隔,可导致肝小叶结构紊乱或破坏。重型肝炎可见肝细胞大量坏死。

四、病理生理

(一)黄疸

以肝细胞性黄疸为主,其原因有:①肝细胞对胆红素的摄取、结合、排泄等功能障碍;②肝细胞坏死,小胆管破裂导致胆汁反流入血窦;③小胆管受压导致胆汁淤积;④肝细胞膜的通透性增加。

(二)肝性脑病

多见于重型肝炎和晚期肝硬化。发病机制仍不清楚,目前有以下几个假说。

1.血氨及其他毒性物质的贮积

目前认为是肝性脑病产生的主要原因。大量肝细胞坏死时,肝脏解毒功能降低;肝硬化时门-腔静脉短路,均可引起血氨及其他有毒物质,如短链脂肪酸、硫醇、某些有毒氨基酸(如色氨酸、蛋氨酸、苯丙氨酸等)的潴积,导致肝性脑病。

2.支链氨基酸/芳香氨基酸比例失调

重型肝炎时芳香氨基酸(苯丙氨酸、酪氨酸等)显著升高,而支链氨基酸(缬氨酸、亮氨酸、异亮氨酸等)正常或轻度减少;肝硬化时则芳香氨基酸升高和支链氨基酸减少。

3.假性神经递质假说

肝功能衰竭时,某些胺类物质(如羟苯乙醇胺)不能被清除,通过血-脑屏障取代正常的神经递质,导致肝性脑病。

4.肝性脑病的诱因

大量利尿引起低钾和低钠血症、消化道大出血、高蛋白饮食、合并感染、使用镇静剂、大量放腹水等。

(三)出血

肝功能严重受损时,引起出血的主要原因有:①肝脏合成凝血因子减少是最重要的原因:某些凝血因子如Ⅰ、Ⅱ、Ⅴ、Ⅶ、Ⅸ、Ⅹ因子在肝内合成,肝功能衰竭时,导致上述凝血因子缺乏;②重型肝炎出现应激性溃疡;③肝硬化伴脾功能亢进、血小板减少;④弥散性血管内凝血(DIC)导致凝血因子减少和血小板消耗。

(四)腹水

主要见于重型肝炎和失代偿期肝硬化。早期主要与醛固酮增多、利钠激素减少导致钠潴留有关,后期与门脉高压、低蛋白血症、淋巴回流障碍及并发自发性腹膜炎有关。

(五)肝肾综合征

表现为急性肾功能不全,主要见于重型肝炎和晚期肝硬化,由于肝脏解毒功能下降及合并感染导致内毒素血症、肾血管收缩、肾缺血、有效血容量下降等导致肾小球滤过率下降。多为功能性,但晚期亦可发展为急性肾小管坏死。

五、临床表现

潜伏期:甲型肝炎5~45天,平均30天;乙型肝炎30~180天,平均70天;丙型肝炎15~150天,平均50天;丁型肝炎28~140天;戊型肝炎10~70天,平均40天。

甲型和戊型肝炎主要表现为急性肝炎。乙、丙、丁型肝炎除了表现急性肝炎外,慢性肝炎更常见。5种肝炎病毒之间可出现重叠感染或协同感染,而使病情加重。

(一)急性肝炎

根据是否出现黄疸急性肝炎分为两型:急性黄疸型肝炎和急性无黄疸型肝炎。

1.急性黄疸型肝炎

急性起病。典型的临床表现有阶段性,分为三期:

(1)黄疸前期:平均5~7天。表现为:①病毒血症:畏寒、发热、疲乏及全身不适等。甲型及戊型肝炎起病较急,发热多在38℃以上,持续时间较短,多为1~3天。乙型肝炎起病较缓慢,多无发热或发热不明显。②消化系统症状:食欲减退、厌油、恶心、呕吐,部分患者出现腹胀、腹痛和腹泻等。③其他症状:部分乙型肝炎病例可出现荨麻疹、斑丘疹、血管神经性水肿和关节痛等血清病样表现。本期末出现尿黄。

(2)黄疸期:可持续2~6周。尿色加深如浓茶样,巩膜和皮肤黄染,而黄疸前期的症状好转。黄疸可逐渐加深,2~3周达到高峰。部分患者可有短暂大便颜色变浅、皮肤瘙痒、心动过缓等肝内胆汁淤积的表现。体检常见肝大,质地软,有轻度压痛及叩击痛。部分患者有轻度脾大。

(3)恢复期:本期平均持续4周。上述症状消失,黄疸逐渐消退,肝脾回缩,肝功能逐渐恢复正常。

2.急性无黄疸型肝炎

较黄疸型肝炎多见。主要表现为上述消化道症状,多较黄疸型肝炎轻。因不易被发现而成为重要的传染源。

(二)慢性肝炎

病程超过半年者,称为慢性肝炎。见于乙、丙、丁型肝炎。通常无发热,症状类似急性肝炎,如疲乏、全身不适、食欲减退、厌油、腹胀等,体检见慢性肝病体征:面色晦暗、蜘蛛痣、肝掌或肝脾大。实验室检查血清丙氨酸氨基转移酶(ALT)反复或持续升高,血清白蛋白(A)降低,球蛋白(G)增高,A/G比值异常,血清胆红素升高。慢性乙型肝炎根据HBeAg阳性与否,分为HBeAg阳性及HBeAg阴性慢性乙型肝炎。

(三)重型肝炎(肝衰竭)

是一种最为严重的临床类型,占全部病例0.2%~0.5%,病死率可高达50%~80%。随着治疗水平不断提高,病死率有所下降。

各型肝炎均可引起重型肝炎。但甲型及丙型肝炎占比较少。乙肝重叠其他肝炎、妊娠妇女感染戊型肝炎易发展为重型肝炎。

1.重型肝炎的临床表现

重型肝炎的主要临床表现为肝衰竭综合征:①黄疸迅速加深,血清胆红素高于$171\mu mol/L$。②肝脏进行性缩小、肝臭。③出血倾向,凝血酶原活动度(PTA)低于40%。④迅速出现的腹水、中毒性鼓肠。⑤精神神经系统症状(肝性脑病):早期可出现定时、定向障碍,计算能力下降,精神行为异常,烦躁不安,嗜睡、扑翼样震颤等;晚期进入昏迷状态,深反射消失。⑥肝肾综合征:出现少尿甚至无尿,电解质酸碱平衡紊乱,血尿素氮升高等。

2.重型肝炎分型

根据是否有慢性肝病基础及肝性脑病出现的早晚可分为三种类型,目前国内以慢性重型肝炎最为常见。

(1)急性重型肝炎(急性肝衰竭):指起病较急,早期即出现上述重型肝炎的主要临床表现。尤其是病后10天内出现Ⅱ度以上肝性脑病、肝明显缩小、肝臭等。病程短,预后极差。

(2)亚急性重型肝炎(亚急性肝衰竭):指类似急性黄疸型肝炎起病,10天以上出现上述重型肝炎的主要临床表现。腹水往往较明显,而肝性脑病多出现在疾病的后期。此型病程可长达数月,易发展成为坏死后性肝硬化。

（3）慢性重型肝炎：指在慢性肝炎或肝炎后肝硬化基础上发生的重型肝炎（相当于肝衰竭中的慢加急及慢性肝衰竭）。此型主要以同时具有慢性肝病的症状、体征和实验室检查的改变及重型肝炎的临床表现为特点。

3.重型肝炎（肝衰竭）发生的诱因

①病后未适当休息；②合并各种感染，常见胆系感染、原发性腹膜炎、肺炎等；③长期大量嗜酒或在病后嗜酒；④服用对肝脏有损害的药物，如异烟肼、利福平等抗结核药及抗肿瘤化疗药物；⑤合并妊娠。

（四）淤胆型肝炎

病程持续时间较长，可长达2～4个月或更长时间。主要表现为：①黄疸具有"三分离"的特征：黄疸深，但消化道症状轻；PTA下降不明显；ALT升高不明显。②黄疸具有"梗阻性"特征：在黄疸加深的同时，伴全身皮肤瘙痒，大便颜色变浅或灰白色；血清碱性磷酸酶（ALP）、γ-谷氨酰转移酶（γ-GT）和血胆固醇显著升高；尿胆红素增加、尿胆原明显减少或消失、直接胆红素升高。本型应注意与肝外阻塞性黄疸（外科性黄疸）相鉴别。

（五）肝炎后肝硬化

在肝炎基础上发展为肝硬化。临床表现为肝功能异常及门脉高压征。

根据肝脏炎症情况分为活动性与静止性两型。①活动性肝硬化：有慢性肝炎活动的表现，ALT升高，乏力及消化道症状明显，黄疸，白蛋白下降。伴有腹壁、食管静脉曲张，腹水，肝缩小且质地变硬，脾进行性增大，门静脉、脾静脉增宽等门脉高压表现。②静止性肝硬化：无肝脏炎症活动的表现，症状轻或无特异性，可有上述体征。

根据临床表现及实验室检查可分为代偿性肝硬化和失代偿性肝硬化。①代偿性肝硬化：指早期肝硬化，属Child-Pugh A级。ALB≥35g/L，TBIL<35μmol/L，PTA>60%。可有门脉高压征，但无腹水、肝性脑病或上消化道大出血。②失代偿性肝硬化：指中晚期肝硬化，属Child-PughB、C级。有明显肝功能异常及失代偿征象，如ALB<35g/L，A/G<1.0，TBIL>35μLmol/L，PTA<60%。可有腹水、肝性脑病或门静脉高压引起的食管、胃底静脉明显曲张或破裂出血。

肝炎肝纤维化是慢性肝炎发展至肝硬化的连续过程。主要根据临床血清学肝纤维化指标、纤维扫描指数分析、B超及组织病理学进行纤维化程度的判断。

（六）慢性乙型肝炎病毒携带者

病原学检查阳性可确诊为现症感染，但无肝炎的症状、体征及实验室肝功能异常表现。但部分患者肝穿仍可发现肝脏炎症，甚至肝硬化，应加以注意，尤其是40岁以上乙肝患者。

六、实验室及其他检查

（一）肝功能检查

1.血清酶的检测

丙氨酸氨基转移酶（ALT）在肝功能检测中最为常用，是判定肝细胞损害最为敏感的指标。急性肝炎时常明显升高，常高于500IU/mL以上；慢性肝炎时可持续或反复升高；重型肝炎时因大量肝细胞坏死，ALT可先升高后随黄疸迅速加深反而下降（胆-酶分离现象），因而

ALT 不能作为重型肝炎病情轻重的指标。ALT 升高时，天冬氨酸氨基转移酶（AST）也升高。其他血清酶类，如 ALP、γ-GT 在肝炎时亦可同时升高。

2.血清蛋白的检测

白蛋白只在肝脏合成，球蛋白则由浆细胞和单核-巨噬细胞系统合成。当肝功能损害并持续较长时间时，因肝脏合成功能不足，血清白蛋白减少；肝解毒功能下降使较多抗原性物质易进入血流刺激免疫系统，产生大量的免疫球蛋白。通过白蛋白、球蛋白定量分析，白蛋白下降、球蛋白升高、白蛋白与球蛋白比值（A/G）下降有助于慢性肝病（慢性肝炎及肝硬化）的诊断。

3.血清胆红素检测

是反映肝细胞损伤程度的重要指标之一，包括总胆红素、直接胆红素和间接胆红素检查。黄疸型肝炎时，直接和间接胆红素均升高。但淤胆型肝炎则以直接胆红素升高为主，直接胆红素在总胆红素中的比例反映淤胆的程度。

4.凝血酶原活动度（PTA）检查

对重型肝炎临床诊断及预后判断有重要意义。PTA 小于 40% 是重型肝炎诊断最重要的实验室指标。PTA 愈低，预后愈差。但晚期肝硬化患者亦可有 PTA 下降的表现。

（二）肝炎病毒标记物检测

有助于本病病原诊断，临床常用有：

1.甲型肝炎

（1）血清抗-HAV-IgM：是 HAV 近期感染的血清学指标，阳性可确诊甲型肝炎。

（2）血清抗-HAV-IgG：为保护性抗体，阳性提示有免疫力，见于甲型肝炎疫苗接种后或既往感染 HAV 的患者。

2.乙型肝炎

（1）表面抗原（HBsAg）与表面抗体（抗-HBs）：HBsAg 有抗原性，无传染性。HBsAg 阳性提示 HBV 现症感染，因有 S 基因突变株存在，阴性不能完全排除 HBV 感染。HBV 感染后 2～3 周血中首先出现 HBsAg。急性 HBV 感染可以表现为自限性，HBsAg 阳性大多持续 1～6 周，但慢性 HBV 感染者 HBsAg 阳性可持续多年。除血液外，HBsAg 还存在于唾液、尿液、精液等各种体液和分泌物中。近年发现血中 HBsAg 量与肝内 ccDNA 正相关，在抗病毒治疗中，监测其动态变化有助于优化治疗的选择。

抗-HBs 为保护性抗体，阳性提示有免疫力，主要见于预防接种乙型肝炎疫苗后或过去感染 HBV 并产生免疫力的恢复者。

（2）e 抗原（HBeAg）与 e 抗体（抗-HBe）：HBeAg 一般只出现在 HBsAg 阳性的血清中。HBeAg 是在 HBV 复制过程中产生的一种可溶性蛋白抗原，与 HBV-DNA 有良好的相关性，因此 HBeAg 阳性提示 HBV 复制活跃，传染性较强。

抗-HBe 在 HBeAg 消失后出现。HBeAg 消失，抗-HBe 转为阳性称为 HBeAg 血清学转换。它有两种可能性：一是 HBV 复制的减少或停止，此时患者的病情趋于稳定且传染性较弱，是乙肝抗病毒治疗中观察治疗效果的重要指标之一；二是 HBV 前 C 区基因发生变异，导致不能生产 HBeAg，而此时 HBV 仍然复制活跃，有较强的传染性，甚至病情加重。见于 HBeAg 阴性慢性乙型肝炎。

（3）核心抗原（HBcAg）与其抗体（抗-HBc）：HBcAg 主要存在于受感染的肝细胞核内，也存在于血液中 Dane 颗粒的核心部分。如检测到 HBcAg，表明 HBV 有复制，因检测难度较大，故较少用于临床常规检测。

抗-HBc 早期出现或高滴度 IgM 型抗-HBc 提示急性期或慢性乙型肝炎急性发作期；IgG 型抗-HBc 在血清中长期存在，高滴度常提示现症感染，常与 HBsAg 并存，低滴度提示过去感染，常与抗-HBs 并存。单一抗-HBc-IgG 阳性有两种可能，一是过去感染，二是低水平感染，后者可在血或肝组织中找到 HBV-DNA。

（4）乙型肝炎病毒脱氧核糖核酸（HBV-DNA）和脱氧核糖核酸多聚酶（DNAP）：均位于 HBV 的核心部分，是反映 HBV 感染最直接、最特异和最灵敏的指标。现多采用定量的方法检测，大于检测值提示 HBV 的存在、复制，传染性大。此外，还可通过前 C 区变异、S 区变异等检测是否存在 HBV 变异，指导抗病毒治疗病例选择及疗效判断。

3.丙型肝炎

（1）丙型肝炎病毒核糖核酸（HCV-RNA）：在病程早期即可出现，而于治愈后很快消失，因此作为抗病毒治疗病例选择及判断疗效最重要的指标。

（2）丙型肝炎病毒抗体（抗-HCV）：是传染性的标记而不是保护性抗体。抗-HCV-IgM 见于丙型肝炎急性期，持续 1～3 个月，但影响因素较多，不稳定。高效价的抗-HCV-IgG 常提示 HCV 的现症感染，而低效价的抗-HCV-IgG 可见于丙型肝炎恢复期，甚至治愈后仍可持续存在，故抗-HCV-IgG 常用做丙型肝炎的筛查，不能作为抗病毒治疗判断疗效的指标。

4.丁型肝炎

（1）HDAg 和 HDV-RNA 检测：血清或肝组织中的 HDAg 和（或）HDV-RNA 阳性有确诊意义。可采用分子杂交和 RT-PCR 方法检测 HDV-RNA。HDAg 是 HDV 颗粒内部成分，出现早，因多以免疫复合物形式存在，故 HDAg 多在 3 周后转为阴性，HDAg 阳性提示现症感染，阴性不能排除诊断。

（2）抗-HD-IgG：不是保护性抗体。抗-HD-IgM 阳性是现症感染的标志，急性 HDV 感染时，高滴度抗-HD-IgG 提示感染的持续存在，低滴度提示感染静止或终止。

5.戊型肝炎

常检测抗-HEV-IgM 及抗-HEV-IgG。但因检测试剂和方法仍不理想，需结合临床进行判断。

（1）抗-HEV-IgM 和抗-HEV-IgG：抗-HEV-IgM 在发病初期出现，大多数在 3 个月内阴转，阳性提示 HEV 近期感染。抗-HEV-IgG 在急性期滴度较高，恢复期则明显下降，但持续时间报道不一。因此，动态观察抗-HEV-IgG 滴度的变化有助于临床诊断，如果抗-HEV-IgG 滴度较高或由阴性转为阳性或由低滴度升为高滴度或由高滴度降至低滴度甚至转阴，均可诊断为 HEV 现症感染。少数戊型肝炎患者始终不产生抗-HEV-IgM 和抗-HEV-IgG，两者均阴性时不能完全排除戊型肝炎。

（2）HEV-RNA：采用 RT-PCR 法在粪便和血液标本中检测到 HEV-RNA，可明确诊断。但因病毒在粪便和血液存在时间较短，患者就诊时多已转阴，故不作为临床常规检测。

（三）其他检查

1.尿胆红素检测

黄疸型肝炎尿胆原和尿胆红素明显增加;但淤胆型肝炎时尿胆红素增加,而尿胆原减少或阴性。

2.血氨浓度检测

肝硬化、重型肝炎时清除氨的能力减弱或消失,导致血氨升高。血氨升高提示有肝性脑病存在。

3.肝纤维化血清学指标

如透明质酸(HA)、Ⅲ型前胶原肽(PⅢP)、Ⅳ型胶原(C-Ⅳ)、层连蛋白(LN)有助于进行纤维化程度的判断,但在肝脏炎症活动期,这些指标也可能升高,故需结合其他及动态分析。

4.影像学检查

可对肝脏、胆囊、脾脏进行超声显像、电子计算机断层扫描(CT)和磁共振成像(MRI)等检查。B型超声有助于鉴别阻塞性黄疸、脂肪肝及肝内占位性病变;对肝硬化有较高的诊断价值,能反映肝脏表面变化、门静脉、脾静脉直径,脾脏大小,胆囊异常变化,腹水等;在重型肝炎中可动态观察肝脏大小变化等。彩色超声尚可观察到血流变化。CT、MRI 的应用价值基本同 B 超,但价格较昂贵,有不同程度的损伤性,如应用增强剂,可加重病情,故一般不用于较重肝炎的常规诊断。

肝脏弹性测定或称肝纤维扫描,优势在于无创伤性、操作简便、可重复性好,能够比较准确地识别出轻度肝纤维化和重度肝纤维化/早期肝硬化。但其测定成功率受肥胖、肋间隙大小等因素影响,其测定值受肝脏脂肪变性、炎症坏死及胆汁淤积的影响,且不易准确区分相邻的两级肝纤维化。

5.肝组织病理检查

常规的病理改变不能做出病原体的诊断。但对排除其他疾病,明确诊断、衡量肝脏炎症活动度、纤维化程度及评估疗效具有重要价值。还可在肝组织中原位检测病毒抗原或核酸,帮助确定病毒复制状态。

七、诊断

主要根据流行病学资料,临床表现及辅助检查进行诊断。

（一）流行病学资料

甲型肝炎:病前是否在甲型肝炎流行区,有无进食未煮熟海产如毛蚶、蛤蜊,有无饮用污染水。多见于儿童。

乙型肝炎:输血、不洁注射史,与 HBV 感染者接触史,家庭成员有无 HBV 感染者,特别是婴儿,母亲是否 HBsAg 阳性等有助于乙型肝炎的诊断。

丙型肝炎:有输血及血制品、静脉吸毒、血液透析、多个性伴侣、文身、母亲为 HCV 感染者等病史的肝炎患者注意丙型肝炎。

丁型肝炎:同乙型肝炎,我国以西南部感染率较高。

戊型肝炎:基本同甲型肝炎,多见于成年人。

(二)临床诊断

1.急性肝炎

起病较急,常有畏寒、发热、乏力、食欲减退、恶心、呕吐等消化道症状。肝大质偏软,ALT显著升高。黄疸型肝炎血清总胆红素>17.1μmol/L,尿胆红素阳性。病程不超过6个月。

2.慢性肝炎

病程超过半年或发病日期不明确而有慢性肝炎症状、体征、实验室检查改变者。常有乏力、厌油、肝区不适等症状,可有肝病面容、肝掌、蜘蛛痣、胸前毛细血管扩张,肝大质偏硬,脾大等慢性肝病体征。实验室检查白蛋白下降、球蛋白升高、白蛋白与球蛋白比值(A/G)下降。

3.重型肝炎

有以下肝衰竭表现两项以上者可诊断为重型肝炎:极度疲乏;严重消化道症状;黄疸迅速加深,血清总胆红素大于>171μmol/L,出现胆酶分离现象;肝脏进行性缩小;出血倾向,PTA<40%;出现肝性脑病、肝肾综合征、腹水等严重并发症。

4.淤胆型肝炎

起病类似急性黄疸型肝炎,黄疸持续时间长,消化道症状轻,有肝内梗阻的表现。

5.肝炎肝硬化

肝炎肝硬化是慢性肝炎发展的结果,其病理学定义为弥散性纤维化伴有假小叶形成。多有慢性肝炎病史及(或)慢性肝病体征。尿少、腹胀、腹水;脾大,脾功能亢进;胃底、食管下段静脉曲张,白蛋白显著下降,A/G倒置等肝功能受损和门脉高压表现。

(1)代偿期肝硬化:一般属Child-Pugh A级。影像学、生化学或血液学检查有肝细胞合成功能障碍或门静脉高压征(如脾功能亢进及食管、胃底静脉曲张)证据或组织学符合肝硬化诊断,但无食管、胃底静脉曲张破裂出血和腹水或肝性脑病等严重并发症。

(2)失代偿期肝硬化:一般属Child-Pugh B、C级。患者已发生食管、胃底静脉曲张破裂出血和肝性脑病、腹水等严重并发症。

亦可将代偿期和失代偿期肝硬化再分为活动期或静止期。

(三)病原学诊断

1.甲型肝炎

抗HAV-IgM阳性;抗HAV-IgG急性期阴性,恢复期阳性;粪便中检出HAV颗粒或抗原或HAV RNA。上述任何一项并有急性肝炎表现均可确诊为甲型肝炎。

2.乙型肝炎

有以下任何一项阳性,可诊断为现症HBV感染:①血清HBsAg;②血清HBV-DNA;③血清抗HBc-IgM;④肝组织HBcAg和(或)HBsAg或HBV-DNA。

3.丙型肝炎

HCV-RNA阳性,可诊断为丙型肝炎。单项抗HCV阳性,不能诊断丙型肝炎。

4.丁型肝炎

有现症HBV感染,同时血清HDAg或抗-HD-IgM或高滴度抗-HD-IgG或HDV-RNA阳性或肝内HDAg或HDV-RNA阳性。可诊断为丁型肝炎。低滴度抗-HD-IgG有可能为过去感染。

5.戊型肝炎

急性肝炎患者抗-HEV-IgG 阳性并高滴度或抗-HEV-IgG 由阴性转为阳性或血 HEV-RNA 阳性或粪便 HEV-RNA 阳性或检出 HEV 颗粒,均可诊断为戊型肝炎。抗-HEV-IgM 阳性,可作为诊断参考,但须排除假阳性。

八、鉴别诊断

(一)其他原因引起的黄疸

1.溶血性黄疸

常有药物或感染等诱因,表现为发热、腰痛、贫血、血红蛋白尿、网织红细胞升高,黄疸大多较轻,主要为间接胆红素升高,治疗后(如应用肾上腺皮质激素)黄疸消退快。

2.肝外梗阻性黄疸

常见病因有胆囊炎、胆石症,胰头癌,壶腹周围癌,肝癌,胆管癌,阿米巴脓肿等。有原发病症状、体征,可有皮肤瘙痒及大便颜色变浅,消化道症状及其他肝功能指标损害轻,黄疸以直接胆红素升高为主。影像学检查见肝内外胆管扩张。

(二)其他原因引起的肝炎

1.其他病毒所致的肝炎

巨细胞病毒感染,传染性单核细胞增多症等。应根据原发病的临床特点和病原学、血清学检查结果进行鉴别。

2.感染中毒性肝炎

如流行性出血热,恙虫病,伤寒,钩端螺旋体病,阿米巴肝病,急性血吸虫病,华支睾吸虫病等。主要根据原发病的临床特点和实验室检查加以鉴别。

3.药物性肝损害

有肝损害药物的用药史,停药后肝功能可逐渐恢复。肝炎病毒标志物阴性。诊断无特异性方法,需要排除其他原因,必要时行肝组织活检。

4.酒精性肝病

有长期大量饮酒史,肝炎病毒标志物阴性。

5.自身免疫性肝病

主要有原发性胆汁性胆管炎(PBC)、自身免疫性肝炎(AIH)及硬化性胆管炎(PSC)。PBC 主要累及肝内胆管,AIH 主要破坏肝细胞,PSC 累及肝外胆管。诊断主要依靠综合临床表现、自身抗体的检测和病理组织学检查。

6.脂肪肝及妊娠期急性脂肪肝

脂肪肝大多继发于肝炎后或代谢综合征患者。血中三酰甘油多增高,B 超有较特异的表现。妊娠急性脂肪肝多以急性腹痛起病或并发急性胰腺炎,黄疸深,肝缩小,严重低血糖及低蛋白血症,尿胆红素阴性。

7.肝豆状核变性(Wilson 病)

不明原因肝炎表现者应注意本病。血清铜及铜蓝蛋白降低,眼角膜边缘可发现凯-弗环。有怀疑者可行肝组织活检及相关基因检测。

九、治疗

急性期以休息、营养为主;辅以适当药物治疗。慢性期乙型及丙型肝炎有条件应行抗病毒治疗;避免饮酒、过劳及使用损害肝脏的药物。

(一)急性肝炎

1.一般及支持疗法

急性期应进行隔离,症状明显及有黄疸者应卧床休息,恢复期可逐渐增加活动量,但要避免过劳。给予清淡易消化食物,适当补充维生素,热量不足者应静脉补充葡萄糖。避免饮酒和应用损害肝脏药物。辅以药物对症及恢复肝功能,药物不宜太多,以免加重肝脏负担。

2.护肝药物

病情轻者口服维生素类、葡醛内酯(肝泰乐)等。进食少或胃肠症状明显者,如出现呕吐、腹泻,可静脉补充葡萄糖及维生素 C 等。

3.抗病毒治疗

急性甲、戊型肝炎为自限性疾病,不需要抗病毒治疗。成人乙型肝炎多数可以恢复,故不需抗病毒治疗。急性丙型肝炎容易转为慢性,早期应用抗病毒药能显著降低转慢率。

4.中医中药治疗

中医认为黄疸肝炎由湿热引起,可用清热利湿辨证施治。

(二)慢性肝炎

根据患者具体情况采用综合性治疗方案,包括合理的休息和营养,心理平衡,改善和恢复肝功能,调节机体免疫,抗病毒,抗纤维化等治疗。

1.一般治疗

(1)适当休息:症状明显或病情较重者应强调卧床休息。病情轻者以活动后不觉疲乏为度。

(2)合理饮食:适当的高蛋白、高热量、高维生素的易消化食物有利于肝脏修复,不必过分强调高营养,以防发生脂肪肝。

(3)心理辅导:使患者有正确的疾病观,对肝炎治疗有耐心和信心。切勿乱投医,以免延误治疗或加重肝脏病情。

2.改善肝功能和支持疗法

治疗药物和方法较多,但有严格的临床研究资料的不多,尤其护肝、降酶、退黄、提高免疫、抗纤维化等药物,有待更多的临床研究支持。

(1)一般护肝药物及支持治疗:①补充 B 族维生素,如复合维生素 B;②促进解毒功能药物,如还原型谷胱苷肽(TAD)、葡醛内酯等;③促进能量代谢药物,如肌苷、ATP、辅酶 A 等;④促进改善蛋白代谢药物,如输注氨基酸、人血清蛋白或血浆。

(2)降转氨酶的药物:具有非特异性的降转氨酶作用,部分患者停药后有 ALT 反跳现象,故显效后应逐渐减量至停药为宜。一般用于暂不进行抗病毒治疗者或抗病毒治疗后仍有明显转氨酶升高者(排除其他原因后)。可选用:①五味子类药物,如北五味子核仁干粉、联苯双酯滴丸、双环醇;②垂盆草冲剂;③山豆根类(苦参碱等),甘草提取物(甘草酸苷等)。

(3)退黄药物:①改善微循环药物:可通过改善微循环起退黄作用,如低分子右旋糖酐、山莨菪碱;②促进肝代谢,胆汁排泄等:门冬氨酸钾镁,前列腺素 E_1,腺苷蛋氨酸;③有明显肝内淤积时可考虑苯巴比妥、皮质激素等。

3.免疫调控药物

非特异性免疫增强剂可选用胸腺肽,以及某些中草药提取物如猪苓多糖、香菇多糖等。特异性免疫增强剂可试用乙肝特异性免疫核糖核酸。

4.抗肝纤维化

主要有丹参、冬虫夏草、核仁提取物、γ-干扰素等。丹参抗纤维化作用有相对较多的研究资料,提示其能提高肝胶原酶活性,抑制Ⅰ、Ⅲ、Ⅳ型胶原合成。γ-干扰素在体外试验中抗纤维化作用明显,有待更多临床病例证实。

5.抗病毒药物

主要用于慢性肝炎病毒的感染,是病毒性肝炎重要的治疗进展。乙型肝炎抗病毒可以起到抑制病毒、减轻症状、延缓病情进展作用,而丙型肝炎抗病毒性治疗可以治愈慢性丙肝患者。

(1)抗病毒治疗指征。

①慢性乙型肝炎:抗病毒治疗的目的是抑制病毒复制,减少传染性;改善或减轻肝损害;提高生活质量;减少或延缓肝硬化、肝衰竭或 HCC 的发生。符合适应证者应尽可能进行抗病毒治疗。使用指征为:HBV-DNA≥10^4 拷贝/mL;ALT≥2×ULN;如用干扰素治疗,ALT 应≤10×ULN,血清总胆红素应<2×ULN;ALT<2×ULN,但肝组织学显示 Knodell HAI≥4 或炎症坏死≥G_2 或纤维化≥S_2。

对持续 HBV-DNA 阳性、达不到上述治疗标准、但有以下情形之一者,亦应考虑给予抗病毒治疗:

A.对 ALT 大于正常上限且年龄>40 岁者,也应考虑抗病毒治疗。

B.对 ALT 持续正常但年龄较大者(>40 岁),应密切随访,最好进行肝组织活检;如果肝组织学显示 Knodell HAI≥4 或炎症坏死≥G_2 或纤维化≥S_2,应积极给予抗病毒治疗。

C.动态观察发现有疾病进展的证据(如脾脏增大)者,建议行肝组织学检查,必要时给予抗病毒治疗。

接受化疗或免疫抑制剂治疗患者、肝硬化患者或重症肝炎患者、拟接受肝移植和肝移植后患者,抗病毒治疗需要更为积极,通常只可选用核苷(酸)类药物抗病毒治疗。

2)慢性丙型肝炎:只要 HCV-RNA 阳性者均应进行抗病毒治疗。

(2)抗病毒治疗药物选择及治疗方案。

1)干扰素:α-干扰素(IFN-α):可用于慢性乙型肝炎和丙型肝炎抗病毒治疗,它主要通过诱导宿主产生多种细胞因子,通过多个环节抑制病毒复制。

A.IFN-α 的不良反应较多:a.类流感综合征;b.粒细胞及血小板计数减少等骨髓抑制表现;c.焦虑、抑郁、兴奋、易怒、精神病等神经精神症状;d.失眠、轻度皮疹、脱发;e.诱发甲状腺炎、Ⅰ型糖尿病等自身免疫性疾病。因此,此药应在专科医师指导并密切观察下使用。

B.一般用于 10～65 岁患者,IFN-α 主要禁忌证为:a.血清胆红素>正常值上限 2 倍;b.失代偿性肝硬化;c.有自身免疫性疾病;d.有重要器官病变(严重心、肾疾患,糖尿病,甲状腺功能亢进或低下以及神经精神异常等)。

C.用法:聚乙二醇干扰素,每周一次或标准干扰素 500 万 U 皮下或肌内注射,隔日 1 次,疗程 6～12 个月。

对于丙肝治疗,干扰素需要联合利巴韦林(PR),疗程根据基因型、治疗前病毒量高低、早期治疗反应决定,一般为 12 个月。随着直接抗病毒药物可及,选择 PR 治疗将减少或联合直接抗病毒药物(DAA)使用。

2)直接抗病毒药物:目前仅有针对乙型肝炎的核苷类药物、针对丙肝的 DAA 可供临床常规使用。

A.在我国已可供临床使用乙肝抗病毒药物,核苷(酸)类药物有 5 种:拉米夫定、替比夫定、阿德福韦酯、恩替卡韦及替诺福韦酯。

此类药物对 HBV-DNA 复制有强力抑制作用,可使 HBV-DNA 水平下降或阴转、ALT 复常、改善肝组织病变。此类药物使用时多数较为安全。但使用不当,发生耐药或停药后病毒大量复制可诱发重型肝炎。由于此类药物不能清除细胞核内 cccDNA,停药后 cccDNA 又启动病毒复制循环,部分患者出现停药后复发,故疗程至少 2～3 年。根据应答情况延长用药,直到 HBeAg 阳性者 HBeAg 血清转换或 HBeAg 阴性患者 HBsAg 血清学转换后维持 1 年至 1 年半。肝硬化患者常需要长期治疗。

a.恩替卡韦(ETV):作用较拉米夫定强,初治患者耐药较少,是长期用药的一线药物之一。但与拉米夫定、替比夫定有交叉耐药。用法为:0.5mg qd。

b.替诺福韦酯酯(TDF):可用于 HIV 及 HBV 的抗病毒治疗。具有强效抑制病毒,低耐药发生率优点。是需要长期治疗的患者,如肝硬化患者的一线药物。且对其他药物耐药者仍然有效。

c.拉米夫定(LAM):是一种逆转录酶抑制剂,最先用于临床。用法为:100mg qd。LAM 耐受性良好,仅少数病例有头痛、全身不适、疲乏、胃痛及腹泻,但易诱发 HBV 变异产生耐药。

d.替比夫定(LdT):作用及耐药情况类似拉米夫定,但具有较高的 HBeAg 血清转换率。用法为:600mg qd。

e.阿德福韦酯(ADV):较拉米夫定作用弱,起效较慢,但耐药较少,对拉米夫定、替比夫定或恩替卡韦耐药株有效。用法为:10mg qd。长期使用需注意监测肾功能。

B.丙肝直接抗病毒药:

丙型肝炎直接药物治疗突飞猛进,可选择药物很多,根据作用位点不同,可分为不同的类型。具有抗病毒活性高优点,治愈率达 95%～100%,且耐受性好、耐药屏障高、疗程短,新一代 DAA 更是覆盖全基因型、更少药物相互作用、更低经济负担。药物包括:蛋白酶抑制剂如丹诺瑞韦(Danoprevir)、西咪匹韦(Simeprevir)、阿那匹韦(Asunaprevir)、帕利普韦(Paritaprevir)、格佐匹韦(Grazoprevir)、伏西瑞韦(Voxilaprevir)、格卡瑞韦(Glecaprevir)等。NS5A 抑制剂如瑞维达韦(Ravidasvir)、雷迪帕韦(Ledipasvir)、达卡他韦(Daclatasvir)、奥比他韦(Ombitasvir)、依巴司韦(Elbasvir)、维帕他韦(Velpatasvir)等。NS5B 核苷类聚合酶抑制剂如索非布韦(Sofosbuvir)、哌仑他韦(Pibrentasvir)等。NS5B 非核苷类聚合酶抑制剂如达塞布韦

(Dasabuvir)、BMS-791325 等。

6.中医中药治疗

活血化瘀药物:丹参、赤芍、毛冬青等。

(三)重型肝炎

原则是以支持和对症疗法为基础的综合性治疗,抗病毒治疗,促进肝细胞再生,预防和治疗各种并发症。对于难以保守恢复的病例,有条件时可采用人工肝支持系统,争取行肝移植术。

1.一般治疗及支持疗法

强调卧床休息;实施重症监护;减少饮食中的蛋白,以减少肠道内氨的来源。输注新鲜血浆、白蛋白或免疫球蛋白以加强支持治疗。保持水和电解质平衡,每日热量 2 000kcal 左右,液体量 1 500～2 000mL。防止和纠正低血钾。静脉滴注葡萄糖,补充维生素 B、维生素 C、维生素 K。禁用对肝、肾有损害的药物。

2.促进肝细胞再生

可选用肝细胞生长因子或胰高血糖素-胰岛素(G-I)疗法等。

3.抗病毒治疗

抗病毒治疗有助于减轻进一步肝细胞炎症坏死,早期使用有助于提高生存率。目前认为重型乙型肝炎患者,只要表面抗原阳性便可以进行抗病毒治疗。重型肝炎患者只能选用核苷酸类似物治疗,应选作用强,起效快的药物如拉米夫定、恩替卡韦、替诺福韦酯酯等。一般情况不选用起效慢的阿德福韦酯治疗,但有核苷类药物治疗史,可能存在耐药如拉米夫定、恩替卡韦耐药,且病毒量不太高时可以考虑使用。

4.免疫调节

重型肝炎发生发展过程,机体的免疫起了非常重要的作用。早期多为免疫亢进,后期多表现为免疫抑制,易诱发各种严重感染。因此,重型肝炎是否使用激素治疗仍有一定的争议性。多数学者认为,激素治疗是否有效取决于用药的时机、适应证及禁忌证的把握。仅短期使用于急性及慢加急重型早期患者,ALT 水平较高,无肝硬化基础、无激素禁忌证患者。

5.并发症的防治

(1)出血防治。防治出血可:①输入新鲜血浆或凝血因子复合物、纤维蛋白原等补充凝血因子;②使用组胺 H_2 受体拮抗剂:雷尼替丁、法莫替丁等防治消化道出血;③使用质子泵受体拮抗剂,如奥美拉唑等。发生上消化道出血时除上述三项措施外,还应:①口服凝血酶或去甲肾上腺素或云南白药;②使用止血药物止血敏、安络血等;③如考虑与肝硬化门脉高压有关,可应用垂体后叶素,生长抑素,垂体加压素,使用三腔二囊管压迫止血,必要时在内镜下直接止血(血管套扎,电凝止血,注射硬化剂等),内科治疗无效时可用手术治疗;④出现 DIC 时,根据情况进行凝血成分补充,慎用肝素。

出血抢救时应消除患者紧张情绪,必要时用地西泮,并给氧。出血是其他严重并发症常见诱因,治疗出血时应同时预防其他并发症的发生。

(2)肝性脑病的防治。①氨中毒的防治:低蛋白饮食,口服诺氟沙星抑制肠道细菌,口服乳果糖浆、利福昔明酸化肠道和保持大便通畅,静脉使用乙酰谷酰胺或谷氨酸钠降低血氨。②恢复正常神经递质:左旋多巴静脉滴注或保留灌肠,可进入大脑转化为多巴胺,取代假性神经递质如羟苯乙醇胺等,起到苏醒作用。但也有报道认为其治疗作用不大,近年已较少使用。③维持氨基酸比例平衡:使用氨基酸注射液静脉滴注。④防治脑水肿:使用甘露醇快速静脉滴注,必要时加用呋塞米,以提高脱水效果,注意水、电解质平衡。

治疗肝性脑病的同时,应积极消除其诱因。

(3)继发感染的防治。重症肝炎常伴有肝胆系感染、原发性腹膜炎、肺部感染等,以革兰阴性菌感染为多,近年来革兰阳性菌感染有增多趋势。使用杀菌力强的广谱抗生素时间过长,易出现二重感染,以真菌感染最为常见。治疗可选用半合成青霉素如哌拉西林,二或三代头孢霉素如头孢西丁、头孢噻肟等,重症感染患者可选用四代头孢霉素、头霉素类、碳青霉烯类药物。有厌氧菌感染时可用甲硝唑。并发真菌感染时,应加用氟康唑等抗真菌药物。有条件者可加用丙种球蛋白或胸腺素提高机体免疫力。

(4)肝肾综合征的防治。避免引起血容量降低的各种因素。避免使用损害肾脏的药物。目前对肝肾综合征尚无有效治疗方法,少尿早期可试用低分子右旋糖酐、血浆或白蛋白扩张血容量或小剂量多巴胺,以扩张肾血管、增加肾血流量。应用利尿剂如呋塞米等。有条件可使用特利加压素治疗。透析治疗因并不能降低死亡率故多不采用。

6.人工肝支持系统(ALSS)和肝移植

(1)人工肝:目前国内外已应用非生物型人工肝支持系统(ALSS)治疗重型肝炎患者,目的是替代已丧失的肝功能,清除患者血中的毒性物质,延长患者生存时间。对早期重型肝炎有较好疗效,对于晚期重型肝炎亦有助于争取时间让肝细胞再生或为肝移植做准备。由于肝细胞培养不易,生物型人工肝研究进展缓慢。

(2)肝移植:目前手术技术较成熟,已在我国多家医疗单位开展,并已取得可喜的成效。用于晚期肝硬化及重型肝炎患者。术后 5 年生存率已大大提高,但由于肝移植价格昂贵,来源困难,排异反应,继发感染(如巨细胞病毒)等阻碍其广泛应用。

7.中医中药

可用茵栀黄注射液辅助治疗,内含有茵陈、大黄、郁金、栀子、黄芩等。

(四)淤胆型肝炎

早期治疗同急性黄疸型肝炎,黄疸持续不退时,可加用泼尼松 40～60mg/d 口服或静脉滴注地塞米松 10～20mg/d,2 周后如血清胆红素显著下降,则逐步减量。

(五)肝炎肝硬化

可参照慢性肝炎和重型肝炎的治疗,脾功能亢进或门脉高压征明显时可选用手术或介入治疗。

(六)慢性乙型肝炎病毒携带者

可照常工作,但应每 3～6 个月复查,随访观察,并动员其做肝穿刺活检,如肝脏炎症明显应按慢性肝炎进行治疗。

十、预防

(一)控制传染源

急性患者应隔离治疗至病毒消失。慢性患者如复制活跃者尽可能予抗病毒治疗。凡现症感染者不能从事食品加工,饮食服务,托幼保育等工作。对献血员进行严格筛选,不合格者不得献血。

(二)切断传播途径

1.甲型和戊型肝炎

搞好环境卫生和个人卫生,加强粪便、水源管理,做好食品卫生、食具消毒等工作,防止"病从口入"。

2.乙、丙、丁型肝炎

加强托幼保育单位及其他服务行业的监督管理,严格执行餐具、理发、美容、洗浴等用具消毒制度。提倡使用一次性注射用具,各种医疗器械及用具实行一用一消毒措施。对带血及体液污染物应严格消毒处理。加强血制品管理。所有献血员及所有单元血液都要经过最敏感方法检测 HBsAg 和抗 HCV,有条件时应同时检测 HBV-DNA 和 HCV-RNA。养成良好的个人卫生习惯。采取主动和被动免疫阻断母婴传播。

(三)保护易感人群

1.甲型、戊型肝炎

可通过接种甲型、戊型肝炎减毒活疫苗以获得主动免疫。甲型肝炎减毒活疫苗主要用于幼儿、学龄前儿童及其他高危人群;戊型肝炎减毒活疫苗适用于各个人群,尤其是有慢性肝病基础的人群。对近期有与甲型肝炎患者密切接触的易感者,可用人丙种球蛋白进行被动免疫预防注射,时间越早越好。

2.乙型肝炎

(1)乙型肝炎疫苗:接种乙型肝炎疫苗是我国预防和控制乙型肝炎流行的最关键措施。易感者均可接种,新生儿应进行普种,与 HBV 感染者密切接触者、医务工作者、同性恋者、药瘾者等高危人群及从事托幼保育、食品加工、饮食服务等职业人群亦是主要的接种对象。HBV 慢性感染母亲的新生儿出生后立即(12 小时内)注射乙型肝炎免疫球蛋白(HBIg)100～200IU 及乙肝疫苗 10μg,出生后 1 个月重复注射一次,6 个月时只注射乙肝疫苗,保护率可达 95% 以上。

(2)乙型肝炎免疫球蛋白:从人血液中制备,注射 HBIg 属于被动免疫,主要用于 HBV 感染母亲的新生儿及暴露于 HBV 的易感者,应及早注射,保护期约为 3 个月。

(3)抗病毒药物使用:为进一步减少母婴传播,免疫耐受期妊娠中后期母亲(24～28 周),如 HBV-DNA 大于 2×10^6 IU/mL 可在充分沟通知情同意基础上,给予 TDF、LDT 或 LAM 直至产后。

目前对丙、丁型肝炎尚缺乏特异性免疫预防措施。

十一、预后

一般甲型、戊型肝炎不会发展为慢性肝炎,其余各型均可反复发作,发展为慢性肝炎、肝硬化,甚至肝癌。妊娠合并戊型肝炎、年龄较大、有并发症的重型肝炎患者病死率高。慢性淤胆型肝炎易转变为胆汁性肝硬化,预后较差。

第三节　肠道病毒感染

一、概述

肠道病毒是一种主要生长于肠道的 RNA 病毒,虽然名为肠道病毒,在人类却很少出现肠道的病症。常见的肠道病毒有柯萨奇病毒 A 群(有 23 个血清型)和 B 群(有 6 个血清型)、埃可病毒有 31 个血清型、脊髓灰质炎病毒有 3 个血清型以及近年来新发现的肠道病毒 68～71 型。肠道病毒在世界各地散发或流行,波及人体各个系统,在儿童尤为多见。临床表现复杂多样,虽大多属轻症,但也可危及生命。发病后可引起无菌性脑膜炎、类脊髓灰质炎、心肌炎、流行性胸痛、出疹性疾病、疱疹性咽峡炎、呼吸道感染、婴儿腹泻以及流行性急性眼结膜炎等。

(一)流行病学

肠道病毒感染在世界内广泛传播,没有严格的地区性,呈散发或流行发病。发生流行时其范围可大可小,严重程度也有不同。不同种类和型别的肠道病毒感染的流行季节不完全相同,但多发生在夏秋季节。人群普遍易感,但学龄前儿童患病的比例显著地高于青少年和成年人。

隐性感染者和患者是肠道病毒感染的主要传染源,感染者的咽部和肠道中有病毒存在,从粪便中排出病毒的时间较长,可持续几周。接触传播是肠道病毒感染的主要传播方式,包括口-口传播、粪-口传播,接触传播的关键媒介是易感者的手;水源和食品污染是导致肠道病毒感染流行的另一方式,主要是粪-口传播;肠道病毒感染也可通过飞沫传播,飞沫主要来自感染者的咳嗽和喷嚏。

(二)病原学

肠道病毒呈球形,核衣壳呈二十面体立体外观,无包膜,直径 24～30nm,不含类脂体。病毒衣壳由 60 个相同壳粒组成,排列为 12 个五聚体,每个壳粒由 VP1、VP2、VP3 和 VP4 四种多肽组成。核心有单股正链 RNA,长 7.2～8.4kb,两端为保守的非编码区,在肠道病毒中同源性非常高,中间为连续开放读码框架。病毒 RNA 编码病毒结构蛋白 VP1～VP4 和功能蛋白。VP1、VP2 和 VP3 均暴露在病毒衣壳的表面,带有中和抗原和型特异性抗原位点,VP4 位于衣壳内部,与病毒基因组脱壳有关。病毒与宿主细胞受体的特异性结合决定了肠道病毒感染的组织趋向性。不同种类和型别的肠道病毒,其特异性受体不完全相同。VP1 与宿主细胞受体结合后,病毒空间构型改变,VP4 即被释出,衣壳松动,病毒基因组脱壳穿入细胞质。

肠道病毒对外界环境的免疫力较强。室温下可存活数日,污水和粪便中可存活数月,冷冻条件下可保存数年。在 pH3～9 的环境中稳定,不易被胃酸和胆汁灭活。耐乙醚、耐乙醇。对紫外线、干燥、热敏感,56℃30 分钟可被灭活。对各种氧化剂如高锰酸钾、过氧化氢溶液、漂白粉敏感。

(三)发病机制

肠道病毒首先由眼部、呼吸道、口腔至消化道侵入黏膜,在局部上皮细胞以及咽部或肠壁淋巴组织居留和增殖,可由此从眼、口、鼻、咽分泌物或粪便中排出,并可以由原发病灶经淋巴通道扩散至局部淋巴组织以及经血液循环至其他器官,如中枢神经系统、皮肤黏膜、心脏等,在该处增殖,引起各种病变,出现相应的临床表现。因病毒侵犯部位的不同,组织的病理变化也不尽相同。如脑炎时脑部有局灶性细胞浸润,伴退行性病变;侵犯心脏时可有间质性心肌炎,伴局灶性坏死,心包炎等;肝脏病变也以局灶性细胞浸润为主。人体感染肠道病毒后可产生具有型特异性的血液中和抗体及补体结合抗体(IgA、IgG、IgM),并有肠道局部抗体(sIgA)上升,病后第1周即可出现,3~4周后达高峰,以后渐降,但对同型病毒具有较持久的免疫力。孕妇感染后,其抗体可由母体传至胎儿。

(四)临床表现

临床表现复杂多变,病情轻重差别甚大。同型病毒可引起不同的临床症候群,而不同型的病毒又可引起相似的临床表现。

1.呼吸道感染

埃可病毒及柯萨奇病毒均可引起,以上呼吸道感染为常见,也可引起婴儿肺炎等下呼吸道感染。肠道病毒68型可引起小儿毛细支气管炎和肺炎。

2.疱疹性咽峡炎

主要由柯萨奇A群及B群病毒引起,埃可病毒引起较少见。本病遍及世界各地,呈散发或流行,但以夏秋季多见。传染性很强。潜伏期平均4天左右,表现为发热、咽痛、咽部充血,可见散在灰白色丘疱疹,直径1~2mm,四周有红晕,疱疹破溃后形成黄色溃疡,多见于扁桃体、软腭和悬雍垂。一般4~6天后自愈。

3.出疹性疾病

它又称流行性皮疹病,柯萨奇病毒及埃可病毒均可引起。多见于婴儿及儿童,成人较少见。潜伏期3~6天。出疹前多有上呼吸道症状如发热、咽痛等。皮疹于发热或热退时出现,呈多形性,有斑丘疹、斑疹、猩红热样皮疹、风疹样皮疹、疱疹及荨麻疹等。不同形态的皮疹可同时存在或分批出现。可伴有全身或颈部及枕后淋巴结肿大。

4.手足口病

主要由柯萨奇病毒A5、A9、A10、A16型引起,尤以A16多见。多发生于5岁以下小儿,传染性强,可暴发流行或散发。初起低热、厌食等。口腔黏膜出现小疱疹,后破溃形成溃疡。多分布于后舌、颊及硬腭,亦可见于齿龈、扁桃体及咽部。多同时在手足皮肤出现斑丘疹,偶见于躯干、大腿及臀部。斑丘疹很快转为小疱疹,较水痘皮疹为小,2~3天吸收,不留痂。预后良好,但可复发。个别可伴发无菌性脑膜炎、心肌炎等。

5.脑膜炎、脑炎及瘫痪性疾病

柯萨奇病毒A群、B群和埃可病毒的许多型以及肠道病毒71型均可引起此类疾病。肠道病毒脑膜炎的临床表现与其他病毒引起者差异不大,有发热、头痛、呕吐、腹痛、肌痛等症状,常伴发皮疹,1~2天出现脑膜刺激征。脑脊液细胞数增加达100~200/mm³,偶可高达1 000/mm³以上,初期以中性粒细胞升高为主,后则以单核细胞升高为主。蛋白略高,糖和氯化物正常。病程一般5~10天。

柯萨奇病毒A2、A5、A7、A9及B2、B3、B4均可引起脑炎,埃可病毒4、6、9、11、30型亦可引起脑炎,埃可病毒9型多见。临床表现与乙型脑炎相似,但部分病例常伴有皮疹、心肌炎等。柯萨奇B群可在新生儿和婴儿中引起病情危重的弥散性脑炎,常伴心肌炎和肝炎。

肠道病毒引起的瘫痪临床表现与脊髓灰质炎相似,但瘫痪程度较轻,一般很快恢复,极少有后遗症。

6.心脏疾患

主要由柯萨奇B群2～5型病毒引起,其他肠道病毒亦可引起。多见于新生儿及幼婴,年长儿童及成人也可发生,一般多先有短暂的发热、感冒症状,继而出现心脏症状。临床可分为以下几种类型:

(1)急性心功能衰竭:起病突然,阵咳、面色苍白、发绀及呼吸困难,迅速出现心力衰竭。心电图可见严重的心肌损害。急性心包炎可伴随心肌炎发生或单独存在。

(2)猝死:常在夜间发生,多因急性心肌缺血、梗死或坏死性炎症所致。

(3)心律失常:可出现期前收缩,心动过速或各类传导阻滞,呈一过性或迁延不愈,甚至反复发作达数年之久。

(4)慢性心肌病:柯萨奇B群病毒引起的亚急性或慢性心脏病变,可导致弹力纤维增生症、慢性心肌病、狭窄性心包炎等。胎儿期感染可引起先天性心脏病如先天性钙化性全心炎等。

7.流行性肌痛或流行性胸痛

大多数由柯萨奇B群病毒引起。主要表现为发热和阵发性肌痛,可累及全身肌肉,而以胸腹部肌痛多见,尤以膈肌最易受累。肌痛轻重不一,活动时疼痛加剧。病程1周左右,多能自愈。

8.急性流行性眼结膜炎

又称急性出血性结膜炎,为肠道病毒70型所致。本病传染性强,常发生暴发流行,人群普遍易感。潜伏期24小时左右。临床主要表现为急性眼结膜炎,眼睑红肿,结膜充血,流泪,可有脓性分泌物及结膜下出血,但极少累及巩膜和虹膜,大多在1～2周自愈。

9.其他

肠道病毒尚可侵犯腮腺、肝、胰腺、睾丸等器官,引起相应的临床表现。近年来认为,肠道病毒感染与肾炎、溶血-尿毒综合征,Reye综合征及糖尿病等也有一定关系。

(五)辅助检查

1.周围血象

白细胞计数大多正常,在某些肠道病毒感染时可增高,中性粒细胞也可增多。

2.病毒分离与鉴定

收集疱疹液、脑脊液、咽拭子、粪便或组织标本,制备标本悬液,将标本悬液接种于RD细胞或Vero细胞进行培养。当出现细胞病变时,用型特异性血清鉴定。病毒分离是确定肠道病毒感染的金标准。

3.血清学试验

取发病早期和恢复期双份血清进行中和试验,若血清特异性抗体有4倍及以上增长,则有诊断意义;亦可检测其特异性 IgM 抗体。血清学试验是目前肠道病毒感染病原诊断的常用方法。

4.免疫荧光快速诊断法

以荧光染色的免疫抗体来鉴定抗原可达到快速诊断的目的。但目前除在脊髓灰质炎病毒感染时应用外,在肠道病毒感染时采用不多。最近采用许多血清型共有的 VP3-ZC 抗原和一种与多血清型的 VP1 衣壳蛋白交叉反应的单克隆抗体,改进了免疫诊断方法,但目前仍停留于研究阶段。

5.分子生物学检查

根据 VP1 基因序列设计引物检测肠道病毒具有型特异性。RT-PCR 法不仅快速、简便,而且有很高的灵敏度和特异度,有望成为检测肠道病毒感染病原体的主要方法。

(六)诊断与鉴别诊断

临床表现复杂多样,因为健康人群粪便带病毒者很常见,因此诊断必须十分慎重。根据流行季节和临床表现,可以做出肠道病毒感染的初步诊断。病毒分离和血清学检查为重要的确诊方法。

1.无菌性脑膜炎主要应与其他病毒引起的脑膜脑炎相鉴别

(1)流行性腮腺炎伴脑膜脑炎:多流行于冬春,常伴腮腺肿大,血清淀粉酶可增高,但柯萨奇病毒 B3 和埃可病毒 9、16 型也可引起腮腺肿大,则不易鉴别。

(2)乙型脑炎:多发生在夏秋季节,起病急,多伴神志改变,周围血及脑脊液中白细胞计数增多明显,主要以中性粒细胞升高为其特点。

(3)流行性脑脊髓膜炎及其他化脓性脑膜炎:轻症或未经彻底治疗者尤需加以鉴别。起病急,脑膜刺激征明显,脑脊液检查一般以中性粒细胞增多为主,糖和氯化物降低,如能将脑脊液培养查到致病菌即可确诊。血常规白细胞总数及中性粒细胞均增多。

(4)结核性脑膜炎:起病缓慢,有结核病灶及结核接触史,脑脊液糖和氯化物降低,有薄膜形成,可找到结核杆菌,皮肤结核菌素试验阳性。

(5)婴儿脑型脚气病(维生素 B_1 缺乏症)以及其他原因引起的脑病(如中毒性脑炎):均应注意勿与肠道病毒性脑炎相混淆。详细询问病史及体格检查最为重要。

肠道病毒引起的无菌性脑膜炎虽不易与其他病毒所致者进行临床鉴别,但如发生在夏秋季节,有流行趋势,以及伴发皮疹、肌痛、口咽部疱疹、心肌炎等肠道病毒常见症候群时,则有助于诊断。

2.流行性肌痛胸痛

显著时应与胸膜炎、心绞痛、心肌梗死等鉴别,胸透及心电图检查有助于诊断。腹部疼痛严重时似阑尾炎,在成人尚需除外胆囊炎、胆石症、胃溃疡穿孔、急性胰腺炎等。肌痛一般局限于浅表部位,无深部压痛或反跳痛。此外,腹部炎症常伴周围血白细胞计数和中性粒细胞增加。急性胰腺炎时,血清淀粉酶可增高。

3.急性心肌炎、心包炎

新生儿心肌炎与其他急性感染、败血症、肺炎等不易鉴别,如迅速出现心功能衰竭症状或心律失常,应疑肠道病毒感染。伴有皮疹、血清转氨酶升高以及脑脊液改变者,更有助于诊断。

年长儿及青年期发生心肌炎、心包炎者,应首先除外风湿症,后者常有关节炎症状,抗链球菌溶血素"O"试验、黏蛋白及 C-反应性蛋白增高有助于鉴别。中年以上发生心肌炎需与冠心病相鉴别。

4.疱疹性咽峡炎、手足口病

需与单纯疱疹引起的口腔炎鉴别。疱疹性咽峡炎常发生流行,其口腔疱疹常限于口腔后部。手足口病常在小范围内传播形成局部流行,其口腔前部疱疹易形成溃疡,并伴发手、足较小较硬的皮疹。单纯疱疹口腔炎多为散发病例,病变可在口腔任何部位发生,但以皮肤黏膜交界处为多见。

5.出疹性疾病

多形性皮疹中的斑丘疹需与麻疹、风疹相鉴别。出疹性疾病一般很少伴耳后、枕后淋巴结肿,疹退后也无色素沉着或脱屑。埃可病毒 16 型感染皮疹在热退后出现,应与婴儿急疹鉴别。猩红热样皮疹需与猩红热相区别,一般症状及咽部炎症均较猩红热为轻。出现疱疹者应与水痘鉴别,如手足口病的皮疹形态较水痘为小,皮厚且较硬,多分布于手、足,少见于躯干。

(七)治疗

除一般的卫生措施外,无特效的预防和治疗方法。对有感染性的患者应当隔离。治疗均应以注意休息、护理、加强支持疗法与对症处理为主。对急性出血性结膜炎可用 0.1% 羟苄唑或者 0.1% 利巴韦林滴眼剂滴眼,每小时 1~2 次。为预防混合感染,可合用抗生素眼药水滴眼。板蓝根冲剂及维生素为常用药物,呕吐腹泻者要注意水、电解质平衡,对惊厥及严重肌痛者,应适当给予镇静药和止痛药。出现急性心肌炎伴心力衰竭时,应及早应用快速洋地黄化疗法,吸氧和卧床休息。有瘫痪出现时,则按照脊髓灰质炎的瘫痪期护理和治疗。此外,尚应注意预防继发感染。

(八)预防

目前尚无特殊预防方法。注意环境卫生和个人卫生;接触患者的婴幼儿可注射丙种球蛋白预防感染;也可广泛服用脊髓灰质炎减毒活疫苗,使产生肠道干扰作用而控制其他肠道病毒感染的流行。特异性疫苗尚在研制之中。

二、脊髓灰质炎

脊髓灰质炎是由脊髓灰质炎病毒引起的急性消化道传染病,主要病变在中枢神经系统,临床表现为发热、咽痛、咳嗽和肢体疼痛,部分患者发生肢体弛缓性瘫痪并留下后遗症。因多发于儿童,俗称"小儿麻痹症"。

(一)病原学

脊髓灰质炎病毒属肠道病毒属,圆形,直径 20~30nm,核心含单股 RNA,无包膜。按抗原性不同病毒可分为Ⅰ、Ⅱ、Ⅲ血清型,各型间无交叉免疫,Ⅰ型流行为主。对人、猩猩、猴均可致病,可用人胚肾、猴肾细胞等培养分离病毒和制备疫苗。抵抗力强,耐寒冷,不易被胃酸和胆汁灭活,对热、干燥及氧化消毒剂敏感。

（二）流行病学

1.传染源

隐性感染者和轻症瘫痪患者数量多、带病毒量大,是主要传染源,瘫痪期患者传染性小。

2.传播途径

主要通过粪-口途径传播,被感染者主要通过粪便排出病毒,污染食物、水、手和用具等再感染他人,排毒时间可长达数月,病初咽部可短时排毒。

3.易感性

人群普遍易感,感染后获同型病毒持久免疫力,隐性感染率高达90％以上,5岁以上儿童和成人多因隐性感染获得免疫力而发病率低。

4.流行特征

在世界范围内流行,散发为主,夏秋季多发,偶有暴发流行,自广泛接种脊髓灰质炎疫苗以来,发病率明显下降,2000年世界卫生组织宣布中国为无脊髓灰质炎区域。但近年来有国外传入的脊髓灰质炎野病毒和因接种脊髓灰质炎减毒活疫苗后病毒变异导致的病例发生。

（三）发病机制与病理解剖

1.发病机制

病毒经消化道进入人体,先在扁桃腺、鼻咽部、小肠淋巴组织中增殖,如机体产生特异性中和抗体能清除病毒,则为隐性感染;如病毒进入血液,可播散呼吸道、消化道、心、肾等非神经组织引起前驱症状,如体内中和抗体足量,病毒仍可被清除,疾病停止发展,无神经系统病变,则为顿挫型感染;如病毒量大、毒力强或机体免疫功能差,病毒突破血-脑屏障播散到中枢神经系统并造成损害则为显性感染,轻者不出现瘫痪(无瘫痪型),重者可引起瘫痪(瘫痪型)。

2.病理解剖

脊髓灰质炎病毒有嗜神经特性,主要侵犯脊髓和脑干的运动神经细胞,腰段前角运动神经细胞受损最严重,故下肢瘫痪多见;严重者病变可上延至延髓、中脑、小脑、大脑。病灶分布以散在、多发、不对称为特点,脊髓病变可波及灰质各部,感觉神经细胞少有损害。镜检神经细胞变性、坏死,被吞噬细胞清除,周围组织充血、水肿,血管周围炎性细胞浸润,胶质细胞增生。淋巴结和肠道淋巴组织可有增生和炎症;心肌、肺、肝、肾偶有炎性病变。

（四）临床表现

潜伏期3～35日,一般为5～14日。根据临床轻重可分无症状型(隐性感染)、顿挫型、无瘫痪型及瘫痪型四型,以前三型为主,瘫痪型占少数,典型病程可分五期:

1.前驱期

以发热(38～39℃)、上呼吸道症状(咳嗽、咽痛)为主或有消化道症状(恶心、腹痛、腹泻),神经系统无异常,持续1～4日可自愈,顿挫型终于此期。

2.瘫痪前期

由潜伏期或前驱期发展而来,也可前驱期热退后再发热(双峰热),表现烦躁或嗜睡、多汗、头痛、呕吐,全身肌肉疼痛,活动、翻身时加剧,感觉过敏,患儿拒抱。体检有脑膜刺激征和锥体外系征,深、浅反射先亢进后消失,脑脊液呈轻度炎性改变。无瘫痪型3～4日后热退康复,少数进入瘫痪期。

3.瘫痪期

病程第 2～7 日体温开始下降时出现瘫痪并逐渐加重,48 小时内达高峰,体温正常后瘫痪停止进展。临床类型有:

(1)脊髓型:最常见,为下运动神经元(弛缓性)瘫痪,肌张力减退,腱反射减弱或消失,无感觉障碍。瘫痪不对称,儿童以单侧下肢最常见;成人以截瘫、四肢瘫痪及呼吸肌瘫痪较多见,躯干肌肉瘫痪较少。颈背肌瘫痪则不能抬头、起坐及翻身;呼吸肌瘫痪则呼吸运动受限,可致缺氧甚至呼吸衰竭;腹肌、肠肌和膀胱肌瘫痪则有肠麻痹、尿潴留或失禁。

(2)脑干型(球型或延髓型):病情最重。如第Ⅶ、Ⅸ、Ⅹ、Ⅻ对脑神经麻痹表现为口角歪斜、声音嘶哑、吞咽困难、饮水呛咳及咽反射消失等。如第Ⅲ、Ⅳ、Ⅵ对脑神经麻痹引起眼肌瘫痪、眼睑下垂。延髓网状结构外侧呼吸中枢受损时,表现为呼吸节律不规则、双吸气、叹气样呼吸等衰竭征。延髓网状结构内侧血管运动中枢受损时,表现脉搏细弱、心律失常、心音低钝、血压下降,可因循环衰竭死亡。

(3)脑型:较少见,可呈弥散性或局灶性脑炎,表现发热、头痛、嗜睡、震颤、昏迷及惊厥,以上运动神经元瘫痪体征为主,难与其他病毒性脑炎鉴别。

(4)混合型:兼有两型或以上表现,其中以脊髓型和脑干型同时存在最常见。

4.恢复期

瘫痪肌恢复从肢体远端开始,肌力逐渐增加,腱反射逐渐恢复,最初 1～2 个月恢复较快,此后速度较慢,重者常需 12～18 个月,甚至更长时间才能恢复。

5.后遗症期

因运动神经元严重受损而发生的瘫痪和肌肉萎缩,1～2 年内仍不恢复则为后遗症,表现肢体或躯干畸形,如足内翻、足外翻、足下垂、脊柱前凸与侧凸等,导致跛行或不能站立行走,可影响小儿的生长发育。

(五)实验室检查

1.血常规

外周血白细胞数正常。

2.脑脊液检查

顿挫型患者脑脊液正常。瘫痪前期患者脑脊液外观清亮,白细胞增多,为(50～500)×10^6/L,早期以中性粒细胞为主,后期以淋巴细胞为主,蛋白轻度增加,糖与氯化物均正常;热退后白细胞迅速恢复正常,但蛋白持续升高,呈蛋白-细胞分离现象。

3.病毒分离

发病 1 周内可从患者鼻咽分泌物、血液、脑脊液和粪便分离病毒,阳性率低。粪便和鼻咽部病毒阴性不能排除携带者,血液和脑脊液病毒阳性则确诊。

4.免疫学检查

特异性抗体在病后 1 周即升高,可用补体结合试验和中和试验、酶联免疫吸附试验法检测。补体结合试验特异性高,为临床确诊依据。

5.核酸检测

具有快速、简便、特异性强的特点。

（六）诊断与鉴别诊断

1.诊断

流行地区未服用过脊髓灰质炎疫苗的低龄儿童,出现发热、多汗、烦躁、嗜睡、头痛、呕吐、肌肉疼痛及肢体感觉过敏等应怀疑本病,如出现不对称的肢体弛缓性瘫痪可临床诊断,确诊依赖病毒分离或血清特异性抗体检测。非瘫痪型患者,流行病学调查尤为重要,确诊需病毒分离或血清特异性抗体检测。

2.鉴别诊断

（1）前驱期应与上呼吸道感染、病毒性胃肠炎等鉴别。

（2）瘫痪前期应与各种病毒性脑炎、化脓性脑膜炎、结核性脑膜炎等鉴别。

（3）瘫痪期应与急性感染性多发性神经根炎、其他肠道病毒感染引起的弛缓性瘫痪、家族性周期性瘫痪相鉴别。

（4）脑型或脑干型脊髓灰质炎应与流行性乙型脑炎鉴别。主要依赖不同的流行病学资料和血清学检查来鉴别。

（七）治疗

目前尚无抗脊髓灰质炎病毒的特效药物,治疗重点在于对症处理和支持治疗。

1.前驱期及瘫痪前期

卧床休息,避免劳累、肌内注射及手术等刺激,减少瘫痪的发生。注意水和电解质平衡及充分的营养,可口服维生素 C 和维生素 B。高热者给予物理降温和退热剂,肌痛强直处可局部热敷,必要时予以止痛剂。重症患者可短期应用肾上腺皮质激素治疗,一般使用 3～5 日。继发感染时加用抗生素。

2.瘫痪期

肢体瘫痪应加强护理,避免刺激和受压,保持功能体位,可用支架防止肢体受压及手、足下垂,瘫痪停止进展后,应用加兰他敏、地巴唑等促进神经肌肉传导。有呼吸障碍时应保持呼吸道通畅,吸痰吸氧,及早使用抗生素防止肺部感染,密切注意血气变化,纠正电解质紊乱,慎用镇静剂以免加重呼吸和吞咽困难,呼吸肌麻痹或呼吸中枢麻痹应采用人工呼吸器,后者同时应用呼吸兴奋剂。有吞咽困难时应取头低脚高、右侧卧位,加强吸痰,饮食由胃管供应。

3.恢复期和后遗症期

体温正常及瘫痪停止进展,可采用针灸、推拿按摩、功能锻炼及理疗等以促进瘫痪肢体的恢复。遗留严重畸形者可行矫正手术。

（八）预防

确诊患者自发病起隔离 40 天,密切接触者医学观察 20 天。主动免疫采用口服减毒活疫苗糖丸,第一次在出生后第 2 个月,服三价混合疫苗连续 3 次,间隔 1 个月,4 岁加强 1 次,其他时期根据流行情况决定是否加强。疫苗应冬春季服用,保证在夏秋季时已获免疫或免受其他肠道病毒干扰;避免开水服用,以免灭活病毒而降低免疫效果;有免疫功能缺陷和急慢性心、肝、肾病患儿忌服。极少数情况下,减毒活疫苗株可突变恢复其致病性,引起瘫痪型脊髓灰质炎。被动免疫对密切接触者肌内注射丙种球蛋白，每次 0.3～0.5mL/kg，每日 1 次，共 2 次，免疫效果可维持 2 个月左右。

三、手足口病

手足口病是由肠道病毒［以柯萨奇 A 组 16 型（CoxA16）、肠道病毒 71 型（EV71）多见］引起的急性传染病，多发生于学龄前儿童，尤以 3 岁以下年龄组发病率最高。主要症状表现为手、足、口腔等部位的斑丘疹、疱疹，少数重症病例可出现脑膜炎、脑炎、脑脊髓炎、肺水肿、循环障碍等，多由 EV71 感染引起，致死原因主要为重症脑干脑炎及神经源性肺水肿。患者和隐性感染者均为传染源，主要通过消化道、呼吸道和密切接触等途径传播。

（一）流行病学

1.流行概况

手足口病是全球性传染病，世界大部分地区均有此病流行的报道。1957 年新西兰首次报道该病。1958 年分离出柯萨奇病毒，1959 年提出手足口病命名。早期发现的手足口病的病原体主要为 CoxA16 型，1969 年 EV71 在美国被首次确认。此后 EV71 感染与 CoxA16 感染交替出现，成为手足口病的主要病原体。

20 世纪 70 年代中期，保加利亚、匈牙利相继暴发以中枢神经系统为主要临床特征的 EV71 流行。20 世纪 90 年代后期，EV71 开始在东亚地区流行。1997 年马来西亚发生了主要由 EV71 引起的手足口病流行。我国于 1981 年上海首次报道本病，此后，北京、河北、天津、福建、吉林、山东、湖北、青海和广东等十几个省市均有本病报道。1983 年天津发生 CoxA16 引起的手足口病暴发。1995 年武汉病毒研究所从手足口病患者中分离出 EV71。1998 年，我国台湾地区发生 EV71 感染引起的手足口病和疱疹性咽峡炎流行。

手足口病流行无明显的地区性。一年四季均可发病，以夏秋季多见。该病流行期间，可发生幼儿园和托儿所集体感染和家庭聚集发病现象。传染性强、隐性感染者多、传播迅速、途径复杂，在短时间内可造成较大范围的流行，疫情控制难度大。

2.传染源

手足口病的传染源是患者和隐性感染者。流行期间，患者是主要传染源。患者在发病1～2周自咽部排出病毒，3～5周从粪便中排出病毒，疱疹液中含大量病毒，破溃时病毒即溢出。带毒者和轻型散发病例是主要传染源。

3.传播途径

该病传播方式多样，以通过人群密切接触传播为主。病毒可通过唾液、疱疹液、粪便等污染的手、毛巾、手绢、牙杯、玩具、食具、奶具以及床上用品、内衣等引起间接接触传播；患者咽喉分泌物及唾液中的病毒可通过飞沫传播；水源污染，亦是传播途径之一；交叉感染和口腔器械消毒不合格亦是造成传播的原因之一。

4.易感人群

人群普遍易感，感染后可获得免疫力。不同病原型之间无交叉免疫，人群可反复感染，成人大多已通过隐性感染获得免疫力，因此，发病者主要为学龄前儿童，以 3 岁以下年龄组发病率最高。据国外文献报道,每隔 2~3 年在人群中可流行一次。

(二)病原学

引起手足口病的主要为小 RNA 病毒科肠道病毒属的柯萨奇病毒 A 组 16、4、5、7、9、10 型,B 组 2、5、13 型;埃可病毒和肠道病毒 71 型(EV71),其中以 EV71 及 CoxA16 型最为常见。

该病毒适合在湿热的环境下生存与传播,对乙醚、去氯胆酸盐等不敏感,75% 乙醇和 5% 来苏亦不能将其灭活,但对紫外线及干燥敏感。各种氧化剂(高锰酸钾、漂白粉等)、甲醛、碘酒都能灭活病毒。病毒在 50℃ 可被迅速灭活,在 4℃ 可存活 1 年,在 -20℃ 可长期保存,在外环境中病毒可长期存活。

(三)发病机制

一般认为,病毒从呼吸道或消化道侵入,在局部黏膜上皮细胞或淋巴组织中增殖,继而病毒又侵入局部淋巴结,由此进入血液循环引起第一次病毒血症。随后,病毒经血液循环侵入带有病毒受体的靶组织,如网状内皮组织、深层淋巴结、肝、脾、骨髓等处大量繁殖,并再次进入血液循环导致第二次病毒血症。最终病毒可随血流播散至全身各器官,如皮肤黏膜、中枢神经系统、心脏、肺、肝、脾等处,在这些部位进一步繁殖并引起病变。

(四)临床表现

1.普通病例

急性起病,发热,口腔黏膜出现散在疱疹,手、足和臀部出现斑丘疹、疱疹,疱疹周围可有炎性红晕,疱内液体较少。可伴有咳嗽、流涕、食欲减退等症状。部分病例仅表现为皮疹或疱疹性咽峡炎。预后良好。

2.重症病例

少数病例(尤其是 3 岁以下的幼儿)可出现脑膜炎、脑炎、脑脊髓炎、肺水肿、循环障碍等,病情凶险,可致死亡或留有后遗症。

(1)神经系统:精神差、嗜睡、易惊;头痛、呕吐;肢体肌阵挛、眼震、共济失调、眼球运动障碍;无力或急性弛缓性麻痹;惊厥。查体可见脑膜刺激征、腱反射减弱或消失;危重病例可表现为昏迷、脑水肿、脑疝。

(2)呼吸系统:呼吸浅促、呼吸困难或节律改变,口唇发绀,口吐白色、粉红色或血性泡沫液(痰);肺部可闻及湿啰音或痰鸣音。

(3)循环系统:面色苍灰、皮肤发花、四肢发凉,指(趾)发绀;出冷汗;心率增快或减慢,脉搏细速或减弱甚至消失;血压升高或下降。

(五)并发症

手足口病表现在皮肤和口腔上,但病毒会侵犯心、脑、肾等重要器官。本病流行时要加强对患者的临床监测,如出现高热、白细胞不明原因增高而查不出其他感染灶时,就要警惕暴发性心肌炎的发生。伴发无菌性脑膜炎时,其症状表现为发热、头痛、颈部僵硬、呕吐、易烦躁、睡眠不安稳等;身体偶尔可发现非特异性红丘疹,甚至点状出血点。合并有中枢神经系统症状的人,以 2 岁以内患儿多见。

(六)辅助检查

1.血常规

普通病例白细胞计数正常,重症病例白细胞计数可明显升高。

2.血生化检查

部分病例可有轻度 ALT、AST、CK-MB升高,重症病例可有肌钙蛋白(cTnI)、血糖升高。CRP 一般不升高。

3.脑脊液检查

神经系统受累时可有以下异常:外观清亮,压力增高,白细胞增多,蛋白正常或轻度增多,糖和氯化物正常。

4.病原学检查

肠道病毒(CoxA16、EV71等)特异性核酸阳性或分离到肠道病毒。咽、气道分泌物和疱疹液、粪便阳性率较高。应及时、规范留取标本,并尽快送检。

5.血清学检查

急性期与恢复期血清 EV71、CoxA16 或其他肠道病毒中和抗体有 4 倍以上的升高。

(七)诊断

1.临床诊断病例

急性起病,发热,手掌或脚掌部出现斑丘疹和疱疹,臀部或膝盖也可出现皮疹。皮疹周围有炎性红晕,疱内液体较少;口腔黏膜出现散在的疱疹,疼痛明显。部分患儿可伴有咳嗽、流涕、食欲减退、恶心、呕吐和头痛等症状。

重症病例:①有手足口病的临床表现的患者,同时伴有肌阵挛或脑炎、急性弛缓性麻痹、心力衰竭、肺水肿等。②手足口病流行地区的婴幼儿虽无手足口病典型表现,但有发热伴肌阵挛或脑炎、急性弛缓性麻痹、心肺衰竭、肺水肿等。

2.实验室诊断病例

临床诊断病例符合下列条件之一,即为实验室诊断病例。

(1)病毒分离:自咽拭子或咽喉洗液、粪便或肛拭子、脑脊液或疱疹液以及脑、肺、脾、淋巴结等组织标本中分离到肠道病毒,并鉴定为 EV71、Cox-A16 或其他肠道病毒。

(2)核酸检测:自患者血清、咽拭子或咽喉洗液、粪便或肛拭子、脑脊液或疱疹液以及脑、肺、脾、淋巴结等组织标本中检测到肠道病毒核酸,并鉴定为 EV71、CoxA16 或其他肠道病毒。

(3)血清学检测:急性期与恢复期血清 EV71、CoxA16 或其他肠道病毒中和抗体有 4 倍或4 倍以上的升高。

(八)鉴别诊断

1.普通病例

需要与其他儿童皮疹性疾病鉴别,如疱疹性荨麻疹、水痘、不典型麻疹、幼儿急疹以及风疹等鉴别。流行病学特点、皮疹形态、部位、出疹时间以及有无淋巴结肿大等可鉴别,以皮疹形态及部位最为重要。

2.重症病例

(1)与其他中枢神经系统感染鉴别:①其他病毒所致中枢神经系统感染的表现可与重症手足口病相似,皮疹不典型者,应该尽快留取标本进行肠道病毒,尤其是 EV71 的病毒学检查,结合病原学或血清学检查做出诊断。同时参照手足口病重症病例的处置流程进行诊治、处理。②以弛缓性麻痹为主要症状者应该与脊髓灰质炎鉴别。

（2）与重症肺炎鉴别：重症手足口病可发生神经源性肺水肿，应与重症肺炎鉴别。前者咳嗽症状相对较轻，病情变化迅速，早期呼吸浅促，晚期呼吸困难，可出现白色、粉红色或血性泡沫痰，X线胸片为肺水肿表现。

（3）循环障碍为主要表现者，应与暴发性心肌炎、感染性休克等鉴别。

（九）治疗

治疗原则主要以对症处理为主。在患病期间，应加强患儿护理，做好口腔卫生，饮食以流质及半流质等为宜。

1.普通病例

（1）一般治疗：注意隔离，避免交叉感染。适当休息，清淡饮食，做好口腔和皮肤护理。

（2）对症治疗：发热等症状采用中西医结合治疗。

2.重症病例

（1）神经系统受累治疗：①控制颅内高压：限制入液量，给予甘露醇每次 0.5～1.0g/kg，20～30 分钟静脉注射，每 4～8 小时 1 次，根据病情调整给药间隔时间及剂量。必要时加用呋塞米。②静脉注射免疫球蛋白，总量 2g/kg，分 2～5 天给予。③酌情应用糖皮质激素治疗，甲泼尼龙 1～2mg/(kg·d)；氢化可的松 3～5mg/(kg·d)；地塞米松 0.2～0.5mg/(kg·d)，病情稳定后，尽早减量或停用。个别病例进展快、病情凶险可考虑加大剂量，如在 2～3 天给予甲泼尼龙 10～20mg/(kg·d)（单次最大剂量不超过 1g）或地塞米松 0.5～1.0mg/(kg·d)。④其他对症治疗：降温、镇静、止惊厥。⑤严密观察病情变化，密切监护。

（2）呼吸、循环衰竭治疗：①保持呼吸道通畅，吸氧。②确保两条静脉通道通畅，监测呼吸、心率、血压和血氧饱和度。③呼吸功能障碍时，及时气管插管使用正压机械通气。④在维持血压稳定的情况下，限制液体入量（有条件者根据中心静脉压测定调整液量）。⑤头肩抬高 15°～30°，保持中立位；留置胃管、导尿管。⑥药物应用：根据血压、循环的变化可选用米力农、多巴胺、多巴酚丁胺等药物；酌情应用利尿药物治疗。⑦有效抗生素防治继发肺部细菌感染。

（3）其他治疗：①保护重要脏器功能，维持内环境的稳定。②监测血糖变化，严重高血糖时可应用胰岛素。③抑制胃酸分泌：可应用西咪替丁、奥美拉唑等。

（4）恢复期治疗：①避免继发呼吸道等感染。②促进各脏器功能恢复。③功能康复治疗或中西医结合治疗。

（十）预防

应注意在夏季此病流行时，尽可能少带孩子到公共场所，平日教育小儿要养成良好的卫生习惯，做到饭前、便后洗手；玩具、餐具要定期消毒。做到早发现、早治疗、早隔离。若此病在托儿所或幼儿园内流行时，首先应将患儿与健康儿童隔离，将玩具用消毒液消毒。

（十一）预后

一般经过良好，全病程为 5～10 天，多数可自愈，预后良好。

第四节　水痘-带状疱疹

一、水痘

(一)病原学

水痘-带状疱疹病毒(VZV)属疱疹病毒科,只有一个血清型,病毒呈圆形或椭圆形,直径为150～200nm,核心为线形双链DNA,由对称二十面体的核衣壳包裹,外层为脂蛋白膜。能在人胚成纤维细胞和上皮细胞中繁殖,并产生局灶性细胞病变。受感染的细胞形成多核巨细胞,核内有嗜酸性包涵体。人是已知的自然界唯一宿主。

该病毒体外抵抗力弱,不耐酸,不耐热,不能在痂皮中存活,能被乙醚灭活,但在疱疹液中−65℃可存活8年。

(二)流行病学

1.传染源

患者为唯一的传染源,病毒存在于病变皮肤黏膜组织、疱液及血液中,可由鼻咽分泌物排出体外,发病前1天至疱疹完全结痂时均具有传染性。

2.水痘肺炎

儿童多为继发细菌感染,成人为原发性水痘肺炎,常发生于出疹后1～6天,有高热、咳嗽、咯血、气促、胸痛、呼吸困难、发绀等,但肺部体征少,X线检查显示肺部弥散性结节浸润,以肺门和肺底为重。可持续1～2周,严重者于24～48小时因急性呼吸衰竭而死亡。

3.水痘脑炎

发生极少,儿童多于成人。临床表现与其他病毒性脑炎相似,可出现惊厥、躁动、昏迷,部分小儿可有小脑功能障碍等。病死率为5％～25％,少数可留有偏瘫、精神异常等后遗症。

4.水痘肝炎

多表现为血清丙氨酸氨基转移酶增高,免疫障碍的患者可出现黄疸。儿童可于水痘后发生肝脂肪变性,伴发肝性脑病,称为Reye综合征,病情严重,预后差。

5.其他

可有心肌炎、肾炎、睾丸炎、关节炎、出血性疾病等;眼部可并发角膜炎、视网膜炎、视神经炎、白内障等;妊娠早期患水痘可导致先天性水痘综合征,表现为出生时体重轻、瘢痕性皮肤、肢体萎缩、视神经萎缩、白内障、智力低下等。

(三)实验室检查

1.血常规检查

白细胞总数正常或稍高,淋巴细胞相对增多。

2.疱疹刮片检查

刮取新鲜疱疹基底组织涂片,瑞氏染色见多核巨细胞,苏木素伊红染色常可见细胞核内包涵体。

3.病毒分离

将疱疹液直接接种于人胚成纤维细胞,分离出病毒再做鉴定,仅用于非典型病例。

4.免疫学检测

补体结合抗体高滴度或双份血清抗体滴度升高4倍以上有诊断价值。取疱疹基底刮片或疱疹液,直接荧光抗体染色查病毒抗原简捷有效。

5.病毒DNA检测

用聚合酶链反应检测患者呼吸道上皮细胞和外周血白细胞中水痘-带状疱疹病毒DNA,比病毒分离简便。

(四)诊断及鉴别诊断

典型病例根据临床表现及流行病学史即可诊断,非典型病例需靠实验室检测做出病原学诊断。水痘应与天花、带状疱疹、丘疹样荨麻疹、脓疱疹等相鉴别。

(五)治疗

1.一般处理和对症治疗

急性期应卧床休息,补充足够水分和营养,加强皮肤护理,避免抓伤以免继发感染。皮肤瘙痒者可用0.25%苯酚炉甘石洗剂涂擦或口服抗组胺药。疱疹破裂后可涂甲紫、杆菌肽或新霉素软膏等。维生素B_{12}500～1 000μg肌内注射,每天1次,连用3天可促进皮疹干燥结痂。

2.抗病毒治疗

对免疫缺陷及免疫抑制的患者,应尽早使用抗病毒药物治疗。阿昔洛韦为首选药物,也可用阿糖腺苷、阿昔洛韦或泛昔洛韦等。早期使用α-干扰素能较快抑制皮疹发展,加速病情恢复。

3.防治并发症

继发细菌感染时可选用抗生素,因脑炎出现脑水肿时应脱水治疗。一般禁用肾上腺皮质激素。

(六)预防

1.管理传染源

患者应隔离至疱疹全部结痂,理论上不少于发病后14天。

2.切断传播途径

避免与急性期患者接触,患者呼吸道分泌物、污染物应消毒。

3.保护易感人群

接触者早期应用丙种球蛋白0.4～0.6mL/kg肌内注射,可减轻症状,也可用带状疱疹免疫球蛋白5mL肌内注射,降低发病率或减轻症状。水痘病毒减毒活疫苗有较好的预防效果。

二、带状疱疹

带状疱疹,是一种累及神经及皮肤的病毒性皮肤病。水痘-带状疱疹是由同一病毒即VZV引起的两种不同的临床疾病。带状疱疹是潜伏在感觉神经节的VZV毒经再激活后引起的皮肤感染,其特征是沿感觉神经在相应节段引起疱疹,并伴严重疼痛。

(一)流行病学

绝大多数(66%)患者＞50 岁,5%患者＜15 岁。有近 100%成人到 30 岁前抗 VZV 血清抗体阳性,故存在潜伏 VZV 再激活的风险,带状疱疹通常在免疫受损个体中发生。

(二)病因与发病机制

1.VZV 潜伏

本病是由 VZV 再次激活所引起。首次感染、隐性感染或水痘病愈后,病毒潜伏在感觉后根脊神经节细胞中。

2.免疫功能下降

当宿主的细胞免疫功能减退时,如劳累、自身免疫疾病、免疫抑制剂、放疗及恶性肿瘤(白血病、淋巴瘤)等,随着年龄增长,T 细胞对病毒免疫力减弱,发病率升高,T 细胞免疫功能抑制是高危因素,2 个月内感染水痘的正常婴儿其带状疱疹发病率升高。

3.皮区发疹模式

病毒被激活开始复制并通过感觉神经移至皮肤,受侵犯的神经节发炎及坏死,产生神经痛,病毒沿着周围神经纤维移至皮肤而发生节段性水疱疹。病毒激活通常一生中只有一次,二次发生率＜5%。

(三)临床表现

带状疱疹好发于春秋季节,成人多见。本病分为前驱期、水疱或发疹期、疱疹后神经疼痛期。

1.前驱症状

临床表现多先有轻度发热、全身不适、食欲减退及患部皮肤感觉过敏、灼热感或神经痛。前驱症状可缺乏,尤其是儿童。

2.皮肤损害

初起时,患部发生红斑,继而出现集簇粟粒至绿豆大的丘疱疹群,然后迅速变为水疱。疱壁紧张发亮,内容清澈,以后逐渐混浊。新水疱群陆续出现,各水疱群之间皮肤正常。数群水疱常沿一侧皮神经呈带状排列,一般不超过体表正中线,有时在中线的对侧有少数皮疹,由对侧的神经小分支受累所致。数日后水疱干涸、结痂,痂皮脱落后遗留暂时性红斑或色素沉着。

3.局部淋巴结常肿大

可触及肿大的淋巴结。

4.好发部位

皮疹多沿某一周围神经分布。

(1)肋间神经(占 53%):最多见,常累及 2～3 个肋间神经分布区,皮疹从后上方向前下方延伸;出疹前剧烈疼痛,酷似胸膜炎或心肌梗死。

(2)三叉神经(占 15%):第一支(眼神经)最常见,其上眼睑、额部及头顶群集水疱,累及角膜及眼的其他部位,可引起全眼球炎,以致失明;当累及三叉神经眼支的鼻分支时,鼻尖常见水疱;第二支(上颌神经)累及舌前部、颊黏膜及口底;第三支(下颌神经)累及腭垂及扁桃体。

1)耳带状疱疹:当病毒侵犯面及听神经时,可伴有耳及乳突部位疼痛,外耳道或鼓膜有疱疹、面瘫及味觉障碍,泪腺、唾液腺分泌减少,出现内耳功能障碍时,可产生耳鸣、眩晕、恶心、呕吐、眼球震颤等症状。

2)若膝神经节受累,影响面神经的运动和感觉纤维,发生面瘫、耳痛和外耳道疱疹三联征,称为亨特综合征(Ramsay Hunt 综合征)。

(3)颈部神经(占 20%)、腰骶神经(占 11%)分布区发生。

1)骶部带状疱疹:疱疹出现在臀部、会阴、外生殖器(应与生殖器疱疹鉴别)、膀胱内,表现为尿痛、膀胱无力、尿潴留等。

2)内脏带状疱疹:病毒由脊髓后根神经元侵及交感及副交感的内脏神经纤维从而引起胃肠道和泌尿道症状。胸膜、腹膜受侵则可引起刺激甚至积液等症状。

3)带状疱疹性运动瘫痪:瘫痪可出现在疹前或疹后,其瘫痪部位常与疱疹所在神经节段密切相关。同侧颈神经节段疱疹可引起同侧膈肌瘫痪,约 75% 的病例瘫痪可完全恢复。脊髓炎者少见,表现为类似运动神经元轻瘫,常见膀胱无力和尿潴留,可有下肢软弱、感觉障碍。严重者可产生部分脊髓半切综合征或横贯性脊髓损害。

4)播散性带状疱疹:常见于年老体弱、恶性淋巴瘤、应用皮质激素及免疫抑制剂者,病毒播散,于局部皮疹后 1~2 周全身出现水痘样皮疹,常伴高热、肺炎、脑损害,可致死亡。

5)带状疱疹性脑膜脑炎:若病毒直接从脊髓神经前、后根上行,侵犯中枢神经系统时,则可引起带状疱疹性脑膜脑炎,表现为头痛、呕吐、惊厥或其他进行性感觉障碍,间有共济失调及其他小脑症状。

5.神经痛

(1)发疹前神经痛:即神经痛 4~5 日之后才发生皮疹。

(2)发疹期神经痛:为自发性、深在性疼痛、跳痛、刀割样或阵发性疼痛和痛觉过敏。

(3)疱疹后遗神经痛:多发生在皮疹消退后 1 个月或 3 个月以上,约有半数中老年患者于皮疹消退后可遗留顽固性神经节,常持续数月或更久或数年。

(4)疼痛机制:急性带状疱疹与愈合后遗带状疱疹是由于周围神经损伤,后遗神经痛与脊神经根处神经节瘢痕形成和感染侧脊突萎缩有关,为中枢神经系统信号传递改变所致。损伤后周围神经元自发释放介质,降低激活阈值,对外界刺激反应增强,感觉过敏,使中枢神经对所有传入信号反应增强,引起严重的前驱期疼痛或发疹痛预示会有严重的疱疹后遗神经痛。一般在神经痛的同时或稍后即发皮疹。

(5)疼痛性质:疼痛的程度往往随年龄增大而加剧,如老年患者则疼痛剧烈甚至难以忍受,而儿童患者没有疼痛或疼痛很轻。

6.带状疱疹常见临床类型及特殊类型

见表 1-1。

表 1-1　临床类型及特殊类型

临床类型	①无疹型:疼痛而不见皮损;②顿挫型:局部红斑,不形成水疱;③大疱型;④出血型;⑤坏死型
特殊带状疱疹	①播散型(多神经或双侧);②眼带状疱疹:角膜易溃疡失明③带状疱疹性脑膜脑炎;④耳带状疱疹:面瘫、耳鸣、耳聋;⑤内胚带状疱疹

（四）实验室检查

1.VZV 抗原检测

取疱液或溃疡基底刮取物,在载玻片上涂片,直接免疫荧光检测 VZV 特异性抗原。

2.病毒培养

取水疱性皮损,活检标本病毒培养。

3.其他

Tzanck 涂片取疱液或疱底刮取物检查,见巨大多核的棘层松解上皮细胞;血清学检查,血清转化现象可证实 VZV 感染。组织学检查与水痘相似,见巨大多核上皮细胞,提示 VZV、HSV-1 或 HSV-2 感染。

（五）诊断与鉴别诊断

根据集簇性水疱群、带状排列、单侧性分布、伴有明显神经痛等特点不难诊断本病。但当疱疹未出现之前或表现为顿挫性时,应注意排除偏头痛、肋间神经痛、急性阑尾炎和坐骨神经痛等。

（六）治疗处理

1.抗病毒治疗

能减少带状疱疹疼痛和排毒、加速结痂愈合,在前驱期就应开始用抗毒制剂,在活动水疱期 72 小时内抗病毒治疗能加速皮损愈合,减少疼痛,减少内脏并发症。

(1)首选阿昔洛韦,800mg,口服,每天 5 次,7～10 天;或 5～10mg/kg 静脉滴注,每 8 小时 1 次,7～10 天。耐药者可用膦甲酸钠(FOS),40mg/kg,静脉滴注,每 8 小时 1 次。免疫抑制者推荐静脉给予阿昔洛韦和重组 α-干扰素,防止播散。

(2)泛昔洛韦,每次 250mg,每天 3 次。泛昔洛韦是喷昔洛韦的前体,能减少年龄大患者的带状疱疹后遗神经痛(PHN)的持续时间。伐昔洛韦,每次 300mg,每天 2 次,连服 7 天。伐昔洛韦与阿昔洛韦相比能明显降低疼痛的发生率,减少其持续时间,口服阿昔洛韦疼痛发生率降为 26％,口服伐昔洛韦仍有疼痛的发生率为 19％。

(3)能将疱疹后遗神经痛的程度、持续时间和发生率减少 50％,但 50％以上的患者经泛昔洛韦或伐昔洛韦治疗后仍有 20％在疱疹后 6 个月发生疼痛。

2.应用其他制剂

免疫抑制者选用重组干扰素 α-2b、转移因子等免疫增强剂以防带状疱疹播散。

3.疱疹后遗神经痛治疗

见表1-2。

表 1-2　疱疹后遗神经痛治疗

一线治疗	利多卡因封闭,应用非甾体抗炎药(NSAID)、可待因、神经阻滞剂、辣椒碱
二线治疗	应用加巴喷丁、普瑞巴林、三环类抗抑郁药、去甲替林
三线治疗	应用阿片类药
四线治疗	应用曲马多,鞘内注射甲泼尼龙,疼痛治疗中心就诊

常用有抗抑郁药阿米替林或去甲替林或抗惊厥剂加巴喷丁。对顽固病例可用阿片类。利

多卡因封闭可在 1～2 周后明显好转。第一线单一药物失败后可联合治疗,如利多卡因封闭,以及三氯醋酸、加巴喷丁、阿片类联合治疗。三环抗抑郁药去甲替林 10～20mg,睡前服用,逐渐加量至疗效明显或不能忍受,高剂量 150mg/d,地昔帕明亦可供选用。如不能控制可用加巴喷丁,开始剂量为 100mg,每天 3 次口服,逐渐增加至 900～1 800mg,最高可用至 3 600mg/d。普瑞巴林为 75～150mg,每天 2～3 次,口服。不推荐使用抗惊厥药如苯妥英钠、卡马西平和丙戊酸钠,神经镇静剂如氯普噻吨和吩噻嗪及 H_2 受体阻滞剂如西咪替丁,因疗效不肯定或老年人难以耐受或部分患者会出现严重的不良反应。如果这些措施失败,阿片类药物可能有效。辣椒碱乳膏可减少疼痛传递因子 P 物质并阻止其在神经元内再合成,每天外用 3～5 次,4 周内缓解。

4.口服糖皮质激素

对其使用有争议,有认为早期应用糖皮质激素可抑制其过程,皮疹愈合较快,减轻疼痛。可用泼尼松每天 40～60mg,疗程 10 天,但研究证实并不能降低疱疹后遗神经痛的发生率,激素与非激素组并无显著差异,而给予糖皮质激素有更多的并发症。

5.应用带状疱疹免疫球蛋白

治疗、预防均可使用。

6.局部治疗

外用阿昔洛韦软膏,亦可选用聚维酮碘液湿敷。

(七)预防

带状疱疹患者不必隔离,但应避免与易感儿童和孕妇接触。对 VZV 高危的水痘易感者,可在接触水痘或带状疱疹后 3 日内注射高效价 VZV 免疫血浆或人白细胞转移因子,可减少水痘发病的危险性。接种水痘疫苗能提高老年患者对带状疱疹的免疫力。

带状疱疹疫苗,葛兰素史克生产的欣安立适(Shingrix),于 2017 年被 FDA 批准,国内未上市。

(八)循证治疗选择

1.带状疱疹

阿昔洛韦,泛昔洛韦,万乃洛韦,三环抗抑郁药(阿米替林),加巴喷丁,糖皮质激素,局部外用辣椒素,局部应用利多卡因,交感神经阻断,经皮电刺激。

2.疱疹后遗神经痛

阿霉素神经内注射,阿米替林,辣椒素,加巴喷丁,利多卡因外用,吗啡,曲马多,去甲替林,神经阻断,糖皮质激素鞘内注射,沙利度胺,长春新碱。

(九)预后

本病可自行痊愈,一般不会危及生命,儿童和青年病程一般为 2～3 周,老年人为 3～4 周。带状疱疹累及少数患者的眼部,可造成眼角膜及眼球的损害,严重者引起失明,累及面神经和听神经及膝状神经节可造成耳鸣、耳聋或面瘫。病毒侵犯中枢神经系统而出现脑膜炎等症状。后遗神经痛是一重要的并发症。

第五节　麻疹

麻疹是由麻疹病毒引起的急性呼吸道传染病,其临床特征为发热、流鼻涕、咳嗽、眼结合膜炎等卡他症状,以及出现特殊的麻疹口腔黏膜斑和全身斑丘疹。麻疹疫苗的应用已经使得麻疹的流行得到了明显控制。

一、病原学

麻疹病毒属于副黏液病毒科、麻疹病毒属,单链 RNA 病毒,为球形或丝形。外有 3 种结构脂蛋白,血凝素(H)和融合蛋白(F)是表面蛋白,能够识别靶细胞受体,促进病毒黏附、融合于宿主细胞并形成合胞体,H 蛋白是中和抗体的主要靶点;基质蛋白(M)与病毒繁殖有关。临床可以根据这 3 种表面蛋白产生的抗体进行诊断。麻疹病毒体外抵抗力弱,对热、紫外线及一般消毒剂敏感,56℃30 分钟即可灭活。但耐寒及耐干燥,室温下可存活数日,−70℃可保存数年。

二、流行病学

(一)传染源
麻疹患者是唯一传染源,前驱期传染性最强,潜伏期末 2 天和出疹后 5 天均具有传染性,出疹后逐渐降低,直至疹消退传染性消失。

(二)传播途径
主要通过呼吸道飞沫传播。可以经口、咽、鼻部或眼结膜侵入易感者。密切接触者亦可经污染病毒的手传播。第三者媒介传播仅限于很短距离内。

(三)人群易感性
人对麻疹病毒普遍易感,感染后 90％以上发病,感染后可获得持久免疫力。6 个月内婴儿可从母体获得抗体很少患病,6 个月至 5 岁小儿间易流行。目前成人麻疹病例逐渐增多,甚至在局部地区有小的流行。

(四)流行特征
麻疹全世界均有流行,20 世纪 60 年代麻疹疫苗普遍接种以来,麻疹流行得到有效控制,发病数已经显著减少,病死率下降。但在许多发展中国家,麻疹仍是目前严重的公共卫生问题之一。发病以冬春季节为常见,但全年可散发。

三、发病机制与病理解剖

麻疹病毒随飞沫进入易感者的呼吸道、口咽部或眼结膜,在上皮细胞内复制,并侵入局部淋巴组织,繁殖后扩散入血液系统,3 天左右形成第一次病毒血症。病毒进入血中的淋巴细胞,后被运输到全身单核-巨噬细胞系统中增殖。在感染后 5～7 天出现第二次病毒血症,致全身组织器官广泛受累,病毒在这些组织里复制,造成组织炎症、坏死,引起高热、出疹等一系列临床表现。病程约 2 周后,临床进入恢复期,病毒被机体特异性免疫清除。人体可以产生补体结合抗体,为 IgM,表示新近感染;也可产生血凝抑制抗体及中和抗体,为 IgG,为感染后免疫。麻疹的特征性病理变化是全身淋巴细胞,如咽部淋巴组织、扁桃体、支气管及肠系膜淋巴结、肠道淋巴组织可见大小不等多个细胞融合成的多核巨细胞。另外在皮肤、黏膜、呼吸道及上皮还可查见形态不规则、胞核单个或数十个聚集成球状、胞质伊红色的细胞,即上皮巨细胞,常见于前驱期及出疹后 1～4 天,故有早期诊断价值。

四、临床表现

潜伏期均为 8～12 天,平均为 10 天,应用主动或被动免疫者可延长至 3～4 周。

(一)典型麻疹

1.前驱期(出疹前期)

一般 3～5 天主要表现为上呼吸道炎症,有发热、纳差、眼结膜充血、畏光、流泪、眼皮水肿、咳嗽及声音嘶哑等症状。有时出现呕吐及轻度腹泻。起病后 2 天在口腔内第一臼齿处颊黏膜上可见 0.5～1mm 大小白色小点,周围有红晕,即麻疹黏膜斑,具有早期诊断价值。斑点数量渐增多,且可融合或扩散至牙龈及口唇,有时在结膜、鼻黏膜及阴道黏膜亦可见此斑,持续至出疹后 2～3 天消失。

2.出疹期

发热 3～5 天,体温及全身毒血症状达到高峰时出疹,自耳后颈部开始,渐向前额、面、躯干、四肢发展,最后达鼻尖及掌心足底,3～4 天出齐。皮疹初呈淡红色,较稀,后逐渐增多,并可融合,颜色转深,疹间皮肤正常。皮疹初压褪色,后期疹密集、色转深者压之不褪色。在皮疹出齐前,体温上升可达 40℃,全身症状相应加重,卡他症状达高峰。患者神萎、剧咳、结膜充血、畏光明显,舌乳头呈红肿,甚至出现神志昏沉或谵妄。全身浅表淋巴结及肝脾均可轻度肿大,部分患者肺部可闻及少许啰音。

3.恢复期

出疹 3～5 天,全身皮疹逐渐出齐,患者一般情况明显改善,体温下降,全身症状及呼吸道卡他症状迅速减轻,皮疹开始消退,但咳嗽可持续数天。皮疹消退后,留有浅褐色色素沉着斑,此为麻疹恢复期的特征,经 1～2 周或以后逐渐消退。退疹时皮肤有细小糠麸状脱屑。

(二)非典型麻疹

1.轻型麻疹

发生在留有部分母亲传递免疫力的婴儿或近期内注射过被动免疫制剂或过去注射过麻疹减毒活疫苗但未能完全受保护者。此型麻疹潜伏期长,全身症状轻,上呼吸道卡他症状不明显,有时未见费-柯氏斑,皮疹分布稀少、色淡,但皮疹退后仍可留有淡褐色色素沉着斑,并发症少。

2.重型麻疹

临床上不多见,但病死率高。重型麻疹根据临床表现又可分为中毒性麻疹、休克性麻疹以及出血性麻疹三种。中毒性麻疹的毒血症症状重,体温可高达 40.5～41℃,伴谵妄、抽搐、昏迷、发绀,皮疹呈融合性、色暗;或出现循环衰竭,有面色苍白、心率快、心音钝、血压下降;皮疹则迟迟不出齐,色淡、稀少,或已出的皮疹突然隐退。休克性麻疹的患者以循环衰竭为显著表现,皮疹稀少,色淡,难以出齐或骤然隐退,面色苍白或青灰色,唇及肢端发绀、脉细弱、心率快和心音低钝。出血性麻疹,皮疹呈出血点状或紫癜样,常伴体部黏膜及肠道出血,全身中毒症状明显。

3.异型麻疹

前期的体温明显升高,发热 2 天即出皮疹,皮疹自四肢末端开始,渐向躯干或面部发展,皮疹呈多形性,口腔内无费-柯氏斑,检测血常规可见嗜酸性粒细胞增多,可能是一种迟发型超敏反应,临床上少见。近年来成人麻疹发生率上升,症状较小儿起病急,可无卡他症状。

五、实验室检查

(一)血常规

白细胞总数减少,增多往往提示继发细菌感染,淋巴细胞相对增多,白细胞显著减少,提示预后较差。

(二)血清学检查

酶联免疫吸附试验(ELISA)测定血清特异性 IgM 是诊断新近感染麻疹病毒的标准方法,IgG 抗体在恢复期 4 倍以上增高也具有诊断价值。

(三)病原学检查

采用逆转录聚合酶链反应(RT-PCR)从早期患者血液、尿液或眼、鼻、咽分泌物中扩增麻疹病毒 RNA,是灵敏性和特异性均好的诊断方法;也可将上述标本接种于人胚胎肾细胞分离麻疹病毒,但不常规开展;免疫荧光和免疫酶法可以检查麻疹病毒抗原,可确诊。临床标本中如见到多核巨细胞也具有诊断价值。

六、并发症

(一)肺炎

是麻疹最常见的并发症,也是麻疹死亡的主要原因。麻疹病毒引起的原发性肺炎一般多不严重,而继发于其他病毒或细菌的继发性肺炎可使病情突然恶化,多见于 5 岁以下儿童或免疫力低下、伴有其他严重器质性疾病者。

(二)喉炎

大多由麻疹病毒引起,也可继发细菌感染致喉部组织水肿,声音嘶哑、呛咳,严重者可引起喉梗阻,致呼吸困难,需气管切开。

(三)心肌炎、心功能不全

重症麻疹因高热、中毒症状严重影响心肌功能,尤其 2 岁以内小儿并发肺炎时,气促、四肢发冷、面色苍白、心音低钝、心率快。心电图显示 T 波和 ST 段改变或低电压。病情危重。

(四)脑炎

多发生于出疹后 2~6 天,临床表现类似于其他病毒性脑炎,发病率为 0.01%~0.5%,病死率约 15%,多数可恢复,少数患儿可有智力低下、癫痫、瘫痪等后遗症。

(五)亚急性硬化性全脑炎

为麻疹的罕见远期并发症,属亚急性进行性全脑炎,发病率(1~4)/100万,是由于麻疹病毒M抗原变异造成中枢神经系统退行性病变。潜伏期为2~17年,好发于5~15岁儿童,患者逐渐出现智力障碍、性格改变、运动不协调、语言和视听障碍、癫痫发作,最后因昏迷、强制性瘫痪而死亡。

七、诊断

典型麻疹根据患者有麻疹接触史,典型的临床表现,如急性发热、上呼吸道卡他症状、结膜充血、口腔麻疹黏膜斑及典型的皮疹等可诊断,结合实验室特异性检查可确诊。

八、鉴别诊断

(一)风疹

多见于幼儿,中毒症状及呼吸道症状均轻,起病1~2天出疹,红色斑丘疹,无麻疹黏膜斑,1~2天退疹,无色素沉着和脱屑,耳后、颈部淋巴结肿大是其特点。

(二)幼儿急疹

多见于2岁内婴儿,突起高热,持续3~5天,热退疹出,皮疹为玫瑰色,多位于躯干是其特征。

(三)猩红热

发热、咽痛,起病1~2天出疹,为针尖大小,疹间皮肤充血,压之可退,面部无疹,口周呈苍白圈,持续4~5天,退疹时脱屑脱皮,白细胞总数及中性粒细胞明显增高。

(四)药物疹

有用药史,无发热,无黏膜斑及卡他症状,停药后皮疹可退。

九、治疗

尚无特效的抗麻疹病毒药物,治疗主要是对症治疗,加强护理,预防和治疗并发症。

(一)一般治疗

患者应呼吸道隔离至体温正常或至少出疹后5天;保持室内空气新鲜流通,温度舒适;保持眼、鼻、口腔清洁,婴幼儿应多补充维生素A,促进呼吸道黏膜上皮的修复。

(二)对症治疗

高热可酌用小剂量解热药物或头部冷敷;咳嗽可用祛痰止咳药;剧咳和烦躁不安可用少量镇静药;重症患儿可早期注射丙种球蛋白;必要时给氧,保证水电解质及酸碱平衡等。

(三)并发症治疗

1.喉炎

蒸汽雾化吸入稀释痰液,酌情应用抗菌药物,对喉部水肿者可试用肾上腺皮质激素。喉梗阻严重时及早行气管切开。

2.肺炎

麻疹病毒性肺炎主要对症治疗。考虑细菌性肺炎参考药敏试验选用抗生素。

3.心肌炎

出现心力衰竭应及早静脉注射强心药物如毛花苷C或毒毛花苷K,同时应用利尿剂,重症者可用肾上腺皮质激素保护心肌。

4.脑炎

处理同病毒性脑炎,主要是对症治疗。亚急性硬化性全脑炎(SSPE)目前无特殊治疗。

十、预防

预防麻疹的关键是对易感者接种麻疹疫苗,提高其免疫力。

(一)管理传染源

对麻疹患者应隔离至出疹后5天,有并发症者适当延长。轻型麻疹也应隔离至症状消失1~2天。易感的接触者检验3周,并使用被动免疫制剂。

(二)切断传播途径

流行期间避免去公共场所或人多拥挤处,出入应戴口罩;无并发症的患儿应在家中隔离,以减少传播和继发医院感染。

(三)保护易感人群

1.主动免疫

主要对象为婴幼儿,我国实施麻疹计划免疫,婴儿满8月龄时接种一次麻疹减毒活疫苗,以后再适时复种。发生麻疹流行早期还需实行应急接种。

2.被动免疫

体弱、妊娠妇女及年幼的易感者接触麻疹患者后,应立即采用被动免疫。

十一、预后

无并发症的单纯麻疹预后良好,重症麻疹病死率高。

第六节　病毒感染性腹泻

病毒感染性腹泻是感染性腹泻的一种,是由病毒引起的、以腹泻为主要表现的肠道传染病。常见的病原体有轮状病毒、诺如病毒、星状病毒、杯状病毒、肠腺病毒、小圆病毒等,其中最常见的为轮状病毒和诺如病毒。临床症状通常比较轻,发病机制尚不明确,多数认为其腹泻类型主要是分泌性腹泻,为急性胃肠炎表现:腹泻、腹痛、恶心呕吐及全身不适等,腹泻严重者可出现脱水及电解质紊乱。病毒感染性腹泻呈全球分布,但由于经济实力及卫生保健水平的差异,发展中国家较发达国家严重。根据病原体的不同,从婴幼儿至成年人均可受到感染,并可造成流行。

一、病原学

引起病毒感染性腹泻的最主要病原体有轮状病毒和诺如病毒。其他如星状病毒、杯状病毒、肠腺病毒、冠状病毒、小圆病毒等也可引起腹泻，但不常见。

（一）轮状病毒

人轮状病毒（RV）为呼肠孤病毒科，球形，有双层衣壳，从内向外呈放射状排列，似车轮状，故称轮状病毒。其内含双股 RNA，基因组长约 18 550bp，为 11 节段双链 RNA，编码 6 种结构蛋白（VP1～VP4、VP6、VP7）及 5 种非结构蛋白（NSP1～NSP5）。VP6 为病毒内壳蛋白，根据其抗原性的不同可将轮状病毒分为 A～G 7 个组，其中仅 A、B、C 组与人类感染有关。A 组主要感染婴幼儿，B 组主要感染成人，C 组主要引起散发病例。

轮状病毒在外界环境中较为稳定，对理化因子的作用有较强的抵抗力，耐酸、耐碱，故可以在胃肠道中生存。在室温下可以存活长达 7 个月之久，在粪便中可存活数日至数周。95％乙醇、酚、漂白粉等对其有较强的灭活作用，56℃ 30 分钟即可灭活轮状病毒。

（二）诺如病毒

诺如病毒属人类杯状病毒科，直径为 27～30nm，呈对称的二十面体球形，无包膜，表面粗糙。电镜下显示为具有典型的羽状外缘，表面有凹痕的小圆状结构病毒。诺如病毒由衣壳和含单股正链的 RNA 构成，其基因组长约 7.5kb，有三个开放读码区（ORFs），根据其中 ORF2 的氨基酸序列，可分为 5 个基因群（GⅠ～GⅤ）以及至少 31 个基因型。这其中 GⅠ、GⅡ和 GⅤ是对人类致病的主要基因群。诺如病毒易变异，其变异或重组可导致新的病毒株形成。病毒衣壳蛋白可与宿主肠道上皮细胞组织血型抗原（HBGAs）结合，故其也称为诺如病毒受体，病毒与此受体的结合受基因型特异性的影响，所以说诺如病毒感染具有基因易感性。

诺如病毒感染性强，在较低剂量即可引起感染，粪便中数量多。诺如病毒耐热、耐酸，对乙醚和常用消毒剂抵抗力较强，常温下在物体表面可存活数天，冷冻数年仍有感染性，pH 2.7 的条件下可存活 3 小时，加热至 60℃ 30 分钟仍具有传染性，含氯 10mg/L 30 分钟可灭活。

（三）肠腺病毒

人腺病毒呈球形，无包膜，直径为 70～90nm，其核心为双链 DNA，外有 3 种衣壳蛋白组成的病毒衣壳，衣壳为蛋白亚单位形成的二十面体结构。根据其血凝素特征可分为多个亚群及血清型，这其中在肠道生存导致病毒性胃肠炎的类型主要为 F 群的 40 型、41 型和 30 型的病毒，也称为肠腺病毒，其形态与普通腺病毒相同，不易组织培养。

肠腺病毒对酸、碱的耐受能力较强，4℃可存活 70 天，36℃可存活 7 天而感染力不变，室温条件下，pH 6.0～9.5 可保持最强感染力，但加热 56℃ 2～5 分钟即灭活。对紫外线敏感，照射 30 分钟即丧失感染性。对甲醛敏感。

（四）其他致腹泻的病毒

与腹泻有关的病原体还有柯萨奇病毒、埃可病毒、星状病毒、呼肠病毒、杯状病毒、小圆病毒、冠状病毒、微小双核糖核酸病毒和瘟病毒等，在腹泻患者中所占的比例很小。

二、流行病学

病毒性腹泻的传染源有人和动物,而传播途径以粪-口传播和人-人的接触感染为主,亦有部分可通过呼吸道传播。

(一)轮状病毒

1.传染源

患者与无症状带毒者是主要的传染源。从潜伏期至腹泻停止均可排出病毒,急性期患者的粪便中更有大量的病毒颗粒,病后可持续排毒 4～8 天,具有传染性。许多家畜、家禽亦可感染和携带轮状病毒,是人类潜在的传染源。

2.传播途径

主要通过人传入,经粪-口传播感染,也可能通过呼吸道传播。食物或饮水污染以及人与人之间的密切接触可造成流行,日常生活接触可导致散发传播。

3.人群易感性

儿童总体较成人易感,可发生反复感染,病后免疫力短暂。其中 A 组轮状病毒主要感染婴幼儿,以 6～24 月龄发病率最高,母乳喂养可明显降低其感染率。B 组轮状病毒主要感染青壮年。C 组轮状病毒主要感染儿童,成人偶有发病。轮状病毒感染后均可产生特异性 IgG,持续时间较长,但有无保护性尚未肯定。不同组的病毒之间缺乏交叉免疫。

4.流行病学特征

秋冬为多发季节,儿童感染多于成年人。A 组轮状病毒是婴幼儿腹泻的主要病因,可在家庭和医院内传播,亦可引起新生儿病房医院感染而导致暴发流行。B 组轮状病毒主要发生于我国。C 组的轮状病毒则主要引起世界各地散发的儿童腹泻。

(二)诺如病毒

1.传染源

传染源为患者、无症状的病毒携带者以及隐性感染者。急性期排毒量大,可持续约 72 小时,但在免疫力低下的感染者中,排毒时间最长可达 8 个月。

2.传播途径

以粪-口传播和人-人的接触传播为主,也可由呼吸道传播。污染的食物及水源可导致暴发流行,也可由食物传播引起散发。

3.人群易感性

普遍易感,但具有基因易感性差异,与肠道表皮细胞表达的组织血型抗原相关。多见于成人和大龄儿童。感染后可产生特异性抗体,但仅对同型病毒具有短暂免疫力,一般小于 6 个月。诺如病毒易变异,可反复感染。

4.流行病学特征

本病广泛分布于世界各地,全年均可发病,但以秋冬季多见。可由于食物及饮水污染而在社区、学校、部队、托儿所、餐馆、医院等处集体暴发或因接触感染呈现散发。

(三)肠腺病毒

1.传染源

患者为唯一传染源。

2.传播途径

以粪-口传播和人-人的接触传播为主,也可由呼吸道传播。

3.人群易感性

人群普遍易感,但多见于 3 岁以下儿童,患病高峰年龄为 6～12 个月。成人很少发病。感染后可获得一定的免疫力。

4.流行病学特征

全年均可发病,但秋冬季发病率高,多为散发和地方性流行。我国肠腺病毒性腹泻患病率仅次于轮状病毒感染,肠腺病毒也是医院内病毒性腹泻的第二位致病原。

(四)其他病毒引起的腹泻

柯萨奇病毒和埃可病毒曾经在我国许多地区小儿腹泻患者粪便中分离到,但占病毒性腹泻患者的比例很小。与腹泻相关的星状病毒、原型嵌杯病毒、冠状病毒和小圆形病毒等引起的病例数少。

三、发病机制与病理解剖

(一)轮状病毒

感染轮状病毒后,病毒的数量、患者机体免疫状态与是否发病密切相关。目前认为肠上皮刷状缘的乳糖酶是轮状病毒受体,有利于病毒脱外衣壳进入上皮细胞。婴儿肠黏膜上皮细胞含大量乳糖酶,易感染轮状病毒。随年龄增长,乳糖酶的含量减少,易感性下降。

病毒侵入人体后主要导致分泌性腹泻,其通过两个途径发挥作用,一是病毒直接损害肠绒毛上皮细胞,引起其变性、坏死以及肠黏膜微绒毛变短,乳糖酶减少以至于乳糖转化减少而在肠腔内积聚形成高渗透压,水分进入肠腔导致腹泻;二是位于隐窝部的立方上皮细胞上移,代替脱落的绒毛上皮细胞,因为其功能尚不成熟,处于高分泌、低吸收的状态,导致肠道上皮细胞分泌增加,肠液潴留引起腹泻。频繁的呕吐与腹泻可导致大量的水和电解质丢失,导致水、电解质紊乱和酸中毒。

轮状病毒感染病变部位主要在十二指肠及空肠,可见上皮细胞变性、坏死及细胞内质网中有多量轮状病毒颗粒。肠黏膜微绒毛变短,有单核细胞浸润。

(二)诺如病毒

诺如病毒引起腹泻的致病机制尚不明确。可能由于病毒感染导致黏膜上皮细胞刷状缘多种酶(如碱性磷酸酶)的活力下降而引起对脂肪、D-木糖和乳糖等短暂吸收障碍,使肠腔渗透压增加,肠腔液体增加而致腹泻。

诺如病毒主要引起十二指肠及空肠黏膜的可逆性病变,空肠黏膜保持完整,肠黏膜上皮细胞绒毛变短、变钝,线粒体肿胀,形成空泡,未见细胞坏死。肠固有层有单核细胞及中性粒细胞浸润。病变可在 2 周完全恢复。

(三)肠腺病毒

主要感染空肠和回肠。病毒感染肠黏膜上皮细胞后,肠黏膜绒毛变短变小,病毒在感染的细胞核内形成包涵体,使细胞变性、溶解,引起小肠吸收功能障碍而导致渗透性腹泻。小肠固有层内可见单核细胞浸润。

(四)其他

嵌杯病毒、星状病毒、柯萨奇病毒和埃可病毒等的病理学改变都有相似之处,没有特殊性。

四、临床表现

病毒感染性腹泻症状通常比较轻,潜伏期短,起病急,主要表现为腹泻、呕吐、腹痛等急性胃肠炎症状。大便呈黄色稀水便或水样便,无黏液脓血,无里急后重。病程自限。但年幼、免疫力低下或老年患者可有明显脱水而危及生命。

(一)轮状病毒腹泻

潜伏期1~3天。临床类型多样,6~24月龄婴幼儿症状重,大龄儿童或成年人多为轻型或亚临床感染。起病急,呕吐、腹泻,可伴有低热及呼吸道症状。腹泻每日十到数十次不等,为水样或呈黄绿色稀便,无黏液及脓血便。免疫力低下者可出现腹泻慢性化及肠道外症状,如呼吸道感染、心肌炎、脑膜炎等。腹泻严重者可出现脱水及代谢性酸中毒、电解质紊乱。本病为自限性,病程约1周。成人感染多无症状,少数出现急性胃肠炎表现,与婴幼儿类似。

(二)诺如病毒性胃肠炎

潜伏期一般24~48小时。部分感染者可无症状。起病急,以恶心、呕吐、腹痛、腹泻为主要表现,腹泻为黄色稀水便,不含黏液及脓血,每天数次至数十次不等,伴有腹绞痛。可伴有低热、头痛、肌痛、乏力及食欲减退等。儿童患者先出现呕吐,然后出现腹泻。体弱及老年人病情多较重。病程1~3天自愈,死亡罕见。

(三)肠腺病毒性腹泻

潜伏期约为3~10天,发病者多数为5岁以下儿童。临床表现特点为呕吐后继发的水样腹泻,多伴有2~3天低热。少部分患儿可出现咽痛、咳嗽等呼吸道症状。腹泻持续1~2周,多数病程自限。少数患者腹泻可延至3~4周或转为慢性腹泻从而致营养不良,影响发育。腺病毒感染可引起肠系膜淋巴结炎及婴儿肠套叠。

五、实验室检查

(一)血常规

外周血白细胞多正常,少数可略升高。

(二)大便常规

无红细胞,但可有少许白细胞。

(三)病原学检查

1.电镜或免疫电镜

利用电镜技术从粪便提取液中检出致病的病毒,简便快捷。但诺如病毒常因病毒量少而难以发现。

2.补体结合、免疫荧光、放射免疫试验、酶联免疫吸附试验(ELISA)法

检测粪便中特异性病毒抗原或血清中的特异性抗体IgM,如轮状病毒、肠腺病毒、诺如病

毒、嵌杯病毒和星状病毒。

3.PCR检测技术

利用 PCR 技术可以从粪便中提取或扩增病毒核酸,快速、灵敏、特异性高。

4.凝胶电泳分析

将从粪便提取液中提取的病毒 RNA 进行聚丙烯酰胺凝胶电泳(PAGE),可根据 A、B、C 三组轮状病毒 11 个基因片段特殊分布图,对轮状病毒进行鉴定。将从粪便提取液中提取的病毒 DNA 用限制性内切酶消化,凝胶电泳,以独特的酶切图谱进行肠腺病毒型别鉴定。

(四)血清抗体的检测

应用病毒特异性抗原检测患者发病初期和恢复期双份血清的特异性 IgM 抗体,双份血清抗体滴度增加 4 倍以上有诊断意义。

六、诊断与鉴别诊断

(一)诊断

根据流行病学特点、临床表现及实验室检查诊断该病。在流行季节特别是秋冬季,患者突然出现恶心、呕吐、腹泻、腹痛等临床症状或住院患者中突然发生原因不明的腹泻,病程短暂,往往有群体发病的特征,而末梢血白细胞无明显变化,便常规检查仅发现少量白细胞时应怀疑本病。要确诊则需电镜或免疫电镜在粪便中发现病毒颗粒、粪便中特异性病毒抗原、双份血清的特异性抗体效价呈 4 倍以上增高有诊断意义。

(二)鉴别诊断

本病需与大肠杆菌、沙门菌等引起的细菌感染性腹泻以及隐孢子虫等寄生虫性腹泻相鉴别。与其他病毒性腹泻的鉴别主要依赖于特异性检查。实验室的特异性抗原学检测对鉴别不同病因及确定诊断有重要意义。

七、治疗

无特异性治疗,主要是针对腹泻和脱水的对症和支持治疗。严重患者需纠正酸中毒和电解质紊乱。该病多数因病情轻、病程短而自愈,可在门诊接受治疗。3%～10%的腹泻婴幼儿患者因严重脱水需住院治疗。

轻度脱水及电解质紊乱可以口服补液盐(ORS),补液治疗也是 WHO 推荐的首选治疗。配方为 1L 水含:氯化钠 3.5g、碳酸氢钠 2.5g、氯化钾 1.5g、葡萄糖 20g 或蔗糖 40g。米汤加 ORS 液治疗婴儿脱水简单方便。但高渗性脱水应稀释 1 倍后再用。脱水纠正、口渴消失则停服。对意识障碍的婴儿不宜口服液体,以防止液体吸入气道,应尽快静脉补液治疗。慢性病毒性腹泻,尤其是轮状病毒引起的婴儿腹泻时,可喂以含轮状病毒抗体的牛奶或母奶。

严重脱水及电解质紊乱(失水占体重 10%～15%)应静脉补液,遵循早期、迅速、足量、先盐后糖、先快后慢、纠酸补钙、见尿补钾的原则。静脉补液＋口服补液效果更好。

WHO 推荐蒙脱石散剂作为腹泻的辅助治疗。主要用于病毒性腹泻、分泌性腹泻。尤其在治疗轮状病毒腹泻疗效显著,不良反应小。吐泻严重者可用止吐剂及镇静剂。有明显痉挛性腹痛者,可口服山莨菪碱(654-2)或次水杨酸铋制剂以减轻症状。

由于小肠受损致吸收功能下降,故应以清淡及富含水分饮食为宜。吐泻频繁者禁食8～12小时,然后逐渐恢复正常饮食。必要时可用肠黏膜保护剂。

八、预防

(一)管理传染源
对腹泻患者应消化道隔离,积极治疗。对密切接触者及疑诊患者施行严密观察。

(二)切断传播途径
这是最重要而有效的措施。注意食品、饮水及个人卫生。保证海鲜食品的加工、食用符合卫生要求。

(三)保护易感人群
现仅轮状病毒疫苗获准临床应用。新一代的4价基因重组轮状病毒减毒活菌苗含有目前流行的4种主要血清型。主要用于6～12个月的婴儿,2、4、6个月龄服用3次效果最好,最迟在1岁内接种完成。其有效率在80%以上。免疫功能低下及急性胃肠炎者为接种禁忌。诺罗病毒的重组疫苗已通过志愿者口服试验,可产生血清抗体阳转,无显著不良反应,但还未获得最终批准。肠腺病毒、嵌杯病毒、星状病毒等尚无疫苗供推广应用。

人乳在一定程度上可以保护严重轮状病毒腹泻的患儿。服含有经牛轮状病毒免疫后牛的牛奶中含有IgA、IgG抗体,用此奶喂养婴儿有一定的保护作用。

九、预后

大部分病毒感染性腹泻的患者于1～2周内痊愈,极少数患者可转为慢性腹泻。体弱及老年患者病情较重,严重脱水者未能及时治疗导致循环衰竭和多器官衰竭而死亡。预后与全身免疫状态、感染病毒的数量及分型以及治疗是否及时和合理等因素有密切关系。

第七节　传染性单核细胞增多症

传染性单核细胞增多症(IM)是EB病毒感染引起的一种急性自限性疾病,临床表现为不规则发热、咽痛、淋巴结和肝脾肿大。

一、病原学

EB病毒(EBV)为双链DNA病毒,属于人类疱疹病毒,病毒大小150～180nm,有囊膜,呈球形,病毒基因组编码5个抗原:衣壳抗原(VCA)、膜抗原(MA)、早期抗原(EA)、核抗原(EB-NA)和淋巴细胞膜抗原(LYDMA)。VCA-IgM抗体是EBV新近感染标志,EA-IgG抗体是近期感染及病毒活跃复制标志。

二、流行病学

本病分布广泛,通常呈散发性,亦可引起流行,一年四季均可发病。

(一)传染源

患者和EBV携带者是本病的传染源。90％EBV抗体阳性者唾液中及咽分泌物中可分离出病毒。EBV感染后长期携带病毒可持续或间断排毒达数年之久。

(二)传播途径

主要经口密切接触(如接吻)而传播(口-口传播),偶可通过输血或骨髓移植传播。

(三)易感人群

传染性单核细胞增多症多见于16～30岁青年患者,35岁以上患者少见。6岁以下幼儿多呈隐性感染或表现为轻症咽炎或上呼吸道炎症,体内出现EBV抗体,但无嗜异性抗体。15岁以上青年中部分呈现典型发病[临床病例与亚临床感染比例1：(2～4)],EBV病毒抗体和嗜异性抗体均阳性。10岁以上EBV抗体阳性率86％。发病后可获得持久免疫力。

三、发病机制与病理解剖

EBV入口腔后先在咽部淋巴组织内增殖,导致渗出性咽扁桃体炎,局部淋巴管受累、淋巴结肿大,继而入血液循环产生病毒血症,进一步累及淋巴系统的各组织和脏器。因B细胞表面有EBV受体(CD21),故EBV主要感染B细胞,导致B细胞表面抗原性改变,继而引起T细胞防御反应,细胞毒性T细胞(Tc)可识别带有LYDMA、LMP等EBV抗原的B细胞,使Tc激活增殖,形成细胞毒性效应细胞而直接破坏感染EBV的B细胞。患者血中的大量异常淋巴细胞(又称异型淋巴细胞)就是这种具杀伤能力的细胞毒性T淋巴细胞(CTL)。EBV可引起B细胞多克隆活化,产生非特异性多克隆免疫球蛋白,其中有些免疫球蛋白对本病具特征性,如Paul-Bunnell嗜异性抗体。本病发病机制除主要由于B、T淋巴细胞交互作用外,还有免疫复合物的沉积及病毒对细胞的直接损伤等因素。该病多为自限过程。

病理变化以单核-巨噬细胞系统为主要病变所在,其特征为淋巴组织良性增生。主要为异常的多形性淋巴细胞浸润,以淋巴结、扁桃体及肝、脾显著,肾、骨髓、中枢神经系统也可受累。淋巴结肿大,淋巴细胞及单核-巨噬细胞高度增生,胸腺依赖副皮质区的T细胞增生最为显著。

四、临床表现

潜伏期在儿童为5～15天,大多数为9天;成人通常为4～7周。婴幼儿感染常无明显症状或仅有轻微症状。75％的青少年原发性感染可表现为传染性单核细胞增多症(IM)。在出现典型临床症状前,近半数患者有乏力、头痛、鼻塞、恶心、食欲减退等前驱症状(1～2周)。常见临床表现如下。

1.发热

一般均有发热,多见于病程的最初2周。体温为38.5～40℃,多数表现为低至中等程度的发热。热型可呈弛张、不规则或稽留型,热程自数日至数周。

2.淋巴结肿大

95％患者有浅表淋巴结肿大。全身淋巴结皆可被累及，以颈淋巴结肿大最为常见。直径为1～4cm，呈中等硬度，分散而不粘连，无明显压痛，不化脓，两侧不对称。

3.咽峡炎

约82％患者有咽、腭垂、扁桃体等充血及水肿或肿大，故咽痛较为常见和明显。

4.肝、脾大

约10％病例有肝大，约一半病例有脾大。

5.皮疹

约10％病例出现皮疹，呈多形性，有斑丘疹、猩红热样皮疹、结节性红斑、荨麻疹等，偶呈出血性。多见于躯干部及上肢，常在起病后1～2周出现，3～7天消退，不留痕迹。比较典型者为黏膜疹，表现为多发性针尖样瘀点，见于软、硬腭的交界处。

6.慢性活动性EBV感染

少数病例的病程可＞6个月，甚至数年之久，称之为慢性活动性EBV感染。

五、辅助检查

1.血象

病初时外周血白细胞计数可正常。此后白细胞计数逐渐升高，在发病后第2～3周可达峰值，高者可达(30～60)×10^9/L。淋巴细胞增多明显，所占比例可在60％以上，异型淋巴细胞所占比例可达10％～20％或更多。中性粒细胞和血小板计数可减少。

2.骨髓象

缺乏诊断意义，但可排除其他疾病，如血液病等。

3.嗜异性凝集试验（HAT）

第1周的阳性率为40％，到第3周阳性率可达到90％。

4.EBV特异性抗体检测

适用于临床上怀疑本病、HAT阴性患者的诊断。抗VCA-IgM对急性IM有很好的诊断价值。抗VCA-IgG抗体对于急性IM诊断则没有临床意义。

5.EBV-DNA检测

免疫低下的患者常不能产生抗体。临床上可检测EBV-DNA。

六、诊断及鉴别诊断

1.诊断

临床上表现为发热、咽痛、淋巴结肿大、脾大，外周血淋巴细胞增多(＞50％)，并出现异型淋巴细胞(＞10％～20％)，HAT阳性(＞1：40)可以明确诊断为传染性单核细胞增多症。而EBV感染的诊断由于不同的病患临床表现各不相同，而其他病原体也可能产生类似的临床表现，因此确诊需要病原学的诊断。

2.鉴别诊断

在临床上，其他病原或诱因可引起与IM类似的症状和体征，统称为"单核细胞增多症样疾病(MLI)",其病因包括 HIV、巨细胞病毒、人疱疹病毒-6、腺病毒、链球菌或淋球菌、弓形体等引起的感染,药物反应,非白血性白血病,淋巴瘤等。IM 应与这些临床情况鉴别。

巨细胞病毒感染的患者一般病程没有 IM 发病急,咽炎也不如 IM 常见。这些疾病的鉴别依赖于病因血清学检查和病原体的培养。

七、治疗

1.一般治疗

大多数 EBV 感染者不需治疗,也不需隔离。在急性期注意休息,然后再慢慢恢复正常活动。

2.应用糖皮质激素

对于无并发症的 IM 患者,无使用糖皮质激素的指征。糖皮质激素可用于有以下情况的患者:①伴有扁桃体显著肿大;②自身免疫性溶血性贫血;③严重血小板减少;④有神经系统并发症;⑤发热、不适等症状严重。

3.应用阿昔洛韦及衍生物

对 IM 没有确切的疗效,目前不推荐用于 IM 的治疗。

4.静脉用免疫球蛋白

对于少数用激素治疗无效的血小板减少患者,可用静脉用免疫球蛋白。

5.对症治疗

对肝功能正常或轻度异常的患者,可以用对乙酰氨基酚以退热及减轻咽痛。

八、并发症

并发症并不常见。神经系统并发症包括格林-巴利综合征、脑神经瘫痪、急性横断性脊髓炎等;血液系统并发症包括自身免疫性溶血性贫血、嗜血细胞综合征、红细胞再生障碍、严重的粒细胞减少、血小板减少等。其他并发症还有咽峡部继发细菌感染、心肌炎、心包炎、血管炎。

九、预后

本病系自限性疾病,预后大多良好。死亡病例极少见。死亡病例见于神经系统并发症,脾脏破裂等继发疾病。

第八节　艾滋病

一、流行病学

目前,我国艾滋病疫情防控严峻,流行范围广,且逐渐由吸毒、暗娼等高危人群向一般人群扩散。当前我国的艾滋病流行有四大特点:①艾滋病疫情上升幅度进一步减缓,近年来艾滋病综合防治效果开始显现。②性传播持续成为主要传播途径，同性传播上升速度明显。③全国艾滋病疫情总体呈低流行态势，但部分地区仍疫情严重。④全国受艾滋病影响的人群增多，流行模式多样化。

二、病原学

HIV 属于反转录病毒科慢病毒属中的人类慢病毒组，为直径 100～120nm 球形颗粒，由核心和包膜两部分组成。核心包括两条单股 RNA 链、核心结构蛋白和病毒复制所必需的酶类，含有反转录酶（RT，P51/P66），整合酶（INT，P32）和蛋白酶（PI，P10）。核心外面为病毒衣壳蛋白（P24，P17）。病毒的最外层为包膜，其中嵌有外膜糖蛋白 gp120 和跨膜糖蛋白 gp41。

HIV 基因组全长约 9.8kb，含有 gag、pol、env3 个结构基因、2 个调节基因（tat 反式激活因子、rev 毒粒蛋白表达调节子）和 4 个辅助基因（nef 负调控因子、vpr 病毒 r 蛋白、vpu 病毒 u 蛋白和 vif 病毒感染因子）。

HIV 是一种变异性很强的病毒，各基因的变异程度不同，env 基因变异率最高。HIV 发生变异的主要原因包括反转录酶无校正功能导致的随机变异；宿主的免疫选择压力；病毒 DNA 与宿主 DNA 之间的基因重组；以及药物选择压力，其中不规范的抗病毒治疗是导致耐药性的重要原因。

根据 HIV 基因差异，分为 HIV-1 型和 HIV-2 型，两型间氨基酸序列的同源性为 40％～60％。目前全球流行的主要是 HIV-1。HIV-1 可进一步分为不同的亚型，包括 M 亚型组（主要亚型组）、O 亚型组和 N 亚型组，其中 M 组有 A、B、C、D、E、F、G、H、I、J、K 11 个亚型。此外，近年来发现多个流行重组型。HIV-2 的生物学特性与 HIV-1 相似，但其传染性较低，引起的艾滋病临床进展较慢，症状较轻。HIV-2 型至少有 A、B、C、D、E、F、G 7 个亚型。

我国以 HIV-1 为主要流行株，已发现的有 A、B（欧美 B）、B'（泰国 B）、C、D、E、F 和 G 8 个亚型，还有不同流行重组型。1999 年起在部分地区发现并证实我国有少数 HIV-2 型感染者。及时发现并鉴定 HIV 各种亚型对于追踪流行趋势、及时做出诊断、开发新的诊断试剂和新药研制、疫苗开发均具有重要意义。

HIV 需借助于易感细胞表面的受体进入细胞，包括第一受体（CD4，主要受体）和第二受体（CCR5 和 CXCR4 等辅助受体）。根据 HIV 对辅助受体利用的特性将 HIV 分为 X4 和 R5 毒株。R5 型病毒通常只利用 CCR5 受体，而 X4 型病毒常常同时利用 CXCR4、CCR5 和 CCR3 受体，有时还利用 CCR2b 受体。

HIV 在人体细胞内的感染过程包括：①吸附及穿入。HIV-1 感染人体后，选择性地吸附于靶细胞的 CD4 受体上，在辅助受体的帮助下进入宿主细胞。②环化及整合。病毒 RNA 在反转录酶作用下，形成 cDNA，在 DNA 聚合酶作用下形成双股 DNA，在整合酶的作用下，新形成的非共价结合的双股 DNA 整合入宿主细胞染色体 DNA 中。这种整合的病毒双股 DNA 即前病毒。③转录及翻译。前病毒被活化而进行自身转录时，病毒 DNA 转录形成 RNA，一些 RNA 经加帽加尾成为病毒的子代基因组 RNA；另一些 RNA 经拼接而成为病毒 mRNA，在细胞核蛋白体上转译成病毒的结构蛋白和非结构蛋白，合成的病毒蛋白在内质网核糖体进行糖化和加工,在蛋白酶作用下裂解,产生子代病毒的蛋白和酶类。④装配、成熟及出芽。Gag 蛋白与病毒 RNA 结合装配成核壳体,通过芽生从胞质膜释放时获得病毒体的包膜,形成成熟的病毒颗粒。

HIV 在外界环境中的生存能力较弱,对物理因素和化学因素的抵抗力较低。一般消毒剂如:碘酊、过氧乙酸、戊二醛、次氯酸钠等对乙型肝炎病毒有效的消毒剂,对 HIV 也都有良好的灭活作用。因此,对 HBV 有效的消毒和灭活方法均适用于 HIV。除此之外,75%的乙醇也可灭活 HIV,但紫外线或 γ 射线不能灭活 HIV。

HIV 对热很敏感,对低温耐受性强于高温。56℃处理 30 分钟可使 HIV 在体外对人的 T 淋巴细胞失去感染性,但不能完全灭活血清中的 HIV;100℃ 20 分钟可将 HIV 完全灭活。

三、发病机制

HIV 主要侵犯人体的免疫系统,包括 CD4$^+$T 淋巴细胞、巨噬细胞和树突状细胞等,主要表现为 CD4$^+$T 淋巴细胞数量不断减少,最终导致人体细胞免疫功能缺陷,引起各种机会性感染和肿瘤的发生。

HIV 进入人体后,在 24～48 小时到达局部淋巴结,5 天左右在外周血中可以检测到病毒成分。继而产生病毒血症,导致急性感染,以 CD4$^+$T 淋巴细胞数量短期内一过性迅速减少为特点,大多数感染者未经特殊治疗,CD4$^+$T 淋巴细胞数可自行恢复至正常水平或接近正常水平。由于机体的免疫系统不能完全清除病毒,形成慢性感染,包括无症状感染期和有症状感染期。无症状感染期持续时间变化较大(数月至数十年不等),平均为 8 年左右,表现为 CD4$^+$T 淋巴细胞数量持续缓慢减少(多在 350～800/mm^3);进入有症状期后 CD4$^+$T 淋巴细胞再次较快速地减少,多数感染者 CD4$^+$T 淋巴细胞数在 350/mm^3 以下,部分晚期患者甚至降至 200/mm^3 以下,并快速减少。

HIV 引起的免疫异常除了 CD4$^+$T 淋巴细胞数量的减少,还包括 CD4$^+$T 淋巴细胞功能障碍和异常免疫激活。

在临床上可表现为典型进展者、快速进展者和长期不进展者三种转归。影响 HIV 感染临床转归的主要因素有病毒、宿主免疫和遗传背景等。

人体通过特异性免疫和非特异性免疫反应对抗 HIV 的感染,以特异性免疫反应为主。HIV 进入人体后 2～12 周,人体即产生针对 HIV 蛋白的各种特异性抗体,其中仅中和性抗体具有抗病毒作用。特异性细胞免疫主要有特异性 CD4$^+$T 淋巴细胞免疫反应和特异性细胞毒性 T 淋巴细胞反应(CTL)。

经抗病毒治疗后,HIV 所引起的免疫异常改变能恢复至正常或接近正常水平,即免疫功能重建,包括 CD4$^+$T 淋巴细胞数量和功能的恢复。

四、临床表现及分期

参照制定的《HIV/AIDS 诊断标准及处理原则》中华人民共和国国家标准(试行),将艾滋病的全过程分为急性期、无症状期和艾滋病期。

（一）急性期

通常发生在初次感染 HIV 后 2～4 周。部分感染者出现 HIV 病毒血症和免疫系统急性损伤所产生的临床症状。大多数患者临床症状轻微,持续 1～3 周缓解。临床表现以发热最为常见,可伴有咽痛、盗汗、恶心、呕吐、腹泻、皮疹、关节痛、淋巴结肿大及神经系统症状。

此期在血液中可检出 HIV-RNA 和 P24 抗原,而 HIV 抗体则在感染后数周才出现。CD4$^+$T 淋巴细胞计数一过性减少,同时 CD4/CD8 比率亦可倒置。部分患者可有轻度白细胞和血小板减少或肝功能异常。

（二）无症状期

可从急性期进入此期或无明显的急性期症状而直接进入此期。

此期持续时间一般为 6～8 年。其时间长短与感染病毒的数量、型别,感染途径,机体免疫状况的个体差异,营养条件及生活习惯等因素有关。在无症状期,由于 HIV 在感染者体内不断复制,免疫系统受损,CD4$^+$T 淋巴细胞计数逐渐下降,同时具有传染性。

（三）艾滋病期

为感染 HIV 后的最终阶段。患者 CD4$^+$T 淋巴细胞计数明显下降,多＜200/mm^3,HIV 血浆病毒载量明显升高。此期主要临床表现为 HIV 相关症状、各种机会性感染及肿瘤。HIV 相关症状:主要表现为持续 1 个月以上的发热、盗汗、腹泻;体重减轻 10% 以上。部分患者表现为神经精神症状,如记忆力减退、精神淡漠、性格改变、头痛、癫痫及痴呆等。各系统常见的机会性感染及肿瘤如下:呼吸系统有 PCP、肺结核、复发性细菌性肺炎、真菌性肺炎;中枢神经系统有隐球菌脑膜炎、结核性脑膜炎、弓形虫脑病、各种病毒性脑膜脑炎,淋巴瘤和多灶性进展性脑白质病;消化系统有念珠菌(假丝酵母菌)食道炎及巨细胞病毒性食管炎、肠炎,沙门菌、空肠弯曲菌及隐孢子虫性肠炎;口腔有鹅口疮、舌毛状白斑、复发性口腔溃疡、牙龈炎等;皮肤有带状疱疹、传染性软疣、尖锐湿疣、真菌性皮炎和甲癣;眼部有巨细胞病毒性及弓形虫性视网膜炎;肿瘤有恶性淋巴瘤、卡波西肉瘤等。

五、辅助检查

HIV/AIDS 的实验室检测主要包括 HIV 抗体、HIV 核酸、CD4$^+$T 淋巴细胞、HIV 基因型耐药检测等。HIV1/2 抗体检测是 HIV 感染诊断的金标准;HIV 核酸定量(病毒载量)检测和 CD4$^+$T 淋巴细胞计数是判断疾病进展、临床用药、疗效和预后的两项重要指标;HIV 基因型耐药检测可为高效抗反转录病毒治疗方案的选择和更换提供科学指导。

（一）HIV1/2 抗体检测

包括筛查试验(含初筛和复检)和确证试验。HIV1/2 抗体筛查方法包括酶联免疫吸附试验(ELISA)、化学发光或免疫荧光试验、快速检测(斑点 ELISA 和斑点免疫胶体金或胶体硒快速试验、明胶颗粒凝集试验、免疫层析试验)等。确证试验常用的方法是免疫印迹法(WB)。

筛查试验呈阴性反应可出具 HIV1/2 抗体阴性报告,见于未被 HIV 感染的个体,但处于窗口期的新近感染者筛查试验也可呈阴性反应。若呈阳性反应,应用原有试剂和另外一种不同原理或不同厂家的试剂进行重复检测或另外两种不同原理或不同厂家的试剂进行重复检测,如两种试剂复测均呈阴性反应,则为 HIV 抗体阴性;如有一种或两种试剂呈阳性反应,需进行 HIV 抗体确证试验。确证试验无 HIV 特异性条带产生,报告 HIV 抗体 1/2 阴性。确证试验出现 HIV1/2 抗体特异带,但不足以判定阳性,报告 HIV1/2 抗体不确定。不确定结果可能为非特异性反应或 HIV 感染早期样品,为明确诊断,结合流行病学资料,可在 4 周后随访,如带型没有进展或呈阴性反应,则报告阴性;如随访期间发生带型进展,符合 HIV 抗体阳性判定标准则为 HIV 抗体阳性,如带型仍不满足阳性标准,继续随访到 8 周。如带型没有进展或呈阴性反应则报告阴性;满足 HIV 阳性诊断标准则报告阳性,不满足阳性标准可视情况决定是否继续随访。经确证试验 HIV-1/2 抗体阳性者,出具 HIV-1/2 抗体阳性确认报告,并按规定做好咨询、保密和报告工作。

（二）病毒载量测定

病毒载量一般用血浆中每毫升 HIV-RNA 的拷贝数（copies/mL）或每毫升国际单位（U/mL）来表示。

病毒载量测定的临床意义包括预测疾病进程、提供开始抗病毒治疗依据、评估治疗效果、指导治疗方案调整,也可作为 HIV 感染早期诊断的参考指标。<18 月龄的婴儿 HIV 感染诊断可以采用核酸检测方法,以 2 次核酸检测阳性结果作为诊断的参考依据,18 月龄以后再经抗体检测确认。

HIV 病毒载量检测结果低于检测限,报告本次实验结果低于检测限,见于没有感染 HIV 的个体、接受成功的抗病毒治疗或机体自身可有效抑制病毒复制的部分 HIV 感染者。HIV 病毒载量检测结果高于检测限,可作为诊断 HIV 感染的辅助指标,不能单独用于 HIV 感染的诊断。

推荐病毒载量检测频率:对于已接受 ART 6 个月以上、病毒持续抑制的患者,可每 6 个月检测 1 次。ART 6 个月内或病毒载量抑制不理想或需调整治疗方案时病毒载量的检测频率需根据患者的具体情况由临床医生决定。如条件允许,建议未治疗的无症状 HIV 感染者每年检测 1 次,ART 初始治疗或调整治疗方案前、初治或调整治疗方案初期每 4~8 周检测 1 次,以便尽早发现病毒学失败。病毒载量达到检测限后,每 3~4 个月检测 1 次,对于依从性好、病毒持续抑制达 2~3 年以上、临床和免疫学状态平稳的患者每 6 个月检测 1 次。

（三）CD4$^+$T 淋巴细胞检测

CD4$^+$T 淋巴细胞是 HIV 感染最主要的靶细胞,HIV 感染人体后,出现 CD4$^+$T 淋巴细胞进行性减少,CD4$^+$/CD8$^+$ 细胞比值倒置现象,细胞免疫功能受损。如果进行 HAART 治疗,CD4$^+$T 淋巴细胞在病程的不同阶段可有不同程度的增加。

目前常用的 CD4$^+$T 淋巴细胞亚群检测方法为流式细胞术,可以直接获得 CD4$^+$T 淋巴细胞数绝对值或通过白细胞分类计数后换算为 CD4$^+$T 淋巴细胞绝对数。

CD4$^+$T 淋巴细胞计数的临床意义是:了解机体的免疫状态和病程进展、确定疾病分期和治疗时机、判断治疗效果和 HIV 感染者的临床并发症。

CD4$^+$T 淋巴细胞计数的检测间隔时间需根据患者的具体情况由临床医生决定:一般建议对于 CD4$^+$T 淋巴细胞数>350/mm^3 的 HIV 无症状感染者,每 6 个月应检测 1 次;对于已接受 ART 的患者在治疗的第 1 年内应每 3 个月进行 1 次 CD4$^+$T 淋巴细胞数检测,治疗 1 年以上且病情稳定的患者可改为每半年检测 1 次。

（四）HIV 基因型耐药检测

HIV 耐药检测结果可为艾滋病治疗方案的制订和调整提供重要参考,耐药测定方法有基因型和表型,目前国外及国内多用基因型。推荐在以下情况进行 HIV 基因型耐药检测:抗病毒治疗病毒载量下降不理想或抗病毒治疗失败需要改变治疗方案时;如条件允许,进行抗病毒治疗前,最好进行耐药性检测,以选择合适的抗病毒药物,取得最佳抗病毒效果。对于抗病毒治疗失败者,耐药检测需在病毒载量＞1 000copies/mL 且未停用抗病毒药物时进行,如已停药需在停药 4 周内进行基因型耐药检测。

HIV 基因型检测出现 HIV 耐药,表示该感染者体内病毒可能耐药,同时需要密切结合临床,充分考虑 HIV 感染者的依从性,对药物的耐受性及药物的代谢吸收等因素综合进行评判。改变抗病毒治疗方案需要在有经验的医生指导下才能进行。HIV 耐药结果阴性,表示该份样品通过基因型耐药检测未检出耐药性,不能确定该感染者不存在耐药情况。

六、诊断

诊断原则:HIV/AIDS 的诊断需结合流行病学史(包括不安全性生活史、静脉注射毒品史、输入未经抗 HIV 抗体检测的血液或血液制品、HIV 抗体阳性者所生子女或职业暴露史等)、临床表现和实验室检查等进行综合分析,慎重做出诊断。诊断 HIV/AIDS 必须是 HIV 抗体阳性(经确认试验证实),而 HIV-RNA 和 P24 抗原的检测有助于 HIV/AIDS 的诊断,尤其是能缩短抗体"窗口期"和帮助早期诊断新生儿的 HIV 感染。

（一）急性期

诊断标准:患者近期内有流行病学史和临床表现,结合实验室 HIV 抗体由阴性转为阳性即可诊断或仅实验室检查 HIV 抗体由阴性转为阳性即可诊断。

（二）无症状期

诊断标准:有流行病学史,结合 HIV 抗体阳性即可诊断或仅实验室检查 HIV 抗体阳性即可诊断。

（三）艾滋病期

(1)原因不明的持续不规则发热38℃以上,＞1 个月。

(2)腹泻(大便次数多于 3 次/天),＞1 个月。

(3)6 个月之内体重下降 10%以上。

(4)反复发作的口腔白色念珠菌感染。

(5)反复发作的单纯疱疹病毒感染或带状疱疹病毒感染。

(6)肺孢子菌肺炎(PCP)。

(7)反复发生的细菌性肺炎。

(8)活动性结核或非结核分枝杆菌病。

(9)深部真菌感染。

(10)中枢神经系统占位性病变。

(11)中青年人出现痴呆。

(12)活动性巨细胞病毒感染。

(13)弓形虫脑病。

(14)青霉菌感染。

(15)反复发生的败血症。

(16)皮肤黏膜或内脏的卡波西肉瘤、淋巴瘤。

诊断标准：有流行病学史、实验室检查 HIV 抗体阳性，加上述各项中的任何一项，即可诊为艾滋病。或者 HIV 抗体阳性，而 CD4$^+$T 淋巴细胞数＜200/mm^3，也可诊断为艾滋病。

七、治疗

（一）抗反转录病毒治疗

1.高效抗反转录病毒治疗（HAART）

HAART 是针对 HIV 的特异治疗，目的是：①最大限度地抑制病毒复制，使病毒载量低于检测下限；②重建或维持免疫功能；③降低病死率和 HIV 相关疾病的罹患率，从而使患者获得正常的期望寿命，提高生活质量；④减少免疫重建炎症反应综合征（IRIS）；⑤减少 HIV 的传播，预防母婴传播。

2.抗反转录病毒治疗药物

目前国际上的抗反转录病毒药物共有 6 类 30 余种，分别为核苷类反转录酶抑制剂（NRTIs）、非核苷类反转录酶抑制剂（NNRTIs）、蛋白酶抑制剂（PIs）、整合酶抑制剂（INSTIs）、融合抑制剂（FIs）、CCR5 抑制剂。国内抗反转录病毒药物有前 4 种。鉴于仅用一种抗病毒药物容易诱发 HIV 变异，产生耐药性，因此，目前主张联合用药称为 HAART，又称"鸡尾酒"治疗。常用的方案是 2 种 NRTIs 联合 1 种 NNRTIs 或 PI。每种方案都有其优缺点，如毒性、实用性、可行性、耐药性、耐受性以及对以后治疗产生的影响等，需根据患者的具体情况来制订和调整方案。

HAART 治疗方案制定需注意以下几点：①成人剂量与儿童/婴幼儿的不同；②常见药物不良反应并注意监测；③药物配伍禁忌和相互作用。

（1）NRTIs：选择性抑制 HIV 反转录酶，掺入正在延长的 DNA 链中，抑制 HIV 复制。常用以下几种：

1）叠氮胸苷（AZT）：又名齐多夫定（ZDV）。成人每次 300mg，每天 2 次；儿童 160mg/m^2 体表面积，每天 3 次；新生儿/婴幼儿 2mg/kg，每天 4 次。该药不能与司他夫定合用。

2）拉米夫定（3-TC）：成人每次 300mg，每天 1 次或每次 150mg，每天 2 次；儿童 4mg/kg，每天 2 次；新生儿 2mg/kg，每天 2 次。与 AZT 合用有协同作用。

3）阿巴卡韦（ABC）：成人每次 300mg，每天 2 次；儿童 8mg/kg，每天 2 次，最大剂量 300mg，每天 2 次。HLA-B5701 阳性者不推荐使用。

4）替诺福韦酯酯（TDF）：成人每次 300mg，每天 1 次，与食物同服。

5）恩曲他滨（FTC）：成人每次 200mg，每天 1 次，可与食物同服。

6)齐多拉米双夫定（AZT＋3-TC）：每片含 AZT、3-TC 各 150mg，成人每次 1 片，每天 2 次。

7)司他夫定（d4T）：成人每次 30mg，每天 2 次；儿童 1mg/kg，每天 2 次，最大剂量 30mg，每天 2 次。

（2）NNRTIs：主要作用于 HIV 反转录酶某位点使其失去活性。

1)奈韦拉平（NVP）：成人每次 200mg，每天 2 次。儿童<8 岁,4mg/kg；>8 岁,7mg/kg，最大剂量 200mg，每天 2 次。新生儿/婴幼儿 5mg/kg，每天 2 次（开始治疗的最初 14 天每天 1 次，无严重不良反应后改为每天 2 次）。对于 $CD4^+T$ 淋巴细胞计数>250/mm³ 和合并 HCV 感染者尽量避免使用 NVP。

2)依非韦伦（EFV）：成人每次 600mg，每天 1 次，睡前服用。

（3）蛋白酶抑制剂：阻断 HIV 复制和成熟过程中所必需的蛋白质的合成。

1)利托那韦（RTV）：成人 2 周内由每次 300mg，每天 2 次，逐渐递增到每次 600mg，每天 2 次。由于 RTV 可引起严重的胃肠道不适，大多数患者无法耐受本药，故多作为其他 PIs 类药物的激动剂，仅在极少的情况下单独使用。

2)茚地那韦（IDV）：每次 800mg，每天 3 次；儿童 500mg/m² 体表面积，每天 3 次。

3)洛匹那韦/利托那韦（LPV/r）：LPV 和 RTV 的复合制剂，成人每次 2 片，每天 2 次。

4)替拉那韦（TPV）：成人每次 500mg，每天 2 次，同时服用 RTV 200mg，每天 2 次，与食物同服提高血药浓度。

5)达如那韦（DRV）：成人每次 600mg，每天 2 次，同时服用 RTV 100mg，每天 2 次，与食物同服提高血药浓度。

（4）整合酶抑制剂。拉替拉韦（RAL）：每次 400mg，每天 2 次。

3.治疗时机

（1）成人和青少年开始抗反转录病毒治疗的指征和时机见表 1-3。

开始 HAART 治疗前，如果患者存在严重的机会性感染和（或）既往慢性疾病急性发作期，应待病情控制稳定后再治疗。

表 1-3　成人和青少年开始 HAART 治疗的指征和时机

临床分期	$CD4^+T$ 淋巴细胞计数（个/mm³）	推荐意见
急性期	无论 $CD4^+T$ 淋巴细胞计数是多少	建议治疗
无症状期	<350/mm³，无论血浆病毒载量是多少	建议治疗
	≥350/mm³，<500/mm³	考虑治疗
艾滋病期	无论 $CD4^+T$ 淋巴细胞计数是多少	进行治疗

存在以下情况建议治疗：高病毒载量（>10^5 copies/mL），$CD4^+T$ 淋巴细胞每年下降>100/mm³，心血管疾病高风险，合并活动性 HBV/HCV 感染，HIV 相关肾脏疾病，妊娠。

（2）婴幼儿和儿童开始抗反转录病毒治疗的指征和时机见表 1-4。

表 1-4 婴幼儿和儿童开始 HAART 治疗的指征和时机

免疫学指标	根据婴幼儿/儿童的年龄制定 HAART 治疗指征			
	<12 个月	12～35 个月	36～59 个月	>5 岁
CD4$^+$T 淋巴细胞百分比(%)	任何水平	<20	<15	<15
CD4$^+$T 淋巴细胞计数(/mm³)	任何水平	<750	<350	<350

小于 18 个月龄的婴幼儿体内有来自母体的 HIV 抗体,对于 HIV 孕产妇所生婴幼儿,应在出生后 4～6 周或其后尽可能早地用 PCR 法检测 HIV 核酸(DNA 或 RNA),以 2 次核酸检测阳性结果作为诊断 HIV 感染的依据。

4.治疗方案

成人及青少年初治患者推荐方案为 2 种 NRTIs＋1 种 NNRTIs 或 2 种 NRTIs＋1 种加强型 PIs(含利托那韦),基于我国的药物现状,对于未接受过抗病毒治疗的患者推荐的一线治疗方案,见表 1-5。

表 1-5 成人及青少年初治患者 HAART 治疗方案

一线推荐治疗方案

　　TDF(ABC)＋3-TC＋基于 NNRTIs:EFV 或基于 PIs:LPV/r 或 ATV 或其他:RAV

替代方案

　　AZT＋3-TC＋EFV 或 NVP 或 RPV

基线 CD4$^+$T 淋巴细胞>250/mm³ 要尽量避免使用含 NVP 的方案,合并 HCV 感染的患者要避免使用 NVP 方案。RPV 仅用于病毒载量<10⁵copies/mL 的患者。

5.特殊人群抗反转录病毒治疗

(1)儿童:一线治疗方案为 AZT 或 d4T＋3-TC＋EFV,适用 3 岁以上或体重大于 10kg 且能吞服胶囊的儿童。AZT 或 d4T＋3-TC＋NVP,适用 3 岁以下或体重小于 10kg 的儿童。替代方案:AZT 或 d4T＋3-TC＋LPV/RTV。

(2)哺乳期妇女:母乳喂养有传播 HIV 的风险,推荐人工喂养。如坚持母乳喂养,整个哺乳期应坚持 HAART 治疗,而且喂养时间最好不超过 6 个月。

(3)合并结核分枝杆菌感染:避免同时开始 HAART 治疗和抗结核治疗,目前倾向于肺结核患者抗结核治疗 2 周后开始 HAART 治疗,而中枢神经系统结核患者抗结核治疗 4 周后再开始 HAART 治疗。如抗结核和抗病毒治疗需同时进行,推荐一线方案为 AZT＋3-TC＋1 种 NNRTIs,NNRTIs 首选 EFV。

(4)合并 HBV 感染者:为避免单用核苷类导致耐药问题,HAART 方案中应至少包含两种对 HBV 有抑制作用的药物,推荐拉米夫定联合替诺福韦酯酯。如需要抗 HBV 治疗而暂不需要抗 HIV 治疗,宜选择对 HIV 无抑制作用的药物,避免导致 HIV 耐药,不宜单独使用拉米夫定。

(5)合并 HCV 感染者:HIV 感染者无论合并急性或慢性 HCV 感染,均要抗 HCV 治疗。一般根据 CD4$^+$T 淋巴细胞水平决定先抗 HIV 或是先抗 HCV 治疗。如果 CD4$^+$T 淋巴细胞计数＜200/mm³,推荐先抗 HIV 治疗,待 CD4+T 淋巴细胞计数上升到＞200/mm³ 并稳定 3 个月以上,可以考虑抗 HCV 治疗;CD4+T 淋巴细胞计数 200～350/mm³,如肝功能异常或转氨酶升高(＞2 倍正常值上限),建议先抗 HCV 治疗以降低免疫重建导致肝脏疾病恶化的危险;CD4+T 淋巴细胞计数＞350/mm³,推荐先抗 HCV 治疗。合并 HCV 感染的患者 HAART 方案中避免使用 NVP 以免加重肝脏损伤。

(6)静脉药物依赖者 HAART 治疗时机与普通患者相同,但应注意依从性和美沙酮与抗病毒药物之间相互作用。

6.抗病毒治疗监测

HAART 治疗过程中要定期进行疗效评估和实验室检测,以评价治疗效果、及时发现药物不良反应以及病毒是否产生耐药性,必要时更改抗病毒治疗方案以取得抗病毒治疗的成功。

(1)疗效评估:抗病毒治疗的疗效主要通过病毒学指标、免疫学指标和临床症状三方面进行综合评估,其中,病毒学指标是最重要的评估指标。

1)病毒学指标:多数患者经 HAART 治疗 4 周内血浆病毒载量应该下降 1 个 log 以上。治疗 3～6 个月后,病毒载量应低于检测下限。

2)免疫学指标:HAART 治疗 3 个月时,CD4+T 淋巴细胞计数与治疗前相比增加 30% 以上;或治疗 1 年后,CD4+T 淋巴细胞计数增加 100/mm³ 以上,提示治疗有效。

3)临床症状:体重的增加是抗病毒治疗有效最敏感的指标。儿童患者可观察身高、体重、营养和发育改善状况。抗病毒治疗有效后机会性感染的发生率和艾滋病的死亡率可以大大降低。HAART 治疗的最初 3 个月内出现的机会性感染应与免疫重建炎症反应综合征(IRIS)相鉴别。

(2)病毒耐药性检测:对抗病毒疗效不佳或失败的患者可以进行耐药检测。

(3)药物不良反应:观察轻微的药物不良反应可以通过对症处理得到缓解,比较严重的不良反应则需药物替换和方案调整。

(二)免疫重建

通过抗病毒治疗及其他治疗手段使 HIV/AIDS 患者受损的免疫功能恢复或接近正常,称为免疫重建。免疫重建过程中,部分患者可能会出现一组临床综合征,主要表现为发热、潜伏感染的出现或原有感染的加重或恶化,称为免疫重建炎症反应综合征(IRIS)。多种潜伏或活动的机会性感染在抗病毒治疗后均有可能发生 IRIS,如 PCP、CMV 感染、水痘-带状疱疹病毒感染、结核病及非结核分枝杆菌感染、新型隐球菌感染、弓形虫病等。合并 HBV/HCV 感染时 IRIS 可表现为病毒性肝炎活动或加重。IRIS 多出现在抗病毒治疗后 3 个月内,需与原发或新发的机会性感染相鉴别。

IRIS 出现后应继续抗病毒治疗。表现为原有感染恶化的 IRIS 多为自限性,不用特殊处理而自愈;表现为潜伏感染出现的 IRIS,需要针对性地进行抗病原治疗;表现严重者可短期使用糖皮质激素或非类固醇抗炎药物控制。

IRIS 发生的高危因素:首次进行抗病毒治疗、基线病毒载量高、基线 CD4+T 淋巴细胞计数较低等。有效控制急性期机会性感染后再抗 HIV 治疗或 HIV 抗病毒治疗前积极发现潜在的机会性感染可降低 IRIS 的发生率。

（三）机会性感染及肿瘤治疗

1.肺孢子菌肺炎

首选复方磺胺甲噁唑（SMZ-TMP），轻、中度患者可口服 SMZ 100mg/（kg·d），TMP 20mg/（kg·d），分 3～4 次服用，疗程 2～3 周。重症患者予静脉用药，剂量和疗程与口服相同。

2.真菌感染

口腔真菌感染首选制霉菌素 2.5 万 U 局部涂抹，每天 4 次，酮康唑 0.1g，2 次/天；食管假丝酵母菌感染应用氟康唑首剂 400mg 口服，后减为每天 200mg 口服，疗程 14～21 天；肺部假丝酵母菌感染可选用氟康唑 6mg/（kg·d）口服或静脉滴注，疗程一般 3～6 个月，影像学上肺部病灶吸收或钙化可考虑停药；非假丝酵母菌或耐药假丝酵母菌感染可选用卡泊芬净、伏立康唑、伊曲康唑或两性霉素 B；新型隐球菌脑膜炎用两性霉素 B、氟胞嘧啶或氟康唑治疗。

3.巨细胞病毒视网膜炎

更昔洛韦每天 10～15mg/kg，分 2 次静脉滴注，2～3 周后改为每天 5mg/kg 静脉滴注，每天 1 次序贯维持治疗。

4.弓形虫脑病

螺旋霉素或克林霉素每天 0.6～1.2g，常与乙胺嘧啶合用或交替应用。也可选 SMZ-TMP 或 SMZ 1g，4 次/天，疗程 4 周。

5.鸟型分枝杆菌感染

阿奇霉素 600mg，每天 1 次；或克拉霉素 500mg，每天 2 次；或乙胺丁醇每天 15mg/kg，或利福布汀每天 200～600mg，利福平每天 600mg，环丙沙星 0.5g，每天 3 次。疗程与抗结核相同。

6.卡波西肉瘤

AZT 联合 α-干扰素治疗，也可用博来霉素 10mg/m²、长春新碱 2mg/m² 和阿霉素 20mg/m² 联合治疗。

（四）对症支持

加强心理治疗和营养支持治疗。

（五）预防性治疗

CD4$^+$T 淋巴细胞计数<200/mm³ 者药物预防肺孢子菌肺炎，如喷他脒 300mg 每个月雾化吸入 1 次。HIV 感染而结核菌素试验阳性者服异烟肼（INH）4 周。医务人员被污染针头刺伤或各种意外，根据职业暴露后预防程序进行评估和药物预防，基本用药方案与强化用药方案均为连续服药 28 天，预防基本用药方案首选 TDF 和 3-TC，在此基础上同时加用 LPV/r 或 EFV 强化。

八、预防

采用以管理传染源、切断传播途径和保护易感人群为主的综合预防措施。

（一）管理传染源

高危人群普查 HIV 感染和国境检疫有助于及早发现传染源。确诊 HIV 感染者和艾滋病患者后及时按乙类传染病进行疫情报告。

(二)切断传播途径

规范治疗性病,推广避孕套的使用;加强血液及血制品的管理,用一次性注射器;严格消毒患者使用过的医疗器械,对职业暴露及时干预;对 HIV 感染的孕妇进行产前抗病毒药物干预、产科干预(终止妊娠、择期剖宫产)和产后新生儿抗病毒药物预防和人工喂养干预等降低母婴传播风险。

(三)保护易感人群

全民加强艾滋病防治知识宣教和性道德教育以避免高危行为的发生。艾滋病疫苗尚在研制中。

第九节 艾滋病与肝脏疾病

1981 年报道首批艾滋病(AIDS)病例以来,艾滋病已传遍全球。超过 6 000 万人感染人类免疫缺陷病毒(HIV),已有将近 3 000 万人被它夺去生命。艾滋病已成为危害人类健康最严重的传染病之一。HIV 为 RNA 病毒,属于反转录病毒,是导致艾滋病的病原体。在反转录酶的作用下,HIV 由 RNA 转化为双链 DNA(cDNA),在环化酶作用下形成双链环状 DNA 分子并整合到宿主染色体上,形成前病毒 DNA。前病毒活化后进行转录、翻译和装配,产生大量子代病毒。HIV 主要侵犯 CD4$^+$T 淋巴细胞,但也可以感染巨噬细胞、树突状细胞、脑的小胶质细胞、肠上皮细胞、皮肤的朗格汉斯(Langerhans)细胞和子宫颈上皮细胞等。HIV 属于慢病毒,感染 HIV 后疾病发展缓慢,潜伏期长(平均约 8 年)。但随着病程延长,感染者体内 HIV 病毒数量不断增加,CD4$^+$T 淋巴细胞逐渐减少,免疫缺陷日益加重,患者出现机会感染、肿瘤和神经系统并发症。并发症是导致患者出现症状及死亡的直接原因。

肝细胞不是 HIV 的易感细胞,HIV 不直接造成肝脏损害,但肝脏疾病是艾滋病患者常见并发症之一。HIV 与血传播肝炎病毒有共同的传播途径,HIV 与 HBV、HCV 及 HGV 等合并感染十分常见,合并 HBV 和(或)HCV 感染是 HIV 阳性者出现肝脏疾病的重要原因。另外,艾滋病的病原治疗即联合抗反转录病毒治疗(cART)可显著延长患者生命,但不能根除病毒,因而需要终生服药。部分抗反转录病毒药物存在肝脏毒性,常导致药物性肝损害。艾滋病患者常出现脂肪代谢紊乱,抗反转录病毒药物可导致脂肪及糖代谢障碍及脂肪肝。结核病是艾滋病最常见的机会性感染之一,血行播散型结核病可能伴有肝结核,抗结核药物亦可导致肝脏损害。艾滋病患者发生鸟分枝杆菌感染、深部真菌感染(如马尔尼菲青霉菌病)、组织胞浆菌病等机会性感染也可导致肝脏损害。严重免疫缺陷者可发生巨细胞病毒肝炎。

自广泛开展 cART 以来,艾滋病病死率明显下降,但死于合并肝脏疾病者逐年增加,并已成为艾滋病患者第二位死亡原因。艾滋病合并肝脏疾病已引起广泛关注。

一、艾滋病与病毒性肝炎

(一)艾滋病与乙型病毒性肝炎

人类免疫缺陷病毒(HIV)和乙型肝炎病毒(HBV)有相似的传播途径,两者合并感染较常见。全球范围内,30%～90% 的 HIV/AIDS 患者曾感染 HBV,其中,约 10% 为持续的慢性 HBV 感染者。我国文献报道,有偿供血、不安全受血、静脉吸毒及异性性接触感染 HIV 者,HBsAg 携带率相近,约 10%,而男男性接触感染 HIV 者 HBsAg 携带率略高于上述人群。HIV 感染者自开展 cART 以来,病死率下降,但肝病相关病死率逐渐上升。在我国,合并 HBV 感染是艾滋病患者发生终末期肝病导致死亡的首要原因。

HIV/HBV 合并感染时,两者相互影响。合并 HIV 感染时,患者免疫功能紊乱,机体对 HBV 的清除能力下降,HBV 高水平复制,外周血 HBV-DNA 水平较高,约 23% 的患者成为慢性 HBV 感染。$CD4^+T$ 细胞数越低,乙肝慢性化的概率越高,且更易进展为肝硬化和肝癌,肝病病死率更高。Thio 等报道,肝病相关的病死率在单一 HBV 感染组为 0.8/1 000 人年,在单一 HIV 感染组为 1.7/1 000 人年,而在 HIV/HBV 合并感染组为 14.2/1 000 人年。尽管有研究报道,合并 HBV 感染未加速 HIV 感染者发展至艾滋病期的自然进程,也未降低艾滋病患者对 cART 的病毒学及免疫学应答率,但合并 HBV 感染可增加 cART 对艾滋病患者的肝毒性;另外,因故中断含拉米夫定(3-TC)及替诺福韦酯(TDF)等 cART 可导致 HBV-DNA 反弹,诱发肝炎活动,从而使艾滋病患者的 ART 管理更加复杂。

对 HIV/HBV 合并感染者除监测 HIV 相关指标外,尚需定期进行乙肝标志物、HBV-DNA、肝功能、肝胆脾 B 超及甲胎蛋白等检测。HBV 分 9 种基因型,基因 C 型和 D 型的 HBV 感染者肝病进展较快。为评估患者的预后,有条件的地区可进行 HBV 基因型的检测。

(二)艾滋病与丙型病毒性肝炎

人类免疫缺陷病毒(HIV)与丙型肝炎病毒(HCV)有相似的传播途径,合并感染十分常见。在美国和欧洲,约 30% 的 HIV 感染者合并 HCV 感染。HCV 主要经污染的血和血制品传播,不同的 HIV 感染途径合并 HCV 感染率不同,从性途径的 10% 到静脉吸毒的 90%。我国报道在单采血浆员、受血及静脉吸毒感染 HIV 人群中,合并 HCV 感染率分别为 85.9%、57.8%、74.6%。合并 HCV 感染是 HIV 感染者出现肝脏疾病的重要原因。国外报道 HCV 是引起终末期肝病的主要原因,在中国,HCV 是仅次于 HBV 引起终末期肝病的第二位原因。

在 cART 开展前,HIV/HCV 合并感染者与单纯 HIV 感染者比较,两者进展至艾滋病阶段、病死率以及 $CD4^+T$ 细胞数均无显著差别。开展 cART 后,有研究认为合并 HCV 者发展至艾滋病期更快、$CD4^+T$ 细胞数恢复更慢。近期一项包含 30 个研究,超过 100 000 患者的荟萃分析提示,cART 治疗前,合并 HCV 感染没有增加病死率,但 cART 治疗后,合并 HCV 感染增加了病死率。这些研究提示开展 cART 后,HCV 可能加快 HIV 感染的病程。

大量研究提示 HIV 改变了 HCV 感染的自然史。合并 HIV 感染者血液中 HCV-RNA 载量更高,促进了肝纤维化的发展,更易进展至肝硬化,更易进展至失代偿期。一项荟萃分析显示,与单纯 HCV 感染者比较,HIV/HCV 感染者进展至组织学肝硬化的风险增加了 2 倍,失代偿期肝硬化增加了 5 倍。总之,与单纯 HCV 感染者比较,HIV/HCV 合并感染者更容易发展至肝硬化。合并感染者的肝硬化与 HIV 病毒载量、基线时肝组织炎症坏死程度、$CD4^+T$ 细胞数、感染 HCV 时年龄、嗜酒等有关。

合并感染者加速肝病进展的机制包括病毒和免疫两方面,可能与下列因素有关:①合并 HIV 感染者减弱了机体对 HCV 的免疫反应包括 IFN-γ 对 $CD8^+T$ 淋巴细胞的应答,导致

HCV 持续感染,促进肝纤维化的进展;被 HIV 诱导的免疫活化因子(如 IL-4、IL-5、IL-13、TGF-β)可促进肝脏炎症活动和纤维化;②肝纤维化关键细胞——肝星形细胞被持续的肝脏炎症活化,产生 Ⅰ 型胶原,进一步刺激促炎和促纤维化的细胞因子产生;③合并感染者通过 Fas/FasL 增加了肝细胞的坏死;④胰岛素抵抗,也是 HCV 或合并感染者肝病进展的独立预测因子;⑤一些 cART 药物,尤其是核苷类似物,导致肝脂肪变性,也可能加重肝纤维化。

虽然 HIV 不能直接破坏肝细胞,但 HIV 在促进 HIV/HCV 肝病的过程中发挥重要作用。CCR5 和 CXCR4 是 HIV 进入细胞的辅助受体,HIV 可经 CXCR4 诱导肝细胞坏死和 TCF-β$_1$ 上调,从而促进肝星形细胞活化和 HCV 复制。经 gp120 直接活化肝星形细胞导致 MCP-1(重要的促炎细胞因子)的表达和分泌增加,刺激 Ⅰ 型胶原的产生。另外微生物异位标志(脂多糖、脂多糖连接蛋白、CD14、岩藻糖结合凝集素)表达增加,也与 CD4$^+$ T 细胞数下降及 HCV 相关肝病的进展有关。

总之,HIV/HCV 合并感染者与单一感染者比较,加快了疾病的进程。应加强对 HIV/HCV 感染者的监测、治疗及随访。

(三)艾滋病与乙型病毒性肝炎及丙型病毒性肝炎混合感染

同时患艾滋病、乙型病毒性肝炎和丙型病毒性肝炎三种难治慢性传染病的概率较小。但是,我国 10% 的成人是慢性 HBV 携带者,如果其中有人通过血液途径(有偿供血、不安全受血或静脉吸毒)感染 HIV,则 HIV/HBV/HCV 三重感染者的概率显著增加。我国经血途径感染 HIV 人群的 HIV/HBV/HCV 合并感染率为 5%~8%。今后似应将 HBV 及 HCV 的相关监测列为 HIV 感染者的常规检测项目。

HBV/HCV 合并感染对艾滋病患者 HBV-DNA 和 HCV-RNA 水平及肝病预后等方面的影响,文献报道不一。有研究发现,HBV 和 HCV 病毒复制存在相互干扰,HBV/HCV 合并感染者在抗 HBV 或抗 HCV 治疗过程中,一种病毒复制得到抑制,常伴随另一种病毒复制增强。HIV/HBV/HCV 三重感染者应用含拉米夫定的 cART 后,随着外周血 HBV-DNA 水平下降,HCV-RNA 阳性率及其病毒载量增加。

某些 cART 方案,可同时控制 HIV 及 HBV 感染,但尚无同时控制 HIV、HBV 及 HCV 三重感染的药物。研究提示,控制 HIV 及 HBV 感染后,HCV 病毒血症加重,为患者的治疗带来新的挑战。对这样的患者,应作长期随访和研究,探索更理想的防治对策。

关于 HIV/HBV/HCV 合并感染对肝病预后的影响,文献报道较少。我国一项研究发现,HIV/HBV/HCV 三重感染组肝硬化和重症肝炎发生率低于 HIV/HBV 合并感染组(18.7/1 000人年 vs 50.9/1 000 人年),但其远期预后需进一步深入随访和研究。

(四)艾滋病与 GBV-C 感染

GBV-C 是 1967 年从肝炎患者分离到的新病毒,属黄病毒属,曾被认为是人类肝炎相关病毒,并被称为"庚型肝炎病毒(HGV)"。但后来的研究发现 GBV-C 不是嗜肝病毒,而是嗜淋巴细胞病毒,可能不会引起肝炎。感染 GBV-C 后,机体会出现病毒血症,随着其包膜抗体(E2 抗体)的出现,病毒血症消失。

GBV-C 与 HIV 的感染途径相似,HIV 阳性人群常伴有 CBV-C 感染。一些研究认为伴 GBV-C 病毒血症(GBV-CRNA 持续阳性)的 HIV 感染者,CD4$^+$ T 淋巴细胞下降速度减慢,

HIV 病毒载量较低,艾滋病进展缓慢,病死率较低。但另一些研究未证实上述现象,可能与 GBV-C 基因型不同、病毒血症状况不一样有关。

关于 HIV 与 GBV-C 的研究提示,并非任何病毒感染都对人体造成危害。有的病毒甚至可能减轻另一种病毒感染对人体造成的损伤。对 GBV-C 与 HIV 共感染的研究,有助于探讨影响艾滋病患者预后的影响因素,有助于探索新的治疗策略,并对进一步评估 GBV-C 与艾滋病肝病是否相关有益。

二、联合抗反转录病毒治疗及其对肝脏疾病的影响

对艾滋病患者应进行综合治疗,其中抗病毒治疗是关键。cART,俗称"鸡尾酒疗法",联合使用至少三种抗病毒药物,可将血浆中的 HIV 控制到检测不出的水平,增加 $CD4^+$ T 淋巴细胞数量,提高机体免疫力,延长患者生命。及时的 cART 治疗,可使患者治疗后生存 20～30 年。

HIV 复制需经历以下步骤:①HIV 的包膜蛋白与 CD4$^+$ T 细胞的受体结合,病毒包膜与靶细胞融合;②病毒衣壳进入靶细胞并脱壳,病毒 RNA 在反转录酶作用下反转录成 DNA;③在整合酶的作用下,病毒 DNA 与宿主染色体 DNA 整合形成前病毒;④前病毒 DNA 转录为 mRNA,经翻译过程生产病毒的蛋白质,在蛋白酶的作用下,装配成新的 HIV,以芽生方式释放到细胞外。

抗 HIV 药物主要通过以下途径发挥作用:①阻断 HIV 与 CD4$^+$ T 细胞融合(融合阻断剂);②阻断 HIV 复制必需的反转录酶活性(反转录酶抑制剂,包括核苷类反转录酶抑制剂 NRTIs 和非核苷类反转录酶抑制剂 NNRTIs);③阻断细胞内的 HIV-DNA 与宿主染色体 DNA 整合(整合酶抑制剂);④抑制蛋白酶活性,阻止 HIV-RNA 产生新的 HIV 并阻止 HIV 从 CD4$^+$ T 细胞内释放到细胞外(蛋白酶抑制剂,PIs)。

2003 年后我国用于抗 HIV 的免费药物有 7 种,包括核苷类反转录酶抑制剂如齐多夫定(AZT)、司他夫定(d4T)、去羟肌苷(DDI)和拉米夫定(3-TC);非核苷类反转录酶抑制剂(NNRTI)如奈韦拉平(NVP)和依非韦伦(EFV)以及蛋白酶抑制剂(PIs)——茚地那韦(IDV)。由于部分患者治疗后出现 HIV 耐药毒株,2008 年又开始免费提供二线药,即反转录酶抑制剂——替诺福韦酯(TDF)和更强的蛋白酶抑制剂——洛匹那韦/利托那韦(LPV/r,克立芝)。

cART 常引起肝功能损害,其发生与药物类别有关,并有多种损害模式:

(1)超敏反应:属免疫特异性肝损害,常伴有皮肤或黏膜等肝外组织过敏反应。最常引起此类肝损害的药物是 NNRT I 类的 NVP,其次是 EFV。但 NRTIs 中的阿巴卡韦(ABC)及 P I 类的 IDV 及阿扎拉韦(ATV)等引起严重肝损也有报道。

NNRTIs 通常在 1 周内即可导致超敏反应,但也有用药 6～12 周才发生肝损伤的报道。含 NVP 的 cART 方案肝损伤发生率 4%～18%。女性 CD4$^+$ 淋巴细胞>250 个/μL,男性 CD4$^+$ 淋巴细胞>400 个/μL 者,NVP 发生严重肝损伤的概率更大。含 EFV 方案肝损伤发生率 1%～8%。HBV 及 HCV 感染以及大量饮酒增加肝损伤发生率。超敏反应难预测,与药

物剂量及疗程关系不明显。一般停药后肝损伤症状消失。

严重反应需立即停药,且不得再服用同样药物,否则会在更短时间内发生更严重反应。

(2)代谢特异性肝毒性:常因 cART 的线粒体毒性所致,与药物的剂量和疗程相关。NRTIs 特别是 DDI 和 d4T 可在用药数周至数月后引起肝损害,患者转氨酶、乳酸、淀粉酶及乳酸脱氢酶均可发生改变,有的出现胆汁淤滞。cART 治疗前肝功能、肾功能、血小板计数及是否存在门脉高压等与严重肝损害的发生相关。

PIs 类抗 HIV 药物肝损害发生率为 1% ～ 9.5%,可发生在治疗的任何阶段。ATV 和 IDV 等蛋白酶抑制剂,抑制肝脏的 UDP-葡萄糖苷羧基转移酶,可导致高胆红素血症。治疗前检测 UGTIAI * 28 基因分型有助于判定患者胆红素升高的风险。替拉那韦(TPV)与临床型肝炎和肝失代偿包括一些死亡病例有关。TPV 主要经肝脏代谢,肝功能不全者不宜使用。我国目前使用较多的 PI 是 IPV/r,发生严重肝毒性少见。

发生严重肝损害的危险因素包括合并 HBV 或 HCV 感染,同时使用其他损肝药物、患者基线转氨酶水平异常及肾功能不全等。另外,cART 可耗竭线粒体 DNA,影响脂肪酸代谢,导致肝脂肪变性。

(3)免疫重建综合征(IRIS):cART 治疗后,部分患者因免疫功能改善,免疫细胞数量增加,针对感染病原体的肝细胞溶细胞作用增强,肝损加重,常见于 HIV/HBV、HIV/HCV 及 HIV 合并肝结核的患者。

(4)近年发现,cART 还可能与非肝硬化性门脉高压有关。

三、艾滋病与脂肪肝

多种原因可导致肝脏脂肪变性。当肝脂肪量(磷脂、脂酸、胆固醇及胆固醇酯等)超过肝重的 5%,即称为脂肪肝。脂肪肝的常见原因是营养失调,包括营养过度和营养不良。药物、糖尿病、大量饮酒也可导致脂肪肝。

艾滋病患者可发生脂肪肝。HIV 感染本身可影响脂肪代谢,高病毒载量的 HIV 感染者常伴有较低的低密度脂蛋白及高三酰甘油血症。晚期艾滋病患者因出现 HIV 消耗综合征,机体缺乏蛋白质,载脂蛋白匮竭,肝脏脂肪积存而发生营养不良性脂肪肝。cART 治疗后,患者免疫功能增强,机会感染得到控制,营养状态改善,消耗综合征及营养不良性脂肪肝可以好转或消失。

但长期接受 cART 的患者,非酒精性脂肪性肝病的发病率增加,并可高于非 HIV 感染人群。NRTIs 具有线粒体毒性,可引起胰岛素抗性,影响血糖的控制,导致低脂联素血症及高三酰甘油血症,影响脂肪代谢及脂肪在机体的分布,促进非酒精性脂肪肝炎的发生。研究证实,PIs 特别是利托拉韦(RTV)及克立芝(LPV/r)使患者血浆三酰甘油及胆固醇水平明显增加。PIs 治疗的患者,包括成人及儿童均可出现脂肪代谢异常,并可使患者躯干脂肪及内脏脂肪组织增加。

四、艾滋病机会感染与肝脏疾病

HIV 感染者出现免疫缺陷后,常发生机会性感染,有些机会性感染伴有肝脏疾病。结核杆菌及鸟分枝杆菌感染可伴有肝损害,某些治疗分枝杆菌感染的药物可引起肝功能异常。深部真菌感染,如播散型马尔尼菲青霉菌病常有发热及明显的肝脏肿大和肝脏受损。严重免疫缺陷者可发生巨细胞病毒肝炎。

(一)艾滋病合并结核病

分枝杆菌特别是结核分枝杆菌感染是艾滋病患者最常见的机会感染,至少1/3 HIV 阳性人群感染了结核分枝杆菌,其活动性结核病发病率比 HIV 阴性人群高 8 倍。HIV 感染造成免疫缺陷,为结核病的传播和发病提供了有利条件;结核菌感染,加重免疫抑制,增强 HIV 复制,加快 HIV 感染的进程。这两种慢性传染病均需积极治疗。

HIV 感染早期合并的结核病,多为肺结核,其临床表现及抗结核治疗效果与非 HIV 人群相似。HIV 感染后期,免疫缺陷严重,多出现肺外结核及播散型结核病。播散型结核病可侵袭肝脏,引起肝结核,临床表现为孤立的或多发的结核性肝脓肿(与阿米巴肝脓肿相似);结节状的结核病灶与肝癌相似。B 超等影像学检查有助于诊断。肝活检可明确诊断。

值得注意的是,cART 与抗结核药物存在相互作用。利福霉素类药物及异烟肼等抗结核药物常造成肝脏损害,并可能与抗 HIV 药物造成的肝损害重叠。此外,cART 还可引起免疫重建综合征,使结核病症状加重。因此,艾滋病合并结核病的治疗,需慎重选择治疗的药物和开始治疗的时机。一般情况下,应首先治疗结核病,然后进行 cART。世界卫生组织推荐,对 CD4$^+$T 淋巴细胞数小于 $200/\mu L$ 的患者,进行抗结核治疗 2 周至 2 个月,待结核病状况稳定并已耐受抗结核治疗后再作 cART 治疗。但已服用 cART 的患者,如发现结核病,可以立即进行抗结核治疗,不必停用 cART。

一般情况下,对抗结核治疗的患者,不宜使用含 NVP 的 cART 方案,主要因为 NVP 具有导致严重肝损害的危险。一般推荐 AZT+3-TC+EFV(600mg/d)方案。利福平和蛋白酶抑制剂(PIs)都通过细胞色素 P450 代谢,同时使用难以预测药物体内水平,故不推荐。利福布汀对 P450 的影响微弱,可与 PIs 类药物合用。

(二)艾滋病合并播散型鸟分枝杆菌病

播散型鸟分枝杆菌综合征是晚期艾滋病患者常见的机会性感染之一。国外报道,CD4$^+$T 淋巴细胞<$50/\mu L$ 的艾滋病患者 15%～25%可发生本病,临床表现为发热、消瘦、淋巴结及肝脾大,患者常伴有贫血及碱性磷酸酶升高。少数患者肝内出现结节状病灶,可被误诊为肝癌。

确诊方法是病原分离,疑似患者可做试验性治疗。病原治疗选用克拉霉素或阿奇霉素,并加用乙胺丁醇或利福布汀或喹诺酮类药。用药期间应监测肝功能。

(三)艾滋病合并马尔尼菲青霉菌病

由于免疫缺陷,艾滋病患者常发生深部真菌感染。国外报道,在组织胞浆病流行区,常发生播散性组织胞浆菌病(PDH),但在我国 AIDS/PDH 报道罕见。

在我国,特别是南方数省,已发现许多艾滋病/马尔尼菲青霉菌病患者。马尔尼菲青霉菌为双相真菌,可通过呼吸道及消化道传播,主要流行于东南亚各国及中国广西、广东、云南、湖南等省(因人口流动,全国许多地区发现该病患者)。该菌主要侵犯单核吞噬细胞系统,临床表现为发热、皮疹、淋巴结肿大、肝大明显,常伴真菌血症。诊断应参考流行区生活史及临床表现,确诊根据血、骨髓或淋巴结穿刺涂片和培养。治疗首选两性霉素 B、伊曲康唑及氟康唑亦有一定效果。

（四）艾滋病合并巨细胞病毒感染

大多数成人发生过巨细胞病毒（CMV）感染，但多为无症状的隐性感染。对 CD4$^+$T 淋巴细胞<50/μL 的艾滋病患者，CMV 常造成视网膜炎、肺炎、食管炎、脑炎，偶可导致肝炎。更昔洛韦、膦甲酸或钠西多福韦治疗 CMV 感染有效。

五、艾滋病与肝细胞癌

随着联合抗反转录病毒治疗（cART）的开展，艾滋病并发机会感染显著减少，病死率显著下降，但死于恶性肿瘤者增多。感染 HIV 人群，恶性肿瘤发生率显著高于非 HIV 人群。人的免疫系统不仅能识别和杀伤入侵的微生物，也能识别和杀伤恶变细胞。细胞免疫在抗肿瘤免疫中发挥重要作用。艾滋病患者存在细胞免疫缺陷，可能是这一人群易发生肿瘤的重要原因。

我国非 HIV 人群最常见的肿瘤依次是原发性肺癌、结直肠癌、乳腺癌、胃癌、肝癌、卵巢癌、食管癌等。但国外报道，HIV 人群最常见的肿瘤是卡波西肉瘤（KS）、淋巴瘤和宫颈癌。这三种肿瘤被确定为"艾滋病相关肿瘤"。我国中部地区，HIV 人群最常见的肿瘤依次是淋巴瘤、宫颈癌和肝细胞癌（HCC），其中 HCC 患者均存在 HBV 和（或）HCV 感染，提示 HIV 人群恶性肿瘤的发生还可能与合并致癌病毒感染有关（HHV8 与卡波西肉瘤有关，EBV 及 HHV8 与淋巴瘤有关，HPV 可导致宫颈癌，HBV 及 HCV 可导致肝细胞癌）。HCC 多发生在肝硬化基础上，但也可能发生在尚无肝硬化的 HIV 阳性人群。HIV 合并 HCC 患者平均年龄较非 HIV 人群年轻，诊断 HCC 时多为癌症晚期，常有多个病灶并伴有明显症状，平均存活期仅 7 个月。

应加强对 HIV 合并 HBV 或 HCV 感染者的定期监测。对 HBV-DNA 或 HCV-RNA 滴度高，CD4$^+$T 细胞计数<100/μL 及有 HCC 家族史者，更应密切观察肝功能、HBV-DNA、HCV-RNA、甲胎蛋白（AFP）及肝胆脾形态学变化（B 超等影像学检查），以期对 HCC 做早期诊断和治疗。早期诊断和治疗能改善患者预后。应根据患者具体情况，选择不同的治疗方法，包括手术切除、肝动脉栓塞或合并化疗、无水乙醇瘤内注射、放化疗、免疫疗法及对症治疗等，对晚期患者还应提供临终关怀。

六、艾滋病相关肝病的治疗

艾滋病相关肝病由多种病因所导致，患者的艾滋病及肝病的疾病状态也不尽相同，选择治疗方案时要针对病因及疾病状况，因人而异，实施个体化治疗。

（一）艾滋病合并病毒性肝炎的治疗

1.HBV 合并 HIV 感染的治疗

HIV 属反转录病毒，反转录酶是其复制必不可少的酶类。核苷类反转录酶抑制剂是抗 HIV 治疗最常用的药物。HBV 进入肝细胞核形成共价闭合环状 DNA（cccDNA），以其为模板合成前基因组 mRNA，前基因组 mRNA 进入胞质作为模板，合成负链 DNA，再以负链 DNA 为模板，合成正链 DNA，两者形成完整的 HBV-DNA。在 HBV 复制过程中，也存在由

RNA 至 DNA 的反转录步骤。拉米夫定（3-TC）、替诺福韦酯（TDF）及恩曲他滨（FTC）等 HIV 核苷类反转录酶抑制剂，不但能抑制 HIV 复制，也对 HBV 复制有很强的抑制作用。因此，在对 HIV/HBV 合并感染者进行艾滋病治疗时，应当选择含 3-TC、TDF 和（或）FTC 的联合抗反转录病毒治疗（cART）方案。

我国于 2003 年开始对艾滋病患者提供免费抗 HIV 治疗，当时提供的 ART 药物中，仅 3-TC 对 HBV 有抑制作用。含 3-TC 的 cART 不但延长了 HIV/AIDS 患者的生命，也对控制患者的乙型肝炎发挥了积极作用。

国外文献报道，对乙肝的 3-TC 单药治疗，每年大约 20% 患者 HBV 聚合酶的 YMDD 基序产生耐药突变，治疗 4 年后 90% 的患者出现 YMDD 耐药突变。随着疗程延长，我国不少 HBV 感染者已对 3-TC 产生耐药。现在我国已引进 TDF，今后对 HIV/HBV 合并感染者做 cART 治疗时，最好选择同时含 3-TC 及 TDF 的方案，以提高疗效并减少 HBV 耐药的产生。

在 cART 治疗 HIV/HBV 混合感染过程中，可能会出现短暂转氨酶升高。这可能与免疫重建有关。如转氨酶显著或持续升高，则需考虑 HBV 耐药、药物的肝脏毒性以及其他肝炎病毒的合并感染等。

对于 HIV/HBV 合并感染者，如果 CD4$^+$ T 淋巴细胞＞350 个/μL，一般暂不抗艾滋病治疗。对 ALT 持续高于 2 倍正常值，HBeAg 阳性、HBV-DNA＞1×10^5copies/mL 或 HBeAg 阴性、HBV-DNA＞10^4 拷贝/mL，肝组织活检显示炎症严重或纤维化者，可做乙型肝炎病原治疗。但应选用没有抗 HIV 活性的药物，如阿德福韦酯、替比夫定或 IFN-α。因为单独使用任何兼具抗 HIV 及抗 HBV 的药物虽能控制 HBV 感染，但会很快诱导 HIV 耐药，为以后艾滋病的抗病毒治疗带来困难。

2.HCV 合并 HIV 感染的治疗

我国大多数 HIV/HCV 感染者尚未进行 HCV 的病原治疗，这种情况应当改变。

HIV 加速了丙型肝炎的进程，较多患者在较短时期内发展至终末期肝病。HIV 感染较 HCV 感染对患者生命的威胁更大，大多数双重感染者在 cART 治疗中受益。因此，凡符合艾滋病治疗条件者（CD4$^+$ T 淋巴细胞＜350/μL），均应及时接受 cART 治疗。接受 cART 治疗的 HIV/HCV 患者，病死率下降，但出现肝脏损害者明显多于单纯 HIV 感染者。cART 治疗后，死于 HCV 相关的肝硬化、肝衰竭及肝细胞癌者增多。抗 HCV 治疗，可抑制 HCV 复制，减缓肝病进展，减少 cART 的肝毒性反应。因此，凡有抗 HCV 治疗适应证的 HIV/HCV 感染者，都应做丙型肝炎的病原治疗。

一些直接干扰 HCV 复制的药物正在进行临床试验，其中有的已在国外批准上市。新药特拉匹韦（telaprevir）与聚乙二醇干扰素（PEG-IFN）及病毒唑（利巴韦林）合用，提高了 HCV 患者持续应答率（SVR），并缩短了疗程。但对 HIV 合并 HCV 感染者的疗效尚待研究。目前我国批准用于临床的抗 HCV 药物只有干扰素和病毒唑（利巴韦林）。治疗合并 HIV 感染的丙型肝炎患者也没有其他药物可供选择。理想的办法是选择同时抑制 HIV 和 HCV 复制的药物，但这样的药物尚未问世。

HIV/HCV 患者存在免疫缺陷，抗 HCV 治疗效果较差，出现不良反应放弃治疗者较多。影响干扰素和利巴韦林治疗丙型肝炎效果的因素包括 HCV 基因型、血 HCV-RNA 滴度、患者年龄、性别和白细胞介素 28B(IL-28B)的基因型以及肝组织病变程度等。临床观察提示 PEC-IFN 疗效优于普通干扰素。PEG-IFN 与利巴韦林联用,治疗 48 周后,40％的患者可获得持续应答,12％患者因不良反应停药,HCV 基因 1 型持续应答率仅 29％,基因 2 型和 3 型持续应答率可达 62％。

HIV/HCV 患者丙型肝炎治疗的时机应慎重选择。对 $CD4^+$ T 细胞计数＞350 个/μL 的患者,应给予丙型肝炎的治疗。$CD4^+$ T 细胞计数在 200～350 个/μL 者,宜先行抗 HIV 治疗。$CD4^+$ T 细胞计数＜200 个/μL 者,不宜做抗 HCV 治疗,因为干扰素有较多不良反应且降低 $CD4^+$ T 细胞计数,可能对免疫功能较差的 HIV/AIDS 患者的进程及 cART 治疗带来负面影响。

联合使用干扰素和利巴韦林是慢性丙型肝炎合并 HIV 感染者的治疗方案。HCV 基因 2 型和 3 型的成年患者,利巴韦林剂量为 800mg/d,而感染 HCV 基因 1 型的成年患者,利巴韦林剂量较大(1 000～1 200mg/d),疗程均为 48 周。治疗 12 周后应做全面检测,对 HCV-RNA 转阴或滴度下降＞210g 的患者,应继续治疗。对治疗 12 周后 HCV-RNA 无明显改变者,应终止治疗,因为继续治疗也不会产生效果。由于干扰素和利巴韦林有一定毒副作用,故对骨髓抑制者($WBC < 1.5 \times 10^8/L$,$PLT < 50 \times 10^9/L$,$Hb < 100g/L$),伴有甲状腺功能紊乱、精神疾病、心脏病的患者,对继续吸毒或嗜酒者,对伴有活动性机会感染者,均暂不宜行抗 HCV 治疗。

对同时进行 cART 治疗的患者,要慎重选择 ART 药物。利巴韦林与 AZT 合用可能加重贫血;利巴韦林与 DDI 及 d4T 均存在线粒体毒性,联合使用会增加失代偿肝硬化发生率。阿巴卡韦(ABC)降低抗丙型肝炎治疗的持续应答率,因此必须避免上述药物的联合使用。

3.HIV/HBV/HCV 混合感染的治疗

对同时患三种感染性疾病者,应根据各疾病的具体情况,分轻重缓急制定治疗对策。HIV/HBV/HCV 都可造成慢性感染,但在一般情况下,HIV 感染对生命威胁最大,多种抗 HIV 的反转录酶抑制剂有强大的抑制 HBV 复制的作用。治疗 HIV 感染,可兼顾 HBV 治疗。因此,治疗 HIV/HBV/HCV 三重感染应优先考虑 HIV 的治疗。

对 $CD4^+$ T 细胞计数＜350 个/μL 者,应及时做 cART,并选择含 3-TC 和 TDF 的方案。为兼顾对 HBV 的治疗,有专家认为可放宽 HIV/AIDS 的治疗适应证。

有文献报道,HBeAg 阴性的乙肝合并 HCV 感染者,HBV 变异株与 HCV 的复制存在相互干扰作用。在 HIV/HBV/HCV 三重感染患者接受含 3-TC 的 cART 治疗后,HBV-DNA 转阴,但部分患者 HCV-RNA 反弹。对此应进行长期监测及随访,部分患者可能需做抗 HCV 治疗。

对免疫功能较好,$CD4^+$ T 细胞计数＞350 个/μL 的 HIV 感染者,可暂缓 cART 治疗。根据肝功能、HBV-DNA、HCV-RNA 和(或)肝组织病理检测结果,可先对有治疗指征者做乙型肝炎和(或)丙型肝炎治疗。肝功能正常,肝组织无明显病变者,暂不做针对肝炎病毒的治疗,但要定期随访,观察肝功能、肝炎病毒标志及肝脾形态学变化。

对 HBV-DNA 阳性、HCV-RNA 阴性伴肝功能异常者,按 HIV/HBV 感染治疗,选用没有抗 HIV 活性的药物(阿德福韦酯、替比夫定及干扰素等)。对 HBV-DNA 阴性、HCV-RNA 阳性伴肝功能异常的患者,按 HIV/HCV 感染者的治疗方案,选用干扰素及利巴韦林治疗。

对 HBV-DNA 及 HCV-RNA 均阳性的患者,可选用干扰素及利巴韦林的治疗方案,因为干扰素对 HBV 及 HCV 感染均有治疗作用。

(二)联合抗反转录病毒治疗等药物性肝损害的防治

肝脏是药物代谢的主要器官,易受到药物包括 ART 类药物的损害。开展 cART 十多年来,对其毒副作用包括对肝脏毒副作用的防治,已积累一定经验。

治疗前患者肝功能异常、合并 HBV/HCV 感染或同时使用其他损肝药物者,更易发生肝损害。对伴有上述情况的 HIV/AIDS 患者,应更加慎重的选择 ART 药物,避免选用奈韦拉平(NVP)(NNRTIs)、阿巴卡韦(ABC)(NRTIs)及茚地那韦(IDV)和阿扎拉韦(ATV)(PIs)。上述药物导致肝损害更加常见。

治疗前血清 ALT>400U/L 或总胆红素(TBIL)>5mg/L 者,不宜服用 cART 药物。ALT 在 200~400U/L 或 TBIL 2.5~5mg/L 者,需寻找肝功能异常原因并做护肝治疗,待肝功能稳定后再做 cART 治疗;ALT<200U/L 或 TBIL<2.5mg/L 者,可以在护肝治疗的同时做 cART 治疗。但不宜选用 NVP、ABC 及 ATV。

cART 治疗后出现肝功能异常,需分析肝损害原因,对排除免疫重建综合征、药物间相互作用,考虑系 ART 毒副作用所致者,应根据肝功能损伤程度进行不同处理。ALT 或 AST 低于正常值上限 5 倍,TBIL<5mg/L 者,可保肝治疗,并在严密观察下继续 cART 治疗。ALT 及 AST 为正常值上限 5 倍以上,TBIL>5mg/L 者,应停用所有抗 HIV 药物,做护肝治疗。肝功能恢复正常后,重新开始抗 HIV 治疗,但应调整 cART 方案。

含 NVP 的 cART 方案导致较严重肝功能异常,需停用 ART 时,应先停用 NVP,7 天后停用其他 ART 药物。因为 NVP 半衰期显著长于其他 ART 药物,同时停用所有 ART 药物易导致 HIV 耐药。3-TC 及 TDF 兼有抗 HIV 及抗 HBV 的作用,停用这类药物对 HIV/HBV 感染者可能造成 HBV-DNA 反弹,肝功能受损加重,需慎重对待。

对出现肝功能损害者,还应询问饮酒情况,以及是否服用其他损肝药物(抗结核药、镇静药等),如果存在上述情况都必须逐一解决,否则肝功能难以恢复,抗 HIV 治疗也难以进行。

(三)艾滋病脂肪肝的防治

治疗及控制机会感染,及时开展联合抗反转录病毒治疗(cART)可改善患者营养状态,使营养不良性脂肪肝逐渐好转或消失。

长期使用 cART 常导致胰岛素抵抗、糖和脂肪代谢异常,影响机体的脂肪分布,促进脂肪性肝炎的发生。这些长期用药的不良反应虽与超敏反应、严重肝病、胰腺炎、乳酸酸中毒、严重贫血等急性并危及生命的毒副作用不同,但也造成患者的痛苦,增加 HIV 感染者发生高脂血症、糖尿病及心血管疾病的风险,应当引起重视。

开始 cART 前应检测空腹血脂及血糖水平,对伴有异常者,应选择对脂肪及糖代谢影响较小的 cART 药物。治疗期间应定期检测和观察血脂、血糖及肝脏形态学变化。对治疗后出现脂肪营养障碍及相关代谢异常并发症者,应调整 cART 药物(替换 PIs、d4T 或 AZT),服用他汀类药,如阿伐他汀、普伐他汀、氟伐他汀等以及二甲双胍等药物,以降低血脂并增加机体对胰岛素敏感性。十分重要的是改变患者生活方式(减少饱和脂肪酸和胆固醇摄入,增加体育活动,戒烟)。对严重三酰甘油血症(>1 000mg/dL)患者,可考虑使用纤维酸类似物,如吉非贝齐或非诺贝特等,但一般不与他汀类药物联用,因为两者均可导致横纹肌溶解。他汀类的诺伐他汀和辛伐他汀可能与 PIs 有相互作用,应避免应用。

(四)艾滋病相关肝病与肝移植

器官移植不得使用 HIV 感染者的器官,以避免 HIV 的传播。HIV 感染者也曾被认为是肝移植禁忌证。但艾滋病合并肝病患者中,有些已发展为终末期肝病,唯一有效的治疗是肝移植。艾滋病患者的就医权利受法律保护。经济和医学发达国家已对一些 HIV 感染者成功进行了肝移植。随着经济和医疗条件的进一步改善,随着人们对 HIV 感染者偏见的改变,接受肝移植的 HIV 感染者,也将在发展中国家出现。

HIV 感染者如果伴有终末期肝病,其他内外科方法治疗无效,预期 6~12 个月内难免死亡,可考虑肝移植以挽救生命。此外,接受移植的 HIV 感染者,CD4$^+$ T 淋巴细胞计数应大于 200 个/μL,外周血 HIV 病毒载量应低于可检出水平,而且未伴有艾滋病相关临床症状。

文献报道,HIV/HBV 混合感染者肝移植后生存率与单纯 HBV 感染者肝移植后生存率无显著差异,但他们都注射乙肝免疫球蛋白(HBIG)并持续服用拉米夫定和(或)替诺福韦酯(TDF)等兼有抗 HIV 及抗 HBV 作用的反转录酶抑制剂。伴急性肝衰竭及药物诱导肝衰竭的 HIV 感染者,肝移植后生存率与 HIV 阴性人群相似。但 HIV/HCV 混合感染者,肝移植后生存率低于单纯 HCV 感染者。Terrault 等报道 81 例 HIV/HCV 患者肝移植后 3 年生存率低于单纯 HCV 感染者肝移植的生存率(59% vs 67%,$P<0.01$)。

由于 cART 与肝移植后常使用的免疫抑制剂可能存在相互作用,因此,需慎重选择移植后用药及其剂量。钙调磷酸酶抑制剂可减少排异反应,提高患者生存率,但与蛋白酶抑制剂及非核苷类反转录酶抑制剂一样均影响细胞色素 P450 功能,如果合用,则需要调整其使用剂量。CNI 与整合酶抑制剂合用,不需调整剂量,因为后者不影响 P450 系统,并已成功用于感染 HIV 的器官移植患者。

第十节　病毒性肝炎的中西医结合治疗

一、急性病毒性肝炎

(一)概述

急性病毒性肝炎因其常以胁痛、黄疸为临床表现,中医大多数文献都将其归属黄疸、胁痛等范畴。在中医学史籍中,大量的文献有类似本病的记载,如黄疸之名始见于《素问·平人气象论篇》:"溺黄赤,安卧者,黄疸……目黄者曰黄疸。"对于无黄疸型肝炎,多见于"胁痛"篇。

(二)病因病机

中医认为急性病毒性肝炎的病因主要有情志不遂,饮食不节,外感湿热疫毒、内伤饮食、劳倦或病后继发。主要病理因素责之于湿热,湿邪困遏脾胃,壅塞肝胆,疏泄失常,胆汁泛溢而发生黄疸。脾失健运,湿热内生,郁遏肝胆,疏泄不畅,亦可发为胁痛。病位涉及脾、胃、肝、胆。

张仲景的《伤寒论》中对伤寒发黄及内伤发黄做了高度概括。同时强调湿在黄疸发病中的作用，"黄家所得，从湿得之"。对其治疗提出"诸病黄家，但利其小便"等，创制了清热利湿、泻热通腑、发汗涌吐、和解表里、润燥消瘀、建中温补等治法，并拟定了与之相应的茵陈蒿汤、栀子大黄汤、茵陈五苓散、麻黄连翘赤小豆汤、小柴胡汤、小建中汤等名方。

（三）辨病

临床诊断急性病毒性肝炎的依据：

（1）流行病学史（如密切接触史和注射史等）。

（2）临床症状（近期内出现的、持续几天以上但无其他原因可解释的症状，如乏力、食欲减退、恶心等）。

（3）体征（体征指肝肿大并且压痛、肝区叩击痛，部分患者可有轻度脾肿大）。

（4）肝功能检测（血清 ALT 升高或胆红素升高等改变）及病原学检测阳性综合诊断。

急性病毒性肝炎临床分为：急性黄疸型肝炎和急性无黄疸型肝炎。

1.急性黄疸型肝炎

（1）黄疸前期：

1）症状。多以发热起病。伴以全身乏力，食欲减退，厌油，恶心，甚或呕吐。

2）体征。常有上腹部不适、腹胀、便秘或腹泻。少数病例可出现上呼吸道症状或皮疹、关节痛等症状。尿色逐渐加深，至本期末尿色呈红茶样。肝脏可轻度肿大，伴有触痛及叩击痛。

3）辅助检查。尿胆红素及尿胆原阳性，血清丙氨酸转移酶（ALT）明显升高。本期一般持续 3～7 天。

（2）黄疸期：

1）症状。尿色加深，巩膜及皮肤出现黄染，且逐日加深，多于数日至 2 周内达到高峰，然后逐渐下降。在黄疸出现后发热很快消退，而胃肠道症状及全身乏力则见加重，但至黄疸即将减轻前即迅速改善。在黄疸明显时可出现皮肤瘙痒，大便颜色变浅，心动过缓等症状。儿童患者黄疸较轻，且持续时间较短。

2）体征。本期肝肿大达肋缘下 1～3cm，有明显的触痛及叩击痛，部分病例且有轻度脾肿大。肝功能改变明显。本期持续 2～6 周。

2.急性无黄疸型肝炎

（1）症状：起病大多徐缓，临床症状较轻，但有乏力、食欲减退、恶心、肝区痛、腹胀和便溏等症状。

（2）体征：多无发热，亦不出现黄疸，肝常肿大，伴触痛及叩击痛，少数有脾肿大。

（3）辅助检查：肝功能改变主要是 ALT 升高。不少病例并无明显症状，但在普查时被发现。多于 3 个月内逐渐恢复。部分乙型及丙型肝炎病例可发展为慢性肝炎。

（四）类病辨别

1.急性黄疸型肝炎

（1）黄疸前期：应与上呼吸道感染、传染性单核细胞增多症、风湿热及胃肠炎等相鉴别。

（2）黄疸期：应与其他可引起黄疸的疾病相鉴别，如药物性肝炎、钩端螺旋体病、传染性单核细胞增多症、胆囊炎、胆石症等。由于急性肝炎常常会引发胆囊影像学变化，如胆囊壁增厚、分离等,因此需要与胆囊炎重点鉴别,如果合并胆囊结石,应该尽量避免在急性肝损害期进行手术治疗。

2.无黄疸型肝炎及慢性肝炎

应与可引起肝(脾)肿大及肝功能损害的其他疾病相鉴别,如慢性血吸虫病、华支睾吸虫病、药物性或中毒性肝炎、脂肪肝等。

3.重型肝炎

应与其他原因引起的严重肝损害,如药物中毒、暴发性脂肪肝、Wilson氏病等进行鉴别。此外,在急性重型肝炎临床黄疸尚不明显时,应注意与其他原因引起的消化道大出血、昏迷、神经精神症状相鉴别。

(五)中医论治

1.治疗原则

对于急性黄疸型肝炎,主要治疗原则是化湿邪、利小便,根据阳黄与阴黄的不同治疗原则有所不同,阳黄治以清热化湿、通利腑气;阴黄为健脾温化湿邪;如为急黄则需清热解毒、凉营开窍。对于急性无黄疸型肝炎,基于肝脏的生理特点,主要治疗原则为疏肝活络、理气止痛、健脾祛湿等。

2.分证论治

(1)急性黄疸型肝炎:

1)阳黄证。

症状:身目俱黄,色泽鲜明如橘子色,尿黄,发热,恶心,厌油,纳呆食少,口干苦,头身困重,胸脘痞满,乏力,大便干,小便黄赤。舌苔黄腻,脉弦滑数。

治法:清热解毒,利湿退黄。

方药:茵陈蒿汤加减。药用茵陈、栀子、大黄。初起身热不扬,微恶寒,身重肢倦,加藿香、薄荷、豆蔻、淡豆豉等;肝区疼痛不适者,加炒柴胡、延胡索、青皮、郁金;恶心欲吐,可加橘皮、竹茹、半夏。

2)阴黄证。

症状:身目发黄,色泽晦暗或如烟熏,形寒肢冷,恶心呕逆,脘腹痞满,大便溏薄。舌质淡,舌体胖,苔白滑,脉沉缓无力。

治法:健脾和胃,温化寒湿。

方药:茵陈术附汤加减。药用茵陈、附子、白术、干姜、甘草、肉桂。胁痛者,加郁金、川朴;身痒者,加苦参、丹皮、白鲜皮;舌质瘀斑者,加丹参、赤芍;头身困重、下肢酸软者,加苍术、茯苓、怀牛膝、黄柏;腹胀者,加枳壳、青皮;恶心呕逆明显加厚朴、竹茹、陈皮;大便干结,苔垢浊者,可去干姜、肉桂,加生大黄、枳实。

(2)急性无黄疸型肝炎:

1)湿热困脾证。

症状:胸闷不饥,肢体困重,倦怠嗜卧或见浮肿,口中黏腻,大便溏泄。舌红苔腻,脉濡缓。

治法:清热利湿,健脾和胃。

方药:茵陈五苓散加减。药用茵陈、泽泻、猪苓、白术、茯苓、桂枝等。若脾虚明显者,加党参、砂仁;纳呆者,可加麦芽、神曲;舌苔厚腻,腹胀明显者,加厚朴、藿香、紫苏梗。

2)肝郁气滞证。

症状:右胁或两胁胀痛,易发脾气或时叹息或咽部似有异物感,胸闷脘痞,食少嗳气,妇女月经不调,痛经或经期乳房作胀。舌淡苔薄白或微黄,脉弦。

治法:疏肝解郁,理气止痛。

方药:柴胡疏肝汤加减。药用炒柴胡、青皮、枳壳、白芍、炒白术、茯苓、丹参、甘草。若气郁化火,见胁肋掣痛,心急烦躁,口干口苦,尿黄便秘者,加玄参、丹皮、山楂、黄连、川楝子、延胡索等;脘腹胀闷,饮食停滞者,加焦山楂、莱菔子、鸡内金、炒麦芽;若见阴伤而见舌红少苔无津者,加玄参、麦冬、枸杞、菊花;若脾虚见肠鸣腹泻,加白术、茯苓、薏苡仁等;若为胃失和降见恶心呕吐者,加半夏、藿香、砂仁、生姜。

3)肝郁脾虚证。

症状:胁肋胀满疼痛,胸闷善太息,精神抑郁,纳差,口淡乏味,脘腹痞胀,少气懒言,四肢倦怠,面色萎黄,大便溏泄或食谷不化,每于进食生冷油腻及不易消化的食物而加重。舌淡、苔白,脉沉弦。

治法:疏肝解郁,健脾和中。

方药:柴芍六君子汤加减。药用柴胡、白芍、党参、白术、茯苓、枳实、陈皮、广木香、香附、丹参、延胡索。胁痛甚者,加川楝子、元胡、郁金;腹胀明显者,加砂仁、厚朴;纳差者,加炒鸡内金、焦三仙;黄疸者,加茵陈、鸡内金、金钱草;烦躁易怒、口苦、舌红、脉弦数者,加栀子、丹皮、龙胆草;失眠多梦者,加远志、酸枣仁。

3.中医特色治疗

(1)专方专药:

1)健脾利湿合剂。功能为健脾利湿。主要用于阴黄证,每次100mL,每日1次。

2)清热解毒合剂。功能为清热解毒。适用于病毒性肝炎,湿热明显者,每次100mL,每日1次。

3)益肾软肝合剂。功能为补益肝肾,软肝散结。用于病毒性肝炎,肝肾阴虚者,每次100mL,每日1次。

4)抗纤丸。用于病毒性肝炎,延缓其纤维化进展。每次18g,每日2次,口服。

5)肝特灵。用于病毒性肝炎,每次5粒,每日3次,口服。

6)大黄䗪虫丸。活血化瘀,养阴润燥,用于血瘀症明显者,每次4.5g,每日3次,口服。

(2)其他治疗:

1)ALT升高长期不降者。湿热偏重者可选用垂盆草、山豆根及其制剂;湿热不显者可选用五味子制剂。在酶值降至正常后应该逐步减量,继续治疗2～3个疗程后停药,以防反跳。丹参和毛冬青有活血化瘀作用,与上述药物合用可提高疗效。

2)改善蛋白代谢。以益气养血滋阴为主,可选用人参、黄芪、当归、灵芝、冬虫夏草等。

3)抗肝纤维化。以活血化瘀软坚为主,可选用桃仁、红花、丹参、三七、百合、山慈姑、柴胡、鳖甲等。

（六）西医治疗

甲肝、戊肝多为自限性疾病，若能及早得到及时休息、合理营养及一般支持疗法，大多数病例能在 3～6 个月内临床治愈，以提倡中药治疗为主，其他型急性肝炎根据不同病情给予适当的药物辅助治疗，同时避免饮酒、使用肝毒性药物及其他对肝脏不利的因素。

1.一般治疗

（1）休息：发病期必须卧床休息，至症状明显减轻、黄疸消退、肝功能明显好转后，可逐渐增加活动量，以不引起疲劳及肝功能波动为度。在症状消失、肝功能正常后，再经 1～3 个月的休息观察，可逐步恢复工作。但仍应定期复查 1～2 年。

（2）营养：发病早期宜食易消化、适合患者口味的清淡饮食，但应注意饮食中应该含有适量的热量，热量主要来源于糖和蛋白质，比例分别为 80% 和 15% 左右，维生素的摄入对机体恢复也很重要，因此，鼓励患者进食蔬菜和水果类食物，如果食欲很差，临床可以补充维生素 C 和 B 族维生素等。趋于健康人的比例，但不宜摄食过多，尤其在病情恢复阶段，有些患者会有食欲亢进的情况，此时应该控制饮食量在健康时水平以下，以免体重迅速升高。

2.药物治疗

目前治疗急性肝炎的中西药物，具有保护肝细胞膜、改善胆红素代谢等作用，可减轻肝细胞损伤，促进病情恢复。

（1）水飞蓟制剂：作用机制主要为清除氧自由基、抑制肝内巨噬细胞功能等。均为口服制剂，常用剂量：复方益肝灵，每日 3 次，每次 150mg 左右；水飞蓟宾，每片 35mg，每日 3 次，每次 2 片。

（2）甘草提取物：包括甘草酸二胺、复方甘草酸苷、异甘草酸镁等。抑制磷脂酶 A 活性和前列腺素 E_2 形成。可保护肝细胞膜。常用剂量：甘草酸二胺每日静脉点滴 1 次，每次 150mg，也有口服制剂，不良反应有水钠潴留、排钾、引起血压升高等。

（3）多烯磷脂酰胆碱（易善复）：主要作用为促进肝细胞膜修复。

（4）抗脂质氧化类：常用药物有硫普罗宁、还原型谷胱甘肽。

（5）其他：还有腺苷蛋氨酸、熊去氧胆酸、五味子提取物，包括联苯双酯、双环醇、肝炎灵、丹参注射液、门冬氨酸钾镁等药物，可根据病情情况临证使用。

（七）转归与预后

甲型、戊型肝炎，除少数重症肝炎外，预后较好，一般不超过半年；乙型、丙型和丁型肝炎预后取决于病毒与宿主的相互作用与疾病的进展，容易发展为慢性肝炎，甚至肝硬化及肝癌，亦可发展为慢性重症肝炎。

（八）预防和调护

1.管理传染源

（1）报告和登记。对疑似、确诊、住院、出院、死亡的肝炎病例均应分别按病原学进行传染病报告，专册登记和统计。

（2）隔离和消毒。急性甲型及戊型肝炎自发病日算起隔离 3 周；乙型及丙型肝炎隔离至病情稳定后可以出院。各型肝炎宜分室住院治疗。对患者的分泌物、排泄物、血液以及污染的医疗器械及物品均应进行消毒处理。

（3）对儿童接触者管理。对急性甲型或戊型肝炎患者的儿童接触者应进行医学观察45天。

（4）献血员管理。献血员应在每次献血前进行体格检查,检测 ALT 及 HBsAg(用 RPHA 法或 ELISA 法),肝功能异常及 HBsAg 阳性者不得献血。有条件时应开展抗-HCV 测定,抗-HCV 阳性者不得献血。

（5）HBsAg 携带者管理。HBsAg 携带者不能献血,可照常工作和学习,但要加强随访,应注意个人卫生和经期卫生,以及行业卫生,以防其唾液、血液及其他分泌物污染周围环境,感染他人;个人食具、刮刀等修面用具、漱洗用品等应与健康人分开。HBeAg 阳性者不可从事饮食行业,饮用水卫生管理及托幼工作。HBsAg 阳性的婴幼儿在托幼机构中应与 HBsAg 阴性者适当隔离,HBeAg 阳性婴幼儿不应入托。

2.切断传播途径

（1）加强饮食卫生管理、水源保护、环境卫生管理以及粪便无害化处理,提高个人卫生水平。

（2）加强各种医疗器械的消毒处理,注射实行一人一管或使用一次性注射器,医疗器械实行一人一用一消毒。

（3）加强对血液及血液制品的管理,做好制品的 HBsAg 检测工作,阳性者不得出售和使用。非必要时不输血或血液制品。漱洗用品及食具专用。接触患者后用肥皂和流动水洗手。

3.保护易感人群

（1）灭活和减毒疫苗均已研究成功,接种者可产生有效的抗体反应。研究证明在高发区接种疫苗,可造成免疫屏障,使甲肝发生率明显降低。对学龄前儿童普遍接种,以及对高危人群接种疫苗,为我国控制甲肝流行的主要手段。

（2）对于乙型肝炎的预防：

1)乙型肝炎特异免疫球蛋白。主要用于母婴传播的阻断,应与乙型肝炎疫苗联合使用。亦可用于意外事故的被动免疫。

2)接种乙型肝炎血源疫苗或基因工程乙肝疫苗。主要用于阻断母婴传播和新生儿预防,与乙型肝炎特异免疫球蛋白联合使用可提高保护率。亦可用于高危人群中易感者的预防。前S_2、前S_1与 S 基因联合的基因工程疫苗亦已研制成功。

二、慢性病毒性肝炎

（一）概述

慢性病毒性肝炎是指因各种嗜肝病毒导致肝脏组织呈现慢性炎症的一种慢性感染性疾病,其中以乙型肝炎病毒引起的慢性肝炎最为常见,占 80% 以上,其他如丙型肝炎病毒、乙型肝炎病毒合并丁型肝炎病毒感染也可引起慢性肝炎。其主要病理特征是持续性肝组织炎症和肝细胞坏死,病程超过 6 个月。引起慢性病毒性肝炎的不同病毒感染不能根据临床、常规生化甚至组织学检查加以区分,病因学诊断需血清学或其他特异性检查。

慢性肝炎在祖国医学中归属"黄疸""胁痛""积聚""郁证"等范畴。现代医学目前对于慢性肝炎尚无特效治疗手段,祖国医学主要采用中药和多种非药物的自然疗法,临床具有较为优势的疗效。

(二)病因病机

慢性肝炎的病因主要为湿热、感受疫疠、饮食、情志内伤等。其病机较为复杂,由于急性期失治、误治或者感受湿热迁延日久、正气亏损,导致湿热疫毒蕴结不解,深伏血分。可因情志抑郁、饮食不节、劳倦等导致病情反复发作,日久导致脏腑功能失调,气血阴阳亏损,可见肝郁气滞,肝郁脾虚,肝胃不和,肝肾阴虚等脏腑功能失调和虚损。如此反复,气郁致湿滞、血瘀;湿滞郁久化热,影响人体津液的正常输出,血流窒滞,络脉瘀阻,形成气滞、血瘀、湿滞等气血阴阳失调,虚实夹杂,日久结于肋下,形成痞块、积聚、鼓胀。病理特点为本虚标实,正虚邪恋。病变部位涉及肝、胆、脾、胃、肾。

(三)辨病

急性肝炎病程超过半年。或原有乙型、丙型、丁型肝炎或 HBsAg 携带史,本次又因同一病原再次出现肝炎症状、体征及肝功能异常者可诊断为慢性肝炎。发病日期不明或虽无肝炎病史,但肝组织病理学检查符合慢性肝炎或根据症状、体征和化验及 B 超检查综合分析,亦可做出相应诊断。

1.症状

慢性病毒性肝炎的症状缺乏特异性。可无症状或症状轻微,且多呈间断性。许多慢性肝炎患者在常规体检时被意外发现,有的直到肝硬化时才确诊。最主要和常见的症状是疲劳。患者常将疲劳归因于年龄或工作压力等,其疲劳常为间歇性,在活动过劳后可加重。还有右上腹胀痛、恶心、食欲减退、乏力,肌肉酸痛和关节痛等相对少见。症状的严重程度并不与疾病的严重程度、血清转氨酶水平,甚至组织学改变一致。这些症状除与肝功能不全有关外,还可能与炎症细胞因子的释放有关。小部分患者严重疲劳影响工作和正常活动。严重肝区痛见于严重疾病者,而有些却病情较轻。在这部分患者中,应寻找其他原因如胆囊疾病。少数患者还有一些肝外表现。

2.体征

大多数患者的体征可能正常或只显示轻微的肝肿大或肝区轻压痛、蜘蛛痣。黄疸只见于严重或进展期患者。轻度脾肿大也常见,但肋下 5cm 质充实者提示早期肝硬化。后期慢性肝炎和早期肝硬化,临床上很难鉴别。

3.辅助检查

(1)实验室检查。

1)病毒标志物检测。乙型肝炎:我国最多见的是慢性乙型肝炎。在慢性肝炎中,HBsAg阳性检出率可高达 80%～90%。血清学检测有以下任何一项阳性,可诊断为现症 HBV 感染:a.血清 HBsAg 阳性;b.血清 HBV-DNA 阳性;c.血清抗-HBc-IgM 阳性;d.肝内 HBcAg 和(或)HBsAg 阳性或 HBV-DNA 阳性。丙型肝炎:血清或肝内 HCV-RNA 阳性;或抗-HCV 阳性。丁型肝炎:慢性乙型肝炎患者或慢性 HBsAg 携带者,血清 HDV-RNA 和(或)肝内 HDVAg阳性或抗-HDV IgM 和抗-HDV IgG 阳性,肝内 HDV-RNA 和(或)肝内 HDVAg 阳性。

2)肝功能检查。慢性肝炎最典型的表现是谷丙转氨酶(ALT)和谷草转氨酶(AST)反复或持续升高,两者升高可自轻度至正常上限的 2 倍以上不等。ALT 一般高于 AST,ALT/AST 比值为 1∶1 至 2∶1。在发展至重度或肝硬化的患者中,AST 水平可高于 ALT 水平,比值可降至 1∶1 以下。高球蛋白血症是慢性病毒性肝炎的特征之一,包括血清白蛋白降低,白蛋白/球蛋白比例低下甚或倒置,蛋白电泳 γ-球蛋白明显升高。血清胆红素可有长期或反复增高。

3)肝组织学检查。组织病理学检查在肝脏疾病的诊断、分类及预后判定上占有重要地位,是明确诊断,衡量炎症活动度、纤维化程度以及判定药物疗效的金标准。慢性肝炎组织病理性改变主要病变为炎症坏死及纤维化。

4)肝纤维化血清标志物。Ⅲ型前胶原(PCⅢ)、透明质酸(HA)、Ⅳ型胶原、层黏蛋白、纤维结合蛋白等,在慢性肝炎中有不同程度的增多,其中透明质酸显著增高提示有肝硬化。

(2)B 超检查:慢性病毒性肝炎根据病情可分为轻、中、重度,病情不同检查结果有所不同,轻度时 B 超检查肝脾无明显异常改变;中度时 B 超检查可见肝内回声增粗,肝脏和(或)脾脏轻度肿大,肝内管道(主要指肝静脉)走行多清晰,门静脉和脾静脉内径无增宽。重度时 B 超检查可见肝内回声明显增粗,分布不均匀;肝表面欠光滑;边缘变钝;肝内管道走行欠清晰或轻狭窄、扭曲;门静脉和脾静脉内径增宽;脾脏肿大;胆囊有时可见"双层征"。

(四)类病辨别

本病诊断时须与乙型急性肝炎、肝硬化、原发性肝癌、脂肪肝、慢性药源性肝病以及酒精性肝炎等肝脏疾病鉴别。

(五)中医论治

1.治疗原则

由于素体禀赋、条件、年龄、性别、性格等各方面的差异,以及病因的不同,慢性病毒性肝炎临床表现差异较大,在临床辨证过程中,要注意辨病邪的性质与盛衰;辨脏腑、气血、阴阳等正虚的属性与程度;辨血瘀与气滞的主次。由于慢性肝炎的病情复杂,必须广泛收集四诊资料,分清主症和次症,确定病位和病性。

2.分证论治

(1)肝胆湿热证。

症状:右胁胀痛,脘腹满闷,恶心厌油,身目黄或无黄,小便黄赤,大便黏腻臭秽。舌苔黄腻,脉弦滑数。

治法:清利湿热,凉血解毒。

方药:茵陈蒿汤合甘露消毒丹加减。药用茵陈、栀子、大黄、滑石、黄芩、石菖蒲、贝母、藿香、射干、连翘等。口苦而渴,小便黄赤者,加车前子、泽泻、竹叶等;发热,口干口臭,舌苔黄厚者,加黄连、银花、虎杖、白花蛇舌草等;皮肤瘙痒者加土茯苓、炒白术等;齿龈红肿渗血或鼻衄者,加丹皮、青黛等。

(2)肝郁气滞证。

症状:右胁或两胁胀痛,易发脾气或时叹息或咽部似有异物感,乳房胀痛,胸闷脘痞,食少嗳气,身目黄或无黄,小便黄赤。舌淡苔薄白或微黄,脉弦。

治法:疏肝解郁,理气止痛。

方药：柴胡疏肝汤加减。药用炒柴胡、青皮、枳壳、白芍、炒白术、茯苓、丹参、甘草。脘腹胀闷，饮食停滞者，加焦山楂、莱菔子或鸡内金、炒麦芽；血清学病毒复制指标阳性者，加紫草、重楼、虎杖等；黄疸者，加茵陈、金钱草；肝郁化火者加玄参、丹皮。

(3)肝郁脾虚证。

症状：面色萎黄，困倦乏力，胸闷腹胀，食少纳呆，口淡乏味，大便稀溏或右胁胀痛或易发烦躁。苔薄白或薄黄而微腻，脉弦缓。

治法：疏肝解郁，健脾和中。

方药：逍遥散加减。药用炒柴胡、当归、白芍、白术、茯苓、薄荷、甘草。胁痛明显者，加香附、枳壳、青皮等；胁肋刺痛者，加赤芍、丹参、延胡索；困倦乏力，苔白质淡，边有齿痕者，加党参、山药、黄芪等；食少纳呆，口淡乏味加焦山楂、炒麦芽、白蔻仁等；失眠多梦者加合欢皮、夜交藤。

(4)肝肾阴虚证。

症状：胁肋隐痛，头晕耳鸣，两目干涩，咽干，失眠多梦，五心烦热，腰膝酸软，女子经少经闭。舌红少津或有裂纹，脉细数。

治法：养血柔肝，滋阴补肾。

方药：一贯煎加减。药用沙参、麦冬、生地、何首乌、枸杞、山萸肉、女贞子、旱莲草、鳖甲等。眩晕、耳鸣较甚者，加天麻、钩藤、磁石；腰膝酸软较甚者，加桑寄生、牛膝、杜仲、川断；如属气阴两虚而兼见面黄无华、全身乏力、气促、心悸者加太子参、党参、山药、白术；手足心热甚者，加青蒿、地骨皮。

(5)脾肾阳虚证。

症状：畏寒喜暖，少腹腰膝冷痛，食少便溏，食谷不化，甚则滑泄失禁，下肢浮肿。舌质淡胖，脉沉无力或迟。

治法：健脾益气，温肾扶阳。

方药：附子理中汤合五苓散或四君子汤合肾气丸加减。药用黄芪、党参、白术、茯苓、甘草、炮姜、附子、炙桂枝、山药、黄精、生地、山萸肉、枸杞、菟丝子、肉苁蓉等。兼有畏寒、四肢不温或男子阳痿、女子经少或闭者，加巴戟天、仙茅、仙灵脾、补骨脂等。

(6)瘀血阻络证。

症状：面色晦暗或见赤缕红斑，肝脾肿大，质地较硬或有蜘蛛痣、肝掌，女子行经腹痛，经水色暗有块。舌质暗紫或有瘀斑，脉沉细或细涩。

治法：活血化瘀，散结通络。

方药：膈下逐瘀汤加减。药用当归、桃仁、红花、丹皮、赤芍、延胡索、丹参、鳖甲等。兼有气滞者，加柴胡、枳壳、陈皮等；有鼻衄等出血倾向者，加仙鹤草、旱莲草、茜草等；女子痛经，经水色暗有块者，可加鸡血藤、失笑散、小茴香等；倦怠乏力，少气懒言者加党参、黄芪、太子参等；肝脾肿大者加三棱、莪术、鳖甲。

3.中医特色治疗

(1)专方专药。

1)乙肝清热解毒胶囊。功用清肝利胆，利湿解毒。用于肝胆湿热引起的黄疸(或无黄疸)、发热(或低热)、口干苦或口黏臭,厌油,胃肠不适,舌质红,舌苔厚腻,脉弦滑数等;急慢性病毒性乙型肝炎初期或活动期、乙型肝炎病毒携带者见上述症候者。

2)护肝宁片。清热利湿,益肝化瘀,疏肝止痛;退黄,降低丙氨酸氨基转移酶。用于急性肝炎及慢性肝炎。

3)肝复康丸。功用收敛、益气、解毒。可降低血清谷丙转氨酶。用于急、慢性肝炎,早期肝硬化和肝功能不良。

4)二十五味松石丸。功用清热解毒,疏肝利胆、化瘀。用于肝郁气滞、血瘀、肝中毒、肝痛、肝硬化、肝渗水及各种急、慢性肝炎和胆囊炎。

(2)其他治疗。

1)康复治疗。慢性病毒性肝炎患者大多情志不畅,这不仅会影响其社会关系,而且也不利于其康复,应加强心理疏导,增强其战胜疾病的信心;患者可进行一些有益的锻炼,如太极拳、八段锦等,将有助于康复。

2)食疗。a.米醋1 000g,鲜猪骨500g,红、白糖各120g,置锅内共煮(不加水),至煮沸后30分钟取出过滤,成人每次口服30～40mL,小儿(5～10岁)每次服10～15mL,每日3次,饭后服。1个月为1个疗程。b.活鲤鱼500g,赤小豆少许放入锅内,加水2～3L炖之,炖至鱼熟豆烂,除去鱼头、骨、内脏,分次将鱼肉、豆、汤全部吃完。

(六)西医治疗

1.慢性乙型肝炎的治疗

(1)抗病毒治疗:

治疗目的为抑制或终止病毒复制;减少肝细胞损伤,改善肝功能;阻止发展为肝硬化或肝癌。

适应证:a.HBV-DNA水平:HBeAg阳性患者HBV-DNA$\geqslant$20 000IU/mL(相当于10^5copies/mL),HBeAg阴性患者HBV-DNA$\geqslant$2 000IU/mL(相当于10^4copies/mL)。b.ALT水平:一般要求ALT持续升高$\geqslant$2$\times$ULN;如用干扰素治疗,一般情况下ALT应$\leqslant$10$\times$ULN,血清总胆红素应<2$\times$ULN。

对持续HBV-DNA阳性、达不到上述治疗标准,但有以下情形之一者,疾病进展风险较大,可考虑给予抗病毒治疗:a.存在明显的肝脏炎症(2级以上)或纤维化,特别是肝纤维化2级以上(A1)。b.ALT持续处于(1～2)$\times$ULN,特别是年龄大于30岁者,建议行肝组织活检或无创性检查明确肝脏纤维化情况后给予抗病毒治疗。c.ALT持续正常(每3个月检查一次),年龄>30岁,伴有肝硬化或HCC家族史,建议行肝组织活检或无创性检查,明确肝脏纤维化情况后给予抗病毒治疗。d.存在肝硬化的客观依据时,无论ALT和HBeAg情况,均建议积极抗病毒治疗。

在开始治疗前应排除由药物、酒精或其他因素所致的ALT升高,也应排除应用降酶药物后ALT暂时性正常。在一些特殊病例如肝硬化或服用联苯结构衍生物类药物者,其AST水平可高于ALT,此时可将AST水平作为主要指标。

1)干扰素α治疗。

A.普通IFN-α:3-5mU,每周3次或隔日1次,皮下注射,一般疗程为6个月。如有应答,为提高疗效亦可延长疗程至 1 年或更长。可根据患者的应答和耐受情况适当调整剂量及疗程;如治疗 6 个月仍无应答,可改用或联合其他抗病毒药物。

B.聚乙二醇化 IFN-α-2a:180μg,每周 1 次,皮下注射,疗程 1 年。具体剂量和疗程可根据患者的应答及耐受性等因素进行调整。

C.聚乙二醇化 IFN-α-2b:1.0～1.5μg/kg,每周 1 次,皮下注射,疗程 1 年。具体剂量和疗程可根据患者的应答及耐受性等因素进行调整。

2)核苷类似药治疗。

A.恩替卡韦(ETV):0.5mg,每日 1 次,口服。总疗程至少 4 年。达到 HBV-DNA 低于检测下限、ALT 复常、HBeAg 血清学转换后,再巩固治疗至少 3 年(每隔 6 个月复查一次)仍保持不变者,可考虑停药,但延长疗程可减少复发。

B.替诺福韦酯酯(TDF):300mg,每日 1 次,口服。疗程可参照恩替卡韦。

C.替比夫定(LdT):600mg,每日天 1 次,口服。疗程可参照恩替卡韦。

D.阿德福韦酯(ADV):10mg,每日 1 次,口服。疗程可参照恩替卡韦。

E.拉米夫定(LAM):100mg,每日 1 次,口服。疗程可参照恩替卡韦。

(2)应用免疫调节剂。胸腺肽 α1 是一种 28 个氨基酸的多肽,可刺激 Th1 细胞的免疫反应,促进正常人类淋巴细胞产生 IFN-α、IFN-γ、IL-2 和 IL-3,增加淋巴细胞白介素-2 受体的表达。目前在我国胸腺肽 α1 已被批准用于慢性乙型肝炎的治疗。

(3)对症和支持疗法。

1)保护肝细胞辅助药物:必需磷脂、甘利欣、水飞蓟宾。

2)防治肝性脑病药物:乳果糖。

2.慢性丙型肝炎的治疗

(1)抗病毒治疗。

治疗指征:a.血清 HCV-RNA(+)和(或)抗-HCV(+);b.血清 ALT 升高。或肝活检证实为慢性肝炎。具备上述两项指征即可进行干扰素治疗。

1)IFN-α。IFN-α 治疗,标准剂量是 3mU,每周 3 次。治疗 4～6 个月,无效者停药,有效者可继续治疗至 12 个月,根据病情需要可延长至 18 个月。治疗第 11 个月始,每月 1 次,疗程结束后随访 6～12 个月。

2)利巴韦林与 IFN-α 联合治疗。利巴韦林是一种合成的鸟苷类似物。以利巴韦林单剂治疗 12 个月或更长时间,可使 50%～60% 的慢性丙型肝炎患者血清转氨酶下降,肝脏组织学改善,但停药后血清转氨酶回到治疗前水平,而且对血清 HCV-RNA 水平无影响。

(2)对症和支持疗法。

1)保护肝细胞辅助药物:还原型谷胱甘肽、必需磷脂,促肝细胞生长素,熊去氧胆酸,中药提取物或类似物(甘草甜素类制剂、五味子类制剂、水飞蓟素、苦参素、垂盆草冲剂、茵栀黄、丹参制剂等)。

2)防治肝性脑病药物:乳果糖。

3)抗肝纤维化:复方鳖甲软肝片,扶正化瘀胶囊(片)等。

3.慢性丁型肝炎的治疗

IFN-α 治疗可使血清转氨酶水平下降,降低的速度相对较慢,而且在停用 IFN-α 后疾病易复发。IFN-α 应答患者的血清 HDV-RNA 水平降低,甚至无法检测到,但治疗停止后重新出现。治疗还与肝内 HDV 抗原减少和炎症坏死程度改善有关。小部分 HBsAg 和 HBV-DNA 阴性患者出现长期应答。

HBsAg 和抗 HDV 阳性、血清转氨酶升高且肝功能处于代偿期,可考虑 IFN-α 治疗。失代偿性肝病和合并严重相关疾病为治疗的禁忌证。较大剂量(每天 5mU 或 9~10mU,每周 3 次)IFN-α,应持续 6 个月以上。血清转氨酶水平未恢复正常或大幅下降,应中止治疗,如果出现应答,应继续治疗。停药后复发也较常见,少数患者 HBsAg 清除可能提示"治愈",可停用 IFN-α。

(七)转归与预后

机体免疫反应的强弱及免疫调节功能是否正常与慢性肝炎临床类型及转归有密切关系。一般认为,慢性肝炎(轻度)少数患者可演变为慢性中或重度肝炎。慢性重度肝炎反复活动者,据有 30%~50% 的病例演变为肝硬化,有一部分患者反复发作成为慢性肝炎重型。

无症状病毒携带者绝大多数预后良好,但也有极少数患者发展为慢性肝炎或肝癌。

(八)预防和调护

1.预防

(1)乙、丙、丁型可不隔离,但需定期随访,饮食、保育等行业应严格健康体检制度。

(2)提高卫生意识,切断传染源及传播途径,注意公用餐具、清洁用具的消毒,避免性传播,防止医源性传染,严格加强血液制品管理。

(3)阻断母婴传播,对 HBsAg 阳性的孕妇所生婴儿,采用乙肝疫苗及乙肝免疫球蛋白联合免疫方法,进行传播阻断,对于其他新生儿采用出生 24 小时内注射乙型肝炎疫苗的方法,以达到控制母婴传播的目的。

(4)慢性病毒性肝炎患者及携带者应避免及减少复发,避免过度劳累、情绪波动等。

2.调护

(1)注意休息:慢性活动性肝炎应卧床休息,直至临床症状及肝功能好转,慢性迁延性肝炎要注意防止疲劳过度。

(2)调节情志:暴怒、抑郁、焦虑、恐惧、悲伤等不良情绪对病情恢复不利,应尽量避免。

(3)饮食节制:饮食应以清淡、易消化、营养丰富为宜,多进食富含蛋白质、维生素、矿物质食物,避免摄入过多脂肪,忌烟、酒和刺激性食物,切忌暴饮暴食。

三、淤胆型肝炎

(一)概述

淤胆型肝炎是多种原因引起肝细胞和(或)毛细胆管胆汁分泌障碍,导致部分或完全性胆流阻滞为特征的综合征。临床上见黄疸、皮肤瘙痒、尿色深、大便色浅、肝肿大等。在急性或慢性病毒性肝炎、肝硬化淤胆型的患者常有胆汁淤积因子产生,内毒素血症、胆管黏膜分泌的血栓素 B2(TXB2)大量增长以及用激素治疗,肝脏微循环障碍,超微结构的破坏均可使胆汁淤积的黄疸进一步加重,胆汁淤积的病因非常复杂。

根据临床表现,可将其归属于中医的"胁痛""黄疸"等范畴,且属瘀热互结证。

(二)病因病机

急性淤胆型肝炎的病因病机多为湿热,若其病程超过 1 个月,或在慢性肝炎、肝硬化基础上发生的淤胆,因气、湿、热、寒或久病等因素可致瘀,瘀热互结发黄,表现为肝、胆、脾、肾脏腑功能损伤,瘀热互结,形成本虚标实,虚实夹杂。

(三)辨病

1.症状

由于淤胆型肝炎肝细胞坏死不重,以淤胆为主,因此,临床主要以黄疸为主,黄疸深度和持续时间因病因不同有一定差异。胆汁瘀滞会导致皮肤瘙痒,尿色深如红茶,大便色浅,似陶土色,持续呈陶土色常提示为胆道阻塞。其他症状有乏力、纳差、恶心、右上腹不适等。

2.体征

淤胆型肝炎体征表现是肝脏肿大,胆囊不充盈。原因是淤胆使肝肿大,而胆汁排泄不畅使胆囊无胆汁充盈。肝肿大则包膜张力大,故肝区叩痛。胆盐的刺激使皮肤瘙痒。

3.辅助检查

血清总胆红素升高,特别是结合胆红素(直接胆红素)明显升高;其他表现为碱性磷酸酶(ALP)升高;γ-谷氨酰转移酶(γ- GT)升高;胆固醇升高;胆汁酸(TBA)升高;β 球蛋白升高。

临床诊断淤胆型肝炎注意区分急性淤胆和慢性淤胆。若起病类似急性黄疸型肝炎,但自觉症状常较轻,皮肤瘙痒,粪便灰白,常有明显的肝脏肿大,肝功能检查血清总胆红素明显升高,以直接胆红素为主,凝血酶原活动度> 60%或应用维生素 K 肌内注射后 1 周可升至 60%以上。血清胆汁酸、γ-谷氨酰转移酶、碱性磷酸酶、胆固醇水平可明显升高,黄疸持续 3 周以上。并除外其他原因引起的肝内外梗阻性黄疸者,可诊断为急性淤胆型肝炎。在慢性肝炎基础上发生上述临床表现者,可诊断为慢性淤胆型肝炎。

(四)类病辨别

1.酒精性肝病

酒精性脂肪肝、酒精性肝炎以及酒精性肝硬化均可发生胆汁淤积,黄疸发生率为 31%~55%。并且慢性胰腺炎等酒精相关性疾病也可并发胆汁淤积样表现。根据患者的个人史、实验室检查和影像学检查常可明确诊断和病因。

2.药物性胆汁淤积

可由药物本身或代谢物的毒性或过敏反应所致。临床上大多急性起病,停药后很快缓解,表现为黄疸、皮肤瘙痒及肝实质损伤相关症状如恶心、乏力及纳差等。本症预后良好,首要的治疗是立即停药,黄疸一般在停药后数周内消退,糖皮质激素、熊去氧胆酸以及腺苷蛋氨酸未证实有效。

3.原发性胆汁性肝硬化

80%~90%见于女性,年龄在 50 岁左右。起病隐匿,多数皮肤瘙痒持续半年至 2 年始见黄疸,可伴疲乏、关节痛、干燥综合征及雷诺综合征,生化方面可见抗线粒体抗体阳性。

4.肝外梗阻性黄疸

常见原因为胆石症和癌肿(肝门部癌、胆管癌、壶腹部癌以及胰腺癌)。临床可见原发病的症状和体征如胆绞痛、墨菲氏征阳性。生化方面可见碱性磷酸酶和胆固醇显著上升。B超有助于诊断,准确率可达95%以上,必要时进一步做CT扫描,以明确诊断。

(五)中医论治

1.治疗原则

本病多瘀血阻络,痰浊凝滞,湿、瘀、毒在本病发病中起到重要的作用,因此以祛湿、化瘀、解毒、凉血、活血为主,佐以疏肝、健脾、益气治疗原则。

2.辨证论治

(1)急性淤胆型肝炎:病程短,黄疸轻(TBIL<171μmol/L,以湿热见症为主,可用清热利湿法,按阳黄论治。

(2)慢性淤胆型肝炎:病程长,黄疸(TBIL>171μmol/L),根据其瘀热互结之病因病机,治法为凉血活血。方药:犀角地黄汤合茵陈蒿汤加减。药用玄参、丹皮、生地、赤芍(重用)、丹参、葛根、瓜蒌、茵陈等。皮肤严重瘙痒者,可加凉血祛风止痒剂,如白鲜皮、地肤子、牛蒡子、荆芥、防风、连翘、薄荷、绿豆等;小便色深加茯苓、猪苓、车前草等;有阳明腑实证者,可与承气汤并用。

3.中医特色治疗

(1)专方专药。

1)茵栀黄颗粒:功用清热解毒,利湿退黄。有退黄疸和降低谷丙转氨酶的作用。用于湿热毒邪内蕴所致急性、慢性肝炎和重症肝炎(Ⅰ型)。也可用于其他型重症肝炎的综合治疗。

2)茵陈蒿汤:由茵陈、栀子、大黄组成,出自张仲景的《伤寒杂病论》,原为治疗湿热黄疸的第一要方,被认为攻不伤正,补而不滞,切中病机。

3)补阳还五汤:由黄芪、赤芍、当归、川芎、桃仁、红花、地龙、葛根、丹参等组成,具有补气活血通络之功效。适用于老年人的淤胆型肝炎。

4)血府逐瘀汤:由桃仁、红花、当归、川芎、赤芍、柴胡、枳壳、桔梗、葛根、生地黄、川牛膝、丹参、茵陈蒿组成。针对黄疸具有"瘀血阻滞"的特点,应用该方,可改善肝脏血液循环,加强胆红素的结合和排泄。

(2)中医特色治疗。

1)食疗。a.玉米须茵陈汤。玉米须、茵陈、车前草,加水,浓煎去渣,加白糖适量,每次服200mL,每日3~5次。用于淤胆型肝炎。b.消炎利胆茶。将玉米须、蒲公英、茵陈加水1 000g,煎后去渣,加白糖适量。温服。每日3次,每次250g。利尿利胆,清热消炎,健胃利胆。c.茵陈粥。茵陈,加水,取汁,入粳米,加水,煮至米烂汤稠,加白糖少许,稍煮沸即可。每日2~3次,7~10天为1个疗程。治疗出现身目俱黄,尿黄如浓茶,恶心、乏力,舌红苔黄腻患者。

2)针灸治疗:阳黄者以肝俞、胆俞、阳陵泉、阴陵泉为主穴;阴黄者以至阳、脾俞、胆俞、中脘为主穴,使用提插泻法,得气后留针30分钟。

(六)西医治疗

1.常规治疗

(1)支持疗法:若在慢性肝炎、肝硬化基础上发生的淤胆型肝炎,可适当补充人血白蛋白。

(2)对症治疗:若消化道症状较重,可适当补液;有皮肤瘙痒者可洗澡及口服消胆胺、苯巴比妥等药物。若因重度瘙痒影响睡眠可用安定,血清前白蛋白(PA)<60%者,可肌内注射或静脉点滴维生素 K_1。

2.药物治疗

(1)激素:激素能增加胆汁流量,促进胆汁排泄,从而起到退黄作用,为治疗淤胆型肝炎常用药物,但退黄有效率仅56%。有效病例副作用严重,黄疸反跳率高,故目前已逐渐趋向于少用或不用。

(2)其他药物。

1)熊去氧胆酸:这是一种作用很强的利胆剂,亦称之为分泌型利胆剂。对一部分淤胆型肝炎退黄有效,治疗慢性活动性肝炎患者有明显作用。日用300~600mg口服。

2)胰高血糖素-胰岛素(G-I)疗法:胰高血糖素及胰岛素均为多肽激素,系作用很强的利胆剂。一般用量G∶I为1(mg)∶10(U),但也用G∶I为2~4mg∶10~24U。但对慢活肝、肝硬化淤胆型重度黄疸用G-I疗法应注意乳酸性酸中毒。

3)苯巴比妥:为酶诱导剂,用激素治疗无效的急性淤胆型肝炎,用本品有效。本品对小儿慢性淤胆型肝炎能降低血清胆红素,止痒也有效。苯巴比妥治疗淤胆型肝炎,初期胆红素下降较快,后期较慢。因为应用苯巴比妥治疗淤胆型肝炎多系个案报道,而且多用于急性淤胆型肝炎,但苯巴比妥对肝脏有一定的损害作用,长期大剂量服用应警惕加重肝损害,尤其是对慢活肝、肝硬化患者,原来肝脏损害较重,应予注意。对慢性重型肝炎容易加重肝昏迷,不宜用。

(3)血浆交换疗法:这种疗法主要用于急性肝功能衰竭者。但用血浆交换疗法价格昂贵,不适宜在我国普遍推广。

(七)转归与预后

本病病程虽长,但预后良好,多数患者可逐渐自愈,很少转为慢性。有一部分重症淤胆型肝炎,特别是慢性重症淤胆型肝炎,若黄疸持续不退甚至继续加深,可发展为胆汁性肝硬化,或者发生肝细胞液化性和凝固性坏死,而演变为亚急性或慢性重型肝炎,导致严重的后果。

(八)预防和调护

保持心情愉快,注意休息,避免劳累,戒酒,清淡饮食,忌服损伤肝脏及胆囊功能的药物及食物,积极预防胆汁分泌障碍因素。

第二章　细菌感染性疾病

第一节　沙门菌感染

沙门菌是肠杆菌科中的一个属,为一大群寄生于人及动物肠道内,生化反应和抗原结构相似的革兰阴性杆菌。目前至少已有2 000种以上血清型。可分为三类:①对人类致病,如伤寒和副伤寒沙门菌;②对动物和人均致病,如猪霍乱沙门菌和鼠伤寒沙门菌等;③仅对动物致病。

临床常见的沙门菌属感染,以伤寒和副伤寒多见,分别由伤寒沙门菌和副伤寒沙门菌所致。两者流行病学特点相似,传染源均为患者和带菌者,经消化道传播,常呈地方性流行,也可散发。近年来伤寒、副伤寒的发病率和病死率均呈逐年降低趋势。临床表现包括持续高热、表情淡漠、腹部不适、肝脾大和周围血象白细胞低下,部分患者有玫瑰疹和相对缓脉,并可有肠出血和肠穿孔等并发症,其中副伤寒和伤寒的临床表现相似但较轻。病原学检查是本病诊断的金标准和确诊依据,肥达反应的动态变化对本病也有重要的诊断价值。病原学治疗是本病最重要的治疗,氯霉素曾作为伤寒副伤寒的首选药物,但近年来多首选氟喹诺酮类和三代头孢菌素。

一、伤寒

伤寒是由伤寒沙门菌经消化道传播引起的急性传染病。以持续菌血症,单核-巨噬细胞系统增生,肠道淋巴组织肿胀、坏死和溃疡形成为基本病理特征。

(一)病原学

伤寒沙门菌,又称伤寒杆菌,属沙门菌属D组,在自然条件下不感染动物,只感染人类。革兰氏染色阴性,呈短杆状,长1.0~3.5μm,宽0.5~0.8μm,周有鞭毛,能活动,不产生芽孢,无荚膜。在普通培养基上能生长,在含有胆汁的培养基中生长更好。伤寒杆菌在自然界中的生存力较强,在水中可存活2~3周,在粪便中能维持1~2个月,在牛奶中不仅能生存,且可繁殖。耐低温,在冰冻环境中可存活数月,但对光、热、干燥及消毒剂的抵抗能力较弱,日光直射数小时即死,加热至60℃后30分钟或煮沸后立即死亡,消毒饮水余氯达0.2~0.4mg/L可迅速致死。

伤寒杆菌具有菌体(O)、鞭毛(H)和表面(Vi)3种抗原,均能产生相应的抗体,但这些并非保护性抗体。由于O和H抗原性较强,故常用于血清凝集试验(肥达反应)以辅助临床诊断,亦可用以制备伤寒菌苗供预防接种。Vi抗原见于新分离(特别是从患者血液分离)的菌株,能干扰血清中的杀菌效能和吞噬功能,是重要的毒力因子,但其抗原性不强,所产生的 Vi 抗体的凝集效价一般较低且为时甚短。当病原菌从人体中清除后,Vi 抗体滴度迅速下降,故 Vi 抗体的检出虽对本病的诊断无多大帮助,但有助于发现带菌者。此外,含有 Vi 抗原的伤寒杆菌可被特异的噬菌体裂解,利用 ViⅡ型噬菌体可将伤寒杆菌分为约 100 个噬菌体型,有助于该病的流行病学调查。伤寒杆菌在菌体裂解时可释放强烈的内毒素,对本病的发生和发展起着较重要的作用。

(二)流行病学

1.传染源

为患者及带菌者。患者从潜伏期开始即可从粪便排菌,病程的第 2～4 周时传染性最大,此后逐渐减少。恢复期后仍排菌,持续时间不超过 3 个月者称为暂时性带菌者。有 2%～5% 的患者病后排菌超过 3 个月,称为慢性带菌者,偶有慢性排菌超过 1 年以上甚至终身的长期带菌者。慢性带菌者是本病不断传播或流行的主要传染源。原有慢性肝胆管疾病(如胆囊炎、胆石症等)的伤寒患者易成为慢性带菌者。

2.传播途径

经消化道传播。伤寒杆菌随患者或带菌者的粪、尿排出后,通过污染的水或食物、日常生活接触、苍蝇和蟑螂等传播。其中,水源污染是本病传播的重要途径,亦是暴发流行的主要原因。食物污染也可引起本病的流行,而散发病例一般以日常生活接触传播为多。

3.人群易感性

人对伤寒普遍易感。病后可获得持久性免疫,再次患病者极少。

4.流行特征

世界各地均有本病发生,以热带、亚热带地区多见,可散发、地方性流行或暴发流行。在发展中国家主要因为水源污染而暴发流行,发达国家则以国际旅游感染为主。本病终年可见,但以夏秋季最多。其中以儿童和青壮年居多。近年来,我国各地发病率明显降低,其流行高峰已较为平坦,但局部地区流行的伤寒耐药菌株有所增加,耐药谱也在逐渐扩大。

(三)发病机制

伤寒杆菌进入消化道后,多被胃酸杀灭。若入侵病菌数量较多或胃酸缺乏时,致病菌可进入小肠,侵入肠黏膜,此时部分病原菌即被吞噬细胞吞噬,并在其胞质内繁殖,部分再经淋巴管进入回肠集合淋巴结、孤立淋巴滤泡及肠系膜淋巴结,不断生长繁殖,并经胸导管进入血流而引起短暂的菌血症,即原发菌血症期。此阶段患者并无症状,相当于临床上的潜伏期。

伤寒杆菌随血流进入肝、脾、胆囊、肾和骨髓及回肠末端的孤立淋巴结,并继续在吞噬细胞内大量增殖,再次进入血流,引起第二次严重菌血症,并释放内毒素,开始出现临床症状,表现为发热、全身不适、玫瑰疹和肝脾大等症状和体征。此时相当于病程的第 1～2 周。血培养常为阳性,骨髓培养阳性率更高,且持续时间长。

到病程第 2～3 周,伤寒杆菌继续随血流播散至全身各脏器与皮肤等处,并经胆管进入肠道随粪便排出,经肾随尿液排出,此时粪便、尿液培养可获阳性。部分经胆管进入肠道的伤寒杆菌,穿过小肠黏膜再度侵入肠壁淋巴组织,引起肠壁淋巴组织中淋巴细胞和巨噬细胞释放大量炎症介质,从而致局部肠壁组织坏死、脱落形成溃疡。若波及病变部位血管可引起出血,若侵及肌层与浆膜层则可引起肠穿孔。此外,伤寒杆菌也可在其他组织引起化脓性炎症如骨髓炎、肾脓肿、胆囊炎、脑膜炎、心包炎等。

病程第4周开始,人体产生的免疫力逐渐增强,在血流及脏器中的伤寒杆菌逐渐消失,肠壁溃疡逐渐愈合,疾病最终获得痊愈。少数病例可能由于免疫功能不足等原因,潜伏在体内的伤寒杆菌可再度繁殖,并侵入血流引起复发。

(四)病理解剖

伤寒的主要病理特点是全身单核-巨噬细胞系统的增生反应,以回肠末端的集合淋巴结和孤立淋巴结最为显著。病程第1周,肠道淋巴组织增生肿胀,呈纽扣样突起,尤以回肠末端的集合淋巴结和孤立淋巴结最为显著,少数病例的结肠起始段亦有同样变化,肠系膜淋巴结也显著增生与肿大。其他部位的淋巴结、脾、骨髓、肝窦星形细胞亦增生。病程第2周,肠道淋巴组织的病变加剧,使局部发生营养障碍而出现坏死,形成黄色结痂。病程第3周,结痂脱落形成溃疡,若波及病变部位血管可引起出血,若侵入肌层与浆膜层可引起肠穿孔。因回肠末端的淋巴结较大且多,病变最严重,故穿孔多见于此部位。溃疡常呈椭圆形或圆形,沿肠纵轴排列,周围肠黏膜充血。病程第4~5周,溃疡愈合,不留瘢痕,也不引起肠道狭窄。肠道病变不一定与临床症状的严重程度成正比,伴有严重毒血症者,尤其是婴儿,其肠道病变可能不明显;反之,毒血症状轻微或缺如的患者却可突然发生肠出血与肠穿孔。

显微镜下检查,上述病变的显著特征是炎症细胞的浸润,以单核-巨噬细胞为主而少见中性粒细胞。此种巨噬细胞可大量聚集在小肠溃疡的底部及周围,具有强大的吞噬能力,胞质内含被吞噬的淋巴细胞、红细胞、伤寒杆菌及坏死组织碎屑,是本病的相对特征性病变,故又称"伤寒细胞"。若伤寒细胞聚集成团,则称为伤寒肉芽肿或伤寒小结。其他脏器中,脾和肝的病变最为显著。脾大,有充血、巨噬细胞增生及伤寒肉芽肿形成。肝的最常见病变是肝细胞局灶性坏死伴有单核细胞浸润。胆囊可呈轻度炎症,急性炎症少见。心肌及肾标本肿胀,外观浑浊,是毒血症的一种表现。极少发生心内膜炎和心包炎。偶见血栓性静脉炎,多发生于左股静脉。膀胱炎和肾盂肾炎并不常见,睾丸炎罕见。骨膜炎和骨髓炎(胫骨多见)及脊椎炎偶可发生。神经系统无特殊病变,伤寒杆菌脑膜炎仅偶见。呼吸系统以支气管炎为常见,亦可累及肺部。斑丘疹即玫瑰疹的镜下检查显示毛细血管扩张和单核细胞浸润,有时可见伤寒杆菌。

(五)临床表现

潜伏期多为10~14天(7~23天),其长短与感染菌量有关,食物型暴发流行可短至48小时,而水源性暴发流行可长达30天。

1.典型伤寒

自然病程约4周,根据其临床表现分为四期。

(1)初期:病程第1周。起病多缓慢,病情逐渐加重。发热首先出现,体温呈梯形上升,于5~7天达39~40℃,伴有畏寒,但无寒战和出汗。常伴全身不适、乏力、食欲减退、咽痛和干咳等症状。

(2)极期:病程第2~3周,常有伤寒的各种中毒性表现。

1)高热:发热持续在40℃左右,多数呈稽留热型,少数呈弛张热型或不规则热型,持续10~14天。

2) 神经系统症状：由伤寒内毒素引起，与疾病的严重程度成正比。患者精神恍惚，表情淡漠、呆滞，反应迟钝，听力减退；重者可有谵妄、昏迷或出现脑膜刺激征（虚性脑膜炎）。多随体温下降而逐渐恢复。

3) 相对缓脉：相对缓脉或有时出现重脉是本病的临床特征之一。约半数患者有相对缓脉，但并发中毒性心肌炎时则不明显。相对缓脉即体温每升高 1℃，脉搏每分钟加快却少于 15～20 次，系副交感神经兴奋所致；重脉即当触诊桡动脉时，每一脉搏感觉有两次搏动，系末梢血管受内毒素影响扩张所引起。

4) 肝脾大：病程第 6 天开始，多数出现脾大，质软。约半数患者亦可肝脏肿大，质软，有触痛。中毒性肝炎多见，表现为转氨酶增高，重者出现黄疸。

5) 消化系统症状：食欲减退更为明显，舌尖与舌缘的舌质红、苔厚腻（伤寒舌），腹部不适，腹胀，多有便秘，亦可腹泻。由于肠道病变多在回肠末端和回盲部，右下腹可有轻度压痛。

6) 皮疹：病程 7～13 天，部分患者皮肤出现散在淡红色斑丘疹，直径为 2～4mm，压之褪色，称为玫瑰疹。主要分布于胸、腹部，偶见于背部及四肢，数量不多，2～4 天消失。水晶形汗疹（或称白痱）也不少见，多发生于出汗较多者。

（3）缓解期：病程第 3～4 周，体温出现波动并开始下降，症状好转。但本期内有发生肠出血或肠穿孔的危险，需特别警惕。

（4）恢复期：病程第 4 周末开始，体温恢复正常，食欲好转，一般在 1 个月左右完全恢复健康。少数患者可转为带菌者。

2.临床类型

以普通型和轻型常见。

（1）普通型：具有上述典型临床表现者。

（2）轻型：发热 38℃ 左右，全身毒血症状轻，病程短，2 周左右痊愈。多见于曾接受伤寒菌苗注射或发病初期应用有效抗菌药物治疗者。

（3）迁延型：起病与普通型相似，但发热持续不退，可达 45～60 天，多见于合并慢性血吸虫病者。

（4）逍遥型：毒血症状较轻，患者可照常工作。部分患者因突发肠出血或肠穿孔而就医。

（5）暴发型：起病急，毒血症状严重，有畏寒、高热、腹痛、腹泻、中毒性脑病、心肌炎、肝炎、肠麻痹、休克等表现。常有显著皮疹，也可并发弥散性血管内凝血（DIC）。

3.小儿伤寒

年龄越小，症状越不典型。常急性起病，有持续发热、食欲减退、腹痛、便秘、表情淡漠、嗜睡、烦躁、舌苔厚、腹胀及肝脾大等表现，而相对缓脉和玫瑰疹少见，白细胞和中性粒细胞计数常无明显减少。病程较短，有时仅 2～3 周即自然痊愈。由于肠道病变轻，故肠出血、肠穿孔等并发症也较少，但并发支气管炎或肺炎较为常见。

4.老年伤寒

体温多不高，症状多不典型，虚弱现象明显，易并发支气管肺炎和心功能不全，常有持续的肠功能紊乱和记忆力减退，病程迁延，恢复缓慢，病死率较高。

5.复发与再燃

少数患者热退后1~3周,再次出现发热,临床表现与初次发作相似,血培养又转为阳性,故称之为复发。复发的症状较轻,病程较短,与胆囊或单核-巨噬细胞系统中潜伏的病菌大量繁殖,再度侵入血循环有关。疗程不足、机体抵抗力低下时易见,偶可复发2~3次。

再燃是指病程中体温逐渐下降而未至正常时又再度升高,此时血培养也常阳性,机制与复发相似。

(六)并发症

1.肠出血

常见,多见于病程第2~3周。少量出血可无症状或仅有轻度头痛、脉搏增快;大量出血时热度骤降,脉搏细速,并有头晕、面色苍白、烦躁、出冷汗及血压下降等休克表现。有腹泻者并发肠出血机会较多。饮食中含固体及纤维渣滓较多,过量饮食,排便时用力过度以及治疗性灌肠等均易诱发肠出血。

2.肠穿孔

为最严重的并发症,多见于病程第2~3周。常发生于回肠末端,但亦可见于结肠或其他肠段。表现为突发右下腹剧痛,伴恶心、呕吐、出冷汗,脉搏细速、呼吸急促、意识模糊、体温与血压下降(休克期)等,体温再度上升并出现腹膜炎征象,表现为腹胀,持续性腹痛,腹壁紧张,广泛压痛及反跳痛。X线检查膈下有游离气体。血白细胞数较原先增加伴核左移(腹膜炎期)。肠穿孔的诱因大致与肠出血相同,有的病例同时并发。

3.中毒性心肌炎

由严重的毒血症引起,多见于病程第2~3周。表现为心率加快,心律不齐,第一心音减弱,期前收缩,舒张期奔马律,血压偏低。心电图显示P-R间期延长,T波改变,ST段偏移等。症状、体征及心电图改变随着病情好转而恢复正常。

4.中毒性肝炎

常见于病程1~3周,主要特征为肝大,可伴有压痛,丙氨酸转氨酶增高,少数患者出现黄疸。临床不易与病毒性肝炎相区别。多随病情好转而逐渐恢复,个别患者可因肝衰竭而危及生命。

5.支气管炎及肺炎

小儿以支气管肺炎最多,成人以肺炎多见。发病初期(病程第1周)大都由伤寒杆菌引起,极期或后期(病程第2~3周)多有继发其他细菌或病毒感染。

6.溶血性尿毒综合征

国外报道的发病数有增加的趋势,国内亦有零星报道。一般见于病程第1~3周,约半数发生于第1周。主要表现为溶血性贫血和肾衰竭,并有纤维蛋白降解产物增加、血小板减少及红细胞破碎现象。可能为伤寒杆菌内毒素诱使肾小球微血管内凝血所致。

除上述并发症外,伤寒杆菌所致的急性胆囊炎、膀胱炎、血栓性静脉炎、DIC等也可见。

(七)实验室检查

1.常规检查

血白细胞总数大多为$(3\sim5)\times10^9/L$,中性粒细胞减少,可伴核左移,嗜酸性粒细胞减少乃至消失,嗜酸性粒细胞随病情的好转逐渐回升。高热时可有轻度蛋白尿。合并消化道出血者粪便隐血试验阳性。

2.细菌学检查

是确诊的依据,应尽量争取早做。

(1)血培养:病程第 7～10 天阳性率可达 90%,第 3 周降为 30%～40%,第 4 周时常阴性。为提高阳性率,应在抗菌药物应用之前采血,成人采血量不少于 5～10mL,已用抗菌药物者可取血凝块培养。

(2)骨髓培养:骨髓培养较血培养阳性率高,第 7～10 天阳性率可达 95%,持续时间也长,尤其适合已用抗菌药物治疗而血培养阴性者。

(3)粪便培养:从潜伏期起即可获阳性,第 3～4 周可高达 80%,病后 6 周阳性率迅速下降,3% 患者排菌可超过 1 年(因粪便间歇性排菌,故应留取多份标本)。

(4)尿培养:病程后期阳性率可达 25%,采集时应避免粪便污染。

(5)玫瑰疹的刮取物或活检标本培养也可获阳性结果。

3.免疫学检查

(1)肥达反应:即伤寒血清凝集试验,对伤寒、副伤寒有辅助诊断价值。将伤寒杆菌菌体(O)抗原,鞭毛(H)抗原,副伤寒甲、乙、丙鞭毛抗原共 5 种标准抗原,分别与稀释的待测血清反应,测定患者血清中各种抗体的凝集效价。一般从第 2 周开始阳性率逐渐增高,至第 4 周可达 90%,病愈后阳性反应可持续数月之久。抗体效价 O 抗体≥1:80,H≥1:160 或双份血清抗体有 4 倍增高有诊断价值。由于 O 为数种沙门菌共有的菌体抗原,出现早,消失快,半年左右转阴;而 H、A、B 和 C 分别为伤寒,副伤寒甲、乙、丙的特异性抗原,出现迟,可持续数年阳性。故诊断伤寒与副伤寒,必须同时有菌体(O)抗体和相应的鞭毛抗体增高才有意义。仅有菌体(O)抗体效价增高,而鞭毛(H)抗体效价不高,多见于发病早期;仅有鞭毛(H)抗体效价增高,而菌体(O)抗体效价不高,多见于非特异性回忆反应。肥达反应方法简便快速,但值得注意的是该方法存在假阳性和假阴性问题,国外报道其敏感性 44%～77%,特异性 50%～92%。有部分患者抗体很迟才升高,甚至整个病程中抗体效价均很低或阴性,可能与过早应用抗生素、机体的免疫状态及病情的轻重有关。另有些非伤寒发热性疾病如各种急性感染、肿瘤、风湿性疾病、慢性溃疡性结肠炎等,均可出现假阳性结果。

(2)其他免疫学检查。

1)酶联免疫吸附试验(ELISA):既可检测伤寒的各种抗原,敏感性一般在 80% 以上;又能检测 IgM 和 IgG 型抗体,敏感度可高达 90% 以上。本方法简便、快速、敏感、特异,是公认较好的一种诊断方法。

2)被动血凝试验(PHA):用伤寒杆菌菌体抗原致敏红细胞,使之与被检血清反应,根据红细胞凝集状况判断有无伤寒特异性抗体存在,国内外报道阳性率 90%～98.35%,假阳性率 5% 左右。因主要检测的是特异 IgM 抗体,故可用于早期诊断。

3)对流免疫电泳(CIE):本方法可用于血清中可溶性伤寒抗原或抗体的检测,操作简便,便于基层推广,特异性较高;但敏感性较低,不同作者报道为 24%～92%,主要受采集血清时间的影响,发病初期最易测出,故可用于伤寒的早期诊断。

4)协同凝集试验(COA)：利用金黄色葡萄球菌的葡萄球菌 A 蛋白(SPA)可与抗体 IgG 的 Fc 段结合的原理，先用伤寒抗体致敏带有 SPA 的金黄色葡萄球菌，然后与抗原发生反应，本试验的阳性率在 81%～92.5%，特异性为 94%～98%。

5)免疫荧光试验(IFT)：国外有报道用伤寒杆菌菌体 Vi 悬液做抗原进行间接免疫荧光抗体检测，140 例血培养阳性的伤寒患者 134 例(95.7%)阳性；394 例对照者仅 4 例(1%)假阳性。伤寒疫苗预防接种和其他沙门菌感染是否会影响本试验特异性，尚需进一步研究。

4.核酸检测方法

目前主要为聚合酶链反应(PCR)或分子杂交，检测伤寒基因组特异性靶序列，具有方法特异性高、敏感性好及快速、简便等优点，有助于早期快速诊断，但目前尚未在临床上推广使用。

(八)诊断和鉴别诊断

伤寒可依据流行病学资料、临床经过及实验室检查结果做出临床诊断，但确诊则以检测出伤寒杆菌为依据。

1.诊断

(1)流行病学资料：夏秋季，有不洁饮食史或与伤寒患者有接触史，既往未患过伤寒，近年亦未接种疫苗者，提示有感染本病的可能。

(2)临床表现：在伤寒流行季节和流行地区有持续性高热(40～41℃)，为时 1～2 周以上，并出现特殊中毒面容，相对缓脉，玫瑰疹，肝脾大，白细胞总数低下，嗜酸性粒细胞减少或消失，骨髓象中有伤寒细胞，临床诊断为伤寒。

(3)确诊标准：临床诊断病例如有以下项目之一者即可确诊。

①从血、骨髓、尿、粪便或玫瑰疹刮取物中，任一种标本分离到伤寒杆菌。

②血清特异性抗体阳性，肥达反应 O 抗体凝集效价≥1∶80，H 抗体凝集效价≥1∶160，如恢复期效价增高 4 倍以上者则更有意义。

2.鉴别诊断

(1)伤寒早期(第 1 周以内)，特征性表现尚未显露，应与病毒感染、疟疾、钩端螺旋体病、急性病毒性肝炎等病相鉴别。

1)病毒感染：许多病毒感染可引起持续发热，白细胞不增高。但中毒症状多不明显，常无缓脉、脾大或玫瑰疹，热程多在 2 周以内。

2)疟疾：常伴有寒战、大汗和体温周期性升高的特点，血涂片找到疟原虫可确诊。

3)钩端螺旋体病：流感伤寒型的流行季节与临床表现和伤寒相似。但此病有疫水接触史，起病较伤寒急，伴眼结合膜充血，明显肌痛，腓肠肌压痛显著，浅表淋巴结肿大等。血白细胞增高，血培养和显微镜凝集溶解试验可诊断。

(2)伤寒的极期(第 2 周以后)，多数病例无典型伤寒表现，需与败血症、粟粒型结核、布氏杆菌病、斑疹伤寒等疾病相鉴别。

1)革兰阴性杆菌败血症：高热，可伴有寒战和出汗，中毒症状重，可发生休克。可能找到胆道、肠道及尿路感染的原发病灶。血培养阳性可确诊。

2)急性粟粒性肺结核：多有结核病史或密切接触史。不规则发热，盗汗及呼吸道症状突出，无缓脉。痰涂片及培养见结核杆菌，胸片见粟粒状阴影。

3)布氏杆菌病:患者有与牛、羊、猪接触史,热型不规则,大汗,消化道症状和中毒症状较轻,布氏杆菌凝集试验和血培养可确诊。

4)斑疹伤寒:流行性和地方性斑疹伤寒起病较伤寒急,头痛更明显,多有烦躁,皮疹数多,可呈出血性。外斐氏反应 OX_{19} 阳性。

(九)治疗

1.一般治疗与对症治疗

(1)隔离和休息:患者入院后,即按消化道传染病隔离,临床症状消失后每隔5~7天送检粪便培养,连续两次阴性可解除隔离。发热期间患者必须卧床休息,热退后2~3天可在床上稍坐,热退后2周可轻度活动。

(2)营养和饮食:给予高热量、高营养、易消化的食物,包括足量糖类、蛋白质及各种维生素,以补充发热期的消耗,促进恢复。发热期间宜用流质或细软无渣饮食,少量多餐,腹胀、腹泻时忌食豆、奶制品。热退后,食欲增加,可逐渐进食稀饭、软饭,忌食坚硬多渣食物,以免发生肠穿孔和肠出血。热退后2周可逐步恢复正常饮食。

(3)对症治疗:高热者给予物理降温。有严重毒血症者,可在足量有效抗菌药物治疗下使用肾上腺糖皮质激素。常用氢化可的松50~100mg或地塞米松3~5mg,每日1次静脉缓慢滴注;或口服泼尼松5mg,每日4次,疗程不超过3天。对兼有毒血症状、明显鼓肠和腹胀的患者,肾上腺糖皮质激素的使用宜慎重,以免发生肠出血和肠穿孔。

2.病原治疗

(1)氟喹诺酮类药物:氟喹诺酮类药物对伤寒杆菌(包括耐氯霉素菌株)有较强的抗菌作用,体内分布广,组织渗透性强,体液及细胞内药物浓度高,可达有效抑菌和杀菌浓度,有利于彻底消灭患者吞噬细胞和胆囊内的伤寒杆菌,减少复发和降低病后带菌率,从而达到治愈的目的;同时,该类药物还可降低肠出血、肠穿孔等严重并发症的发生率,是治疗伤寒的首选药物。氟喹诺酮类药物与其他抗生素无交叉耐药性,也是多重耐药伤寒菌株的首选治疗药物。但因其有可能影响骨骼发育,孕妇、儿童和哺乳期妇女慎用。目前常用的有氧氟沙星300mg,每日2次口服;或200mg,每8~12小时静脉滴注1次,疗程14天。环丙沙星500mg,每日2次或每8小时1次口服;或每日400~600mg分次静脉滴注,疗程14天。

(2)第三代头孢菌素:在体内分布广,胆道内药物浓度高,不良反应小,对伤寒杆菌有较强的抗菌作用,有效率达80%以上。常用有头孢曲松,成人1~2g,每12小时静脉滴注1次,儿童100mg/(kg·d),疗程14天;头孢噻肟,成人1~2g,每8~12小时静脉滴注1次,儿童每日100~150mg/(kg·d),疗程14天。由于近10年来临床上的广泛应用,耐药率也逐渐增加。第三代头孢菌素价格昂贵,不宜作为治疗伤寒的首选药物,多用于氟喹诺酮的禁用者(如孕妇、儿童和哺乳期妇女等)和耐氟喹诺酮类菌株的患者。

(3)氯霉素:通常应用25mg/(kg·d),分2~4次口服或静脉滴注,体温正常后剂量减半,疗程2周。治疗中应注意经常复查血象,白细胞总数低于 2.5×10^9/L 时停药。费用低廉,但对胆道内细菌清除不彻底,对慢性带菌者治疗无效,其高达20%的复发率及骨髓抑制等不良反应限制了其应用。此外,新生儿、孕妇和肝功能明显损害者忌用。故临床基本不采用。

(4)氨苄西林(或阿莫西林):该药不良反应小,价格便宜,孕妇、婴幼儿、白细胞总数过低及肝肾功能损害者仍可选用。但治疗效果不太理想,故疗程宜长,以减少复发和慢性排菌。此外,一旦出现药疹,应立即停药。成人氨苄西林 2～6g/d,儿童 100～150mg/(kg·d),分 3～4 次口服或静脉滴注。阿莫西林:成人 2～4g/d,分 3～4 次口服,疗程 14 天。作为酶抑制剂复合药物阿莫西林/克拉维酸、哌拉西林/他唑巴坦对伤寒沙门菌敏感性高,因其疗效显著,目前常用于耐药伤寒的临床治疗。

(5)复方磺胺甲噁唑(SMZ):口服吸收完全,价格低廉,但耐药现象比较严重,且胃肠道反应和皮肤过敏反应较为明显。常用剂量为成人 2 片,每日 2 次口服;儿童每日 SMZ 40～50mg/kg,三甲氧苄氨嘧啶(TMP)10mg/kg,分 2 次口服,疗程 14 天。

3.带菌者的治疗

首选抗菌药物治疗,对于有胆结石等疾患的患者,若抗菌药物治疗无效,可考虑原发病的手术处理。

(1)氨苄西林(或阿莫西林):成人氨苄西林 4～6g/d 或阿莫西林 6g/d 加丙磺舒 2g/d,分 3～4 次口服,疗程 6 周。

(2)氧氟沙星或环丙沙星:氧氟沙星 300mg,每日 2 次口服;环丙沙星 500～750mg,每日 2 次口服,疗程 6 周。

4.并发症的治疗

(1)肠出血:禁食或进少量流质;绝对卧床休息,严密观察血压、脉搏、神志和便血情况;静脉滴注葡萄糖生理盐水,注意电解质平衡,并加用维生素 K、卡巴克洛、抗血纤溶芳酸等止血药;根据出血情况,酌量输血;经积极治疗仍出血不止者,应考虑手术治疗。

(2)肠穿孔:应禁食、胃肠减压,防治水电解质紊乱,同时强有效抗生素的联合应用。除局限者,肠穿孔并发腹膜炎者应及早手术治疗。

(3)中毒性心肌炎:严格卧床休息,在足量抗生素基础上加用肾上腺糖皮质激素、三磷酸腺苷(ATP)等心肌营养药物。如出现心力衰竭,应积极处理,可使用洋地黄和呋塞米,并维持至临床症状好转。但患者对洋地黄耐受性差,故用药时宜谨慎。

(4)中毒性肝炎:除护肝治疗外,病情严重者可加用肾上腺糖皮质激素。

(5)溶血性尿毒综合征:控制伤寒杆菌的原发感染,可用氨苄西林或阿莫西林;输血、补液;使用肾上腺糖皮质激素如地塞米松、泼尼松龙等,使用后可迅速缓解病情,尤其是儿童患者;抗凝疗法,可用小剂量肝素每日 0.05～0.1mg/kg,分次静脉注射或静脉滴注;必要时行腹膜或血液透析,以及时清除氮质血症,促进肾功能恢复。

(6)DIC 给予抗凝治疗,酌情输血,并应积极控制原发感染。

(十)预后

根据国家卫生部(现卫健委)公布的近 5 年疫情报告数据,伤寒的病死率已降至 0.1% 以下。老年人、婴幼儿预后较差,明显贫血、营养不良、胃酸缺乏者预后也差。并发肠穿孔、肠出血、心肌炎、严重毒血症等病死率高。曾接受预防接种者病情较轻,预后较好。

(十一)预防

广泛开展卫生宣教,改善饮食、饮水卫生和加强粪便管理,防蝇、灭蝇,消灭苍蝇滋生地,做好疫情监测。

1.管理传染源

(1)对患者给予肠道传染病隔离,直至正规治疗临床症状完全消失后2周或每隔5天做粪便培养1次,连续2次阴性方可解除隔离。

(2)对从事饮食业者定期进行带菌检查,以便发现慢性带菌者。查出带菌者要及时调离岗位并予以彻底治疗。

(3)对密切接触者进行医学观察3周。

2.切断传播途径

切断传播途径是本病预防措施的重点。应加强饮食、饮水卫生,保护水源,做好粪便、污水、垃圾的管理和处理,养成良好卫生与饮食习惯,如注意饭前便后洗手,不饮生水,不吃不洁食物等。

3.保护易感人群

(1)预防接种:流行区居民以及流行区旅行者、清洁工人、实验室工作人员及其他医务工作者、带菌者家属等可进行预防接种。

1)伤寒和副伤寒甲、乙的三联混合灭活菌体疫苗:为国内常用。成人每周1次,连续3次,分别以0.5mL、1.0mL、1.0mL菌苗皮下注射;1～6岁儿童分别为0.2mL、0.3mL、0.3mL;7～14岁儿童分别为0.3mL、0.5mL、0.5mL,每次间隔7～10天。接种后2～3周可产生免疫力,以后每年加强1次,连续3年。有严重心脏病、肾病、高血压、活动性结核、发热者及孕妇均属禁忌。虽然该菌苗有效,但局部和全身不良反应发生率高,现逐渐被新型伤寒菌苗所取代。

2)伤寒杆菌肠Ty21a活菌苗:为伤寒杆菌Ty21a变异株制成的减毒口服活菌苗,对伤寒的保护率达50%～96%。分别在第1日、3日、5日、7日各口服1粒,适用于成人及6岁以上儿童。流行地区每3～5年加强1次。菌苗耐受性好,安全、稳定,且免疫效果较持久,有效免疫期3年以上。但该菌苗为减毒活菌苗,接受免疫抑制治疗的患者或正在服用抗菌药物的患者不宜服用。

3)伤寒Vi多糖疫苗(单价,不包括副伤寒甲、乙):为伤寒杆菌Ty2株经甲醛处理后,提纯其多糖抗原制备而成。成人单剂0.5mL(含多糖菌苗30μg),前臂外侧肌内注射,1年1次。对伤寒的保护率为70%左右,接种反应轻微,安全度高,免疫效果好,并具有接种次数少的特点。

(2)预防治疗:对明确接触者,特别在局部流行地区可采取应急性预防服药,可用磺胺甲噁唑2片,每日2次,服用3～5天,也可用诺氟沙星200mg,每日3次,服用3天。

二、副伤寒

副伤寒是由甲、乙、丙型副伤寒沙门菌引起的一组细菌性传染病。副伤寒的流行病学、发病机制及病理解剖、临床表现、诊断、治疗及预防与伤寒相似,但也有与伤寒不同的临床特点。

(一)副伤寒甲、乙

我国成人副伤寒以副伤寒甲为主,儿童以副伤寒乙常见。潜伏期一般为8～10日;起病常有腹痛、腹泻、呕吐等急性胃肠炎症状,2～3日后出现发热,以弛张热或不规则热多见,稽留热少见,热程较短,大约2～3周。全身中毒症状轻,相对缓脉少见;玫瑰疹出现较早而多,颜色较深;肠穿孔、肠出血等并发症少见,病死率较低。

(二)副伤寒丙

副伤寒丙的临床表现比较复杂,可表现为败血症型、伤寒型或急性胃肠炎型,以败血症型多见。败血症型患者起病急,体温迅速上升,不规则热型,常伴寒战,可并发肺部、骨及关节的化脓性病灶,偶可并发化脓性脑膜炎、心内膜炎、肾盂肾炎、胆囊炎、皮下脓肿、肝脓肿等。伤寒型与副伤寒甲、乙类同。急性胃肠炎型主要表现为发热、呕吐、腹痛、腹泻,病程短,一般2～5日恢复。

副伤寒甲、乙、丙的治疗与伤寒相同。有化脓性病灶者,脓肿一旦形成,应在有效抗菌治疗的同时进行外科手术处理。

三、其他沙门菌属感染

其他沙门菌属感染是指伤寒、副伤寒以外的其他沙门菌感染,其发病率和死亡率现逐年递增。2 000多种血清型沙门菌对人类有致病性,除伤寒沙门菌、副伤寒沙门菌外,主要致病菌有鼠伤寒沙门菌、猪霍乱沙门菌、肠炎沙门菌、牛沙门菌及鸭沙门菌,鼠伤寒沙门菌、猪霍乱沙门菌和肠炎沙门菌最常见。

(一)流行病学

1.传染源

主要传染源为感染的家禽家畜,如鸡、鸭、猪、牛、羊等;其次是感染的鼠类及其他野生动物,其感染率为1%～4%或更多;人类带菌者亦可作为传染源,较常见于职业上与沙门菌接触的人,如食品加工或屠宰工人。

2.传播途径

沙门菌通过被污染的食物传染,特别多见于蛋、家禽、冷藏肉、未灭菌乳制品、海产等食品。水源污染可引起暴发。苍蝇和蟑螂可作为沙门菌的机械携带者,引起传播。蛋是引起肠炎沙门菌感染的主要原因。

3.人群易患性

人群普遍易感,但与免疫力的强弱相关。婴幼儿、老年人及免疫缺陷者(如血红蛋白病、HIV患者等)对沙门菌易感。病后的免疫力不强,可反复感染,甚至可感染同一血清型细菌而发病。

4.流行病学特征

本病的流行病学特征为:①突然发病;②潜伏期短;③发病者仅限于进食污染食物者;④食物常是同一传染源所污染;⑤集体用餐单位常呈暴发流行;⑥热带地区雨季和温带地区气候较暖的时期发病率最高。

(二)临床表现

1.胃肠炎型

其他沙门菌属感染常引起胃肠炎,与其他细菌和病毒所致的胃肠炎难以区别。此型较常见的病原菌为鼠伤寒沙门菌,是最常见的临床类型,约占70%,也称为沙门菌食物中毒。患者在进食污染食物或水后 6～48 小时,出现恶心、呕吐和腹泻症状,常伴有腹部绞痛和发热(38～39℃)。腹泻主要表现为稀便,无血便,量中。但大量水样便,血便或痢疾症状并不能排除沙门菌属感染。在新生儿,老年人及免疫缺陷者(如 HIV 感染患者)易引起脱水和病变播散,需要住院治疗和抗生素治疗。沙门菌感染极少引起假阑尾炎或类炎性肠病。

其他沙门菌属感染引起的胃肠炎往往是自限性的。腹泻症状在 3～7 天可自行缓解,发热一般不超过 72 小时。沙门菌感染后 4～5 周,粪培养可持续阳性,持续阳性＞1 年的慢性携带者罕见(＜1%)。慢性携带者往往不推荐抗生素治疗,一些研究显示抗生素治疗反而延长患者带菌时间。

2.败血症型

小于 5% 的其他沙门菌属感染致胃肠炎患者血培养阳性,其中 5%～10% 患者出现局部感染。败血症最多见,尤其在婴幼儿、老年人和免疫抑制患者(如移植患者、HIV 感染患者)中。沙门菌易引起动脉炎,如果患者血培养(至少 3 次)结果阳性率＞50%,要高度考虑并发血管内感染。既往瓣膜性心脏病患者极易引起心内膜炎,而动脉粥样硬化和主动脉瘤患者常伴有动脉炎。老年患者患胃肠炎后,出现迁延性发热伴背部、腹部或胸部疼痛,要怀疑动脉感染。心内膜炎和动脉炎罕见(1%),但常伴有并发症,如心内膜炎常并发心脏瓣膜穿孔或房室隔脓肿,动脉炎常并发真菌性动脉瘤、破裂性动脉瘤或脊椎骨髓炎。

猪霍乱沙门菌和都柏林沙门菌常常有迁徙性发热和血培养阳性,无胃肠炎病史,侵袭性强,常出现迁徙性感染。

局部感染常常表现为腹腔内感染,中枢神经系统感染,肺部感染,泌尿生殖道感染,骨、关节和软组织感染。

(三)实验室检查

1.血象

胃肠炎者白细胞总数大多正常。有局灶性化脓性病变时明显升高,可达(20～30)×10^9/L。

2.粪便检查

部分患者粪便中有黏液和血,镜下白细胞增多,尤以婴幼儿多见。

3.病原学检查

胃肠炎时易从呕吐物和粪便中分离到病原菌,并与可疑食物中的病原菌相一致。胃肠道外感染时,从血、骨髓、脓液和其他体液如胸水、脑脊液、关节积液等中测得病原菌。反复培养可提高阳性率。

(四)治疗

1.对症治疗

胃肠炎型以维持水、电解质平衡为主,辅以必要的对症处理。轻、中度脱水可予口服葡萄糖或电解质溶液,严重脱水者静脉补液,对年老、年幼或虚弱者应给予支持疗法。中毒症状严重并有循环衰竭应注意维持有效血容量,必要时可使用肾上腺皮质类激素。对呕吐、腹痛明显者,可给予口服颠茄酊,必要时亦可应用山莨菪碱。

2.病原治疗

无并发症的胃肠炎型患者不必应用抗菌药物,严重的胃肠炎或发育不良的婴儿及免疫缺陷者应加用相应抗菌药物。

败血症型其他沙门菌属感染,必须用抗菌药物治疗,氟喹诺酮类药物为首选。氟喹诺酮类药物具有抗菌谱广,对革兰阴性杆菌活性高,且不易产生耐药,但因其影响骨骼发育,孕妇、儿童、哺乳期妇女慎用。局部感染患者一般可用氧氟沙星 300mg,2 次/天,口服;或 200mg,每 8～12 小时静脉滴注,疗程 14 天。或环丙沙星 500mg,2 次/天,口服或每 8 小时静脉滴注,疗程 14 天。败血症患者可先给予静脉氧氟沙星治疗 1～2 周,然后口服氟喹诺酮治疗 4 周。

第 3 代头孢菌素、氨苄西林,复方磺胺甲噁唑对沙门菌属感染也有很好的疗效。患者如并发血管内感染或心内膜炎,应予以 β-内酰胺类抗生素治疗 6 周。有骨髓炎、脑膜炎等局灶性感染时应较长期静脉内给药,同时做手术引流。氯霉素治疗成功率低,临床不推荐使用。

新生儿(＜3 个月),老年人(＞50 岁),移植患者、淋巴细胞增生症,HIV 感染,假关节手术,严重关节疾病以及镰状红细胞病等患者,由于容易出现迁徙性感染,需预防性使用抗菌药物治疗。一般口服或静脉给予抗菌药物治疗 2～3 天或免疫正常患者治疗至体温正常。严重免疫缺陷患者,根据临床表现,治疗时间延长至 7～14 天。

(五)预后

本病的预后取决于临床类型、患者的一般情况及感染细菌的种类。胃肠炎预后良好。死亡病例多发生于婴儿、老年人或有严重慢性病者。严重全身感染者病死率较高。沙门菌脑膜炎的病死率可高达 80％以上。

(六)预防

1.控制传染源

妥善处理患者和动物的排泄物,保护水源,禁止使用病畜病禽。

2.切断传播途径

注意饮食、饮水卫生和食物加工管理,不喝生水。肉、禽、乳、蛋类的处理、加工、贮存均应严防污染,食用时应煮熟煮透。生熟分开,腹泻患者不应接触熟食。

第二节 弯曲菌感染

弯曲菌感染是由弯曲菌属细菌所致的感染性疾病。1972 年首次成功地分离出弯曲菌。弯曲菌感染主要引起人类急性腹泻、肠道外器官感染和菌血症。

引起人类感染的弯曲菌属主要有空肠弯曲菌、结肠弯曲菌和胎儿弯曲菌。空肠弯曲菌和结肠弯曲菌主要引起急性肠炎;胎儿弯曲菌多引起机会性感染,可引发败血症等全身性感染。

一、病原学

弯曲菌属细菌为革兰阴性微需氧菌,呈弧形、螺旋形、S 形等形态,有鞭毛,运动活泼,无芽孢及荚膜。已发现 13 神弯曲菌,有些弯曲菌,如胎儿弯曲菌、唾液弯曲菌还可分出亚种。本菌抗原结构复杂,有 O、H 和 K 抗原。在含 5％氧气、10％二氧化碳和 85％氮气的环境中生长良好。所有弯曲菌能在 37℃生长,但空肠弯曲菌的最适生长温度为 42℃。弯曲菌的抵抗力较强,在 4℃牛奶中可存活 160 天,在室温内细菌可生存 2 个月以上。但易被干燥、直射阳光及常用消毒剂所杀灭。

二、流行病学

(一)传染源

患者和带菌者是本病的传染源;家禽、家畜、鸟类、大多数野生动物也是弯曲菌感染的重要传染源。

(二)传播途径

主要通过污染食物或水经消化道传播;也可通过人与人、人与动物等接触传播。

(三)易感人群

普遍易感,儿童和青年的发病率较高。

(四)流行特征

弯曲菌感染全年均有发病,夏秋季为感染高峰。胎儿弯曲菌感染主要发生在免疫力低下患者,如慢性肝病、糖尿病、恶性肿瘤、艾滋病等。

三、发病机制与病理解剖

细菌经口感染后经胃到小肠,小肠上部微氧环境适宜空肠弯曲菌增殖,并产生细胞毒素和肠毒素。细菌借助于本身的侵袭力引起肠黏膜损伤,从而引起腹泻。空肠弯曲菌主要引起肠黏膜局部病变,一般不侵入血流。胎儿弯曲菌感染易引起菌血症和肠道外器官感染。也易转为慢性或反复发作。

病理变化主要在空肠、回肠和结肠。结肠镜检见肠黏膜水肿、点状出血、浅表溃疡、隐窝脓肿等。黏膜下层镜检中性粒细胞、浆细胞和淋巴细胞浸润。

四、临床表现

(一)空肠弯曲菌感染

潜伏期 3～5 天,病情轻重不一,可为无症状的带菌者或轻症、重症肠炎患者。典型患者有发热,体温 38～40℃;腹痛、腹泻;水样或黏液样便,2～10 次/天。重型病例有黏液血便,每日 20 余次,伴里急后重,全身不适、乏力、肌肉关节酸痛、头痛甚至谵妄等感染中毒症状。病程一般 7～10 天,少数患者腹泻迁延不愈发展为慢性腹泻。

少数严重病例可出现腹膜炎、胆囊炎、关节炎、阑尾炎,甚至败血症等。也可合并溶血尿毒综合征、多发性神经炎、格林-巴利综合征、脑膜炎、心内膜炎、血栓性静脉炎、泌尿系统感染等。

(二)胎儿弯曲菌感染

为肠道外感染,常引起败血症或菌血症及心内膜炎、心包炎、肺部感染、关节炎等局部感染。新生儿和老年人易出现脑膜炎、脑炎、硬脑膜下积液、脑脓肿等表现。

五、实验室检查

（一）常规检查

粪便为水样便或黏液血便，镜检可见少量白细胞和红细胞、脓细胞等。血常规检查白细胞总数和中性粒细胞轻度增高。

（二）病原学检查

1.涂片检查

取新鲜粪便涂片革兰氏染色，可见革兰氏阴性弧形、螺旋形、S形等多形态小杆菌，也可采用粪便悬滴，暗视野显微镜下观察细菌动力。

2.细菌培养

将粪便接种于选择性培养基上，在42℃微氧环境下培养48小时可获得病原菌。

（三）血清学检查

可用试管凝集法、间接荧光法、ELISA法或被动血凝法测定患者血清中O、H、K抗体。病后数日就可检测到阳性结果，恢复期血清抗体效价较急性期有4倍以上增高者亦有诊断价值。

六、诊断与鉴别诊断

根据有与感染动物或患者接触史或进食污染的食物、水等流行病学史，临床表现为发热、腹痛、腹泻、血便等，确诊有赖于病原学检查阳性或血清学检查阳性。

本病应与急性细菌性痢疾、肠套叠、溃疡性结肠炎、沙门菌肠炎及其他细菌性感染性腹泻相鉴别。

七、治疗

（一）一般治疗

执行接触隔离措施，防止经消化道和生活接触途径的传播。卧床休息，半流质饮食，降温，维持水和电解质平衡等。

（二）抗菌治疗

1.空肠弯曲菌感染

空肠弯曲菌的肠道感染大多能自愈，因此轻症患者不需抗生素治疗。对于中、重症患者尽早应用抗菌药物治疗，常首选红霉素口服，成人每日0.9～1.2g，小儿每日40～50mg/kg，分3～4次口服，疗程5～7天。新的大环内酯类药物可减少给药次数，降低不良反应，如罗红霉素、阿奇霉素等。也可选用喹诺酮类、磷霉素、氨基糖苷类抗生素等。

2.胎儿弯曲菌感染

用氨基糖苷类或氨苄西林等药物治疗。败血症患者疗程需4周，中枢神经系统感染者也可用氯霉素治疗，疗程2～3周。

八、预防

加强食品、饮用水的卫生管理,做好患者排泄物的严格消毒。

第三节　幽门螺杆菌感染

一、病原学

幽门螺杆菌(Hp),属弧菌科、螺旋菌属,革兰氏染色阴性,呈 S 形或螺旋形,微需氧,有鞭毛。37℃培养 3 天可见针尖状透明无色菌落生长。该菌生化反应不活跃。过氧化氢酶或氧化酶阳性。尿素酶丰富,能分解尿素。细菌在 4℃水中可存活 1 年,但在室温空气中只能存活数小时。

二、流行病学

Hp 感染分布世界各地,在经济不发达和卫生状况差的地区,Hp 感染率较高。患者是主要传染源,Hp 感染有家庭内聚集现象,主要经消化道传播。

三、发病机制

Hp 经口进入机体后,先黏附在胃黏膜黏液层的表面,借助 Hp 螺旋状结构和鞭毛运动穿过黏液层,在胃黏膜上皮细胞表层定植,Hp 能分泌多种酶,如尿素酶、蛋白酶、过氧化氢酶和酯酶等,使胃的内环境发生改变,利于 Hp 的生存,同时也可引起胃黏膜上皮细胞的炎症损伤。大约 60% 的 Hp 可产生细胞毒素,使胃黏膜上皮细胞发生空泡样变。此外,Hp 还可通过引起炎症介质(如 TNF-α、IL-1、IL-6、IL-8、IL-10 等)的分泌增加,导致胃黏膜炎症病变。Hp 感染也可通过胃肠激素的变化而损伤胃黏膜上皮细胞。

四、临床表现

目前认为 Hp 是慢性胃炎、消化性溃疡、胃淋巴瘤和胃癌的致病因子;Hp 感染与黏膜相关性淋巴组织淋巴瘤密切相关;Hp 感染还与一些胃外疾病的发生有关,如动脉粥样硬化相关性疾病(冠心病、缺血性脑血管病)、原发性雷诺现象、原发性头痛、胆道感染、慢性肝病、原发性血小板减少性紫癜、干燥综合征、桥本甲状腺炎、糖尿病、荨麻疹、斑秃等。

五、诊断

我国对 Hp 感染的临床诊断达成共识,即下述两项检查中任一项阳性者即可诊断:①Hp

涂片或组织学染色;②尿素酶依赖试验。

六、治疗

现尚无单一药物可有效根除 Hp,因此必须联合用药治疗。目前推荐的治疗方案常采用三联疗法,即质子泵抑制剂(PPI)或胶体铋剂加上两种抗菌药物的联合应用,也可采用 PPI＋胶体铋剂＋两种抗菌药物联合用药的四联疗法,疗程均为 1～2 周(表 2-1)。

表 2-1　根除 Hp 的三联疗法方案

PPI 或胶体铋剂	抗菌药物
PPI 标准剂量(20mg),q12h	克拉霉素 0.25～0.5g,q12h
(奥美拉唑 20mg,q12h)	阿莫西林 0.5～1.0g,q12h
枸橼酸铋钾(胶体次枸橼酸铋)220mg,q12h	甲硝唑 0.4g,q12h
	呋喃唑酮 0.1g,q12h

七、预防

治疗患者和带菌者,做好内镜等器械消毒,注意饮食卫生。

第四节　猩红热

猩红热属乙类传染病,是由 A 组乙型(β)溶血性链球菌引起的、小儿常见的急性呼吸道传染病。该病多在冬春季节流行。其临床特点为发热、咽峡炎、全身弥散性鲜红色皮疹,疹退后脱屑;少数患者恢复期可出现超敏反应引起的风湿热、急性肾小球肾炎、关节炎及心肌炎等并发症。

A 组链球菌中产生红疹毒素者均可引起猩红热,近年来发现 C 组链球菌也有产生红疹毒素株的,可致猩红热。该菌在体外的生存力较强。在痰液、脓液和渗出物中能生存数周。在 60℃ 30 分钟、碘酊中 15 分钟可以灭活。

一、流行病学

(一)传染源

猩红热的传染源主要为猩红热患者和咽部乙型链球菌携带者。其他 β 型溶血性链球菌感染的疾病,如扁桃体炎、咽峡炎、中耳炎或丹毒等患者,也可以成为猩红热的传染源,但其传染性不强。带菌者为重要传染源。猩红热患者自发病前 1 日至出疹期传染性最强,恢复期传染性消失。

(二)传播途径

猩红热主要通过空气飞沫传播,尤其是在人群密集的家庭、学校、幼儿园更易传播,患者的咽、鼻部和涎液中的细菌,通过谈话、咳嗽和喷嚏等方式传染易感者。少数患者也可通过被污染的水、食物、衣物、玩具、书籍和日用品等经口传染或通过皮肤伤口及产道引起"外科型"及"产褥型"猩红热。患者后期脱皮时皮屑无传染性。

(三)人群易感性

人对猩红热都有易感性。感染后可以获得抗菌免疫和抗毒免疫。

1.抗菌免疫力

抗菌免疫力产生缓慢,较弱,持续时间短暂,具有型特异性。因A组乙型链球菌中各型M蛋白的抗原性不同,产生不同的抗体,故只对同型菌株具有免疫力。遇有其他型别菌株,仍可反复感染,可致咽峡炎、扁桃体炎或皮肤感染。

2.抗毒免疫力

抗毒免疫产生快而持久,婴儿的抗毒免疫来自母体,生后1年即消失,而感染后的自动抗毒免疫可以持续终身。主要由红疹毒素刺激机体产生抗毒抗体。以往认为不同型链球菌所产生的红疹毒素是相同的,因此认为猩红热很少再患。近年来证明,引起猩红热症状的红疹毒素有5种不同血清型,相互无交叉免疫,故患猩红热后再感染不同型红疹毒素的菌株仍可再患猩红热。近年由于青霉素的早期应用,猩红热的临床表现轻,机体产生的免疫力弱,使猩红热的再感染机会增多。乙型链球菌所产生的其他毒素如溶血素等亦能刺激机体产生抗体,检测这些抗体可判明是否为新近乙型链球菌感染。

3.流行特征

(1)流行地区:多流行于温带、热带,寒带较少见。我国北方地区发病较多,南方较少。近年来,似乎本病流行区域有南移趋势。

(2)季节:全年均可发生,冬春季较多,夏秋季较少。

(3)年龄:学龄儿童发病率最高。1岁以下、50岁以上少见。

(4)流行菌型和病情变迁:据近年流行病学调查表明,不同年代,不同地区流行菌型不尽相同,病情有日趋缓和的倾向,轻型病例增多,中毒型少见,病死率显著下降。

二、分子生物学病原

A组乙型溶血性链球菌(GAS)是链球菌中致病性最强的一种,广泛存在于自然界和人及动物粪便和健康人的鼻咽部,引起各种化脓性炎症、猩红热、丹毒、新生儿败血症、脑膜炎、产褥热以及链球菌超敏反应性疾病等,需要快速有效的治疗,以及早根除化脓性伤害和避免带来严重的后遗症。目前,通过对GAS的一些致病性的菌体成分和分泌的多种蛋白质的研究,了解如下。

(一)具有致病性的菌体成分

1.M蛋白

是GAS的重要致病因子,位于细胞壁上,纤丝状结构,氨基端伸出壁外,羧基端黏附于壁上,具有抗吞噬作用,M蛋白抗原的变异是M分型的基础,根据M蛋白抗原特异性可将GAS分为100多个血清型。M蛋白与链球菌致热原,是妨碍吞噬作用的毒力因子,可与很多血浆蛋白结合,诱导交叉反应性自身免疫抗体的形成。野生型 GAS 的 M 蛋白分子的分子量大约 58kD,呈螺旋盘绕结构,氨基酸序列与人体心肌的原肌球蛋白和肌凝蛋白有显著的同源性,解释了 GAS 与人体存在免疫学交叉反应的物质基础。

2.黏附素

细胞壁的脂磷壁酸(LTA)及 M 蛋白是两种黏附素,介导它们自身黏附于宿主组织的胞外基质(ECM)。LTA 是 GAS 主要抗原,带负电荷的多聚体,介导 GAS 的黏附。M 蛋白可与血纤维蛋白原中的 D 区结合,每个链球菌有$(8\sim10)\times10^3$ 个血纤维蛋白原结合位点。化脓性链球菌表面结合血纤维蛋白原后,即可抑制补体的结合,赋予 M 蛋白抗吞噬活性。

3.胞壁多糖

A 组链球菌胞壁多糖(PS)和牛心瓣膜糖蛋白(VSGP)有交叉抗原存在。A 组链球菌壁多糖由四部分组成,分子量分别为 15 000Da、37 000Da、66 000Da、150 000Da。其中最具抗原性的部分是 37 000Da,37 000Da 的多糖部分和牛心瓣膜糖蛋白能同时与风湿性心瓣膜炎的血清发生免疫反应。

4.透明质酸荚膜(HAC)

在体外能保护 GAS 抵抗巨噬细胞吞噬。最近证明,HAC 能调节 M 蛋白介导的黏附作用。HAC 通常能增强 GAS 的咽部定居,它在附着于角质形成细胞表面的 CD44 中起配体作用。HAC 基因存在于所有的 GAS 株中。

(二)致病性的胞外分泌物

链球菌还能分泌多种链球菌和多种胞外酶,主要包括溶血素 O 和 S、链球菌致热外毒素(Spe)、链激酶、透明质酸酶等。链球菌分泌的这些酶可在人体引起抗体反应,对这些抗体进行检测,是 GSA 感染的证据。

1.脱氧核糖核酸酶(DNase)

亦称链道酶(SDB),主要由 A、C、G 群链球菌产生,能降解脓液中具高度黏稠性的 DNA,使脓液稀释,促进病菌扩散。DNase 还可以诱导 TNF-2a 的产生。而在 A 族链球菌中,DNsaeB 分布最广,具有较强的抗原性,当机体感染 GAS 后,能产生大量的 DNaseB 抗体。DNaseB 基因包含 813 个核苷酸,其蛋白前体包含 271 个氨基酸,含有 43 肽的前导肽,成熟蛋白 228 个氨基酸,分子量约为 26kD。无论是核苷酸还是氨基酸序列,DNaseB 序列等同于 SDBⅡ,与 SDBⅠ相比,少一个 N 端 Arg,与链球菌超抗原 Spe2A、Spe2B、Spe2C 都没有同源性。DNaseB 具有耐热的脱氧核糖核酸酶活性。

2.链球菌溶血素(SL)

GAS 分泌的溶血素有两种,一种是溶血素 O(SLO),另外一种是溶血素 S(SLS)。SLO 对氧不稳定,具有疏基活性的溶细胞素(TAC),有较强的抗原性,分子量为$(110\ 000\pm1\ 000)$Da,由两个$(55\ 000\pm1\ 000)$Da 的亚基组成,能引起某些超敏反应性疾病如风湿热及急性肾小球肾炎。TAC 毒素与真核细胞膜的胆固醇结合,产生毒素-2 胆固醇聚合物,通过胶态渗透机制产生细胞溶解。在 SLO 和其他 TAC 毒素间有显著的氨基酸同源性。组织内高浓度 SLO 可破坏吞噬细胞,在感染灶远处,较低浓度 SLO 刺激多形核白细胞(PMN)黏着于内皮细胞,有效阻止粒细胞移入并促进血管损伤。人体一般感染链球菌后的 2~3 周出现抗溶血素"O"抗体,并且维持数周。因此抗溶血素"O"在临床上用于 GAS 感染的实验室诊断。SLS 是小分子多肽，对氧稳定，无抗原性。提纯和鉴定此蛋白较困难，在致病机制中的唯一作用是直接或接触毒性。

3.透明质酸酶（HAase）

又称扩散因子，能分解细胞间质的透明质酸，利于病菌在组织中扩散。化脓性链球菌的 HAase 分子量为 3 915kD。在酸性条件下稳定，在碱性条件下易失活。最适 pH 一般为酸性，在 3.5～6.5。HAase 主要水解透明质酸，促进结缔组织分解，增加组织坏死程度，并有助于毒素的吸收和扩散。

4.链激酶（SK）

又称链球菌溶纤维蛋白酶，具有激活纤维蛋白酶原导致血栓溶解的活性，能使血液中纤维蛋白酶原变成纤维蛋白酶，可溶解血块或阻止血浆凝固，有利于细菌在组织中扩散。SK 是单链蛋白，由 414 个氨基酸残基组成，分子量约 47 000Da，等电点 4.0～6.0。其 N 端 245 个氨基酸残基与丝氨酸蛋白酶具有同源性，但没有丝氨酸蛋白酶活性。只有致病性的 A、C、G 族链球菌染色体上才有 SK 基因。它的存在可能与链球菌的致病性有关。

5.Spe

是致热源物质，因与猩红热特征性皮疹的形成有关，曾称红疹毒素（ET）。现知这一大类蛋白质属于链球菌超抗原（SAg），是链球菌外毒素。

链球菌表面 M 蛋白也是一种超抗原。从链球菌提取的 M 蛋白肽（PePM）可作为超抗原，可刺激人 T 细胞 Vβ2、Vβ4 和 Vβ8 位点。Spe 和某些 M 蛋白片段的共同特征是其在缺乏有抗原递呈的细胞所加工的初级抗原情况下，能与 T 细胞受体的特定 Vβ 区相互作用，可导致 T 淋巴细胞多克隆繁殖，这是自身抗体产生的基础。

三、发病机制与病理解剖

A 组链球菌由咽峡部侵入，在咽部黏膜及局部淋巴组织不断增殖产生毒素和细胞外酶，造成对机体的化脓性、中毒性和超敏反应性病变。

（一）化脓性病变

A 组 β 型溶血性链球菌通过 LTA 黏附于咽部黏膜使局部产生炎性变化，导致咽部和扁桃体红肿，表面被覆炎性渗出物，可有溃疡形成。细菌可由局部经淋巴间隙进入附近组织，引起扁桃体周围脓肿、鼻旁窦炎、中耳炎、乳突炎、颈部淋巴结炎、蜂窝织炎等，少数重症患者细菌可侵入血流，出现败血症及迁徙性化脓病灶。

（二）中毒性病变

链球菌产生的红疹毒素自局部进入血循环后，引起发热、头痛、食欲减退等全身中毒症状。皮肤充血、水肿，上皮细胞增殖，白细胞浸润，形成典型的猩红热样皮疹。最后表皮死亡脱落，形成"脱屑"。黏膜充血，有时呈点状出血，形成黏膜内疹。肝、脾、淋巴结等有不同程度的单核细胞浸润、充血及脂肪变性。心肌混浊肿胀和变性，严重者有坏死。肾脏呈间质性炎症。偶见中枢神经系统有营养不良变化。

（三）超敏反应性病变

部分患者在病程第 2～3 周时出现心、肾、滑膜组织等处的非化脓性炎症。心脏受累可出现心肌炎、心包炎和心内膜炎，其发生机制可能是链球菌的酶使心脏释放自身抗原，导致自身免疫。多发性关节炎可能由链球菌的抗原与特异性抗体结合形成复合物引起。肾小球肾炎的发生可能为抗原抗体复合物沉积于肾小球引起。

四、临床表现

（一）潜伏期

猩红热的潜伏期为 1～7 天，大多数为 2～4 天。外科型猩红热潜伏期为 1～2 天。

（二）临床分型

由于细菌毒力的强弱，侵入部位的差异，年龄和机体反应性不同，本病临床表现差异较大。一般可分下列几型。

1.普通型（典型猩红热）

流行期间 90％以上属此型，根据病程可分为三期。

（1）前驱期（疹前期）：急性发病，体温骤升，发病第 2 天可在 39℃以上。幼儿可有惊厥；年长儿可出现寒战。应用青霉素治疗，体温可在 1 天内降至正常。还可以有头痛、恶心、呕吐和咽部肿痛，出现肠系膜淋巴结炎的可有腹痛。发病 2 天内，舌苔白，舌尖及边缘发红，咽部充血水肿，软腭有细小密集的红疹或细小出血点；颈前淋巴结肿大、有压痛。

（2）出疹期：皮疹一般出现在发病后 12～24 小时。先见于耳后、颈部、颌下和上胸部，12～24 小时遍布全身。典型皮疹是在全身弥散性充血潮红的基础上，散布着针头大小、密集而均匀的点状充血性细小斑疹，并与毛囊一致，隆起突出的"鸡皮疹"，少数表现为带小脓头的粟粒疹或出血疹。患者常感瘙痒，手指按压皮肤，红疹可暂时消退，出现苍白指印，数秒后恢复原状，称为贫血性划痕。面颊部充血潮红，但口鼻周围常无充血，形成相对苍白，称为"口周苍白圈"。在肘前、腋部、腹股沟、腘部等易受摩擦的褶缝部位疹子密而多，且可有皮下出血，形成紫红色线条样折痕，称为帕氏线。这些都是猩红热的特征，有重要的诊断价值。患儿咽痛明显，咽部充血，扁桃体充血水肿，可有黄白色点片状渗出物，颈部及颌下淋巴结肿大和压痛。病初舌面披以白苔，舌乳头充血肿胀而突起白苔之外，称为草莓舌。至第 3、4 病日，白苔开始脱落，显出红肿的乳头，呈杨梅刺状，称为杨梅舌。随后乳头肿胀消退，舌面充血平滑，称覆盆子舌，亦为猩红热的特征之一。

（3）恢复期：皮疹出现后 48 小时内达高峰，依发疹先后顺序消退，一般在 2～4 天消失。病程的第 1 周末或第 2 周开始脱皮，常为糠屑样脱皮，手掌和足底可见大片脱皮，但近年较为少见。脱皮的程度与发疹的轻重有关，脱皮时间最长者可达 6 周。

2.轻型

最为多见，发热短，体温不高，中毒症状轻或缺如，皮疹少而色淡，出疹期短，无脱皮或仅呈落屑状脱屑，病程持续 2～3 天。近年来此型病例增多，易于误诊，且后期仍可发生超敏反应性并发症，应予以注意。

3.重型

(1)中毒型:已不常见。中毒型为严重的红疹毒素引起,病势凶险,发展快。体温在40℃以上,头痛、呕吐严重,烦躁、惊厥,可出现意识不清,并可发生中毒性休克及中毒性心肌炎,皮疹明显,皮疹多为出血性,色泽暗红。病程短于3天,多数患者死亡。

(2)脓毒型:此型现已少见,多见于营养不良的儿童。主要表现为发热40℃以上,头痛、咽痛、呕吐等中毒症状,皮疹密布,咽部充血明显,扁桃体常形成脓性分泌物,呈大片假膜。常引起附近组织发炎,如化脓性中耳炎、鼻窦炎、颈淋巴结炎、乳突炎、颈部软组织炎。如治疗不及时,可发展成败血症,病死率也较高。

4.成人型猩红热特点

临床表现不典型,易被忽视,发热均呈高热,持续2~4天。皮疹大多数为红色斑丘疹,大小不等,以面部出疹为首发,极少数有杨梅舌、口周苍白圈、帕氏线。伴咳嗽占大多数,咽峡炎占1/2,易与麻疹相混淆。临床上应注意猩红热恢复期疹退脱屑无遗留褐色斑痕,结合流行病史及疹型特点等鉴别。对猩红热发病治疗的早与晚及治疗是否恰当和彻底,对疾病的发展和转归都有很大影响。早期明确诊断尤其重要。

5.外科型

此型系病原菌侵入皮肤和黏膜伤口所致,极为少见。皮疹首先在伤口周围出现而且较为明显,然后波及全身。邻近淋巴结炎症显著。患者常无咽峡炎,一般症状轻,预后较好,不需要隔离。

五、辅助检查

(一)血象

白细胞总数在10×10^9/L以上,中性粒细胞超过80%,细胞质中可有中毒颗粒及空泡,出疹后有5%~10%患者嗜酸性粒细胞可增多。

(二)分泌物培养和涂片

咽拭子、脓液培养及伤口分泌物可获得A组链球菌。用免疫荧光法检查咽拭子涂片可发现乙型链球菌。

(三)尿常规

尿常规检查有少量蛋白,并发肾炎时蛋白增加,并有红细胞、白细胞及管型。一般可有少量蛋白,多为一过性。并发肾炎时,蛋白增加,并出现红、白细胞和脊型。

(四)抗链球菌溶血素O试验

很少出现假阳性。虽然对A组链球菌并非特异,但它对链球菌疾病的诊断不失为有价值的辅助手段。早期抗菌治疗可使其反应消失。患风湿热时有很高的滴度,肾炎者反应不一。

六、诊断及鉴别诊断

(一)诊断

根据典型的临床表现,如发热、咽痛、典型皮疹和脱皮、草莓样舌,结合末梢血象,诊断不难。部分轻型或重型病例，缺乏典型症状、体征，一时难以做出诊断，可详细询问病史和接触史，仔细观察本病特征性表现，有助于诊断。免疫荧光法检查咽拭子涂片可进行快速诊断，此外抗链球菌溶血素"O"试验（ASO）、抗链激酶（ASK）试验、抗脱氧核糖核酸酶 B 抗体（anti-DNaseB）试验、抗透明质酸酶（AH）试验等血清学检查，可使阳性诊断率提高到 80％～90％。咽拭子培养阳性则可确诊。

（二）鉴别诊断

1.金黄色葡萄球菌感染

金黄色葡萄球菌感染也可产生红疹毒素而引起猩红热样皮疹和咽炎等改变，但皮疹多在起病 3～5 天出现，皮疹持续时间短暂，无皮肤脱屑；全身中毒症状重，皮疹消退后全身症状不减轻，且常有局部或迁徙性病灶。两者鉴别主要依靠细菌培养。

2.风疹

发病 1～2 天先于面部出疹，1 天内波及全身。皮疹初为稀疏的红色斑丘疹，以后在面部和四肢有融合，出疹 1d 后皮疹呈现猩红热样，一般在 3 天内消失。耳后、颈部及枕部淋巴结肿大、白细胞降低、咽培养阴性等可以鉴别。

3.麻疹

麻疹为较大的斑丘疹，有时有融合，但其疹间有健康皮肤，发病 3～4 天才出疹，疹后有色素沉着。前驱期口腔黏膜有麻疹斑，白细胞计数正常或降低。

4.病毒性发疹

传染性单核细胞增多症也有轻度发疹和轻度咽炎，但其周身淋巴结肿大、脾大及白细胞中可见非典型淋巴细胞。有些肠道病毒感染和腺病毒等某些血清型也可有猩红热样皮疹，本病皮疹多在病程 2～6 天出现，皮疹基本形态为"风疹样"斑丘疹，周围血白细胞总数偏低，中性粒细胞不高，咽拭子培养无乙型链球菌生长。必要时做病毒血清学检查和病毒分离以确诊。

5.药物疹

皮疹呈现多形性，出疹无一定顺序，分布不规律，多对称，全身症状轻，有用药史，一般无发热和咽峡炎，停药后皮疹很快消退。

6.川崎病

好发于 4 岁以下儿童，主要表现为急性高热，持续 1～2 周，眼结膜充血，口唇皲裂，猩红热样草莓舌，淋巴结肿大、不化脓、不粘连，手背及指（趾）头末端对称性水肿；皮疹主要为分布于躯干部的猩红热样疹，不痒或有轻度瘙痒，恢复期指趾端片状脱皮。本病常常伴有心血管病变、消化道病变、泌尿系统病变。实验室检查周围白细胞及中粒细胞增多，有时血小板增高，红细胞沉降率（ESR）增快。抗生素治疗无效，阿司匹林治疗有效，静脉注射丙种球蛋白可预防冠状动脉扩张和动脉瘤的发生。

7.类猩红热

在猩红热日趋轻症化的同时，在 20 世纪 90 年代江苏无锡地区发生的红热病流行中，分离出新病原——缓症链球菌，属国际首次报道，该菌属绿色链球菌，其临床病情重，特点为：发病以青、中年为主；全身中毒症状重，胃肠道症明显，可引起电解质紊乱，且咽峡炎常不明显；常有非典型皮疹，早期以躯干下部、下肢为主或上胸部充血性皮疹，偶见痱子样或风团样皮疹及颈、上胸部潮红或腋窝、肘窝处对称性潮红,少数有软腭针尖大小或片状出血;可出现低血压休克及多脏器损害等。经病原体培养和抗体测定可确诊。

七、并发症

治疗越早,并发症越少。常见并发症有以下几种:

(一)化脓性并发症

可由 A 组乙型溶血性链球菌本身直接侵袭附近的组织器官引起,亦可由其他细菌感染引起。一般前者多发生在起病 1 周以内,而后者发生较晚。化脓性并发症常见的有颈部及颌下化脓性淋巴结炎、化脓性中耳炎、化脓性乳突炎、鼻窦炎、颈部软组织炎、肺炎等。目前此类并发症已少见。但对婴儿需要特别注意耳道的检查,因为婴儿出现中耳炎时,往往无显著症状(当然有时有抓挠耳朵的动作,此不易被发现),很容易继发乳突炎。

(二)中毒性并发症

常发生在疾病早期,由链球菌毒素引起的非化脓性病变,多见于中毒性患者,表现为中毒性关节炎、胃肠炎、肝炎或心肌炎等,此类并发症多为一过性,持续时间较短,预后较好。

(三)超敏反应性并发症

1.急性肾小球肾炎

此并发症较多见,多发生在病期的第 3 周左右。与猩红热病情轻重的关系至今看法不一。疾病大多持续 1 个月左右,大部分病期较轻可完全恢复,有少数患者迁延成慢性肾炎。近年来研究证明,这与 A 组链球菌的型别有关,一般 1、4、12、18 和 25 型,尤其 12 型感染后容易发生肾炎。另外,近年报道除 A 组外,C 组和 G 组球菌感染后也有发生急性肾小球肾炎者。故应注意定时检查尿常规,及时发现,及时治疗。

2.风湿病

一般与链球菌菌型无关,常在病期的第 2～3 周,有 2%～4% 的患者可出现风湿性关节炎。大关节均可累及,关节有红肿,关节腔有炎性渗出液。另外,有一部分患者可发生风湿性心肌炎、心瓣膜炎和心包炎,急性期后可出现瓣膜的损害。

八、治疗

(一)一般治疗

急性出疹期应卧床休息,隔离 6～7 天,供应流质或半流质饮食,摄入量不足或中毒症状严重者,可给予静脉补液。

(二)抗菌治疗

首选青霉素。目前链球菌对青霉素仍大都敏感,很少耐药,约 80% 的患者经青霉素治疗后 24 小时可退热,95% 的患者治疗 24 小时后咽拭子培养可阴转,咽峡炎、皮疹消退也快。临床观察表明,青霉素早期应用可明显缩短病程,减少并发症。用量:儿童 2 万～4 万 U/(kg·d),成人 120 万～240 万 U/d,分 2～3 次肌内注射;疗程为 7～10 天。对青霉素过敏者,可改用红霉素。儿童 20～40mg/(kg·d),成人 1～2g/d,每 8 小时 1 次,与等量碳酸氢钠同服。重症者可静脉滴注。7～10 天为 1 个疗程。亦有用头孢菌素、利福平、羧氧苄青霉素、洁霉素等治疗猩红热,取得满意效果。

(三)对症治疗

中毒症状重,有脱水征候者应及时补充液体;伴中毒性休克者,除积极足量应用抗生素治疗外,同时应按休克处理原则,补充血容量,纠正酸中毒,必要时输注新鲜血等。超高热者亦可点滴少量肾上腺皮质激素。

(四)并发症治疗

化脓性并发症在青霉素的治疗前,可加大青霉素剂量,若发生在青霉素治疗后,则应考虑改用其他抗生素,并发风湿热者可抗风湿治疗。如并发急性肾小球肾炎,按急性肾炎处理。

九、预后

青霉素问世以来,本病预后大大改观。只要及早发现,及早治疗,绝大多数患者都能很快治愈。严重并发症、脓毒败血症等极少见。并发心肌炎者亦不多,并发肾炎似与猩红热轻重无关,与风湿热的关系亦无一定规律。中毒性猩红热虽少,但可危及生命,应予以注意。

十、预防

(一)控制传染源

酌情决定在家或住院隔离治疗 6～7 天,直至临床症状消失,咽培养连续 3 次阴性,无并发症出现,可以解除隔离。与患者有密切接触且咽培养阳性者,可以口服或肌内注射青霉素类药物。对于托儿机构的流行也可以采取相同的措施,并且进行隔离。同时,向当地疾病预防控制中心报告。

(三)切断传播途径

接触患者时戴口罩,随时消毒患者的分泌物和污染物。流行期间避免到人群密集的公共场所,并随时戴口罩。

(三)保护易感者

在儿童机构有猩红热流行时,可用黄连素(1∶1 000)喷咽部。如出现咽炎或扁桃体炎时,应该隔离患儿,应用青霉素治疗 3～5 天。

第五节　细菌性痢疾

细菌性痢疾简称菌痢,是由志贺菌属引起的急性肠道传染病。志贺菌属分为痢疾志贺菌、福氏志贺菌、鲍氏志贺菌和宋内志贺菌 4 群 47 型。该病全年均可发生,但以夏秋季多见。患者和带菌者为传染源,常通过污染的手、生活接触、污染食物或水源或借苍蝇传播等方式,经口感染。人群普遍易感,病后无持久免疫力。志贺菌主要侵犯结肠,黏膜化脓性溃疡性炎症为其基本病理变化。主要临床表现为发热、腹痛、腹泻、里急后重、黏液脓血便。

一、病原学

志贺菌属亦称痢疾杆菌,属肠杆菌科,革兰阴性杆菌,该菌属有菌毛,无鞭毛及荚膜,在普通培养基上即可生长。根据抗原结构分为 4 群 47 型,见表 2-2。

表 2-2　志贺菌属的分型

菌名	群别	甘露糖	鸟氨酸脱羧酶	血清型
痢疾志贺菌	A	−	−	1～12
福氏志贺菌	B	+	−	1a、b、c、2a、b、3a、b、c、4a、b、c、5a、b、6、x、y
鲍氏志贺菌	C	+	−	1～18
宋内志贺菌	D	+	+	1

目前我国以福氏志贺菌的流行居首位,且以 2a 型为多;其次为宋内志贺菌;再次为鲍氏志贺菌。近几年我国少数地区有痢疾志贺菌的流行趋势。

四群志贺菌均可产生内毒素,是引起全身反应如发热、毒血症、休克等的重要因素。痢疾志贺菌还可产生外毒素又称为志贺毒素,有肠毒性、神经毒性和细胞毒性,分别导致相应的临床症状。

志贺菌在体外生存力较强,通常温度越低,生存时间越长。宋内志贺菌抵抗力最强,其次为福氏志贺菌,痢疾志贺菌抵抗力最弱。它们对热和常用的消毒剂均敏感,如 60℃10 分钟死亡;阳光直射 30 分钟死亡;室温可存活 10 天;在瓜果、蔬菜及污染物上可生存 11～24 天。人类进食 10 个痢疾志贺菌即可引起发病。

二、流行病学

(一)传染源

为急性、慢性菌痢患者和带菌者。轻型患者、慢性患者及带菌者由于症状不典型且管理困难,故在流行中更具有重要作用。

(二)传播途径

通过消化道传播。志贺菌随粪便排出体外,污染食物、水及手,经口使人感染;苍蝇具有粪、食兼食习性,可通过污染食物引起传播。如食物或饮用水被污染,可引起食物型或水型的暴发流行。

(三)易感人群

人群普遍易感。病后可获得一定的免疫力,但持续时间较短,且不同菌群和血清型之间无交叉免疫,但有交叉耐药性,故易于重复感染。

(四)流行特征

菌痢易发生在亚热带及温带地区。全年均有散发病例报告,但有明显夏秋季流行高峰。菌痢患者的年龄分布有两个高峰,第 1 个高峰为学龄前,第 2 个高峰为青壮年期,与他们在日常生活中接触病原菌机会较多有关。

三、发病机制与病理解剖

（一）发病机制

志贺菌进入人体后是否发病，取决于细菌的致病能力与人体的免疫功能相互作用的过程。志贺菌的致病能力包括：有介导细菌吸附的不光滑型 O 抗原；有侵袭结肠上皮细胞并在其中繁殖的能力；有产生毒素的能力。

志贺菌进入消化道后，大部分被胃酸杀灭，少量未被杀灭的细菌进入小肠，也可因肠道正常菌群的拮抗作用或由于分泌型 IgA 阻断其对肠黏膜的吸附。但如人体因营养不良、胃酸缺乏等导致人体抵抗力低下，则细菌可侵入结肠上皮细胞，经基底膜进入固有层，并在其中繁殖、释放毒素，致使肠黏膜固有层小血管循环障碍，引起肠黏膜出现炎症、坏死及溃疡。临床上患者表现为腹痛、腹泻和黏液脓血便。因细菌可被固有层吞噬细胞吞噬，故细菌很少侵入黏膜下层，也极少进入血流引起菌血症和（或）败血症，只有在免疫力低下的人群，如儿童、老年人及HIV 感染者，才会发生菌血症和（或）败血症。

志贺菌内毒素入血后，不但引起发热及毒血症症状，而且可直接作用于肾上腺髓质，刺激交感神经系统和单核-巨噬细胞系统释放肾上腺素、去甲肾上腺素、组氨酸脱羧酶、溶酶体酶等血管活性物质，引起微循环障碍，进而引起感染性休克、DIC 及重要脏器衰竭，临床上表现为中毒性菌痢（休克型）；脑组织病变严重者，可因脑水肿和（或）脑疝，而出现昏迷、抽搐及呼吸衰竭等中毒性菌痢（脑型）的表现。一般中毒性菌痢以儿童多见，其发生还与患者的特异性体质有关。此外，内毒素也是引起溶血性尿毒综合征的重要因素之一。

（二）病理解剖

病变部位主要在结肠，以乙状结肠和直肠最为显著，重者累及整段结肠，甚至盲肠及回肠下段。急性菌痢的基本病变是肠黏膜弥散性纤维蛋白渗出性炎症。肠黏膜表面有大量黏液脓性渗出物覆盖，严重者肠黏膜上皮细胞大片坏死、脱落，由坏死的肠上皮细胞、中性粒细胞、纤维蛋白及黏液脓性渗出物等形成灰白色假膜，假膜脱落后形成溃疡，由于病变局限于固有层，故肠穿孔少见。轻型患者肠黏膜仅见弥散性充血水肿，肠腔内可见黏液血性渗出物。慢性菌痢肠黏膜充血、水肿和肠壁增厚，因肠黏膜溃疡不断形成与修复，导致瘢痕与息肉形成，少数病例出现肠腔狭窄。中毒性菌痢肠道病变轻微，多数仅见黏膜充血水肿，少有溃疡，突出病变为全身多脏器微血管通透性增加，大脑及脑干水肿、点状出血及神经细胞变性。部分病例有肾上腺充血、出血及肾上腺皮质萎缩。

四、临床表现

潜伏期一般为 1～4 天，短者可为数小时，长者可达 7 天。菌痢患者潜伏期长短和临床症状的轻重取决于患者的年龄、免疫力和感染细菌的数量、毒力及菌型等因素。

根据病程长短和病情轻重可以分为下列各型：

（一）急性菌痢

根据毒血症及肠道症状轻重，可以分为四型：

1.普通型（典型）

起病急，有畏寒、发热，体温可达 39℃，继之出现腹痛、腹泻和里急后重，大便多先为稀水样便，1～2 天后转为黏液脓血便，每日 10 余次至数十次，量少，常伴肠鸣音亢进。早期治疗，多于 1 周左右病情逐渐恢复而治愈，少数病程迁延转为慢性。

2.轻型（非典型）

全身毒血症症状轻微，可无发热或仅低热。表现为急性腹泻，每日便 10 次以内，稀便有黏液但无脓血。有轻微腹痛及左下腹压痛，无明显里急后重，大便培养有志贺菌生长则可确诊。几天至 1 周后可自愈，少数转为慢性。

3.重型

多见于老年、体弱、营养不良患者，急起发热，腹泻每天 30 次以上，为稀水脓血便，偶尔排出片状假膜，甚至大便失禁，腹痛、里急后重明显。后期可出现严重腹胀及中毒性肠麻痹，常伴呕吐，严重失水可引起外周循环衰竭。部分病例表现为中毒性休克，体温不升，常有酸中毒和水、电解质平衡失调，少数患者可出现心、肾功能不全。

4.中毒性菌痢

以 2～7 岁儿童为多见，成人偶有发生。起病急骤，突起畏寒、高热，病势凶险，全身中毒症状严重，可有嗜睡、昏迷及抽搐，迅速发生循环和呼吸衰竭。临床以严重毒血症状、休克和（或）中毒性脑病为主，而局部肠道症状很轻或缺如。开始时可无腹痛及腹泻症状，但发病 24 小时内可出现痢疾样大便。按临床表现可分为以下三型：

（1）休克型（周围循环衰竭型）：较为常见，以感染性休克为主要表现：①面色苍白，口唇或指甲发绀，上肢湿冷，皮肤呈花纹状，皮肤指压阳性（压迫皮肤后再充盈时间＞2 秒）。②血压下降，通常收缩压＜80mmHg，脉压变小（＜20mmHg）。③脉搏细数，心率快（＞100 次/分），小儿多达 150～160 次/分，心音弱。④尿少（＜30mL/h）或无尿。⑤出现意识障碍。以上五项亦为判断病情是否好转的指标。重症病例休克不易逆转，并发 DIC、肺水肿等，可致外周性呼吸衰竭或多器官功能衰竭而危及生命。

（2）脑型（呼吸衰竭型）：中枢神经系统症状为其主要临床表现。由于脑血管痉挛，引起脑缺血、缺氧，导致脑水肿、颅内压增高，甚至脑疝。患者可出现剧烈头痛、频繁呕吐、烦躁、惊厥、昏迷、瞳孔不等大、对光反射消失等，严重者可出现中枢性呼吸衰竭等临床表现。此型较为严重，病死率高。

（3）混合型：具有以上两型的表现，病情最为凶险，病死率高达 90% 以上。

（二）慢性菌痢

慢性菌痢指急性菌痢病程迁延超过 2 个月未愈者。主要与下列因素有关：如原有营养不良、胃肠道慢性疾病、肠道分泌性 IgA 减少导致的免疫力下降或急性期未获有效治疗。另外，福氏志贺菌感染易致慢性感染；耐药性菌株感染易引起慢性化。根据临床表现可以分为 3 型。

1.慢性迁延型

急性菌痢发作后，迁延不愈，时轻时重。长期腹泻可导致营养不良、贫血、乏力等。大便常间歇排菌。

2.急性发作型

有慢性菌痢史,间隔一段时间又出现急性菌痢的表现,但发热等全身毒血症症状不明显。

3.慢性隐匿型

有急性菌痢史,无明显临床症状,多在大便培养检出志贺菌或结肠镜检查发现黏膜炎症或溃疡时诊断。

慢性菌痢中以慢性迁延型最为多见,急性发作型次之,慢性隐匿型最少。

五、实验室检查

(一)一般检查

1.血常规

急性菌痢白细胞总数增高,可达$(10\sim20)\times10^9/L$,以中性粒细胞增高为主;慢性菌痢可有血红蛋白降低。

2.大便常规

多为黏液脓血便,粪质少。镜下见白细胞($\geq15/HP$)、脓细胞及红细胞,如有巨噬细胞则有助于诊断。

(二)病原学检查

1.便培养

培养出痢疾杆菌即可确诊。并应做药敏试验以指导临床用药。为提高便培养的阳性率,应在使用抗菌药物前采样,取脓血部分及时多次送检。

2.特异性核酸检测

采用核酸杂交或聚合酶链反应(PCR)检测志贺菌的核酸,具有灵敏度高、特异性强、快速等优点。

(三)血清学检查

可检测志贺菌抗原,具有早期、快速的优点。但因粪便中抗原成分复杂,易出现假阳性,故目前尚未推广应用。

六、并发症及后遗症

(一)志贺菌败血症

多发生在病后1～2天,血培养志贺菌阳性可确诊。多发生于儿童、老年人及HIV感染者。患者症状重,病死率高。

(二)溶血性尿毒综合征

多见于痢疾志贺菌感染。患者早期有类白血病表现,继而出现溶血性贫血及DIC,甚至出现急性肾功能衰竭。此类患者预后较差。

(三)关节炎

急性期或恢复期偶可并发大关节渗出性炎症,为超敏反应所致。

（四）瑞特综合征

青年男性多见。关节炎、尿道炎、眼炎为主要临床表现，其中关节炎可长达数年。

（五）神经系统后遗症

极少数小儿脑型中毒性菌痢后可有耳聋、失语及肢体瘫痪等后遗症。

七、诊断与鉴别诊断

（一）诊断

多发于夏秋季，患者有不洁饮食或与菌痢患者接触史。急性菌痢表现为急起发热、腹泻、腹痛、黏液脓血便及里急后重，左下腹部压痛。慢性菌痢患者有急性菌痢病史，病情迁延不愈，病程超过 2 个月。中毒性菌痢儿童多见，有高热、惊厥、意识障碍及呼吸、循环衰竭，而无明显腹痛、腹泻症状，常需盐水灌肠或肛拭子取样送检。便常规白细胞（≥15/HP）、脓细胞及红细胞即可临床诊断。确诊有赖于便培养检出痢疾杆菌。

（二）鉴别诊断

1.急性菌痢

须与下列疾病相鉴别。

（1）急性阿米巴痢疾：鉴别要点见表 2-3。

表 2-3　急性菌痢与急性阿米巴痢疾的鉴别要点

	急性菌痢	急性阿米巴痢疾
病原及流行病学	志贺菌；散发，可引起流行	阿米巴原虫；散发性
全身症状	较重，多有发热，毒血症状明显	轻微，多不发热，毒血症状少见
胃肠道症状	腹痛重，有里急后重，腹泻每日十余次或数十次，左下腹压痛	腹痛轻，无里急后重，腹泻每日数次，右下腹压痛
粪便检查	量少，为黏液脓血便，镜检可见红细胞及大量白细胞和少量巨噬细胞，便培养志贺菌阳性	量多，暗红色果酱样便，有腥臭，镜检可见少量白细胞，成串红细胞，常有夏科-雷登晶体，有阿米巴滋养体，便培养志贺菌阴性
乙状结肠镜检查	肠黏膜弥散性充血、水肿及浅表溃疡	肠黏膜多正常，散在溃疡，边缘隆起，周围有红晕

（2）其他细菌引起的肠道感染：侵袭性大肠埃希菌、空肠弯曲菌及气单胞菌等也可引起肠道感染表现痢疾样症状，鉴别有赖于便培养检出病原菌。

（3）细菌性胃肠型食物中毒：进食被鼠伤寒沙门菌、金葡菌、副溶血弧菌、大肠埃希菌等污染的食物引起。进食同一食物后集体发病，潜伏期短，有腹痛、腹泻、恶心、呕吐、水样便，黏液脓血便及里急后重少见，脐周压痛。确诊有赖于从可疑食物及患者呕吐物、粪便中检出同一细菌或毒素。

（4）肠套叠：多见于婴幼儿。首发症状为腹痛，数小时后排出果酱样血便，可扪及触痛性包块，便检见较多红细胞。

(5)急性坏死性出血性小肠炎:急起病,有发热、腹痛、腹泻及血便,毒血症状重,全腹压痛及严重腹胀,很快发生循环衰竭。

2.慢性菌痢

应与下列疾病相鉴别:

(1)结肠癌及直肠癌:如患者继发肠道感染亦可出现腹痛、腹泻及脓血便,故对慢性腹泻患者应行直肠指检、乙状结肠镜及病理活检等检查。

(2)慢性血吸虫病:患者可有腹泻及脓血便,但有血吸虫病疫水接触史,肝、脾肿大,嗜酸性粒细胞增多,大便孵化沉淀检查或肠黏膜活检阳性。

(3)非特异性溃疡性结肠炎:病程长,有腹痛及脓血便。乙状结肠镜检查见肠黏膜充血、水肿及溃疡,黏膜易出血。X线检查示结肠袋消失,呈铅管样改变。

3.中毒性菌痢

(1)休克型:须与其他细菌引起的败血症或感染性休克相鉴别。

(2)脑型:须与乙脑鉴别。乙脑起病慢,循环衰竭少见,乙脑病毒特异性 IgM 阳性可资鉴别。

八、治疗

(一)急性菌痢

1.一般治疗及对症治疗

执行接触隔离措施,防止经消化道和生活接触途径的传播。毒血症状重者须卧床休息,进食少渣易消化的流质或半流质食物,忌生冷、油腻及刺激性食物。注意水、电解质及酸碱平衡,可予口服补液盐(ORS)冲服,重者可予静脉输液。有发热,腹痛及呕吐者可予相应处理。高热物理降温为主,必要时适当使用退热药;腹痛剧烈者可用颠茄浸膏片或阿托品;毒血症状严重者,在强有力抗菌治疗基础上,可予小剂量肾上腺皮质激素。

2.病原治疗

志贺菌存在耐药趋势,部分菌株呈多重耐药,故须根据当地当时细菌耐药情况选用抗菌药物。

(1)喹诺酮类:为首选抗菌药物,其活性强,口服吸收好,耐药菌株相对较少,毒副作用小。环丙沙星 0.2g,8～12 小时口服一次;诺氟沙星 0.2g,6～8 小时口服一次。疗程 3～5 天。其他喹诺酮类,如左氧氟沙星、加替沙星等亦可选用,不能口服者可静脉滴注,但该类药影响骨骺发育,故儿童、孕妇及哺乳期妇女不宜使用。

(2)氨基糖苷类:庆大霉素 8 万 U,12 小时肌内注射一次,注意其不良反应。

(3)复方磺胺甲基异噁唑(SMZ-TMP):成人 2 片,12 小时口服一次,小儿减量,疗程 3～5 天。磺胺类药物过敏、白细胞减少及严重肝、肾功能不全忌用。

(二)中毒性菌痢

1.病原治疗

选用有效抗菌药物静脉给药,成人选用环丙沙星、左氧氟沙星等喹诺酮类药物;儿童选用头孢曲松、头孢噻肟等药物治疗。

2.对症治疗

(1)降温止惊：高热应物理降温，必要时予药物降温，将体温控制在 38.5℃ 以下；高热伴烦躁、惊厥者，可采用亚冬眠疗法，予氯丙嗪和异丙嗪各 1～2mg/kg 肌内注射；反复惊厥者可予安定、苯巴比妥钠肌内注射或水合氯醛灌肠。

(2)抗休克治疗：①补充血容量，纠正酸中毒：快速静脉输注葡萄糖盐水、5％碳酸氢钠(3～5mL/kg)及低分子右旋糖酐(10～15mL/kg)等液体，休克好转后则继续静脉输液维持。②解除血管痉挛：本病为低排高阻性休克，宜予抗胆碱类药物山莨菪碱(654-2)，成人每次 20～40mg(儿童 0.5～1mg/kg)，每 5～15 分钟一次，静脉推注。直至患者面色红润、肢体转暖、尿量增多及血压回升。如经上述治疗效果不佳，可改用酚妥拉明加去甲肾上腺素静脉滴注或用异丙肾上腺素 0.1～0.2mg 加入葡萄糖液 200mL 静脉滴注，可以加强心肌收缩力。③保护重要器官功能：有心力衰竭者可给予毛花苷丙。④其他：短期用肾上腺皮质激素。有 DIC 早期表现者可予肝素抗凝治疗。

(3)脑型治疗：①20％甘露醇 1～2g/kg，快速静脉注射，每 4～6 小时一次，同时予肾上腺皮质激素减轻脑水肿；②保持呼吸道通畅、吸氧，出现呼吸衰竭可应用人工呼吸机。

(三)慢性菌痢

因慢性菌痢病因复杂，一般采用全身与局部治疗相结合。

1.一般治疗

生活有规律，选择易消化饮食，忌食生冷、油腻及刺激性食物。

2.病原治疗

根据病原菌药敏结果选用有效抗菌药物，可采用联合或交叉用药连续治疗 2 个疗程，必要时可多个疗程。亦可用药物保留灌肠疗法，选用 5％～10％大蒜素液 200mL 或加泼尼松 20mg 及 0.25％普鲁卡因 10mL，每晚一次，10～14 天为一个疗程。

3.对症治疗

有肠道功能紊乱者可用镇静或解痉药物，如异丙嗪、颠茄浸膏片等。抗菌药物使用后，菌群失调可予微生态制剂治疗。

九、预 后

与机体免疫功能、菌型、临床类型及病后是否及时治疗等因素密切相关。急性菌痢多于 1～2 周内痊愈，少数转为慢性或带菌者。中毒性菌痢预后差，尤其脑型和混合型病死率较高。

十、预 防

(一)管理传染源

对急、慢性患者和带菌者应隔离并给予彻底治疗，隔离至临床症状消失，粪便培养连续两次阴性。对从事饮食服务行业人员、水源管理人员、托幼机构保教人员等，必须定期进行大便培养检查。

（二）切断传播途径

搞好个人及环境卫生，注意饮食及饮水卫生，消灭苍蝇。

（三）保护易感人群

口服含福氏和宋内志贺菌 F2a 型"依链株"的活菌苗可刺激肠黏膜产生特异性分泌型 IgA。对同型志贺菌保护率约 80％，可维持 6～12 个月，但与其他菌型间无交叉免疫。

第六节　霍乱

霍乱是由霍乱弧菌主要通过污染的水与食物引起的烈性肠道传染病，有发病急、传播快、危及人口多的特点。因此，霍乱在我国被列为甲类传染病，也是国际检疫传染病。其病理生理是由于患者剧烈的腹泻和呕吐，引起脱水、电解质紊乱、肌肉痉挛，严重者导致周围循环衰竭和急性肾衰竭。

一、病原学

（一）基本特性

霍乱弧菌为革兰氏阴性短小稍弯曲的杆菌，无芽孢，菌体两端钝圆或稍平，长为 1.5～3.0μm，宽为 0.3～0.4μm，菌体尾端有一鞭毛，运动活泼，在暗视野悬滴镜检可见穿梭状运动。患者粪便直接涂片可见弧菌呈"鱼群"样排列。O_1 群弧菌无荚膜，O_{139} 群弧菌有一层薄的荚膜。

霍乱弧菌在普通培养基生长良好，属兼性厌氧菌。最适宜的生长环境为 pH 7.2～7.4，温度 37℃。在碱性环境中生长迅速，一般增菌培养常用 pH8.4～8.6 的 1％碱性蛋白胨水，可抑制其他细菌生长。O_{139} 霍乱弧菌能在无氧化钠或 30g/L 氯化钠蛋白胨水中生长。

霍乱弧菌对热、干燥、酸及常用消毒剂均敏感。煮沸 1～2 分钟或 0.2％～0.5％过氧乙酸溶液可立即将其杀死。正常胃酸中仅能存活 5 分钟。但在自然环境中存活时间较长，如埃尔托生物型霍乱弧菌能生存 1～3 周，在藻类或甲壳类动物中存活期更长久。

（二）抗原结构及分类

霍乱弧菌有耐热的菌体（O）抗原和不耐热的鞭毛（H）抗原。H 抗原为霍乱弧菌属共有；O 抗原特异性高，有群特异性和型特异性两种抗原。世界卫生组织（WHO）根据霍乱弧菌的生化性状、O 抗原的特异性和致病性等不同，将其分为三群。

1.O_1 群霍乱弧菌

是霍乱的主要致病菌，包括古典生物型和埃尔托生物型。根据 O 抗原的不同，分为小川型（异型）、稻叶型（原型）、彦岛型（中间型）。

2.非 O_1 群霍乱弧菌

H 抗原与 O_1 群相同，而 O 抗原不同，不被 O_1 群霍乱弧菌多价血清凝集，可有 200 多个血清型，一般无致病性。O_{139} 是其中特殊类型，不被 O_1～O_{139} 血清型霍乱弧菌多价血清凝集，可引起流行性腹泻。

3.不典型 O_1 群霍乱弧菌

可被 O_1 群霍乱弧菌多价血清凝集,但不产生肠毒素,没有致病性。

(三)致病力

霍乱弧菌的致病力包括:鞭毛运动、黏蛋白溶解酶、黏附素;霍乱肠毒素;内毒素及其他毒素。霍乱弧菌可以产生肠毒素(CT)、Zot 毒素和 Ace 毒素。CT 具有免疫原性,可以甲醛处理成无毒性的类霍乱原,免疫人体产生抗体减轻 CT 的攻击。Zot 毒素可以增大肠黏膜上皮细胞的间隙,使液体漏出,引起腹泻。Ace 毒素类似于 CT。霍乱弧菌体表还有一种特殊的菌毛,称为毒素协同菌毛(TCP),其在霍乱弧菌定居肠道中起重要作用。

二、流行病学

(一)传染源

患者和带菌者是霍乱的主要传染源,其中轻型和隐性感染者容易漏诊,是引发霍乱暴发流行的重要因素。患者在病期可连续排菌 5～14 天,每毫升粪便含霍乱弧菌 $10^7 \sim 10^9$,传染性强,污染面大。

(二)传播途径

霍乱主要通过患者和带菌者粪便或排泄物污染水源或食物传播流行。经水传播是最主要的途径,常呈暴发流行;食物传播的作用仅次于水;还可通过污染的鱼、虾等水产品引起传播;日常生活接触和苍蝇等也起传播作用。

(三)易感人群

人群对霍乱弧菌普遍易感,本病隐性感染较多。病后可获得一定免疫力,可产生抗菌抗体和抗肠毒素抗体。但维持时间仅数月,之后仍可能再感染。

(四)流行特征

夏秋季为流行季节,一般集中在 7～10 月,沿海地区发病较多。O_{139} 霍乱的流行特征:无家庭聚集性,以成人为主,男性多于女性。与 O_1 群及非 O_1 群弧菌无交叉免疫力。

三、发病机制与病理解剖

(一)发病机制

霍乱的主要病变部位是小肠黏膜。胃酸和活菌疫苗虽可阻止霍乱弧菌进入人体肠道,但如某些因素使得人体胃酸分泌减少、胃酸被稀释或者食入霍乱弧菌的数量超过 $10^8 \sim 10^9$,霍乱弧菌可到达肠道大量繁殖,产生肠毒素。肠毒素刺激肠黏膜隐窝细胞过度分泌水、氯化物及碳酸盐,同时抑制肠绒毛细胞对钠和氯离子的吸收,引起严重的水样腹泻。肠毒素还可促使肠黏膜杯状细胞分泌黏液增多,使粪便中含大量黏液,加上胆汁分泌减少,因而粪便呈"米泔水"样。

(二)病理生理

1.水和电解质紊乱

由于剧烈的呕吐与腹泻,导致水、电解质紊乱。严重脱水患者可出现循环衰竭,引起急性肾衰竭。

2.代谢性酸中毒

主要原因为腹泻丢失大量碳酸氢根。加上循环衰竭导致缺氧，引起无氧代谢形成代谢性酸中毒。急性肾衰竭排泄酸性物质不足也是原因之一。

(三)病理解剖

主要病理变化为严重脱水，可见皮肤苍白、干瘪、无弹性，皮下组织和肌肉脱水，心、肝、脾等脏器缩小。肾小球和肾间质毛细血管扩张，肾小球变性和坏死。小肠仅见苍白、水肿，黏膜面粗糙。

四、临床表现

潜伏期数小时到数天，一般 1～2 天，多突然起病，古典生物型和 O_{139} 型症状较重；埃尔托生物型常症状较轻，隐性感染者较多。典型病例病程可分三期。

(一)吐泻期

1.腹泻

最主要表现为无痛性剧烈腹泻，不伴里急后重，大便初泥浆样或水样含粪质，见黏液，倾即"米泔水"样或洗肉水样，无粪臭。每日可达数十次，甚至失禁。O_{139} 血清型，发热、腹痛较常见，而且常并发菌血症等肠道外感染。

2.呕吐

常呈喷射状，多发生在腹泻后，呕吐物初为胃内容物，后为水样，甚至"米泔水"样液体。轻型可无呕吐。

(二)脱水期

此期表现为脱水、电解质紊乱和代谢性酸中毒，严重者出现循环衰竭。持续数小时到 2～3 天。

1.脱水

轻度脱水可见皮肤黏膜稍干燥，皮肤弹性略差，约失水 1 000mL，儿童 70～80mL/kg。中度脱水可见皮肤弹性差，眼窝凹陷，声音嘶哑，血压下降及尿量减少，失水 3 000～3 500mL，儿童 80～100mL/kg。重度脱水者出现皮肤干皱、无弹性，眼眶下陷，两颊深凹，声音嘶哑，血压常测不到，少尿甚至无尿，精神萎靡或者昏睡甚至昏迷的"霍乱面容"。患者极度乏力，尿量明显减少，约失水 4 000mL，儿童 100～120mL/kg。

2.肌肉痉挛

钠盐大量丢失，低钠引起腓肠肌和腹直肌痉挛，表现为痉挛部位的疼痛和肌肉呈强直状态。

3.低血钾

腹泻或者大量补液未及时补钾可使患者血钾显著降低。临床表现为肌无力，浅反射减弱或消失，可伴心律失常和传导阻滞。

4.尿毒症、酸中毒

临床表现为呼吸增快，库斯莫(Kussmaul)呼吸，甚至有意识障碍。

5.循环衰竭

严重吐泻导致四肢厥冷,脉搏细速甚至不能触及,血压下降或不能测出;并有出现意识障碍,开始为烦躁不安,继而呆滞、嗜睡,甚至昏迷。

(三)恢复期或反应期

腹泻停止,脱水纠正,症状逐渐消失,体温、脉搏、血压恢复正常。少数有低热表现,但数天后可恢复。

根据失水程度、血压和尿量情况,可将霍乱分为轻、中、重三型。

1.轻型

起病缓慢,腹泻每日不超过 10 次,稀便或稀水样便,一般不伴呕吐,持续腹泻 3～5 天后恢复。无明显脱水表现。

2.中型(典型)

有典型吐泻症状,腹泻每日达 10～20 次,为水样或"米泔水"样便,量多,有明显失水体征。血压下降(收缩压 70～90mmHg),尿量减少(24 小时 500mL 以下)。

3.重型

除有典型腹泻(20 次/天以上)和呕吐症状外,存在严重失水,因而出现循环衰竭,表现为脉搏细速或不能触及,血压明显下降(收缩压低于 70mmHg 或不能测出)。24 小时尿量 50mL 以下。除上述三种临床类型外,尚有一种罕见的暴发型或中毒型霍乱,又称"干性霍乱",起病急骤,发展迅速,患者尚未出现吐泻症状即进入中毒性休克而死亡。

五、并发症

(一)急性肾衰竭

由于剧烈吐泻导致脱水,低血容量休克,可出现肾前性少尿。如果得不到及时纠正,可由于肾脏供血不足,肾小管缺血性坏死,引起器质性肾衰竭。

(二)急性肺水肿

代谢性酸中毒可导致肺循环高压,也可由补充大量不含碱的盐水而加重。

六、实验室检查

(一)一般检查

1.血常规及生化检查

失水可引起血液浓缩,红细胞计数和白细胞计数均升高,尿素氮、肌酐升高,而碳酸氢离子下降。治疗前由于细胞内钾离子外移,血清钾可在正常范围,当酸中毒纠正后,钾离子移入细胞内而出现低钾血症。

2.尿常规

可有少量蛋白,镜检有少许红细胞、白细胞和管型。

3.粪便常规

可见黏液和少许红细胞、白细胞。

（二）血清学检查

霍乱弧菌感染后,机体内抗凝集素抗体一般于第 5 天出现,病程 8～21 天达高峰,抗凝集素抗体双份血清滴度 4 倍以上升高有诊断意义。血清免疫学检查主要用于流行病学的追溯诊断和粪便培养阴性的可疑患者的诊断。

（三）病原学检查

1.粪便涂片染色

取粪便或早期培养物涂片做革兰染色镜检,可见革兰氏阴性稍弯曲的弧菌,无芽孢,无荚膜（O_{139} 霍乱弧菌可产生荚膜）。

2.动力试验和制动试验

将新鲜粪便做悬滴或暗视野显微镜检查,可见运动活泼呈穿梭状的弧菌,即为动力试验阳性。随后加上 1 滴 O_1 群抗血清,如细菌停止运动,提示标本中有 O_1 群霍乱弧菌;如细菌仍活动,再加 1 滴 O_{139} 抗血清,细菌活动消失,则证明为 O_{139} 霍乱弧菌。上述检查可作为霍乱流行期间的快速诊断方法。

3.增菌培养

所有怀疑霍乱患者的粪便,除做显微镜检查外,均应在抗生素使用前快速进行碱性培养基增菌培养。

4.核酸检测

通过 PCR 方法识别霍乱弧菌毒素基因亚单位(ctxA)和毒素协同菌毛基因（TCPA）来鉴别霍乱弧菌和非霍乱弧菌。根据 O_{139} 血清型的序列差异可以鉴定 O_{139} 霍乱弧菌。

七、诊断

霍乱传染性强,潜伏期短,扩散迅速,及时发现与确证意义重大。

（一）确定诊断

有下列之一者,可诊断为霍乱。

(1)有腹泻、呕吐等症状,粪便、呕吐物或肛拭子细菌培养分离到 O_1 群和（或）O_{139} 群霍乱弧菌。

(2)在疫源检索中,粪便培养检出 O_1 群和（或）O_{139} 群霍乱弧菌前后各 5 天内有腹泻症状者。

(3)霍乱疫区、流行期间内有典型的霍乱腹泻和呕吐症状,迅速出现严重脱水、循环衰竭和肌肉痉挛者。虽然粪便培养未发现霍乱弧菌,但并无其他原因可查者。如有条件可做双份血清凝集素试验,滴度 4 倍及以上可诊断。

（二）疑似诊断

具有以下之一者。

(1)具有典型霍乱症状的首发病例,病原学检查尚未肯定前。

(2)霍乱流行期间与霍乱患者有明确接触史,并发生吐泻症状,而无其他原因可查者。

疑似患者应进行隔离、消毒,做疑似霍乱的疫情报告,并每日做粪便培养,若连续两次粪便培养阴性,可排除诊断。

八、鉴别诊断

（一）肠毒性大肠埃希菌肠炎（ETEC）

近年病例增多，有的病原结构与霍乱菌相同，临床表现相似。但病程短，传染性低，可从粪便镜检霍乱弧菌有动力及制动试验阳性，病原菌培养加以区别。

（二）病毒性肠炎

常见病原体为人轮状病毒，多见于婴幼儿，好发于秋冬季，可呈流行性，常为自限性，粪便稀软或黄水样，粪便培养霍乱弧菌阴性，轮状病毒检查阳性。

（三）志贺菌痢疾及沙门菌肠炎

少数病例可有水泻症状，但粪便镜检炎细胞增多，常伴有腹痛，里急后重，粪便镜检或细菌培养可鉴别。

（四）细菌性食物中毒

主要病原菌包括副溶血性弧菌、葡萄球菌、变形杆菌、蜡样芽孢杆菌等，由于细菌在食物中产生肠毒素，人进食后发病。起病急骤，有食用海产品或不洁食物史，潜伏期短，常先吐后泻，阵发性腹部剧痛，粪便为黄水样便，偶带脓血。排泄物可检出相应病原体。

九、治疗

严格隔离，及时补液，辅助抗菌治疗和对症治疗。重症者加强监测与护理。

（一）严格隔离

霍乱患者或疑似患者须按甲类传染病严格隔离。疑似病例应与确诊病例分别隔离，对吐泻物应彻底消毒。症状消失后，隔日粪便培养连续3次阴性可解除隔离。

（二）补液

及时正确补充液体及电解质是治疗关键，可使病死率大大降低。

1.口服补液

对于霍乱病例的治疗，现代医学倡导口服补液，因为其安全、有效、经济、简便。轻度脱水患者以口服补液为主，呕吐并非口服补液禁忌；重度脱水患者、小儿或激烈呕吐不能口服补液者需立即行静脉补液抢救，待病情稳定或呕吐症状缓解后改为口服补液。只有当休克持续长时间，内脏器官损伤严重时才完全依赖静脉补液，一旦病情好转，需尽快改为口服补液，静脉补液只起辅助作用。

WHO推荐口服补液盐（ORS）进行口服补液。配方：葡萄糖20g，氯化钠3.5g，碳酸氢钠2.5g，氯化钾1.5g溶于1 000mL饮用水中。口服补液亦适用于重度脱水者，其既能防止静脉补液不足或过多引起的心肺功能紊乱，又能减少重度脱水者静脉补液量，从而减少输液不良反应及医源性电解质紊乱。

2.静脉补液

注意早期、迅速、足量补液，先盐后糖，先快后慢，纠酸补钙，见尿补钾。

补液常选用541液：1 000mL水中加氯化钠5g，碳酸氢钠4g，氯化钾1g，此为等渗液。

541 液用时每 100mL 再加 50％葡萄糖 20mL 防止低血糖。轻度脱水但因剧烈呕吐难以口服补液者,每日静脉输液 3 000～4 000mL,成人开始 1～2 小时补液速度为 5～10mL/min。儿童 24 小时补液 100～150mL/kg;中度脱水每日静脉输液 4 000～8000mL,成人开始 2 小时快速静脉输入 2 000～3 000mL,待血压脉搏恢复正常后减慢为 5～10mL/min。入院 8～12 小时内静脉补充入院前累计损失量及入院后继续损失量和每日需要量,随后以排多少补多少为原则行口服补液。儿童 24 小时补液 150～200mL/kg;重度脱水每日输液量 8000～12 000mL,一般建立多条静脉通道。先按每分钟 40～80mL 速度输液,半小时后改为每分钟 20～30mL 直至休克纠正。随后减慢速度补足入院前后累计损失量。此后按每日生理需要量及排出量补液。儿童 24 小时补液 200～250mL/kg。儿童补液时,开始 15 分钟内 4 岁以上补液速度为 20～30mL/min,4 岁以下 10mL/min。

(三)抗菌治疗

抗菌药物仅作为辅助治疗措施。给予霍乱中、重度脱水患者抗菌药物治疗,可缩短腹泻时间,减少吐泻量,缩短病程,但不能替代补液治疗。常用抗菌药物包括:多西环素 300mg,一次口服;诺氟沙星 200mg,每日 3 次;环丙沙星 250～500mg,每日两次,用 3 天。阿奇霉素适用于儿童和孕妇,成人 1g,小儿 20mg/kg,一次口服。复方新诺明 2 片,每日 2 次,用 3 天。可选择其中一种抗菌药物治疗。已报道有耐药菌株出现,且 O$_{139}$ 血清型霍乱弧菌常对复方磺胺甲基异噁唑及链霉素耐药,也可根据当地药物敏感试验选择用药。

十、预后

本病的预后与霍乱弧菌的生物类型、临床病情的轻重、治疗是否及时和正确有关。此外,年老体弱、婴幼儿或有并发症者预后差。死亡原因主要是循环衰竭和急性肾衰竭。

第七节　细菌感染性腹泻

广义而言,细菌感染性腹泻包括所有以腹泻为主要表现的细菌感染性疾病,也包括一些特殊的细菌感染性疾病,如霍乱、细菌性痢疾、伤寒、副伤寒、肠结核,而此处指除此之外的细菌感染性腹泻。

非伤寒沙门菌、致泻性大肠埃希菌、副溶血性弧菌、空肠弯曲菌等均可导致感染性腹泻。临床表现多为急性过程,胃肠道症状为主。多为自限性,预后较好。治疗以补液对症治疗为主,部分需要病原学治疗。预防措施主要为切断传播途径,即注意饮食饮水卫生。

一、病原学

革兰氏阴性和阳性细菌均可导致感染性腹泻,其中常见的革兰阴性菌包括:①肠杆菌科:沙门菌属、埃希菌属、耶尔森氏菌属;②弧菌科:副溶血性弧菌、类志贺邻单胞菌、嗜水气单胞菌;③螺菌科:弯曲菌属。常见的革兰阳性菌包括:①金黄色葡萄球菌;②蜡样芽孢杆菌。免疫力低下者,还可出现机会致病菌性腹泻,如普通变形杆菌、奇异变形杆菌、艰难梭菌、肺炎克雷伯菌、弗劳地枸橼酸菌、铜绿假单胞菌等。上述革兰阴性菌多可以菌体(O)抗原分群,以鞭毛(H)抗原和(或)荚膜(K)抗原分血清型,不同血清型的致病性不同。如肠出血性大肠埃希菌O157:H7致病力强,病死率高,是发达国家监测大肠埃希菌感染的主要目标菌。常见病原菌特点详见表2-4。

表2-4 常见细菌感染性腹泻的病原菌特点

菌属	主要菌株	常见污染食品	形态	抵抗力	致病因素和机制
沙门菌属	鼠伤寒沙门菌、肠炎沙门菌为主,另有猪霍乱沙门菌等	禽肉、畜肉及其制品、乳制品	杆菌,无芽孢,无荚膜,绝大多数有周鞭毛,能运动,生存力较强,在水和土壤中能存活数月,粪便中能存活1~2个月,在冰冻土壤中能越冬	不耐热,65℃ 15~20分钟即被灭活,对常用化学消毒剂敏感	侵袭性致病,鼠伤寒沙门菌还可分泌肠毒素
埃希菌属	致泻性大肠埃希菌,分为6类[a]	多种动植物来源食品	短杆菌,多有鞭毛,能运动,无芽孢,部分有荚膜	较强,在水和土壤中能存活数月,在阴凉处室内尘埃可存活1个月,含余氯0.2mg/L的水中不能生存	因菌种而异,包括黏附、侵袭性致病,产生内毒素、耐热肠毒素、不耐热肠毒素、志贺毒素、细胞毒素等
变形杆菌属	普通变形杆菌、奇异变形杆菌	熟食等多种食物	两端钝圆,无芽孢多形性小杆菌,有周鞭毛,运动活泼,无芽孢,无荚膜	条件致病菌。对外界适应力强,营养要求低。耐低温,4℃可繁殖。广泛存在自然界及人和家禽、家畜的肠道中	产生肠毒素,还可引起机体过敏反应,并有一定侵袭性
耶尔森氏菌属	致病性小肠结肠炎耶尔森氏菌	多种动植物来源食品	小杆菌,无芽孢,无荚膜,有周鞭毛(温度较高时丧失)	抵抗力强,耐低温,4℃可生长	侵袭性致病,黏附,产生耐热肠毒素
弧菌属	副溶血性弧菌	海产品	多形性球杆菌。菌体一端有单根鞭毛,无芽孢,有荚膜	嗜盐生长,对酸敏感,食醋中3分钟即死亡。不耐热,56℃ 5~10分钟灭活,对多种消毒剂敏感	尚未明确,可能与侵袭、黏附素、耐热直接溶血素有关

菌属	主要菌株	常见污染食品	形态	抵抗力	致病因素和机制
邻单胞菌属	类志贺邻单胞菌	水产品,尤其是淡水产品	短杆菌,可成双或短链状排列,有周鞭毛,无芽孢	不耐热。对多种化学消毒剂敏感	产生肠毒素
气单胞菌属	嗜水气单胞菌	淡水产品	短杆菌,排列成单或成双,两端钝圆,单鞭毛,有穿梭样动力,无芽孢,有荚膜	不耐热。对多种化学消毒剂敏感	黏附因子,产生不耐热肠毒素、细胞毒素
弯曲菌属	空肠弯曲菌	多种食物	形态细长弯曲,一端或两端有单鞭毛,运动活泼,无荚膜,无芽孢	较弱。对多种化学消毒剂敏感。不耐热,加热56℃5分钟灭活。潮湿环境中4℃可存活数周	侵袭性致病
葡萄球菌属	金黄色葡萄球菌	乳类、肉类食物、剩饭菜	球菌,无芽孢,多无荚膜	对热和干燥的抵抗力较一般无芽孢细菌强,加热80℃30分钟才被灭活。在干燥痰液中可存活2~3个月。5%石炭酸中10~15分钟死亡	产生耐热性肠毒素
芽孢杆菌属	蜡样芽孢杆菌	淀粉或乳制品,熟食	大杆菌,两端钝圆,有周鞭毛,能运动。无荚膜	广泛分布于自然环境。芽孢抵抗力强。对过氧乙酸、二氧化氯等敏感	产生腹泻毒素(类似不耐热肠毒素)、呕吐毒素

注:a—分别为肠致病性大肠埃希菌(EPEC)、肠侵袭性大肠埃希菌(EIEC)、肠产毒性大肠埃希菌(ETFC)、肠出血性大肠埃希菌(EHEC)、肠聚集性大肠埃希菌(EAEC)、弥散黏附性大肠埃希菌(DAEC)。

不同地区不同人群的主要致病菌不同,如沿海地区进食海产品较多,其病原菌以副溶血性弧菌为主,其他地区则以沙门菌属、埃希菌属多见。婴幼儿以机会性致病菌为主,而年长儿以沙门菌属为主。致泻性大肠埃希菌是儿童和旅行者腹泻的常见致病菌。

二、流行病学

（一）流行情况

广泛流行于世界各地。全年均可发病，好发于夏、秋季，与夏、秋季气温高，细菌易于繁殖相关。常因食物不新鲜，以及食物加工、保存与烹调不当而引起。病例一般为散发，有时流行或暴发。

（二）传染源

患者、带菌者，被致病菌感染的动物也可成为传染源。

（三）传播途径

消化道传播，如摄入被细菌污染的食物或水。

（四）人群易感性

人群普遍易感。病后通常不产生免疫力，可反复感染致病。儿童、老年人、免疫功能低下者（如艾滋病、肿瘤、应用免疫抑制剂者）患病风险相对高。

三、发病机制与病理解剖

（一）发病机制

细菌感染性腹泻主要有两种不同的发病机制，即细菌毒素介导分泌性腹泻和细胞毒素及侵袭作用引起的侵袭性腹泻。某些细菌既可引起侵袭性腹泻，也可引起分泌性腹泻。

（1）毒素介导分泌性腹泻：不同细菌产生的肠毒素不同，其导致分泌性腹泻的机制也不同。如大肠埃希菌的不耐热肠毒素、沙门菌属及嗜水气单胞菌的肠毒素与肠上皮细胞刷状缘的受体结合，刺激腺苷酸环化酶活化，使胞内产生大量 cAMP 并积聚，刺激隐窝细胞大量分泌，抑制绒毛细胞吸收而导致腹泻；而大肠埃希菌的耐热肠毒素及耶尔森氏菌肠毒素则活化鸟苷酸环化酶，使胞内 cGMP 浓度增高引起分泌性腹泻；艰难梭菌通过使钙离子增加引起分泌性腹泻。

（2）侵袭性腹泻：主要通过细胞毒素和侵袭作用使黏膜细胞破坏、相关炎症产生而导致腹泻。炎症的严重程度由菌体的侵袭力决定。主要感染部位为结肠，常有腹痛、血便，便中可检出脓细胞。黏液脓血便为其特征表现。沙门菌、空肠弯曲菌、侵袭性大肠埃希菌、肠出血性大肠埃希菌等均可引起此类腹泻。

（二）病理解剖

引起分泌性腹泻的病因主要是病原菌产生的肠毒素作用于空肠和十二指肠，而肠黏膜病变轻微。分泌性腹泻的病理生理特点为：①排出大量水样便，无脓血，一般不出现腹痛；②粪便中含大量电解质，主要的阳离子为钠和钾；③禁食后腹泻不缓解甚或加重；④肠黏膜组织学病变轻微或正常。

侵袭性腹泻的主要病变部位在结肠黏膜，也可见于小肠末端，在电镜下可见肠上皮细胞表面肿胀、线粒体消失、内积脂质的膜样囊泡增多及核固缩等。上皮细胞内可见病原菌，部分细菌可侵入固有层和肠系膜淋巴结内繁殖引起炎症病变。其病理生理特点为粪便含有渗出液和血,结肠尤其是左半结肠炎症多,肉眼可见黏液、脓血等,大便镜检可见多量红细胞、白细胞。

EHEC O157:H7 除作用于肠上皮细胞外,还可作用于血管内皮细胞、肾脏、脾脏和神经组织细胞等,引起溶血尿毒综合征等。

四、临床表现

潜伏期有数小时至数周不等。常表现为急性起病,临床症状轻重不一,有隐性感染或病原携带者甚至暴发型。胃肠道表现明显,大便性状异常,呈水样便或黏液、脓血便。常伴有畏寒、发热、乏力、头晕、全身不适等表现。病程自数天至 1~2 周不等,常为自限性,少数可复发。不同种类细菌所致腹泻的临床类型不同,常见如下。

(一)肠出血性大肠埃希菌感染

潜伏期为 2~7 天。发病前有生食、半生食肉类制品、生乳等不洁饮食史。根据病情轻重可分为无症状感染、轻度腹泻、出血性肠炎三种类型。典型表现为急性起病,常突然发生剧烈腹痛和水样便,数天后出现血性腹泻,可伴低热。大多数患者具有自限性,一般病程为 2~9 天。感染严重者 1 周后可发生溶血性尿毒综合征(HUS),表现为血尿、少尿或无尿,继发黄疸、昏迷、惊厥等,多见于老人、儿童及免疫力低下者,病死率较高。

(二)耶尔森氏菌感染

本病多发生于冬春季节,为自限性的轻型急性胃肠炎,可散发或暴发流行。潜伏期为3~7天,起病后表现为腹泻、发热和腹痛,大便多为水样,可带黏液,少见脓血便,每日数次到 10 余次不等。腹泻一般 1~3 天,重者持续 5~14 天。可伴多种肠外表现,如反应性关节炎、败血症等。感染后可获得牢固免疫。

(三)抗生素相关性腹泻

此处主要是指应用抗生素后继发与肠道菌群紊乱有关的腹泻。轻者仅表现为稀便,每天 2~3 次,持续时间短。重型患者往往继发特殊条件致病菌感染(如艰难梭菌、金黄色葡萄球菌等),可表现为假膜性肠炎,伴发热,少数极严重患者还可出现水、电解质紊乱和败血症甚至中毒性巨结肠表现。

(四)旅游者腹泻

常发生于抵达旅游地的 1~3 周内,潜伏期为 1~2 天。多数为产毒性大肠埃希菌、沙门菌属和志贺菌属等所致。急性起病,为稀便或水样便,腹泻次数可达每日 10 次,伴有腹痛、恶心、呕吐等症状,一般病程在 4~7 天。腹泻持续 2~5 天后逐渐恢复。

五、并发症

(一)水、电解质酸碱平衡紊乱

是腹泻时常发生的并发症,严重者可致命。

(二)溶血性尿毒综合征(HUS)

可以由多种病原引起,以肠出血性大肠埃希菌 O157:H7 为多见。临床症状为少尿、血尿、无尿及皮下黏膜出血等。儿童、老年人易患,病死率较高。

（三）格林-巴利综合征（GBS）

见于多种细菌性疾病和病毒性疾病之后，可能与体液免疫相关。表现为胃肠道、呼吸道感染后出现的运动障碍、感觉障碍、反射障碍及自主神经功能障碍等。此综合征病情重、后遗症多、病死率高。

（四）其他

肠穿孔、中毒性巨结肠、脑水肿、败血症、感染性休克、心包炎、反应性关节炎、血栓性血小板减少性紫癜等。

六、实验室检查

（一）外周血常规检查

大肠埃希菌、沙门菌感染血白细胞计数多在正常范围，副溶血弧菌及金黄色葡萄球菌感染血白细胞可增高伴中性粒细胞比例增高。

（二）大便常规检查

稀水样便镜检可有少量白细胞；血水样便镜检可见多量红细胞；脓血便中可见多量红细胞及白细胞。

（三）大便致病菌培养

致病菌的培养分离是诊断细菌感染性腹泻的主要方法，须在疾病的早期应用抗菌药物之前采取大便的脓血及黏液部分或在结肠镜检时采取标本送检。根据可疑致病菌选用相应的选择性培养基与培养条件，针对弯曲菌、产气荚膜杆菌等的厌氧培养，针对弯曲菌的含有抗生素的选择性培养基培养，针对弧菌的碱性或含盐培养基培养，以及冷增菌及碱化处理后双硫平板检测耶尔森氏菌。

（四）免疫学检测

最常见的有乳胶凝集试验、酶标免疫吸附技术、被动血凝集试验、免疫荧光法、免疫磁球法、酶免疫荧光法等，用于大便中细菌及其毒素、血清中特异性抗原抗体的检测。

（五）核酸检测

近年来利用基因探针及 PCR 技术检测病原菌特异性基因片段可提高阳性率。

七、诊断

根据流行病学资料，包括发病地区、年龄、季节，以及有无不洁饮食史、动物接触史、集体发病史、疫水接触史等，结合临床资料如发病情况、既往病史、抗生素应用史、此次发病的症状、体征、病程以及腹泻的次数、性状等考虑可能的病原菌。确诊仍有赖于粪便病原菌的分离培养及特异性检查。

八、鉴别诊断

应与其他原因导致的腹泻如病毒感染性腹泻、寄生虫性腹泻、真菌性腹泻相鉴别；还应与一些非感染性腹泻，如溃疡性结肠炎、克罗恩病、肿瘤性及功能异常引起的腹泻等相鉴别。

九、治疗

治疗的总原则是预防和纠正脱水、对症治疗及合理应用抗菌药物。

(一)补液支持治疗,纠正水、电解质酸碱平衡紊乱

口服补液盐(ORS液)疗法适用于腹泻脱水的预防和轻中度脱水的治疗,服用剂量和次数根据患者腹泻次数和脱水程度掌握。

对于重度脱水、电解质紊乱、酸中毒或休克者需要给予静脉补液纠正脱水,同时补充必要的电解质和纠正酸碱平衡紊乱。补液推荐用乳酸格林液,最初应快速静脉补液,遵循补液的基本原则,继发酸中毒可给予碳酸氢钠或乳酸钠纠正,及时根据血气分析结果调整用药。注意钾、钙等元素的补充。

(二)合理使用抗菌药物

不同病原菌所使用抗菌药物有所不同。①艰难梭菌性肠炎:先停用原抗菌药物,予万古霉素或甲硝唑;②耶尔森氏菌感染:轻症患者多为自限性,一般不必应用抗菌药物治疗;③侵袭性、致病性或产肠毒素性大肠埃希菌感染:可选用氟喹诺酮类药物或磺胺类药物口服,疗程3~5天;④肠出血性大肠埃希菌 O157:H7 感染:由于有报道使用抗生素对病程无明显影响,且部分患者还会发生溶血性尿毒综合征,故目前不主张使用;⑤嗜水气单胞菌感染:可选用氟喹诺酮类、氯霉素、第三代头孢菌素等;⑥类志贺邻单胞菌感染:重症患者可选用氟喹诺酮类、氯霉素及庆大霉素治疗;⑦旅游者腹泻:经验性使用抗菌药物治疗,能缩短病程。成人可服氟喹诺酮类抗生素,儿童采用 SMZ 治疗。

一般不使用止泻药和止吐药,尤其是儿童禁用此类药物。

十、预后

多数预后较好,但全世界每年 500 万~1 000 万病例因严重腹泻而死亡,儿童所占比例特别突出,是发展中国家婴幼儿患病和死亡的主要原因之一。也可引起严重局部并发症,如中毒性巨结肠和肠穿孔。幼儿或老年人、有严重基础疾病等是预后不良的危险因素。

十一、预防

(一)管理传染源

设置肠道专科门诊,对患者及部分感染者做到早期发现、早期隔离与治疗;对餐饮业从业人员定期体检,以检出慢性患者及带菌者;对餐具严格消毒;感染动物及时处理。对于暴发疫情及时隔离,阻止疫情发展。

(二)切断传播途径

是预防感染性腹泻的主要措施。养成良好个人卫生习惯,加强饮食、饮水卫生管理以及对虫媒的控制。处理好污水、污物及患者的排泄物,对重点人群加强防控。

(三)保护易感人群

提倡母乳喂养。部分口服疫苗可在肠道局部起到保护性免疫作用。

第八节　细菌性肝脓肿

一、病因学及细菌学变化和感染途径

（一）病因学

细菌性肝脓肿系指化脓性细菌引起的肝内化脓性感染，故亦称化脓性肝脓肿。其大都继发于体内其他部位的感染，部分细菌性肝脓肿是因肝外伤、肝手术致病菌直接侵入肝脏或继发于内源性细菌感染。有些病例找不到确切的病因，称为隐源性脓。近来隐源性肝脓肿有明显的上升趋势，国外报道占全部病因的 20%～60%，国内报道占 25.9%～53.3%。一般认为隐源性肝脓肿可能系原发病灶的致病菌通过血流波及肝脏而形成，只是肝脓肿形成时这些原发病灶已治愈或未被发现。其发病原因目前文献报道有所差异，胆系疾病和糖尿病为细菌性肝脓肿的两个主要易患因素。对胆源性肝脓肿者，由于胆道感染胆汁排泄不畅，细菌易于生长繁殖，如若治疗不及时，易使病情加重。国内胆道感染主要是由结石、蛔虫、炎症、狭窄等引起，而国外则以胆道肿瘤梗阻因素为主。对合并有糖尿病者，控制血糖应与抗感染并重，高血糖利于革兰氏阳性菌生长繁殖，同时也抑制机体的细胞免疫功能，血糖控制不良时机体处于负氮平衡，致免疫球蛋白和补体等生成减少，淋巴细胞转化明显降低，抗体数量减少，尤其酮症酸中毒者体内代谢紊乱，这些严重削弱了血液的杀菌能力和细胞介导的免疫反应，故极易受到感染。由于右肝管较短，故脓肿多发生于肝右叶，以单发脓肿多见。据报道，胆道肿瘤所致的梗阻性感染占 33%～55%。经门静脉引流的腹内器官感染导致细菌性肝脓肿发生率近年来有所下降。据报道经这一感染途径导致的病例从 20 世纪 30 年代的 45% 下降到 10%～20%，个别国外报告仅占 6%。这是由于自从磺胺及其他抗生素广泛应用以来腹内感染疾病，尤其是阑尾炎能得到及时有效的治疗。

（二）细菌学

细菌性肝脓肿常见的致病菌有金黄色葡萄球菌、大肠杆菌、克雷伯杆菌、变形杆菌、白色葡萄球菌、副大肠杆菌、铜绿假单胞菌等。厌氧菌以微需氧链球菌及脆弱类杆菌多见。近年有报道厌氧菌感染达半数以上。胆道感染和腹内感染引起的肝脓肿致病菌大多是革兰阴性杆菌，其中主要是大肠杆菌，其次为克雷伯杆菌、变形杆菌及铜绿假单胞菌等。败血症、开放性肝外伤引起的肝脓肿及隐源性肝脓肿致病菌多为革兰阳性球菌，主要为金黄色葡萄球菌及化脓性链球菌，以金黄色葡萄球菌为主。有报道，细菌性肝脓肿中金黄色葡萄球菌占 45%。肝脓肿之脓液细菌培养的阳性率由既往的 20% 提高到 60% 左右，个别报道达 90% 以上。在培养的阳性病例中，混合感染占 55%～79%。随着厌氧菌培养技术日趋完善，发现厌氧菌感染的肝脓肿有明显上升。国外报道厌氧菌检出率为 26%～60%，国内报道为 27%～77%。在检出的厌氧菌中主要是脆弱类杆菌及厌氧球菌，并常与需氧菌混合感染。许多学者认为既往一些所谓无菌性肝脓肿实际上是厌氧菌感染。纯厌氧菌感染的肝脓肿常为单发脓肿，预后好。纯需氧菌感染预后较差，而厌氧菌与需氧菌混合感染时预后介于上述两者之间。

（三）感染途径

1.胆道系统

它是引起肝脓肿最主要的途径。胆道蛔虫症、胆石症、壶腹部狭窄、胰头癌等各种原因都可使胆总管阻塞,胆汁引流不畅易于并发胆道感染。此时致病菌沿胆管逆行进入肝脏引起肝脏感染,最后形成肝脓肿。在我国胆道蛔虫症为最常见的病因。蛔虫钻入胆道可引起不全梗阻并将细菌带入。进入肝内虫体一方面产生机械性损伤,易于产生上行感染,另一方面蛔虫排出物中含有脂肪酶、抗凝素、溶血素等毒性物质,引起局部肝细胞溶解、坏死、形成脓肿。有时在肝脓肿内可发现数目不等的成虫或其残骸。

2.肝动脉系统

机体任何器官的化脓性感染如细菌性心内膜炎、上呼吸道感染、皮肤的疖痈、化脓性骨髓炎、外伤感染、肾周脓肿、中耳炎等疾病引起的菌血症,其致病菌都可经肝动脉进入肝脏,最后导致肝脓肿形成。

3.门静脉系统

凡经门静脉引流的器官的细菌感染或邻近器官的细菌感染都可波及肝脏。胃肠道化脓性病变如坏疽性阑尾炎、腹腔感染、痔疮感染、憩室炎、肠道感染(如细菌性痢疾、溃疡性结肠炎、结肠瘘)、胃切除术后感染、胰腺炎、盆腔化脓性炎症、腹膜后脓肿及婴儿脐部化脓等均可引起细菌性肝脓肿。在细菌或菌栓脱落经门静脉进入肝脏前,常先引起门静脉属支的化脓性炎症,然后延至肝内门静脉分支损害血管壁,脓液溢至周围肝实质而形成脓肿。

4.淋巴系统

与肝脏相通的器官或组织的化脓性感染如膈下脓肿、化脓性胆囊炎、肾周脓肿、结肠脓肿等致病菌可以经淋巴管道进入肝脏。

5.其他

肝脏邻近器官或组织的化脓灶直接播散到肝。如胰腺脓肿穿孔、脓胸、肺脓肿、膈下脓肿等致病菌可直接侵入肝脏。原发性或转移性肝癌因肿瘤组织坏死并发感染、肝穿刺损伤或外伤,肝脏手术等亦可使致病菌直接入侵肝脏。闭合性损伤形成肝内血肿则可导致内源性感染而形成肝脓肿。

二、病理及病理生理

脓肿常为多发,也可呈单发。肉眼观见肝脏肿大,肝切面可见多发性散在脓肿。初期脓肿较小,直径约1cm,圆形;后期可融合成较大脓肿,圆形或不规则形,周围纤维组织增生而形成包裹性囊壁。脓汁多呈黄白色或黄绿色。由胆道阻塞性病变感染所致者,其脓腔可与胆管相通,并伴有胆管扩张、管壁增厚,临床多有黄疸。经门静脉感染者常侵犯右肝叶,门静脉内及脓肿周围血管有血管炎及血栓存在。由肝动脉感染者多为侵及左右两肝叶的多发性脓肿。镜下急性炎症病变,局部肝组织内有大量中性粒细胞浸润,后浸润的中性粒细胞及该处的肝组织坏死、溶解和液化,形成充满脓液的脓肿腔。脓液包括坏死肝细胞碎屑、变性坏死的中性粒细胞即脓细胞,少量浆液及细菌。脓肿周围肝细胞退行性变,有明显充血、水肿和大量炎性细胞浸润。经过一段时间后,脓肿周围有肉芽组织形成,包围脓肿即脓肿膜。

三、诊断及鉴别诊断

(一)诊断

感染性疾病,尤其是胆道感染、败血症及腹部化脓性感染者,出现寒战、高热、肝区疼痛及叩击痛、肝大并有触痛,应怀疑有细菌性肝脓肿。以下辅助检查有助于诊断。

1.化学检查

白细胞总数及中性粒细胞计数明显升高,核左移或有中毒颗粒。50%的患者有贫血,90%以上的患者有红细胞沉降率增快。肝功能有一定损害,大部分患者碱性磷酸酶、γ-谷氨酰转移酶明显升高,少数氨基转移酶、胆红素轻至中度升高,若出现明显的低蛋白血症则提示预后差。

2.细菌学检查

①血培养,可有致病菌生长,部分与脓液培养的致病菌相同。血培养阴性可能是细菌不经血行感染或已使用抗生素影响培养结果。②肝脓液培养,致病菌与感染途径有关。经胆道和门静脉入侵的多为大肠杆菌或其他革兰阴性杆菌。经肝动脉入侵的多为球菌特别是金黄色葡萄球菌。链球菌和金黄色葡萄球菌在创伤后及免疫抑制患者的肝脓肿中较为多见;克雷伯杆菌、变形杆菌和铜绿假单胞菌是长期住院和使用抗生素治疗患者发生脓肿的重要致病菌。厌氧菌中常见者为脆弱类杆菌、微需氧链球菌等。

3.X线检查

右叶肝脓肿常伴有右侧膈肌升高、活动受限。病变位于右肝顶部可致膈肌局限性隆起。并发脓胸或支气管胸膜瘘者肋膈角消失,肺内有阴影。左叶肝脓肿可见胃及十二指肠移位。产气菌感染或已与支气管穿通的脓肿内可见气液平面。

4.B超检查

显示肝区呈边缘模糊的液性暗区,偶呈回声增强影,诊断符合率为85%～96%。肠腔积液或肝周病变易与肝脓肿混淆。肝脓肿部位、大小及其特征表现常与病程及脓肿的液化程度有关:①初期病变区呈分布不均匀的低至中等回声,与周围组织间有一不规则而较模糊的边界,此时与肝癌常不易区别。②随着病程进展,脓肿区开始坏死液化,超声探查可见蜂窝状结构,当液化范围较广时,可见到较厚脓肿壁的回声增强带。③脓液稀薄者,常呈大片无回声区或间有稀疏低回声。脓液黏稠含有脱落坏死组织时,常呈不规则分布或随机分布的低回声,周围则为纤维组织包裹呈一圈较清晰的回声增强带,易误诊为肝内实质占位性病变。④有时可探及脓肿有分层现象,并出现气液平面。慢性肝脓肿腔壁往往回声较强,犹如囊肿壁包膜样表现,有时可有钙化。⑤肝脓肿已穿破横膈进入胸腔或位于近膈处,常合并有胸腔反应性积液。B超分辨率高,无损伤、价廉,可重复检查以判断疗效,还可用于脓肿定位和指导穿刺引流,因此超声检查是诊断肝脓肿的主要手段。

5.CT检查

CT对脓肿的检出率为90%～97%,其准确性不受肠道气体和体位的影响。CT还可以标出脓肿空间位置,指导穿刺和导管引流。细菌性肝脓肿的CT表现为:①呈全部低密度区,偶呈高密度阴影。平扫即能发现,平扫 CT 值在 2～29HU。其密度不均匀、形态多样化、单发或多发,单房或多房,外形圆或卵圆,边界较清楚。②可清晰显示脓肿气影。③脓肿壁为致密环影。早期肝脓肿 CT 平扫为均匀或不均匀的低密度影,增强扫描 CT 表现因肝脓肿病变发展阶段不同而异,表现为:①肿块缩小征,增强后肿块有轻-中度的强化,强压不均匀,肿块与正常肝组织密度接近,分界不清,肿块较增强前缩小。②周围充血征,主要见于增强后动态扫描的早期(30 秒),相当于动脉期,表现为脓肿周围肝组织明显强化。③"簇状征",由于病灶不均匀强化,病灶内出现多个较小的环状强化且相互靠近堆积成簇或呈蜂窝状强化。④"花瓣征",病灶不均匀强化,病灶内分隔出现较明显的强化,几个相邻分隔组成花瓣状表现,中间夹杂增强不明显的低密度区。⑤延时强化征。

6.磁共振(MRI)

以 B 超等检查方法只能诊断 2cm 以上的病灶,而 MRI 可对＜2cm 小脓肿做出早期诊断。细菌性肝脓肿早期诊断因水肿存在,故在磁共振检查时具有长 T_1 和 T_2 弛豫时特点,在 T_1 加权像上表现为边界不清楚的低信号区,在 T_2 加权像上信号强度增高,其信号强度较均匀,当脓肿形成后,则脓肿在 T_1 加权像上为低强度信号区。

7.选择性肝动脉造影

对直径＜2cm 的多发性小脓肿有诊断价值,有助于确定手术途径。

(二)鉴别诊断

1.阿米巴肝脓肿

细菌性肝脓肿与阿米巴肝脓肿的临床表现有许多相似之处。后者临床表现较缓和,寒战、高热、肝区压痛较轻,黄疸少见,白细胞增加不显著而以嗜酸性粒细胞居多,脓液呈巧克力色,有时粪中可找到阿米巴包囊或阿米巴滋养体。阿米巴血清检查间接血凝法 1∶512 阳性(94％)(1∶128 为临界值,1∶32 为阴性)。目前单纯阿米巴肝脓肿并不多见,常伴有细菌感染,脓液呈黄绿色或土黄色。血培养阳性率为 48％,脓液培养阳性率为 90％,可发现致病菌。

2.右膈下脓肿

常发生于腹腔化脓性感染如急性阑尾炎穿孔、胃十二指肠溃疡穿孔和腹部手术后,与细菌性肝脓肿相同,有明显寒战、高热、右季肋部疼痛和叩痛,常有肩部放射痛但肝不肿大,肝区无明显压痛。脓肿较大时肝脏可下移。B 超检查肝内无液性暗区,但于横膈下方做顺序连续切面探查时显示不规则扁球形暗区。X 线示右膈肌普遍抬高、僵硬、活动受限,心膈角模糊多为肝脓肿,肋膈角模糊多为膈下脓肿。当肝膈面脓肿穿破形成膈下脓肿双重情况时,鉴别比较困难。

3.原发性肝癌

巨块型肝癌中心坏死液化,继发感染时临床表现与细菌性肝脓肿相近,但前者一般情况较差,肿大肝表面不平、有结节感或可触及较硬的包块,血清甲胎蛋白及脓肿穿刺病理学检查有重要鉴别意义。

4.结核性肝脓肿

比较少见,临床表现轻重不一、复杂多样,但许多方面类似细菌性肝脓肿。凡长期不明原因发热、肝脾大,伴有上腹胀痛、消瘦、中度贫血、白细胞计数减少,不能解释的 γ-球蛋白增高,有肝外结核病病变,均应考虑有本病存在可能。腹部 X 线平片、CT 检查有助于诊断。结核性肝脓肿在应用抗结核化学药物治疗后 2 个月体温降至正常,6～9 个月病灶可以消散,通过治疗试验也可协助诊断。有时需依靠肝穿刺或腹腔镜直视下肝组织学和(或)病原学检查才能确诊。

5.肝内胆管结石合并感染

临床表现似肝脓肿,一般无绞痛,有肝区或剑突下持续性钝痛伴有间歇性发热,发热 2～3 周可自行下降,1 周后又可再次上升。可有黄疸和肝区叩击痛。肝肿大及触痛不明显。X 线、B 超、CT 检查有助于诊断。

6.Caroli 病

又称先天性肝内胆管扩张症,是一种常染色体隐性遗传的先天性异常。特点为肝内胆管节段性囊状扩张,如行穿刺抽出液为胆汁。大多数 Caroli 病往往尚存在其他 2～3 种先天性异常,如多囊肾、肾小管扩张、肝外胆道异常,寻求这些先天改变有助于鉴别诊断。Caroli 病预后不良,并发症多,如反复发作胆管炎可引起细菌性肝脓肿、膈下脓肿等。CT 检查可清晰显示低密度的不规则囊性病灶与胆管相通,诊断准确率可达 100%。单纯细菌性肝脓肿没有 Caroli 病所特有的肝内胆管囊状扩张,有利于鉴别。

四、治疗

本病治疗应采取综合治疗,包括非手术疗法及手术疗法,一般以非手术疗法为主,必要时行外科手术治疗。

(一)非手术疗法

包括支持治疗、抗生素治疗及局部肝穿抽脓或引流术等。

1.支持治疗

感染较重者,多有贫血、水电解质平衡失调、低蛋白血症,若出现各脏器功能衰竭时,病情更加凶险。因此应加强全身的支持治疗,包括加强营养、补充液体、纠正水电解质紊乱、反复多次输血及清蛋白等,并应及时对心脏及肝肾功能进行维护等。

2.抗生素治疗

抗生素的选择主要根据肝脓肿的病因、脓液的细菌培养及药敏试验结果。一般而言,腹腔内感染、胆道感染和由门静脉入侵而引起的肝脓肿多以大肠杆菌等革兰阴性杆菌为主,经肝动脉入侵者多以革兰氏阳性球菌,尤其是金黄色葡萄球菌为主,既往所谓的"无菌性肝脓肿"可能多为厌氧菌所致。

治疗初期可先根据经验并参考感染途径,选用针对金黄色葡萄球菌为主的革兰阳性菌或针对大肠杆菌为主的革兰阴性菌的抗生素。病情严重时也可两者兼用,必要时加用抗厌氧菌的药物联合治疗,如大剂量的青霉素或哌拉西林＋阿米卡星(丁胺卡那霉素)＋甲硝唑;或克林霉素＋阿米卡星或庆大霉素＋甲硝唑等。随后可根据使用后的疗效及细菌药敏试验的结果再调整药物。第三代头孢菌类抗生素(如头孢他啶、头孢哌酮等)或喹诺酮类抗生素(如诺氟沙星、环丙沙星等)也可酌情选用。新的单环内酰胺类抗生素如亚胺培南及其复方制剂亚胺培南-西司他汀钠,抗菌谱广,对革兰阳性及阴性菌、需氧菌和厌氧菌、产 β-内酰胺酶菌株及多重耐药菌株均有抗菌活性,适用于重度感染,特别是病因未明的重度感染和危重院内感染,但不宜作为第一线药物广泛使用。由于抗生素耐药情况日益突出,因此抗生素必须有计划地合理使用。值得注意的是本病抗生素的使用,一定要在处理原发病和脓液得以充分引流的基础上才能取得良好效果。

3.肝穿抽脓或引流

对脓腔明确且发热等毒性症状明显的患者,应及早在 B 超引导下穿刺抽脓或加置管引流。抽脓时每次尽可能地将脓液抽尽,若脓液黏稠不易抽出时,可用生理盐水或 5%碳酸氢钠溶液或甲硝唑溶液冲洗,直至冲洗液清亮,之后可向脓腔内注入适量抗生素(如阿米卡星0.5g)。以后每 3~5 天复查 B 超以决定是否再次进行抽脓。若脓腔较大,可在初次抽脓后在穿刺部位做一小切口置入引流管以利于脓液的排出。也有报告行双管引流者,此时一管置于脓腔最高点,另一管置于脓腔最低点,这样更利于脓液的引流、脓腔的冲洗及局部给药,且认为双管引流较单管引流者效果更好。

(二)手术疗法

细菌性肝脓肿的手术治疗指征:①经非手术疗法脓液引流不畅者;②需手术处理原发病变者(如胆源性肝脓肿);③慢性脓肿因其壁厚经非手术疗法难以奏效者;④脓肿穿破至胸腹腔或胆道应立即手术治疗。

手术方法:①脓肿切开引流术;②脓肿切开引流后带蒂大网膜脓腔填塞;③肝叶切除术。细菌性肝脓肿若行急性肝叶切除术时,因有使炎症扩散的危险,因此应严格掌握手术适应证。肝叶切除术仅用于:①病程长的厚壁脓肿,切开引流不易使脓腔闭合者;②切开引流后留有无效腔或窦道引流不畅长期不愈者;③合并某肝段胆管结石,肝内因反复感染,组织破坏萎缩,失去正常生理功能者;④肝左外叶多发脓肿使肝组织严重破坏者。

第九节　肝结核

肝结核病系指结核杆菌感染肝脏所致的肝脏结核病变。由于肝结核缺乏特征性临床表现,常被临床漏诊和误诊。经尸检或肝活检证实,各类型的肺结核病例中,50%以上存在肝结核病变,血行播散性肺结核 70%~100%继发肝结核病变。肝结核可作为全身系统器官结核的组成部分,肝外脏器有明显的结核病灶(如肺结核、肠结核等)时,临床上以肝外结核病症状为主要表现,此时一般无明显的肝病表现。即使出现肝病表现,其症状亦较轻,常被肝外结核的主要症状所掩盖。在有效地抗结核治疗后,肝内结核病变亦随之痊愈。此类患者因其临床意义较小,不能作为严格意义上的肝结核。肝结核可以作为一个独立的疾病,其临床表现以肝脏结核病变为主,可同时伴有结核病的全身表现,身体其他部位未见结核病灶或仅有轻微的非活动性结核病,此类患者具有重要的临床意义,即严格意义上的肝结核。

一、感染途径

（一）血行播散

肝脏血运丰富，是全身血行播散性结核病最容易侵及的部位。全身血行播散性结核杆菌循肝动脉进入肝脏，在肝内形成广泛的粟粒性或孤立性结核结节，部分患者亦可同时累及胆道，此种感染方式最为常见。

（二）门静脉播散

门静脉系统所属的器官和组织中有结核病变时（如肠结核或肠系膜淋巴结结核等），结核杆菌可经门静脉侵入肝脏产生肝结核病。

（三）淋巴道播散和邻近病灶直接蔓延

胸腹腔任何器官的结核或其他部位的淋巴结结核均可经淋巴循环进入肝脏。如脾、肾、肠系膜淋巴结结核或脊柱结核等可能通过淋巴道入肝，腹膜结核可直接蔓延到肝脏。

（四）脐静脉途径

胎儿期，胎盘结核可经脐静脉进入胎儿肝脏。

二、病理

由于肝脏具有丰富的单核-巨噬细胞系统及强大的再生修复能力，胆汁亦可抑制结核杆菌生长，结核杆菌虽可通过多种途径侵入肝脏，但并不易在肝内形成病灶。只有当机体免疫力低下，大量结核杆菌和毒素进入肝脏，结核杆菌耐药性和毒力较强时才能导致肝脏结核病变。肝脏感染结核杆菌后，随疾病发展演变和机体免疫力的不同可表现出多种形式。肝结核的基本病理变化为结核性肉芽肿。肝结核性肉芽肿可表现为干酪样坏死、液化坏死、纤维组织增生及钙化等，并可同时伴有其他肝脏病变，如脂肪变、纤维化、肝硬化、淀粉样变性以及病毒或药物引起的肝炎表现。

肝结核的病理分型尚无统一标准，按发病部位及类型可分为肝浆膜结核及肝实质结核。肝浆膜结核即结核性肝浆膜炎，为结核性腹膜炎的一部分，结核杆菌侵犯肝包膜后发生粟粒性结核灶或包膜增生肥厚形成所谓的"糖衣肝"。肝实质结核一般可分为粟粒性结核、结核瘤、结核性肝脓肿、结核性胆管炎等。上述各种病理类型可同时存在，并可互相转化。粟粒性结核最为常见，是全身性结核血行播散的一部分。粟粒结节0.2～2.0cm大小，广泛分布。粟粒性结核结节可弥散全肝，结节呈白色、灰色或略带黄色，由类上皮细胞、朗格汉斯巨细胞和淋巴细胞围绕干酪样坏死灶构成。结核结节相互融合形成单个或多个大结节时称肝结核瘤。结核瘤为结核性肉芽肿和（或）干酪样物质，大结节酷似肿瘤，多为单发，肉眼为圆形或类圆形，淡黄色或黄白相间的肿物，形态较规则，质地柔韧或坚硬，与肝实质分界清楚。结核瘤中央干酪样坏死、液化，可形成结核性肝脓肿，常位于汇管区。由于汇管区氧张力高，有利于结核杆菌生长，所以促使结核结节融合，病灶中心液化成脓肿。肝结核可累及胆管引起结核性胆管炎，主要见于儿童及对结核病易感的人群，多由干酪样结核灶或结核性肝脓肿破溃入胆道所致。病变局限于肝内胆管及其周围的肝实质，肝外胆管受累较少。病变可为局限性或弥散性，胆管扩张，管壁增厚、变硬以及形成结核性小空洞。

三、临床表现

肝结核无特异的症状和体征,好发于青年,常缓慢起病,多数患者伴有肝外结核。可伴有畏寒、发热、盗汗、乏力、消瘦等结核全身中毒症状,其中以发热最为常见。热型多为弛张热,少数患者可出现寒战、高热,酷似败血症,亦可为午后低热和不规则发热。患者可出现恶心、呕吐、纳差、腹胀、腹痛、腹泻、黄疸等消化道症状。腹痛多位于右上腹,可为右上腹轻微的隐痛和不适感或右上腹剧烈刺痛并向右肩放射,类似胆绞痛发作。结核性肝脓肿形成时可出现明显的肝区疼痛,脓肿破裂时可出现剧烈腹痛、休克和腹膜炎表现。常有肝脾大,腹痛,腹胀,贫血等症状。黄疸一般为轻度或中度,多呈持续性,少数可有波动。导致黄疸的原因主要包括以下几个方面:①结核淋巴结压迫肝外胆管;②肝内结核性肉芽肿破坏肝实质或破入胆管;③肝内胆小管受阻;④肝细胞受损及脂肪变性。多数患者可出现肝、脾大,肝脏下界位于右肋下 2～6cm 左右,质地中等硬度或较硬,其表面光滑,少数可有明显结节感,可有肝脏触痛及肝区叩击痛。肝脏肿大的原因包括结核性肝脓肿、结核瘤、结核性肉芽肿、非特异性反应性肝炎、脂肪肝和淀粉样变等。肝被膜受累时可出现肝区摩擦感及肝区摩擦音。脾脏肿大较为显著,多在左肋下 0.5～9cm,少数患者可达脐水平以下。肝结核患者出现脾大一般提示脾结核,主要由于结核肉芽肿浸润和脾髓网状细胞增殖所致。脾大多伴有脾功能亢进,可出现血象三系不同程度的减少。部分患者可出现腹水及腹部包块,病变严重者可出现胆汁性肝硬化、肝功能衰竭和消化道出血。根据肝结核的不同临床表现可分为肝炎型、粟粒结核型、肝脓肿型、结节型、脓毒血症型及其他少见类型(如肝外结核型、贫血型、恶病质型、黄疸型等)。

四、辅助检查

(一)实验室检查

肝结核患者外周血白细胞总数多正常或偏低,少数患者可增高,绝大多数患者有不同程度的贫血,血沉增快。合并脾脏肿大时可出现全血细胞减少,极个别患者可出现类白血病反应。肝功能常有轻至中度异常,常出现 ALT 增高,血浆清蛋白降低、球蛋白升高,清蛋白/球蛋白比例倒置,血胆红素及碱性磷酸酶增高等。结核相关检查可出现阳性结果:血抗结核抗体(＋),血清腺苷脱氨酶(ADA)增高,皮肤 PPD 试验(＋)。

(二)影像学检查

1.腹部平片检查

可发现肝脏增大及肝内斑片状或簇状分布、密集不均匀的钙化灶。腹部平片检查简便易行、阳性率较高,在肝结核的诊断中具有一定的临床价值。

2.B 超检查

能发现肝内病变的部位、大小、数目、形态、实质性或囊性改变。肝结核患者肝内可见散在的回声不均的光团,不伴声影,并可见不规则液性暗区。粟粒性肝结核可见肝内弥散性回声增强,肝脾大;结核瘤和结核性脓肿者肝内可见占位性病变、单房及多房性脓腔。在病变的不同时期其声像图表现不同,以液化坏死、稀薄脓液为主的病灶 B 超下表现为无回声区,其内有细小光点,其后方回声增强;干酪样坏死灶 B 超下表现为低回声区,其内回声均匀,边界清楚;以纤维组织增生、钙化为主的病灶 B 超下表现为强回声,形态不规则。在明确肝内病变部位后 B 超引导下的经皮肝穿刺活检具有确诊意义。

3.CT 检查

能发现肝脏较小的病灶,肝结核 CT 表现为散在粟粒性、小结节、大小不等结节和散在低密度区,少数表现为孤立低密度区或伴有钙化。CT 影像学上的低密度实性、囊实性或囊性病变分别提示结核病的不同病理阶段,实性及囊实性病灶提示增生性或干酪性病变;囊性病灶提示液化的干酪样坏死灶。钙化病灶是肝结核的一个重要的 CT 征象。

4.MRI 检查

肝脏结核病灶在 T_1 加权像表现为低信号,T_2 加权像表现为等信号或高信号灶。

5.肝核素扫描

可准确发现肝大、肝内脓肿或占位性病变,在病变部位呈现出清楚的暗区,具有较大的诊断价值。

6.肝动脉造影检查

可显示肝脏肿大和肝内占位性病变,同时可显示病变部位的血管异常。

7.腹腔镜检查

可见肝包膜与周围组织粘连,肝脏表面散在孤立性黄白色结节或多发性粟粒性结节。腹腔镜直视下取病变处分泌物检查或肝活检对肝结核的诊断具有确诊价值。

(三)经皮肝穿刺检查

B 超或 CT 引导下行经皮肝穿刺取病变组织及分泌物行病理组织学及细菌学检查对肝结核的诊断具有确诊价值。

五、诊断及鉴别诊断

(一)诊断

由于肝结核的临床表现及相关辅助检查缺乏特异性,故临床诊断颇为困难,多数患者通过肝穿刺活检,腹腔镜检查或剖腹探查后方可确诊。患者出现下列情况者提示本病可能:①长期原因不明的发热,尤其是弛张热和高热者;②伴有持续性右上腹痛、纳差、盗汗、乏力及消瘦;③肝脏肿大、肝区压痛、脾脏肿大、腹水、黄疸等;④进行性贫血、外周血白细胞数正常或偏低、血沉增快、肝功能试验异常、结核菌素试验强阳性;⑤既往有结核病史或发现有活动性肝外结核病,特别是年轻患者;⑥抗结核治疗有效。

确诊肝结核的唯一方法是肝组织活检,包括 B 超引导下穿刺活检或腹腔镜下肝活检,可同时行组织培养及抗酸染色检查,在病理切片上找到抗酸染色阳性杆菌是诊断结核的绝对证据。病理学检查不一定能够发现结核的特异性病变,有时仅为非特异性的慢性炎症。对于临床可疑患者但不能确诊者,可试行诊断性抗结核治疗,有明显疗效者亦可确诊。

(二)鉴别诊断

肝结核应注意与其他疾病相鉴别:合并黄疸者应注意与病毒性肝炎、肝硬化、钩端螺旋体病、败血症等鉴别;对于肝脏肿大、发热、贫血、恶病质者应与肝癌、肝脓肿相鉴别;对于肝、脾肿大,发热、黄疸、贫血、恶病质者应注意与淋巴瘤、急性白血病、恶性组织细胞病相鉴别;肝内钙化者应注意与肝包虫病及肝内胆管结石相鉴别;同时肝结核还应与阿米巴肝脓肿、胆囊疾病、肝梅毒、伤寒等其他疾病相鉴别。

六、治疗

(一)基础治疗

主要包括休息、增加营养、保护肝脏、避免加重肝损伤的因素,密切观察病情演变,防治合并症以及对症治疗。

(二)抗结核治疗

根据药物的作用分三级。

一级:为强有力的杀菌药(包括细胞内细菌),如异烟肼、利福平。

二级:虽有杀菌作用,但受细胞内、外菌群和血清药物浓度等的限制,影响疗效,如乙胺丁醇、链霉素、卡那霉素、卷曲霉素、吡嗪酰胺、乙硫异烟胺和环丝氨酸等。

三级:仅有抑菌作用而无杀菌作用,如对氨柳酸钠、氨硫脲等。

选用药物时,应当兼顾结核菌对药物的敏感性和患者的耐受性,以减少药物的不良反应。

治疗用药最好是选择作用机制不同的两种以上的药物联用,可提高疗效,减少耐药。因为大多数耐药菌只耐受一种药,同时两种以上药物耐药者少见。对肝结核以联合用 3 种药为宜,治疗 1～2 个月后病情好转,可考虑减少 1 种,继续用 2 种药,总疗程不宜少于 18 个月。治疗中应注意药物性肝损伤,严密观察病情,反复检查肝功能,如治疗中症状加重或出现黄疸,转氨酶超过 200U/L,则应停药;联合用药应当注意药物之间的相互关系,如利福平具有广谱抗菌作用,还是诱导剂,能促进药物代谢,与异烟肼同用可能增加对肝的毒性,利福平还进入肠肝循环,停药后还继续发挥作用。

(三)手术治疗

肝结核一般不需手术,具有下列情况之一者,可考虑手术:①肝结核瘤,即结核结节融合形成较大的干酪性脓肿,药物治疗不能消除或向胆系穿破引起胆道出血者;②并发门静脉高压食管静脉曲张出血或有脾结核与脾功能亢进者;③肝门部淋巴结结核阻塞胆管者;④肠结核并发穿孔者;⑤诊断不明,必须剖腹探查时。

(四)其他治疗措施

1.中医药

传统中医并无肝结核一词,但发热、黄疸、腹水及肺结核等辨证方法可以借鉴。近代发现有些中草药具有抗结核作用,如酒花素、石吊兰素、百部、狼毒、红花龙胆、白花蛇舌草、卷柏、黄连、柴胡、防风、连翘、葎草、蒺藜等,可作为选方择药的参考。

2.糖皮质激素

有报道加用糖皮质激素治疗肝结核取得较好效果,如患者毒血症状明显又无较严重的禁忌,可在有力的抗结核治疗的基础上慎重进行短程治疗。

3.增强免疫力

结核患者细胞免疫功能降低,特别是老年患者可应用转移因子、胸腺素及维生素 C 等。实验证明白细胞介素-2、异丙肌苷及左旋咪唑等均有提高免疫功能的作用。中药黄芪、党参、灵芝等不仅可增强单核-巨噬细胞系统的吞噬作用,而且能增强异烟肼、利福平等的作用。

第十节 肺结核

肺结核病是结核分枝杆菌引起的慢性肺部感染性疾病,其中痰中排菌者称为传染性肺结核病。临床上多呈慢性过程,表现为低热、消瘦、乏力等全身症状与咳嗽咯血等呼吸系统的表现。本病的基本病理特征为渗出、干酪样坏死及其他增殖性组织反应,可形成空洞。若能及时诊断、治疗,大多可获临床治愈。

一、流行病学

结核迄今仍然是人类健康的巨大威胁,近年来,HIV 相关结核以及多重耐药结核的疫情加重,结核病的全球控制愈加困难。根据世界卫生组织的统计,我国是全球 22 个结核病流行严重的国家之一,同时也是全球 27 个耐多药结核病流行严重的国家之一。目前我国结核病年发病人数约为 130 万,占全球发病的 14.3%,位居全球第 2 位。

1.传染源

开放性肺结核患者和动物(主要是牛)是结核病的主要传染源,经正规治疗后,随着痰菌排量减少传染性降低。

2.传播途径

主要经空气传播。患者咳嗽排出的结核分枝杆菌悬浮在飞沫核中,当被人吸入后即可引起感染。排菌量愈多,接触时间愈长,危害愈大。患者污染物传播机会甚少,其他途径如饮用带菌牛奶经消化道感染,患病孕妇经胎盘引起母婴间传播,经皮肤伤口感染和上呼吸道直接接种均极罕见。

3.易感人群

人群普遍易感,婴幼儿、青春后期及老年体弱者发病率高,可能与宿主免疫功能不全或改变有关。处于免疫抑制状态的患者更容易感染结核。与无 HIV 感染的人相比,HIV 感染者结核感染的相对风险增加200~1 000 倍。结核病常和一些特殊人群(尤其是贫穷群体、疾病患者、乙醇和药物滥用者)相关。在贫穷群体,高发原因是多方面的,包括感染的风险增加(如居住拥挤,社区中基础流行水平较高)和感染后发病率增加(如存在营养不良)。

4.流行病学

近年来,由于流动人口增加、耐药结核菌增多及结核菌与艾滋病合并感染等因素,结核病在全球呈上升趋势。WHO 估计有 20 亿人感染过结核菌,耐多药肺结核(MDR-TB)年发病数约 50 万,每年约有 300 万人死于结核病。2016 年 10 月 14 日,WHO 发布了 2016 年全球结核病报告,数据涵盖了 202 个国家和地区的 99% 的人口和结核病病例。2015 年,世界范围内估计有 1040 万新发病例,其中男性 590 万(56.7%),女性 350 万(33.7%),儿童 100 万(9.6%)。新发病例中有 120 万(11.5%)HIV 患者。印度、印度尼西亚、中国、尼日利亚、巴基斯坦和南非这六个国家占了新发病例总数的 60%。结核病发病率在 2014—2015 年期间仍以 1.5% 的速度缓慢下降。2015 年全球估计有 48 万新发的 MDR-TB 病例和 10 万耐利福平结核病(RR-TB)病例。印度、中国和俄罗斯三个国家占所有这 58 万病例的 45%。2015 年有 140 万人死于结核病,另外还有 40 万是 TB/HIV 双重感染人群死亡。

为加强结核病防控,自 20 世纪 80 年代以来我国政府先后制定了四个全国结核病防治规划。2010 年全国第五次结核病流行病学抽样调查报告提示,与 2000 年相比,全国肺结核患病率继续呈现下降趋势。15 岁以上人群肺结核的患病率由 466/10 万降至 459/10 万,其中传染性肺结核患病率下降尤为明显,由 169/10 万下降到 66/10 万,10 年降幅约为 61%,年递降率约为 9%。当前,我国结核病疫情形势依然严峻,防治工作仍面临诸多挑战。

二、病因和发病机制

(一)结核杆菌感染

当结核杆菌经呼吸道被吸入抵达近胸膜的远端呼吸性细支气管或肺泡内,能否引起感染取决于吸入结核杆菌的数量、结核杆菌的毒力和宿主肺泡巨噬细胞固有的杀菌能力等。结核杆菌如能幸免于机体的防御作用,则可在入侵局部及肺泡巨噬细胞内缓慢繁殖诱导机体产生相应的细胞免疫反应。结核菌素皮肤试验阳性,提示机体已感染了结核杆菌。在机体细胞介导免疫反应形成前,结核杆菌可通过淋巴管、肺门、纵隔淋巴结,乃至通过血行,形成早期菌血症,结核杆菌可传播至身体各处。最易受累及的是氧分压较高的脑、长骨骨骺、肾、脊柱椎体、淋巴结和肺上叶。感染局部可愈合形成静止的纤维钙化灶,成为以后再活动的根源。宿主受结核杆菌感染后近期内发病乃至以后发病者占 1% 左右,发病者中近半数在感染后半年至两年内发病,其余则在机体抵抗力低下时发病,而 90% 结核杆菌感染者可保持终身不发病。

(二)原发综合征的发生及发展

被吸入的结核杆菌在肺内沉积,结核杆菌繁殖,在局部形成原发病变的同时,结核杆菌被未活化的肺泡巨噬细胞吞噬、在巨噬细胞内繁殖,并经淋巴管运送至相应的肺门及纵隔淋巴结形成病变。形成包括:原发灶、淋巴管、淋巴结病变组成的原发综合征。被感染的肺泡巨噬细胞可释放趋化因子,使更多的肺泡巨噬细胞及循环单核细胞趋化至患处,巨噬细胞内结核杆菌继续繁殖呈对数生长、巨噬细胞死亡破裂释放出更多的结核杆菌和细胞碎片,导致更多的单核细胞浸润。感染结核杆菌 3 周后,宿主的细胞介导免疫反应及迟发超敏反应开始启动,宿主结核菌素皮肤试验阳转。致敏 T 淋巴细胞的细胞因子活化巨噬细胞,使其杀伤细胞内结核杆菌的能力增强,结核杆菌停止对数生长,之后结核结节、肉芽肿形成。在机体迟发超敏反应的影响下,肺内及淋巴结病变进一步进展,干酪样坏死、空洞及淋巴结支气管瘘形成,引起支气管播散,在空洞附近肺部,形成支气管播散灶-卫星灶。也可直接经淋巴、血行播散至全身,甚至发生威胁生命的粟粒性结核病或结核性脑膜炎。原发综合征好发生于婴幼儿和青少年,故也称之为儿童结核病。少数民族及边远地区居民以及免疫功能低下的成年人也可发生,因系初次感染结核杆菌而发病,故又称之为原发性肺结核。

(三)继发性肺结核的发生与发展

可发生在初次感染结核杆菌后的任何时期。引起早期菌血症播散形成的潜在病灶由于机体抵抗力低下而活动进展,引起发病。结核杆菌也可再次侵入引起新的感染而导致发病。随着分子生物学技术的发展,尤其 DNA 指纹技术的发展,直接为外源性再染提供了证据。因此,继发性肺结核的发病以内源性复燃为主,但外源性再染的可能性也是存在的。继发性肺结核由于机体已产生了一定的免疫力,故病变常较局限且发展较缓慢,较少发生全身播散,但局部病变易于渗出、干酪样坏死乃至空洞形成。结核杆菌感染发病及发展是一个复杂的过程。

(四)宿主的免疫应答

机体的抗结核免疫反应主要是通过 T 淋巴细胞介导的巨噬细胞的细胞免疫反应。细胞免疫功能低下者为结核病的高危人群,而体液免疫功能低下者如多发性骨髓瘤患者,并不是结核病的易感者,表明 T 淋巴细胞在结核病免疫中起着中心作用,其中 $CD4^+$ T 淋巴细胞在结核病防御方面起着主导作用。T 淋巴细胞介导的免疫反应是由多种细胞参与完成的,免疫细胞间通过细胞因子介导,完成信息的相互传递而发挥作用。巨噬细胞作为抗原递呈细胞和效应细胞而起着重要作用。

三、病理

(一)基本病变

1.渗出型病变

表现组织充血水肿,随之有中性粒细胞、淋巴细胞、单核细胞浸润和纤维蛋白渗出,可有少量类上皮细胞和多核巨细胞,抗酸染色可以发现结核菌。渗出常是病变组织内菌量多、致敏淋巴细胞活力高和超敏反应强的反映。可以有单核细胞性肺泡炎、多核白细胞肺泡炎、纤维素性肺泡炎等不同组织学类型。其发展演变取决于机体超敏反应与免疫力之间的相互平衡,剧烈超敏反应可导致病变坏死,进而液化,若免疫力强病变可完全吸收或演变为增生型病变。

2.增生型病变

当病灶内菌量少而致敏淋巴细胞数量多,则形成结核病的特征性病变结核结节。中央为巨噬细胞衍生而来的朗格汉斯细胞,胞体大,胞核多达 5～50 个,呈环形或马蹄形排列于胞体边缘,有时可集中于胞体两极或中央。周围由巨噬细胞转化来的类上皮细胞成层排列包绕。在类上皮细胞外围还有淋巴细胞和浆细胞散在分布和覆盖。单个结节直径约 0.1mm,其中结核菌极少而伴纤维化。结节可以互相融合形成融合型结节。增生型病变另一种表现是结核性肉芽肿,是一种弥散增生型病变,多见于空洞壁、窦道及其周围以及干酪样坏死灶周围,由类上皮细胞和新生毛细血管构成,其中散布有朗格汉斯细胞、淋巴细胞及少量中性粒细胞,有时可见类上皮结节。

3.干酪样坏死

为病变恶化的表现。镜下先是组织浑浊肿胀,继则细胞质脂肪变性,细胞核碎裂溶解,直至完全坏死。肉眼观坏死组织呈黄色,似乳酪般半固体或固体密度。坏死区域周围逐渐变为肉芽组织增生,最后成为纤维包裹的纤维干酪性病灶。干酪性坏死病变中结核菌很少,坏死灶可以多年不变,既不吸收亦不液化。倘若局部组织超敏反应剧烈,干酪样坏死组织发生液化,经支气管排出即形成空洞,其内壁含有大量代谢活跃、生长旺盛的细胞外结核菌,成为支气管播散的来源。结核病是一种慢性病变,由于机体反应性、免疫状态、局部组织抵抗力的不同,入侵菌量、毒力、类型和感染方式的差别,以及治疗措施的影响,上述三种基本病理改变可以互相转化、交错存在,很少单一病变独立存在,而以某一种改变为主。除渗出、增生和干酪样变三种特异性改变外,亦可见非特异性组织反应,多见于神经、内分泌腺、心血管、肝、肾等器官的结核病。

(二)病理演变

1.好转、痊愈

(1)消散吸收:在渗出型病变肺组织结构大体保持完整,血供丰富,当机体免疫力提高特别是经有效化疗,病变可以完全吸收而不留痕迹。轻微干酪性坏死或增生型病变也可经治疗吸收、缩小,仅遗留细小的纤维瘢痕。

(2)纤维化:随着病灶炎性成分吸收,结节性病灶中的成纤维细胞和嗜银纤维增生,产生胶原纤维,形成纤维化。类上皮细胞亦可转化为成纤维细胞,间接参与纤维化过程。纤维化多数自病灶周围开始,偶尔也可出现于病灶中心。最终成为非特异性条索状或星状瘢痕。

(3)钙化和骨化:被局限化的干酪性病灶可以逐渐脱水、干燥、钙质沉着于内,形成钙化灶。纤维化和钙化都是机体免疫力增强,病变静止和愈合的反应。但有时多形态病变混合存在,部分纤维化或钙化,而另一部分仍然活动甚至进展。即使完全钙化的病灶并未完全达到生物学痊愈,其中静止的残留菌仍有重新活动的可能性。在儿童结核病钙化灶可以进一步骨化。

(4)空洞的转归:空洞内结核菌的消灭和病灶的吸收使空洞壁变薄并逐渐缩小,最后由于纤维组织的向心性收缩,空洞完全闭合,仅见星状瘢痕。在有效化疗作用下,有些空洞不能完全关闭,但结核的特异性病变均告消失,支气管上皮细胞向洞壁内伸展,成为净化空洞,亦是空洞愈合的良好形式。有时空洞引流支气管阻塞,其中坏死物浓缩,空气被吸收,周围逐渐为纤维组织所包绕,形成纤维干酪性病灶或结核球,病灶较前缩小并可以保持稳定,但一旦支气管再通,空洞复又出现,病灶重新活动。

2.恶化进展

(1)干酪样坏死和液化:如前述。

(2)扩散:包括局部蔓延,以及淋巴结、支气管、淋巴血行播散。多见于严重免疫抑制和结核性空洞久治不愈的患者。儿童肺结核经淋巴管向引流淋巴结扩散。肺门淋巴结进而可以破溃形成淋巴结支气管瘘,引起支气管播散。肺门淋巴结结核逆行扩散可累及胸膜。经气管旁淋巴结可引流入胸导管,进入上腔静脉而引起淋巴血行播散。原发干酪灶直接侵蚀邻近的肺动脉或其分支导致血行播散。在成人支气管播散主要来源于干酪性坏死空洞;偶见血行播散,往往来源于其他部位如泌尿生殖道或骨关节结核灶破溃侵及体静脉系统而引起。

(3)钙化灶重新活动:钙化或其他形式的非活动性病灶中潜伏的静止期结核菌,可以因为机体免疫力严重损害或肺部破坏性病变而使其崩解破溃,引起病变复燃。

四、临床表现

肺结核的临床表现复杂多样,轻重缓急不一,部分患者发病十分隐蔽,约20％患者可无症状或症状轻微而易被忽视,这取决于宿主状况、入侵的细菌、传播途径、病理变化、被侵及器官及其范围,是否伴有各种基础性疾病,以及既往卡介苗接种情况也会对疾病的表现与进展有影响。

(一)症状

1.全身症状

发热为肺结核最常见的全身性毒性症状,多数为长期低热,每于午后或傍晚开始,次晨降至正常,可伴有倦怠、乏力、夜间盗汗。有的患者表现为体温不稳定,于轻微劳动后体温略见升高,虽经休息半小时以上仍难平伏;妇女可于月经期前体温增高,月经后亦不能迅速恢复正常。当病灶急剧进展扩散时则出现高热,呈稽留热或弛张热热型,可以有畏寒,但很少寒战,出汗一般也不多。肺结核高热患者尽管可能由于未能及时确诊治疗而持续不见改善,但全身状况相对良好。其他全身症状有食欲减退、体重减轻、妇女月经不调、易激惹、心悸、面颊潮红等轻度毒性和自主神经功能紊乱症状。

2.呼吸系统症状

(1)咳嗽咳痰:浸润性病灶咳嗽轻微,干咳或仅有少量黏液痰。有空洞形成时痰量增加,若伴继发感染,痰呈脓性。合并支气管结核则咳嗽加剧,可出现刺激性呛咳,伴局限性哮鸣或喘鸣。

(2)咯血:有1/3～1/2的患者在不同病期有咯血,破坏性病灶固然易于咯血,而愈合性的病变纤维化和钙化病灶直接地或由于继发性支气管扩张间接地引起咯血。结核病灶的炎症使毛细血管通透性增高,常表现痰血;病变损伤小血管则血量增加;若空洞壁的动脉瘤破裂则引起大咯血,出血可以源自肺动脉,亦可来自支气管动脉。咯血的临床症状和严重性除与咯血量多少有关外,在很大程度上还取决于气道的清除能力和全身状态。凡合并慢性气道疾患、心肺功能损害、年迈、咳嗽反射抑制、全身衰竭等状态使气道清除能力削弱,容易导致窒息。咯血易引起结核播散,特别是中大量咯血时。

(3)胸痛:部位不定的隐痛常是神经反射作用引起。固定性针刺样痛,随呼吸和咳嗽加重而患侧卧位症状减轻,常是胸膜受累的缘故;膈胸膜受刺激,疼痛可放射至肩部或上腹部。

(4)气急:重度毒血症状和高热可引起呼吸频率增速。但真正气急仅见于广泛肺组织破坏、胸膜增厚和肺气肿时,严重者可并发肺心病和心肺功能不全。

3.结核超敏反应引起的过敏表现

临床表现类似风湿热,故有人称其为结核性风湿症,多见于青少年女性。多发性关节痛或关节炎,以四肢大关节较常受累。皮肤损害表现为结节性红斑及环形红斑,前者多见,好发于四肢尤其是四肢伸侧面及踝关节附近,此起彼伏,间歇性地出现。常伴有长期低热。水杨酸制剂治疗无效。

(二)体征

取决于病变性质、部位、范围或程度。粟粒性肺结核偶可表现严重呼吸困难、呼吸频率增速和发绀。病灶以渗出型病变为主的肺实变且范围较广或干酪性肺炎时,叩诊浊音,听诊闻及支气管呼吸音和细湿啰音。继发性肺结核好发于上叶尖后段,故叩诊肺上界变小、听诊于肩胛间区闻及细湿啰音有极大的提示诊断价值。空洞性病变位置浅表而引流支气管通畅时有支气管呼吸音或伴湿啰音;巨大空洞可出现带金属调的空瓮音,现已很少见。慢性纤维空洞性肺结核的体征有患侧胸廓塌陷、气管和纵隔向患侧移位、叩诊音浊、听诊呼吸音降低或闻及湿啰音,以及肺气肿征象。支气管结核有局限性哮鸣音,特别是于呼气或咳嗽末。

五、辅助检查

(一)病原学检查

1.痰结核菌检查

痰结核菌检查是确诊肺结核最特异性的方法。

(1)痰涂片法:抗酸染色镜检快速简便,在我国非典型分枝杆菌尚属少见,抗酸杆菌阳性肺结核诊断基本成立。直接厚涂片阳性率优于薄涂片,为目前普遍采用。镜下检出细菌数与每毫升标本含菌数的对应关系大致是:每 1 000、100、10 和 1 个视野检出 1 条菌时,痰标本含菌数分为 10^2、10^3、10^4 和 10^5,每视野检出 10 条和 100 条菌时,则高达 10^6 和 10^7。观察视野数与检查可信程度有关,每张涂片观察视野应当不少于 100,阴性时应继续观察到 300 个视野。由于一些抗酸性染色颗粒难以辨认,当发现 1 条或少数"抗酸菌"时列为可疑,重复检查。集菌法涂片和应用金胺染色荧光镜检可以提高阳性率,但假阳性有所增加。

(2)痰结核杆菌培养:培养虽较费时,但精确可靠,特异性高。除非已经化疗的病例偶可出现涂片阳性而培养阴性,在未治疗的肺结核培养的敏感性和特异性均高于涂片检查,涂片阴性或诊断有疑问时培养尤其重要。培养菌株进一步做药物敏感性测定,可为治疗特别是复治提供重要参考。因此涂片和培养均应进行,不要偏废。涂片阳性病例化疗 7~10 天对实验室结核菌生长极少影响,而涂片阴性仅少量排菌的患者化疗迅速影响培养结果,必须在化疗开始前留取标本培养。在无痰患者和不会咳痰的低龄儿童清晨抽取胃液检查结核菌仍是值得采用的。无痰病例导痰亦被推荐,必要时还可采用经气管穿刺吸引采样。

2.痰、支气管肺泡灌洗液、胸液结核菌聚合酶链反应+探针检查

由于结核菌生长缓慢,分离培养阳性率不高,需要快速、灵敏和特异的病原学检查和鉴定技术。核酸探针和聚合酶链反应为结核病细菌学基因诊断提供了可能。聚合酶链反应是选用一对特定的寡核苷酸引物介导的结核菌某特定核酸序列的 DNA 体外扩增技术,它可以在短时间使特定的核酸序列拷贝数增加数百万倍,在此基础上进行探针杂交,提高了检出的灵敏度和特异性。研究结果显示痰液聚合酶链反应+探针检测可获得比涂片镜检明显高的阳性率和略高于培养的阳性率,且省时快速,成为结核病病原学诊断的重要参考。但经临床广泛的研究,仍存在假阴性和假阳性问题,引起临床上对聚合酶链反应应用价值的困惑。

3.药物敏感性测定

主要为临床耐药病例的诊断、制订合理的化疗方案以及流行病学监测提供依据。

4.血清抗结核抗体检查

血清学诊断可成为结核病的快速辅助诊断手段,目前大量报告的酶联免疫吸附试验敏感

性颇高,但特异性尚不够满意,尚需进一步研究。

(二)影像学检查

X线检查是诊断肺结核的必备检查,对确定病变部位、范围、性质,了解其演变及选择治疗具有重要价值。X线影像取决于病变类型和性质。原发性肺结核时,常于一侧中下肺野近胸膜缘显示小片状浸润并伴有同侧肺门、纵隔淋巴结肿大,也可双侧肺门淋巴结肿大。有时肺部原发病灶可吸收仅残留肺门、纵隔淋巴结肿大。肺内原发灶也可中心性坏死空洞形成,肺门纵隔淋巴结明显肿大时,可压迫气管、总支气管、叶、段支气管而引起管腔狭窄进而发生肺不张,有时还可并发胸膜炎、心包炎等。继发性肺结核时,肺部病变好发于一侧或双侧肺尖或上叶后段或下叶尖段,病变可呈条索状、斑点状、斑片状、片絮状阴影乃至空洞、支气管播散灶等多形态混合型病变,还可伴有钙化、邻近胸膜增厚粘连、肺部体积缩小等改变。血行播散性肺结核以儿童、青少年多见,常继发于原发性肺结核。急性血行播散性肺结核常表现为:双肺上中下野有分布、大小、密度基本一致的,"三均匀"的 $1 \sim 3mm$ 的粟粒样的结节阴影,可同时伴有肺门、纵隔淋巴结肿大。粟粒样小结节境界欠清晰,提示有炎性渗出,病变继续发展时可融合成片索状,常以上中肺野为主。结核杆菌少量多次、间歇性侵入血流而播散者则形成亚急性或慢性血行播散性肺结核,病变分布则欠均匀,常以上中肺野为主。值得警惕的是"隐蔽性粟粒性结核病"即是指老年人、AIDS 患者、免疫功能低下者当发生血行播散性结核病时患者可无呼吸系统症状,仅有疲乏、体重下降或低热,胸片可正常而呈现肝、脾肿大、淋巴结肿大,白细胞减少或全血减少或类白血病反应,常易被误诊漏诊乃至死后才被确诊。但是 X 线诊断肺结核并非特异性,而且受读片者水平和经验因素的影响,特别是当病变位于好发部位或分布不典型,而又缺乏肺结核特征性形态表现时,定性诊断十分困难。

(三)纤维支气管镜检查

纤维支气管镜检查常应用于支气管结核和淋巴结支气管瘘的诊断,支气管结核表现为黏膜充血、溃疡、糜烂、组织增生、形成瘢痕和支气管狭窄,可以在病灶部位钳取活体组织进行病理学检查。结核分枝杆菌培养对于肺内结核病灶,可以采集分泌物或冲洗液标本做病原体检查,也可以经支气管肺后获取标本检查。

(四)结核菌素(简称结素)试验

结核菌素是结核菌的代谢产物,从液体培养基长出的结核菌提炼而成,主要成分为结核蛋白。目前国内均已采用国产结核菌素纯蛋白衍生物(PPD)。其制剂有 $50U/mL$(每毫升含 PPD $1\mu g$)和 $20U/mL$(每毫升含 PPD $0.4\mu g$),两种制剂每单位的效价是一致的。前者供卡介苗接种筛选对象、质量监测及临床辅助诊断用;后者供流行病学调查用。对于试验方法我国推广国际通用的皮内注射法。将 PPD $5U(0.1mL)$ 注入左前臂内侧上中 $1/3$ 交界处皮内,使局部形成皮丘。$48 \sim 96$ 小时(一般为 72 小时)观察反应,结果判断以局部硬结直径为依据:$<5mm$ 为阴性反应,$5 \sim 9mm$ 为一般阳性反应,$10 \sim 19mm$ 为中度阳性反应,$>20mm$ 或不足 20mm 但有水疱或坏死为强阳性反应。结核菌素试验的主要用途有:①社区结核菌感染的流行病学调查或接触者的随访;②监测阳转者,适用于儿童和易感高危对象;③协助诊断。目前所用结核菌素(抗原)并非高度特异,与其他分枝杆菌、诺卡菌和棒状杆菌等有共同的细胞壁抗原。许多因素以非特异性方式影响反应结果而出现阴性,如急性病毒感染或疫苗注射、免疫抑制性疾病或药物、营养不良、结节病、肿瘤、其他难治性感染、老年人迟发超敏反应衰退者。尚有少数患者已证明活动性结核病，并无前述因素影响，但结核菌素反应阴性，其机制尚不完全清楚。短期(1～12个月)内重复结核菌素试验可引起复强效应，即第一次注射抗原后使已经减弱的免疫反应重新唤起(回忆反应)，再次注射则引起阳性或强阳性反应。若未感染过则重复试验不会引起阳性。尽管结核菌素试验在理论和解释上尚存在困惑，但在流行病学和临床上仍是有用的。阳性反应表示感染，在3岁以下婴幼儿按活动性结核病论；成人强阳性反应提示活动性结核病可能，应进一步检查；阴性反应特别是较高浓度三期试验仍阴性则可排除结核病；菌阴肺结核诊断除典型X线征象外，必须辅以结核菌素阳性以佐证。

六、诊断及鉴别诊断

(一)诊断

肺结核的诊断主要依据病史与临床表现，胸部X线检查所见，痰结核杆菌检查。但对临床及X线表现不典型、痰菌检查多次阴性者，则需进行分子生物学、结核菌素皮肤试验、血清学诊断、纤维支气管镜检查，必要时还需进行活体组织检查，诊断仍难确立时，必要时可进行诊断性治疗。

1.病史及临床表现

肺结核患者常缺乏特征性症状，且20%患者可无症状或症状轻微而被忽视，有下述情况时应考虑有肺结核可能性，宜进行进一步检查。

(1)咳嗽、咳痰超过3周，亦可伴有咯血、胸痛等症状，一般抗感染治疗无效者。

(2)原因不明的长期低热、伴盗汗、乏力、消瘦、体重减轻，女性患者可月经失调。

(3)曾有结核病接触史。发病前或发病期间有结节性红斑、关节痛、疱疹性角膜结膜炎等症状；PPD皮试阳性或强阳性。

(4)曾有肺外结核病史如胸膜炎、颈淋巴结肿大、消瘦等。

(5)结核病易感人群，如糖尿病、矽肺、HIV(＋)/AIDS及长期使用免疫抑制药者、肾功能不全、胃大部分切除术后、营养不良、酗酒、肝硬化、甲状腺功能低下、精神病患者等。

2.胸部X线检查

胸部X线检查较易发现肺内异常阴影，但缺乏特异性，还需密切结合临床及实验室诊断，注意与其他肺部疾病鉴别。肺结核病影像特点是病变多发生在上叶的尖后段和下叶的背段，密度不均匀、边缘较清楚和变化较慢，易形成空洞和播散病灶。诊断最常用的摄影方法是正、侧位胸片，常能将心影、肺门、血管、纵隔等遮掩的病变以及中叶和舌叶的病变显示清晰。

CT能提供横断面的图像，减少重叠影像，易发现隐蔽的病变而减少微小病变的漏诊；比普通胸片更早期显示微小的粟粒结节；能清晰显示各型肺结核病变特点和性质，与支气管关系，有无空洞，以及进展恶化和吸收好转的变化；能准确显示淋巴结有无肿大。常用于对肺结核的诊断以及与其他胸部疾病的鉴别诊断，也可用于引导穿刺、引流和介入性治疗等。

3.痰结核杆菌检查

对肺结核诊断有确诊意义，但检出率较低。为提高检出率，可收集患者深部的痰液或连续

3～6次检查或留取24小时痰液,采用集菌法查痰。无痰者可用3％～15％氯化钠雾化以诱痰,支气管肺泡灌洗液、儿童的胃液也适用。上述标本均可进一步采用分子生物学技术检查,以协助诊断。

4.纤维支气管镜检查

是呼吸系统疾病诊疗工作的重要检查手段,对肺结核、支气管结核的诊断也是不可缺少的。

5.PPD试验

常作为结核感染率的指标,也常用于卡介苗(BCG)接种后免疫效果的考核,对儿童结核病的诊断有一定的辅助意义,对成人结核病则诊断意义不大,尤其我国是结核病高发国家,城市结核感染率较高,而且又是普种BCG的国家。

6.活体组织检查

包括浅表淋巴结、经胸壁或经支气管镜的肺活检、胸膜活检及开胸肺活检,可为诊断不明的病例提供可靠的组织学证据。

7.试验性治疗

对高度怀疑肺结核但又未获确切依据者,必要时可行抗结核药物试验治疗,根据患者对治疗的反应而协助诊断。但有时也会有假象,应慎用。试验治疗期间应紧密观察病情的动态变化,包括体温、症状、体征及胸片的变化;应注意观察药物的不良反应,包括药物热、肝损害等。

总之,肺结核的诊断是综合性诊断,但应坚持病原学诊断及病理学诊断,要注意其隐蔽性、多样性以及特殊人群的不典型表现,注意与其他疾病鉴别。

(二)结核病分类

为适应我国目前结核病控制和临床工作的实际,中华医学会结核病学分会于1998年修改、制定了我国结核病新分类法。在诊断中应同时确定类型和按记录程序正确书写。

1.结核病分类

(1)原发性肺结核(代号:Ⅰ型):原发性肺结核为原发结核感染所致的临床病症。包括原发综合征及胸内淋巴结结核。

(2)血行播散性肺结核(代号:Ⅱ型):此型包括急性血行播散性肺结核(急性粟粒性肺结核)及亚急性、慢性血行播散性肺结核。

(3)继发性肺结核(代号:Ⅲ型):继发性肺结核是肺结核中的一个主要类型,可出现以增殖病变为主、浸润病变为主、干酪病变为主或以空洞为主等多种病理改变。

(4)结核性胸膜炎(代号:Ⅳ型):为临床上已排除其他原因引起的胸膜炎。在结核性胸膜炎发展的不同阶段,有结核性干性胸膜炎、结核性渗出性胸膜炎、结核性脓胸。

(5)其他肺外结核(代号:Ⅴ型):其他肺外结核按部位及脏器命名,如骨结核、结核性脑膜炎、肾结核、肠结核等。

2.痰菌检查

是确定传染性和诊断、治疗的主要指标。痰菌检查阳性,以(＋)表示;阴性以(－)表示。需注明痰检方法,如涂片、培养等,以涂(＋)、涂(－)、培(＋)、培(－)书写。当患者无痰或未查痰时,则注明(无痰)或(未查)。

3.化疗史分初治与复治

初治:凡既往未用过抗结核药物治疗或用药时间少于1个月的新发病例。复治:凡既往应用抗结核药物1个月以上的新发病例、复发病例、初治失败病例等。

4.病变范围及部位

肺结核病变范围按左、右侧,每侧以上、中、下肺野记述。上肺野:第2前肋下缘内端水平以上;中肺野:上肺野以下,第4前肋下缘内端水平以上;下肺野:中肺野以下。

5.记录程序

(1)按病变范围及部位、分类、类型、痰菌情况、化疗史程序书写。如右中原发性肺结核,涂(一),初治;双上继发性肺结核,涂(十),复治;左侧结核性胸膜炎,涂(一),培(一),初治。

(2)如认为必要,可在类型后加括弧说明,如血行播散性肺结核可注明急性或慢性;继发性肺结核可注明空洞或干酪性肺炎等。并发症(如自发性气胸、肺不张等)、并存病(如硅沉着病、糖尿病等)及手术(如肺切除术后,胸廓成形术后等)可在化疗史后按并发症、并存病、手术等顺序书写。

(三)鉴别诊断

肺结核临床和X线表现可以酷似许多疾病,必须详细搜集临床及实验室和辅助检查资料,综合分析,并根据需要不排除侵袭性诊断措施和允许必要的、有限期的动态观察,得出正确诊断。不同类型和X线表现的肺结核需要鉴别的疾病不同。

1.肺炎

主要与继发性肺结核鉴别。各种肺炎因病原体不同而临床特点各异,但大都有发热、咳嗽、咳痰明显。胸片表现密度较淡且较均匀的片状或斑片状阴影,抗菌治疗后体温迅速下降,1～2周阴影有明显吸收。

2.慢性阻塞性肺疾病

多表现为慢性咳嗽、咳痰,少有咯血。冬季多发,急性加重期可以有发热。肺功能检查为阻塞性通气功能障碍。胸部影像学检查有助于鉴别诊断。

3.支气管扩张

慢性反复咳嗽、咳痰,多有大量脓痰,常反复咯血。轻者X线胸片无异常或仅见肺纹理增粗,典型者可见卷发样改变,CT特别是高分辨CT能发现支气管腔扩大,可确诊。

4.肺癌

多有长期吸烟史,表现为刺激性咳嗽,痰中带血、胸痛和消瘦等症状。胸部X线表现肺癌肿块常呈分叶状,有毛刺、切迹。癌组织坏死液化后,可以形成偏心厚壁空洞。多次痰脱落细胞和结核分枝杆菌检查和病灶活体组织检查是鉴别的重要方法。

5.肺脓肿

多有高热、咳大量脓臭痰,胸片表现为带有液平面的空洞伴周围浓密的炎性阴影。血白细胞和中性粒细胞增高。

6.纵隔和肺门疾病

原发性肺结核应与纵隔和肺门疾病相鉴别。小儿胸腺在婴幼儿时期多见,胸内甲状腺多发生于右上纵隔,淋巴系统肿瘤多位于中纵隔,多见于青年人,症状多,结核菌素试验可呈阴性或弱阳性。皮样囊肿和畸胎瘤多呈边缘清晰的囊状阴影,多发生于前纵隔。

7.其他疾病

肺结核常有不同类型的发热,需与伤寒、败血症、白血病等发热性疾病鉴别。伤寒有高热、白细胞计数减少及肝脾大等临床表现,易与急性血行播散性肺结核混淆。但伤寒常呈稽留热,有相对缓脉、皮肤玫瑰疹,血、尿、大便的培养检查和肥达试验可以确诊。败血症起病急,寒战及弛张热型,白细胞及中性粒细胞增多,常有近期感染史,血培养可发现致病菌。急性血行播散性肺结核有发热、肝脾大,偶见类白血病反应或单核细胞异常增多,需与白血病鉴别。后者多有明显出血倾向,骨髓涂片及动态X线胸片随访有助于诊断。

七、治疗

(一)化学治疗

化学治疗是肺结核病和肺外结核病的基本疗法。正确选择用药,制订合理的化疗方案,遵循化疗原则以及科学的管理是治愈患者,消除传染和控制结核病流行的最有效措施。化学治疗的目标是治愈疾病,达到杀菌灭菌的目的,中断传播,防止复发、防止耐药性产生。

1.化学治疗的原则

肺结核化学治疗的原则是早期、规律、全程、适量、联合。整个治疗方案分强化和巩固两个阶段。

(1)早期:对所有检出和确诊患者均应立即给予化学治疗。早期化学治疗有利于迅速发挥早期杀菌作用,促使病变吸收和减少传染性。

(2)规律:严格遵照医嘱要求规律用药,不漏服,不停药,以避免耐药性的产生。

(3)全程:保证完成规定的治疗期是提高治愈率和降低复发率的重要措施。

(4)适量:严格遵照适当的药物剂量用药,药物剂量过低不能达到有效的血浓度,影响疗效和易产生耐药性,剂量过大易发生药物不良反应。

(5)联合:联合用药系指同时采用多种抗结核药物治疗,可提高疗效,同时通过交叉杀菌作用减少或防止耐药性的产生。

2.肺结核的化疗对象

痰结核分枝杆菌阳性的肺结核患者是治疗的主要对象,痰菌阴性活动性肺结核亦应予以治疗。具体包括:初治肺结核:①未曾用过抗结核化学治疗,痰菌阳性的肺结核患者。②未接受过抗结核药物治疗或首次接受抗结核药物治疗未能完成疗程者。③痰涂片阴性而培养阳性的肺结核患者。④不规则化疗未满1个月的患者。复治肺结核:①初治失败,痰菌阳性或涂片阴性而培养阳性患者。②完成规则的标准化疗或短程化疗后又复发者。③肺切除手术后,而出现新病灶或遗留病灶恶化、复发者;耐药、耐多药肺结核:对两种以上至少包括异烟肼、利福平等抗结核药物耐药者。

3.化学治疗的生物学机制

(1)药物对不同代谢状态和不同部位的结核分枝杆菌群的作用:结核分枝杆菌根据其代谢

状态分为 A、B、C、D 四群。A 菌群:快速繁殖,大量的 A 菌群多位于巨噬细胞外和肺空洞干酪液化部分,占结核分枝杆菌群的绝大部分。由于细菌数量大,易产生耐药变异菌。B 菌群:处于半静止状态,多位于巨噬细胞内酸性环境中和空洞壁坏死组织中。C 菌群:处于半静止状态,可有突然间歇性短暂的生长繁殖,许多生物学特点尚不十分清楚。D 菌群:处于休眠状态,不繁殖,数量很少。抗结核药物对不同菌群的作用各异,对 A 菌群作用强弱依次为异烟肼、链霉素、利福平、乙胺丁醇;对 B 菌群依次为吡嗪酰胺、利福平、异烟肼;对 C 菌群依次为利福平、异烟肼。随着药物治疗作用的发挥和病变变化,各菌群之间也互相变化。通常大多数结核药物可以作用于 A 菌群,异烟肼和利福平具有早期杀菌作用,即在治疗的 48 小时内迅速的杀菌作用,使菌群数量明显减少,传染性减少或消失,痰菌阴转。这显然对防止获得性耐药的产生有重要作用。B 菌群和 C 菌群由于处于半静止状态,抗结核药物的作用相对较差,有“顽固菌”之称。杀灭 B 和 C 菌群可以防止复发。抗结核药物对 D 菌群无作用。

(2)耐药性:是基因突变引起的药物对突变菌的效力降低。治疗过程中如单用一种敏感药,菌群中大量敏感菌被杀死,但少量的自然耐药变异菌仍存活,并不断繁殖,最后逐渐完全替代敏感菌而成为优势菌群。结核病变中结核菌群数量愈大,则存在的自然耐药变异菌也愈多。现代化学治疗多采用联合用药,通过交叉杀菌作用防止耐药性产生。联合用药后中断治疗或不规律用药仍可产生耐药性。其产生机制是各种药物开始早期杀菌作用速度的差异,某些菌群只有一种药物起灭菌作用,而在菌群再生长期间和菌群延缓生长期药物抑菌浓度存在差异所造成的结果。因此,强调在联合用药的条件下,也不能中断治疗,短程疗法最好应用全程督导化疗。

(3)间歇化学治疗:主要理论基础是结核分枝杆菌的延缓生长期。结核分枝杆菌接触不同的抗结核药物后产生不同时间的延缓生长期。如接触异烟肼和利福平 24 小时后分别可有6~9 天和2~3 天的延缓生长期。药物使结核分枝杆菌产生延缓生长期,就有间歇用药的可能性,而氨硫脲没有延缓生长期,就不适于间歇应用。

(4)顿服抗结核药物:血中高峰浓度的杀菌作用要优于经常性维持较低药物浓度水平的情况。每日剂量 1 次顿服要比 1 日 2 次或 3 次分服所产生的高峰血浓度高 3 倍左右。临床研究已经证实顿服的效果优于分次口服。

4.常用抗结核病药物

2002 年国家基本药物文本规定抗结核药物(含复合剂)共 11 种。包括异烟肼(H)片剂、注射剂,链霉素(S)注射剂,利福平(R)胶囊剂、注射剂,利福喷汀(L)胶囊剂,乙胺丁醇(E)片剂,对氨基水杨酸钠(PAS-Na,P)注射剂,吡嗪酰胺(Z)片剂,丙硫异烟胺(TH)片剂,以及异烟肼利福平吡嗪酰胺、异烟肼利福平,以及异烟肼对氨基水杨酸钠(Pa)的复合剂。

耐药、耐多药结核病的化疗尚需酌情选择下述药物:阿米卡星(AMK)注射液,氧氟沙星(OFLX)片剂、注射剂,左氧氟沙星(LVFX)片剂、注射剂,卷曲霉素(CPM)注射剂,环丝氨酸(Cs)片剂,利福布汀(RFB,B)胶囊剂,异烟肼对氨基水杨酸盐片剂等。

下面介绍几种最常用的抗结核药物。

(1)异烟肼(INH):INH 问世已 50 余年,但迄今仍然是单一抗结核药物中杀菌力,特别是早期杀菌力最强者。INH 对巨噬细胞内外的结核分枝杆菌均具有杀菌作用。口服后迅速吸收,血中药物浓度可达最低抑菌浓度的 20~100 余倍。脑脊液中药物浓度也很高。成人剂量每日 300mg,顿服;儿童为每日 5~10mg/kg,最大剂量每日不超过 300mg。结核性脑膜炎和血行播散性肺结核的用药剂量可加大,儿童 20~30mg/kg,成人 10~20mg/kg。偶可发生药物性肝炎,肝功能异常者慎用,需注意观察。如果发生周围神经炎可服用维生素 B_6。

(2)利福平(RFP):对巨噬细胞内外的结核分枝杆菌均有快速杀菌作用,特别是对 C 菌群有独特的杀灭菌作用。INH 与 RFP 联用可显著缩短疗程。口服 1~2 小时后达血高峰浓度,半衰期为 3~8 小时,有效血浓度可持续 6~12 小时,药量加大持续时间更长。口服后药物集中在肝脏,主要经胆汁排泄,胆汁药物浓度可达 200μg/mL。未经变化的药物可再经肠吸收,形成肠肝循环,能保持较长时间的高峰血浓度,故推荐早晨空腹或早饭前半小时服用。利福平及其代谢物为橘红色,服后大小便、眼泪等为橘红色。成人剂量为每日 8~10mg/kg,体重在 50kg 及以下者为 450mg,50kg 以上者为 600mg,顿服。儿童每日 10~20mg/kg。间歇用药为 600~900mg,每周 2 次或 3 次。用药后如出现一过性转氨酶上升可继续用药,加保肝治疗观察,如出现黄疸应立即停药。流感样症状、皮肤综合征、血小板减少多在间歇疗法出现。妊娠 3 个月以内者忌用,超过 3 个月者要慎用。

(3)吡嗪酰胺(PZA):PZA 具有独特的杀灭菌作用,主要是杀灭巨噬细胞内酸性环境中的 B 菌群。在 6 个月标准短程化疗中,PZA 与 INH 和 RFP 联合用药是三个不可缺少的重要药物。对于新发现初治涂阳患者 PZA 仅在头 2 个月使用,因使用 2 个月的效果与使用 4 个月和 6 个月的效果相似。成人用药为 1.5g/d,每周 3 次用药为 1.5~2.0g/d,儿童为每日 30~40mg/kg。常见不良反应为高尿酸血症、肝损害、食欲减退、恶心和关节痛。

(4)乙胺丁醇(EMB):EMB 口服易吸收,成人剂量为 0.75~1.0g/d,每周 3 次用药为 1.0~1.25g/d。不良反应为视神经炎,应在治疗前测定视力与视野,治疗中密切观察,提醒患者视力异常应及时就医。鉴于儿童无症状判断能力,故不用。

(5)链霉素(SM):SM 对巨噬细胞外碱性环境中的结核分枝杆菌有杀菌作用。肌内注射,每日量为 0.75g,每周 5 次;间歇用药每次为 0.75~1.0g,每周 2~3 次。不良反应主要为耳毒性、前庭功能损害和肾毒性等,严格掌握使用剂量,儿童、老人、孕妇、听力障碍和肾功能不良等要慎用或不用。

5.统一标准化学治疗方案

为充分发挥化学治疗在结核病防治工作中的作用,便于大面积开展化学治疗,解决滥用抗结核药物、化疗方案不合理和混乱造成的治疗效果差、费用高、治疗期过短或过长、药物供应和资源浪费等实际问题,在全面考虑到化疗方案的疗效、不良反应、治疗费用、患者接受性和药源供应等条件下,且经国内外严格对照研究证实的化疗方案,可供选择作为统一标准方案。

需依据患者的既往治疗情况(包括初治或复治、抗结核药配伍和应用情况)、排菌情况、耐药情况、病变范围和有无伴发病、并发症等制订或选择化疗方案。任何方案均包括两个不同的治疗阶段:①强化治疗阶段,以 3~4 种药物联用 8~12 周,以期达到尽快杀灭各种菌群保证治疗成功的目的。②巩固治疗阶段,以 2~3 种或 4 种药物联用,其目的是巩固强化阶段取得的疗效,继续杀灭残余菌群。用药方式有三种类型:①全程每日用药;②强化期每日用药,巩固期间歇用药;③全程间歇用药。

各类型结核病化疗方案与选择如下述(在以下方案中,药物名称前数字表示服药月数,右下方数字表示每周用药次数)。

(1)初治菌阳肺结核化疗方案:选择短程化疗方案治疗,方案如下。

1)2HRZS(E)/4HR。强化期:异烟肼、利福平、吡嗪酰胺、链霉素(或乙胺丁醇)每日1次,共2个月。巩固期:异烟肼、利福平每日1次,共4个月。

2)2HRZS(E)/4HRE。强化期:异烟肼、利福平、吡嗪酰胺、链霉素(或乙胺丁醇)每日1次,共2个月。巩固期:异烟肼、利福平、乙胺丁醇每日1次,共4个月。

3)2HRZS(E)/4H$_3$R$_3$。强化期:异烟肼、利福平、吡嗪酰胺、链霉素(或乙胺丁醇)每日1次,共2个月。巩固期:异烟肼、利福平隔日1次(即 H$_3$R$_3$ 为隔日1次或每周3次),共4个月。

4)2H$_3$R$_3$Z$_3$S$_3$(E$_3$)/4H$_3$R$_3$。强化期:异烟肼、利福平、吡嗪酰胺、链霉素(或乙胺丁醇)隔日1次,共2个月。巩固期:异烟肼、利福平隔日1次(即 H$_3$R$_3$ 为隔日1次或每周3次),共4个月。

5)2HRZ/4HR。强化期:异烟肼、利福平、吡嗪酰胺复合片每日1次,共2个月。巩固期:异烟肼、利福平复合片每日1次,共4个月。

治疗中如痰菌持续不阴转,可适当延长疗程。血行播散性结核病需增加疗程至12个月为宜。

(2)复治菌阳肺结核化疗方案:

1)2HRZES/6HRE。强化期:异烟肼、利福平、吡嗪酰胺、乙胺丁醇、链霉素每日1次,共2个月。巩固期:异烟肼、利福平、乙胺丁醇每日1次,共6个月。

2)2HRZES/6H$_3$R$_3$E$_3$。强化期:异烟肼、利福平、吡嗪酰胺、乙胺丁醇、链霉素每日1次,共2个月。巩固期:异烟肼、利福平、乙胺丁醇隔日1次(即 H$_3$R$_3$E$_3$ 为隔日1次或每周3次),共6个月。

3)3H$_3$R$_3$Z$_3$E$_3$S$_3$/5H$_3$R$_3$E$_3$。强化期:异烟肼、利福平、吡嗪酰胺、乙胺丁醇、链霉素隔日1次,共3个月。巩固期:异烟肼、利福平、乙胺丁醇隔日1次(即 H$_3$R$_3$E$_3$ 为隔日1次或每周3次),共5个月。

4)3HRZEO/5H$_3$L$_1$O$_3$。强化期:异烟肼、利福平、吡嗪酰胺、乙胺丁醇、氧氟沙星每日1次,共3个月。巩固期:异烟肼、氧氟沙星隔日1次(即 H$_3$O$_3$ 为隔日1次或每周3次),利福喷汀每周1次,共5个月。

(3)初治菌阴肺结核化疗方案:

1)2HRZ/4HR。强化期:异烟肼、利福平、吡嗪酰胺每日1次,共2个月。巩固期:异烟肼、利福平每日1次,共4个月。

2)2HRZ/4H$_3$R$_3$。强化期:异烟肼、利福平、吡嗪酰胺每日1次,共2个月。巩固期:异烟肼、利福平隔日1次(即 H$_3$R$_3$ 为隔日1次或每周3次),共4个月。

3)2H$_3$R$_3$Z$_3$/4H$_3$R$_3$。强化期:异烟肼、利福平、吡嗪酰胺隔日1次,共2个月。巩固期:异烟肼、利福平隔日1次(即 H$_3$R$_3$ 为隔日1次或每周3次),共4个月。

(4)耐药、耐多药结核病:耐药、耐多药结核病的治疗应以药物敏感试验结果为依据,选择新药、敏感药,增加高水平杀菌药和灭菌药的数量组成化疗方案为准则。方案由含新药或3种敏感药在内的4~5种药物组成。强化期至少3个月,总疗程21个月以上。WHO颁布的《处理耐药结核病的指导原则》中,建议耐药、耐多药结核病治疗方案如下。

1)耐异烟肼者。a.2REZ/7RE:强化期:利福平、乙胺丁醇、吡嗪酰胺每日1次,共2个月。巩固期:利福平、乙胺丁醇每日1次,共7个月。b.2RES/10RE:强化期:利福平、乙胺丁醇、链霉素每日1次,共2个月。巩固期:利福平、乙胺丁醇每日1次,共10个月。

2)耐异烟肼、链霉素者:2HRZES/1HRZE/6RE。强化期:异烟肼、利福平、吡嗪酰胺、乙胺丁醇、链霉素每日1次,共2个月。继续强化期:异烟肼、利福平、吡嗪酰胺、乙胺丁醇每日1次,共1个月。巩固期:利福平、乙胺丁醇每日1次,共6个月。

3)耐异烟肼、乙胺丁醇或耐链霉素者:3RTH(O)ZS(KM/AK/CPM)/6RTH(O)。强化期:利福平、丙硫异烟胺(或氧氟沙星)、吡嗪酰胺、链霉素(或卡那霉素或阿米卡星或卷曲霉素)每日1次,共3个月。巩固期:利福平、丙硫异烟胺(或氧氟沙星)每日1次,共6个月。

4)耐异烟肼、利福平者:3THOEZAK(SM/KM/CPM)/18THOE(P)。强化期:丙硫异烟胺、氧氟沙星、乙胺丁醇、吡嗪酰胺、阿米卡星(或链霉素或卡那霉素或卷曲霉素)每日1次,共3个月。巩固期:丙硫异烟胺、氧氟沙星、乙胺丁醇(或对氨基水杨酸钠)每日1次,共18个月。

5)耐异烟肼、利福平、乙胺丁醇、链霉素(或)不耐链霉素者:3THOCS(P)ZS(KM/AK/CPM)/18THOCS(P)。强化期:丙硫异烟胺、氧氟沙星、环丝氨酸(或对氨基水杨酸钠)、吡嗪酰胺、链霉素(或卡那霉素或阿米卡星或卷曲霉素)每日1次,共3个月。巩固期:丙硫异烟胺、氧氟沙星、环丝氨酸(或对氨基水杨酸钠)每日1次,共18个月。方案中可用左氧氟沙星(LVFX)替代氧氟沙星(OFLX)。

6)未获药敏试验结果前可参用以下方案:a.3THZOS(KM/AK/CPM)/18THO。强化期:丙硫异烟胺、吡嗪酰胺、氧氟沙星、链霉素(或卡那霉素或阿米卡星或卷曲霉素)每日1次,共3个月。巩固期:丙硫异烟胺、氧氟沙星每日1次,共18个月。b.3THZOSZSM(AK/KM/CPM)/18THOE(P)。强化期:丙硫异烟胺、氧氟沙星、乙胺丁醇、吡嗪酰胺、链霉素(或卡那霉素或阿米卡星或卷曲霉素)每日1次,共3个月。巩固期:丙硫异烟胺、氧氟沙星、乙胺丁醇(或对氨基水杨酸钠)每日1次,共18个月。

耐药、耐多药结核病亦可采用综合疗法,如在化学治疗基础上加免疫、中药或采用人工气腹、手术及介入等辅助治疗。

(二)其他治疗

1.对症治疗

肺结核的一般症状在合理化疗下很快减轻或消失,无须特殊处理。咯血是肺结核的常见症状,在活动性和痰涂片阳性肺结核患者中,咯血症状分别占30%和40%。咯血处置要注意镇静、止血,患侧卧位,预防和抢救因咯血所致的窒息并防止肺结核播散。

2.糖皮质激素

糖皮质激素在结核病的应用主要是利用其抗炎、抗毒作用。仅用于结核毒性症状严重者。必须确保在有效抗结核药物治疗的情况下使用。使用剂量依病情而定,一般用泼尼松口服,每日20mg,顿服,1~2周;以后每周递减5mg,用药时间共为4~8周。

3.肺结核的外科手术治疗

当前肺结核外科手术治疗主要的适应证是经合理化学治疗后无效、多重耐药的厚壁洞、大块干酪灶、结核性脓胸、支气管胸膜瘘和大咯血保守治疗无效者。

八、肺结核与相关疾病

（一）HIV/AIDS

截至2004年年底全球共有HIV/AIDS约3940万例,其中2004年HIV新感染者约490万例,因HIV/AIDS死亡者为310万例。在HIV/AIDS死亡病例中,至少有1/3例是由HIV/AIDS与结核的双重感染所致。HIV/AIDS与结核病双重感染病例的临床表现是症状和体征多,如体重减轻、长期发热和持续性咳嗽等,全身淋巴结肿大,可有压痛,肺部X线经常出现肿大的肺门纵隔淋巴结团块,下叶病变多见,胸膜和心包有渗出等,结核菌素试验常为阴性,应多次查痰。治疗过程中常出现药物不良反应,易产生耐药。治疗仍以6个月短程化疗方案为主,可适当延长治疗时间,一般预后差。

（二）肝炎

异烟肼、利福平和吡嗪酰胺等均有潜在的肝毒性作用,用药前和用药过程中应定期监测肝功能。严重肝损害的发生率为1‰,但约20％患者可出现无症状的轻度转氨酶升高,无须停药,但应注意观察,绝大多数的转氨酶可恢复正常。如有食欲减退、黄疸或肝大,应立即停药,直至肝功能恢复正常。在传染性肝炎流行区,确定肝炎的原因比较困难。如肝炎严重,肺结核又必须治疗,可考虑使用2SHE/10HE方案。

（三）糖尿病

糖尿病合并肺结核有逐年增高趋势。两病互相影响,糖尿病对肺结核治疗的不利影响比较显著,必须在控制糖尿病的基础上肺结核的治疗才能奏效。肺结核合并糖尿病的化疗原则与单纯肺结核相同,只是治疗期可适当延长。

（四）矽肺（硅沉着病）

矽肺患者是并发肺结核的高危人群。近来,随着矽肺合并肺结核的比例不断上升,Ⅲ期矽肺患者合并肺结核的比例可高达50％以上。矽肺合并结核的诊断强调多次查痰,特别是采用培养法。矽肺合并结核的治疗与单纯肺结核的治疗相同。Ⅰ期和Ⅱ期矽肺合并肺结核的治疗效果与单纯肺结核的治疗相同。药物预防性治疗是防止矽肺并发肺结核的有效措施,使用方法为INH 300mg/d,疗程为6～12个月,可减少发病约70％。

九、并发症的诊断、治疗和预防

轻度肺结核多不伴有肺组织的破坏、邻近胸膜广泛粘连增厚及健肺的代偿性肺气肿等改变,故常无任何并发症。但重症肺结核肺组织破坏较重,且常伴纤维组织增生、大片胸膜增厚,可有下列并发症。

（一）咯血

绝大多数情况表明病情活动、进展,但少数也可在肺结核已好转或稳定时发生。肺结核咯血原因多为渗出和空洞病变存在或支气管结核及局部结核病变引起支气管变形、扭曲和扩张。肺结核患者咯血可引起窒息、失血性休克、肺不张、结核支气管播散和吸入性肺炎等严重并发症。诊断要点：①详细询问病史有无上呼吸道病变、溃疡病及肝硬化史，注意与上呼吸道出血及呕血鉴别。②咯血量的界定：一次或 24 小时内咯血量少于 100mL 者为小量咯血；一次咯血量在 100～300mL 或 24 小时内咯血总量少于 500mL 者为中量咯血；一次咯血量超过 300mL 或 24 小时内咯血总量超过 500mL 者为大咯血。③胸部 X 线片及 CT 扫描可协助诊断，对 X 线检查无异常或原因不明的咯血患者可行纤维支气管镜检查。

咯血者应进行抗结核治疗，中、大量咯血应积极止血，保持气道通畅，注意防止窒息和出血性休克发生。一般改善凝血机制的止血药对肺结核大咯血疗效不理想。垂体后叶素仍是治疗肺结核大咯血最有效的止血药，可用 5～10U 加入 25％葡萄糖液 40mL 缓慢静脉注射，持续 10～15 分钟。非紧急状态也可用 10～20U 加入 5％葡萄糖液 500mL 缓慢静脉滴注。对脑垂体后叶素有禁忌的患者可采用酚妥拉明 10～20mg 加入 25％葡萄糖液 40mL 静脉注射，持续 10～15 分钟或 10～20mg 加入 5％葡萄糖液 250mL 静脉滴注（注意观察血压）。以中下肺野病变为主，引起大咯血的肺结核，无膈肌粘连者也可采用人工气腹萎陷疗法止血。近年支气管动脉栓塞术介入疗法治疗肺结核大咯血收到了近期良好的效果。

（二）自发性气胸

自发性气胸是指在无外伤或人为因素的情况下，肺组织及其脏层胸膜破裂而引起的胸腔积气及肺组织萎陷，气胸可为单侧或双侧。肺结核为气胸常见病因。多种肺结核病变可引起气胸：胸膜下病灶或空洞破入胸腔；结核病灶纤维化或瘢痕化导致肺气肿或肺大疱破裂；粟粒性肺结核的病变在肺间质也可引起间质性肺气肿性肺大疱破裂。病灶或空洞破入胸腔，胸腔常见渗出液体多，可形成液气胸、脓气胸。

1.诊断要点

(1)突发胸痛、呼吸困难及刺激性干咳。

(2)X 线检查为确诊手段，可显示肺萎陷程度，有无胸膜粘连、纵隔移位及胸腔积液等。

(3)对疑有自发性气胸而病情危急，不能做 X 线进一步检查者，测压也是诊断气胸的一种手段，且利用人工气胸器测定胸膜腔压力有助于判定气胸类型。

2.治疗原则

(1)对症治疗：卧床休息，止痛，镇咳，通便，密切观察病情变化。肺萎陷在 20％～30％或以下的单纯性气胸多可自行吸收。

(2)穿刺排气：对于观察 1 周以上气体不吸收或肺萎陷在 20％～30％或以上的单纯性气胸，以及张力性气胸急救时可予穿刺排气。

(3)测压排气：利用多功能气胸治疗器测定胸膜腔内压力，以明确气胸类型，采取相应治疗措施。测压后可同时排气治疗。

(4)闭式引流排气：开放性气胸、张力性气胸或肺萎陷较多、症状明显的患者，需采取紧急措施，行胸腔闭式引流排气，可采用水封瓶正压持续排气法。部分患者因闭式引流量相对不足，肺复张不顺利，可予持续低负压吸引，以加速肺脏复张。须注意，肺萎陷时间超过 3 天或肺压缩超过 80％者，复张不宜过快，以免引起肺水肿及心源性休克。

（5）胸膜粘连治疗：对于复发性、顽固性或不能接受外科治疗的气胸患者，可行胸膜粘连术，将化学或生物制剂注入胸腔，使胸膜粘连，避免气胸再发。

（6）内科保守治疗无效者，可行外科手术治疗。

（三）肺部继发感染

肺结核空洞（尤其纤维空洞）、胸膜肥厚、结核纤维病变引起支气管扩张、肺不张及支气管结核所致气道阻塞，是造成肺结核继发其他细菌感染的病理基础。诊断合并继发感染时，应全面分析体温、局部的呼吸音、痰的性状和数量变化及末梢血象、痰细菌培养结果及其肺部的病理基础，并应与肺结核急性期体温和末梢血象偏高相鉴别。细菌感染常以 G^- 杆菌为主且复合感染多。

肺结核疗程长，由于长期使用抗生素（如链霉素、阿米卡星、利福平等），部分病例年老、体弱及同时应用免疫抑制剂，可以继发真菌感染。常见在空洞、支气管扩张囊腔中有曲菌球寄生，胸部 X 线呈现空腔中的菌球上方气腔呈"新月形"改变，周围有气带且随体位移动，临床表现可有反复大咯血，内科治疗效果不佳。也有少数患者可继发白色念珠菌感染。继发感染时应针对病原不同，采用相应抗生素或抗真菌治疗。

（四）结核性支气管扩张

可由于：①肺门、纵隔淋巴结肿大压迫支气管和造成管腔狭窄或阻塞和支气管结核致管腔狭窄或阻塞，导致远端反复感染，管壁破坏；②肺部慢性纤维性空洞导致组织破坏，纤维组织牵拉或邻近增厚胸膜的压迫导致支气管扭曲、变形，引流不畅而反复感染，均可引起支气管扩张。结核性支气管扩张的临床特点：双上肺多见，多发生于肺部、胸膜病变严重部位，且常呈柱状支气管扩张，有时常伴有支气管聚拢、移位等改变。

（五）肺不张

多发生于支气管淋巴结结核、支气管结核、大咯血的患者，血块、痰液阻塞也可引起肺不张。因累及的部位不同而发生肺段、叶、全肺的不张。肺不张形成后，若未获得及时处理，去除病因使肺复张，肺不张将成为不可逆病变，由此导致的继发支气管扩张成为反复感染及咯血的根源。

（六）慢性肺源性心脏病

慢性肺源性心脏病是由于肺、胸廓或肺血管疾病造成肺循环阻力增加，肺动脉高压及右心负荷增加，最终心功能不全，重症肺结核不仅有广泛的肺组织破坏、肺不张、支气管扩张、胸膜增厚，还常伴有健侧肺代偿性肺气肿，常由于咯血、肺部继发感染等诱因，使代偿期肺、心功能发展为失代偿期，导致心功能不全、呼吸功能不全。

1.诊断要点

（1）有慢性重症的肺、胸结核病史及右心功能不全的体征，且排除了引起右心室增大的其他心脏病的可能。

（2）血液检查 COPD 引起的肺心病患者因长期缺氧常有红细胞和血红蛋白增高，而重症肺结核引起的肺心病由于长期的慢性消耗多有不同程度的贫血表现，合并感染时可有白细胞计数升高，血沉一般较快，在心力衰竭期可有肝肾功能受损，表现为转氨酶、尿素氮和肌酐升高，血气分析可为呼吸衰竭表现。

（3）X 线、心电图及超声心动图检查有助于确定诊断。

2.治疗原则

（1）缓解期治疗：

1）加强营养，适量活动，锻炼呼吸功能，增强机体抵抗力。

2）积极控制活动结核的病变，对呼吸道感染及早预防，积极对症治疗。

3）中医中药扶正固本、活血化瘀、改善肺循环，提高机体抵抗力治疗。

4）改善居住环境，对缓解期中的患者进行家庭病床式的康复治疗，密切观察病情变化、定期随访，可减少急性期的发作。

（2）急性期治疗：

1）控制呼吸道感染：呼吸道感染是发生呼吸衰竭和心力衰竭的常见诱因，故需积极予以控制。可根据临床表现及痰培养药敏结果选用药物，未明确何种致病菌时，早期经验性治疗可联合用药，但应防止真菌感染。由于患者长期罹患结核病，机体营养状况较差，免疫功能低下，可同时辅以免疫增强治疗。

2）改善呼吸功能：清除痰液、解除支气管痉挛、保持呼吸道通畅、持续低流量给氧及应用呼吸兴奋药等。必要时气管插管或气管切开采用机械通气治疗。

（3）控制心力衰竭

1）利尿剂：利尿原则应缓勿急，一般以间歇、小剂量交替使用为宜。因可使血液浓缩、痰液黏稠、加重气道阻塞及电解质紊乱，临床须慎用。

2）强心药物：由于缺氧、电解质紊乱、酸中毒等因素影响，易发生洋地黄中毒，宜选用小剂量、作用快、排泄快的制剂，如去乙酰毛花苷（西地兰）0.2～0.4mg 加入 25% 葡萄糖液 20mL 缓慢静脉注射，每日 1～2 次。

3）血管扩张剂的应用：常用酚妥拉明 10～20mg 加入 5% 葡萄糖液 250～500mL 中，缓慢静脉滴注，每日 1 次；或异山梨酯 10mg 口服，每日 2～3 次。其他如硝苯地平、多巴胺、多巴酚丁胺等药物均有一定疗效。

4）肾上腺皮质激素的应用：在有效控制感染的情况下，可短期大剂量应用肾上腺皮质激素，对抢救早期呼吸衰竭和心力衰竭有一定作用。通常用地塞米松 10～20mg 加入 5% 葡萄糖液 500mL 中静脉滴注，每日 1 次。病情好转后 2～3 天停用。须注意观察有无消化道出血征象。

5）酸碱平衡失调及电解质紊乱、消化道出血、休克等的治疗。

（七）呼吸功能衰竭

重症肺结核常伴有广泛肺组织破坏、胸膜增厚，造成限制性肺功能低下，有时还会合并慢性支气管炎、肺气肿等气道阻塞性疾病，因此，在多种诱因影响下可导致 I 型或 II 型呼吸衰竭及电解质紊乱。

1.诊断要点

（1）有引起呼吸衰竭原发疾病病史。

（2）有低氧血症和高碳酸血症的临床表现。

（3）在标准大气压、静息不吸氧状态下，血气分析示 $PaO_2 < 60mmHg(8kPa)$，伴或不伴有

$PaCO_2 > 50mmHg(6.6kPa)$。

(4)常见并发症有酸碱失衡及电解质紊乱、右心衰竭、肝肾功能不全及上消化道出血等。

2.治疗原则

呼吸道感染是呼吸衰竭最常见的诱因,在积极抗结核治疗的同时有效控制感染是呼吸衰竭好转的基础。

十、预后

一般说,肺结核是可治愈的疾病,尤其当前已具有多种抗结核药物和高效、低复发率的短程化疗方案的情况下,结核病的预后一般较好。但是慢性迁延、反复复发、病变广泛、肺组织破坏严重的重症肺结核常伴有不同程度的心肺功能不全,预后差。急性血行播散性肺结核合并结核性脑膜炎、脑结核、肝脾结核,未能早期发现、及时治疗者,尤其合并 HIV(+)/AIDS者预后差。耐多药结核病治疗效果较差,不仅是慢性传染源,而且预后也不佳,易反复恶化,难于逆转。

第十一节 结核性脑膜炎

一、病因病理

(一)病因

结核性脑膜炎占全身性结核病的 6%,是由结核分枝杆菌感染经血播散后在软脑膜下种植,形成结核结节,结节破溃后大量结核杆菌进入蛛网膜下隙引起的脑膜非化脓性炎症。

(二)病理

结核性脑膜炎早期的脑膜表面有多数散在的以单核细胞及淋巴细胞渗出为主的细小结节。若治疗及时、有效,病变可以完全吸收。反之,病变转至慢性和出现典型结核病理改变,如结核肉芽肿、干酪样坏死等。

脑膜充血、水肿,大量白色或灰黄色渗出物沉积于大脑基底、延脑、脑桥、脚间池、大脑外侧裂、视交叉、环池等处,渗出物可压迫视神经、动眼神经和面神经等。颅底渗出物粘连、增厚和机化,常导致脑脊液通路阻塞和脑积水。

受脑膜病变的波及,脑实质浅层亦出现炎症,严重者可出现结核结节、结核瘤。下丘脑病变常引起自主神经功能紊乱。脑血管受累,产生动脉内膜炎或全动脉炎,若形成血栓则引起脑梗死。中脑动脉最易累及,并导致偏瘫;较小动脉栓塞则引起类似大脑炎的各种症状。脊髓蛛网膜和脊髓实质亦常出现渗出、结节和干酪样坏死。

二、临床表现

(一)一般症状

常为急性或亚急性起病,慢性病程,常缺乏结核接触史。早期表现发热、全身酸痛、乏力、畏光、精神萎靡、食欲减退等。小儿结核性脑膜炎的临床表现多较隐匿,缺少特征性。

(二)神经系统症状、体征

1.脑膜刺激征

多数病例早期即出现,少数可不明显。粟粒性肺结核常规脑脊液检查,有时脑脊液已出现显著改变,但患者并无脑膜刺激征。在婴幼儿和老年人,脑膜刺激征多不典型。

2.颅内压增高

表现头痛、喷射性呕吐、意识障碍,眼底检查见视盘水肿,严重者出现脑疝、枕骨大孔疝,可迅速导致呼吸停止。

3.脑神经损害

多见于面神经,次为展神经、动眼神经及视神经,可单侧或双侧,多数在疾病典型时才出现,但有时是结核性脑膜炎的首发征象。

4.脑实质损害

表现多变,有瘫痪、去大脑强直、手足震颤与徐动、舞蹈样运动等不同表现,取决于病变损害部位。

5.自主神经受损

表现为皮质-内脏联合损害如呼吸、循环、胃肠和体温调节紊乱等,亦可出现肥胖、尿崩症或抗利尿激素增高综合征。

6.脊髓受损

可出现脊神经受刺激或脊髓压迫、椎管阻塞等症状、体征。

(三)临床类型(典型可分为三期)

1.前驱期(早期)

病程为1~2周。表现为结核中毒症状、头痛、呕吐、性格改变等。

2.脑膜刺激征期(中期)

病程为1~2周。表现为脑膜刺激症状、颅内高压症状、脑神经障碍、脑实质损害、锥体束征、惊厥、脑炎体征等。

3.昏迷期(晚期)

病程为1~3周。以上症状加重,进入昏迷,出现脊髓功能障碍等。

三、辅助检查

(一)脑脊液检查

1.常规及生化

可出现以下变化:①压力增高,外观无色透明或微黄,静置后可有薄膜形成;②白细胞(100~500)×10^6/L,60%~95%的病例以淋巴细胞占优势,但疾病早期,4%~17%的患者可以中性粒细胞为主,易误诊为细菌性脑膜炎;③蛋白质含量增高,通常为1~2g/L,脊髓蛛网膜下隙阻塞时可超过5g/L。糖和氯化物下降。脑脊液典型改变可高度提示诊断。

2.病原学检查

①脑脊液沉渣涂片做抗酸染色找结核杆菌阳性率仅30%;②脑脊液结核分枝杆菌培养可

确诊,但需大量脑脊液和数周时间;③聚合酶链反应、现代色谱技术以及计算机的应用为结核杆菌的研究提供了快速、有效的新方法;④抗生素快速药敏试验与耐药基因的检测为耐药结核菌的诊断与治疗提供了有力的武器。

3.免疫学检查

①酶联免疫法测定脑脊液抗结核抗体,阳性率 70%~80%;②酶联免疫法测定中性粒细胞集落因子的阳性率 90%左右,其意义尚待明确;③腺苷脱氨酶与 T 细胞的分化有关,该酶检测阳性率 90%左右;④脑脊液单核细胞中分泌性抗原的鉴定已经取得可喜进展,有望成为新的早期确诊手段。

(二)影像学检查

常规胸部 X 线平片,可见活动性或陈旧性结核感染证据。CT 可显示基底池和皮质脑膜对比增强或脑积水等,还可揭示脑实质粟粒性结节、结核球等。

(三)眼底检查

可发现脉络膜血管附近有圆形或椭圆形苍白色外绕黄圈的结核结节。

(四)结核皮肤试验

结核皮肤试验常用于结核病的诊断,约半数患者结核皮肤试验阳性,但有一定的假阳性与假阴性率。非结核分枝杆菌感染及接种过卡介苗者易出现假阳性。假阴性的原因有:注射方法不当、读取不准确及抗原丢失等;患者因素如年龄、营养、药物(皮质内固醇、免疫抑制剂)、严重结核,伴随疾病如肾衰竭、艾滋病病毒感染、病毒性疾病或接种疫苗、淋巴网状内皮细胞肿瘤、结节病、实体肿瘤、麻风病、干燥综合征、共济失调毛细血管扩张症、尿毒症、原发性胆汁性肝硬化、系统性红斑狼疮及其他病原菌造成的全身感染等。

四、诊断及鉴别诊断

(一)诊断

根据结核病史或接触史;发病缓慢,出现结核毒血症状,伴头痛、呕吐、脑膜刺激征及其他神经系统症状体征;结合脑脊液淋巴细胞增多或糖含量减低等特征性改变;脑脊液抗酸涂片、结核分枝杆菌培养和聚合酶链反应检查等可做出诊断。

(二)鉴别诊断

结核性脑膜炎应与以下疾病进行鉴别。

1.病毒性脑膜炎

起病多急骤,高热者可伴肌痛、腹痛等。脑脊液中糖和氯化物不减低,蛋白质在 1 000mg/L以下。2~3 周可康复。

2.化脓性脑膜炎

急性起病伴高热、寒战。脑脊液白细胞数每立方毫米达数千以上,以中性粒细胞为主,糖降低较结脑更明显,脑脊液涂片、培养可找到致病菌。脑脊液乳酸定量多>300mg/L,结脑则多小于此值。

3.真菌性脑膜炎

新型隐球菌脑膜炎临床表现和脑脊液改变酷似结脑,诊断有赖于脑脊液墨汁染色、培养及抗原检测。

4.流行性乙型脑炎

常在夏、秋季发病,起病急,高热、惊厥、昏迷。脑脊液糖含量正常或略高,氯化物不减少,蛋白质<1 000mg/L 等有助于鉴别。

5.颅内占位性病变

如脑脓肿、听神经瘤等,常因病程进展较缓,以头痛、呕吐及视盘水肿为主要表现,易与结脑混淆,CT 有助于诊断。

五、治疗

治疗原则:早期给药、合理选药、联合用药和系统治疗。只要患者临床症状、体征及实验室检查高度提示本病,即使脑脊液抗酸涂片阴性亦应立即开始抗结核治疗。

(一)化学药物治疗

1.异烟肼

易透入脑脊液,是治疗的主要药物。儿童剂量 10～20mg/(kg·d),最大剂量不超过 600mg/d,症状好转改为 10mg/(kg·d),疗程 1.5～2 年。成人剂量 15mg/(kg·d);为保持脑脊液中的有效抗菌浓度,应提高用药量,可采用 600～900mg/d,静脉滴注,同时加用维生素 B_6;待症状改善后改为 400～600mg/d,口服,疗程至少 1 年。

2.利福平

儿童剂量 10～20mg/(kg·d),最大剂量不超过 600mg/d。成人剂量 600mg/d,疗程至少 1 年以上。注意以上两药对肝脏的损害。

3.吡嗪酰胺

该药在脑脊液中的浓度较高,是治疗结脑的主要药物,宜在病程最初 4 个月使用。剂量为 1 500～2 000mg/d,顿服。2 个月后改为隔日 1 次,每次 2 000mg;或每周 2 次,每次 3 000mg。小儿通常不宜应用,必须用时应充分权衡利弊。

4.乙胺丁醇

儿童剂量 10～20mg/(kg·d),顿服或分两次服。成人剂量 750～1 000mg/d。注意该药对视神经的不良反应。

5.链霉素

儿童剂量 20～30mg/(kg·d),成人剂量 15mg/(kg·d),肌内注射,疗程 3～6 个月。若因不良反应而无法达到总量者,可提前停药。

WHO 建议应至少选择三种药物联合治疗,早、中期应强化治疗 3～4 个月,常用异烟肼、利福平及吡嗪酰胺或上述三联加链霉素或乙胺丁醇。巩固治疗用异烟肼和利福平,总疗程不小于 12 个月或脑脊液常规检查(CSF)正常后继续治疗 6 个月。

治愈标准:症状消失、脑脊液正常、疗程结束后 2 年无复发。

(二)糖皮质激素治疗

早期应用效果较好,主要用于脑水肿引起的颅内压增高、伴局灶性神经体征和脊髓蛛网膜下隙阻塞的重症患者。常用泼尼松,成人剂量 60～80mg/d,儿童剂量 1～3mg/（kg·d）,口服,3～4 周后待症状及脑脊液检查好转则逐渐减量,2～3 周停药;亦可用地塞米松 5mg/d,静脉滴注。

（三）鞘内注射

重症患者在全身用药同时可鞘内注射地塞米松 5～10mg、异烟肼 100mg、α-糜蛋白酶 4 000U、透明质酸酶 1 500U,每隔 2～3 天一次,注药前宜放出与药液等量的脑脊液,注药宜缓慢。症状消失后每周 2 次,体征消失后 1～2 周一次,直至脑脊液正常。脑脊液压力增高患者慎用。

（四）对症治疗

主要是降低颅内压,控制癫痫发作。注意补充液体和电解质,退热,保护肾脏。蛛网膜粘连所致脑积水,可行脑脊液分流术。若有结核球,可在化疗保护下行手术切除。

六、预后

预后与年龄、病情、治疗是否及时和是否彻底等有关。发病时昏迷是预后不良的重要指征,临床症状体征完全消失,脑脊液细胞数、蛋白质、糖和氯化物恢复正常提示预后良好。婴幼儿和 40 岁以上患者的预后较差,即使经过适当的治疗,仍有约 1/3 的结核性脑膜炎患者死亡。

第十二节 结核性胸膜疾病

一、结核性胸膜炎

（一）概述

结核性胸膜炎不仅可由结核分枝杆菌的直接感染引起,也可因胸膜对结核分枝杆菌产生的高超敏反应所致,临床上为最常见的胸膜炎症,任何年龄均有可能发生。国内报道胸膜腔积液中有 54.8％为结核性胸膜炎。死于结核病的患者中 92％可发现胸膜结核性病变。临床上将结核性胸膜炎分为三种,即干性胸膜炎、渗出性胸膜炎、结核性脓胸。干性胸膜炎为早期的结核性胸膜炎表现,胸膜受累的部位较局限,炎性表现较轻,病变的胸膜可有充血、水肿、纤维蛋白的少量渗出,如患者免疫力强则迟发性超敏反应性就低,胸膜炎症可局限,并可逐渐被吸收至痊愈;若患者免疫力低下而超敏反应过高,炎性反应就表现剧烈,胸膜充血范围广、水肿,炎性渗出物大量渗出,即渗出性胸腔积液;当渗出性结核性胸膜炎未得到规范治疗或胸膜下的结核病灶破溃向胸腔或胸膜的脏壁层被大量的结核分枝杆菌侵蚀,即可造成结核性脓胸。

（二）病因及发病机制

正常的胸膜脏层与壁层胸膜表面上有一层起润滑作用的薄液体。随呼吸运动变化,胸腔压力发生改变,胸膜形状随之变化,胸腔内液体的产生与吸收亦处于一个动态的平衡。由于压力梯度的存在,胸腔内液体经由壁层胸膜上间皮细胞中的淋巴管微孔,从壁层与脏层胸膜的血管透过具有渗漏性的胸膜而进入胸膜腔,再通过壁层胸膜的淋巴微孔,由淋巴管进行回吸收。而脏层胸膜对胸腔积液循环影响作用则较小。当胸膜被结核分枝杆菌侵犯,且/或机体发生超敏反应时,胸腔内液体的生成量大于吸收量,成为发生结核性渗出性胸膜炎的主要机制。

(1)结核分枝杆菌:侵犯胸膜直接蔓延、血行播散、淋巴管播散为结核分枝杆菌侵犯胸膜的三种途径。通过行胸腔镜或胸膜活检,可有助于诊断结核性胸膜炎。研究报道60％结核性胸膜炎的患者可合并肺结核,病灶在同侧肺的占95％;对于进行 X 线胸片或透视无法发现肺部病灶的结核性胸膜炎患者,借助CT扫描可有近80％能够找到肺部病变。

(2)迟发性超敏反应:在结核性渗出性胸膜炎的发病过程中,迟发性超敏反应起着重要影响。研究显示:将结核分枝杆菌或结核菌菌体蛋白注入从未感染过结核分枝杆菌的动物胸膜腔内,并无胸腔积液产生;而反复使用小剂量结核分枝杆菌对动物进行接种使其机体致敏后,再把结核分枝杆菌或结核分枝杆菌蛋白注入其胸腔内,则可观察到胸腔积液的产生;结核性胸膜炎多发生于初染结核分枝杆菌后的2～12个月;在结核性胸膜炎胸腔积液中,可找到被结核蛋白致敏的特异性 T 淋巴细胞;对临床上的结核病患者进行治疗时,杀死大量结核分枝杆菌后,机体可发生强的迟发性超敏反应,引发胸腔积液的生成。

(三)病理变化

在发病的不同阶段,使用胸腔镜可观察到结核性胸膜炎有四种表现:①表现为急性渗出:没有光泽的胸膜上血管模糊,充血水肿呈现为片状或弥漫,有散在的糜烂出血点,患者此阶段具有强超敏反应,中毒症状严重,胸膜腔内被大量的炎性渗出所填充,胸腔积液多量。②增生样表现:患者胸膜上有淡黄色粟粒样或灰白色结节,数量不一,有时可以大小各异的瘤样增生结节为表现,可见病灶中具干酪样坏死组织,此阶段若得不到规范治疗则演变为脓胸。③胸膜粘连肥厚:患者胸膜表面乳白色或淡黄色的纤维色素沉积,厚薄程度不一,质硬,脏层与壁层胸膜之间呈现大量片状、网状、膜状或条状粘连,未经适当抗结核治疗或久治不愈的患者可有多房性包裹积液出现。④脓性分泌物附着:早期患者的脏壁层胸膜表面可均匀附着脓性分泌物,尚易于分离剥脱,晚期患者胸膜表面的纤维板则表现为增厚且脏壁层胸膜大面积粘连,其中附着脓性分泌物。

结核性胸膜炎组织病理学:显微镜下观察可发现结核性肉芽肿和(或)结核结节和(或)干酪性坏死。

(四)临床表现

结核性胸膜炎的患者因所处疾病阶段(早、中、晚期)、病变范围、部位和机体超敏反应的强弱等因素而有不同的临床表现。若患者疾病轻、病变局限、机体免疫力强、超敏反应弱,可能无症状或仅出现一过性的胸痛、咳嗽,即使未治疗也可自行痊愈,体格检查见胸膜有肥厚粘连及钙化;若患者病变范围较大、超敏反应强,临床表现在疾病的早、中、晚不同时期可能差异很大,主要症状为咳嗽、胸痛、胸闷、气短、发热、盗汗、乏力、失眠、食欲减退、消瘦等,女性则有月经紊乱,小儿表现为性格改变、易怒、烦躁等。

1.临床症状

(1)干性胸膜炎:干性胸膜炎临床反应较轻,患者的胸膜病变范围为局限性,对结核分枝杆菌蛋白的超敏反应低,若患者免疫力强可能自愈,疾病早期症状为干咳、无痰,于深呼吸时可加剧,并伴不同程度尖锐的针刺样胸痛,深呼吸或咳嗽可加剧胸痛,病变部位的不同决定疼痛不同的范围,若为肋胸膜炎则因病变影响波及壁层胸膜神经、肋间神经、脊神经而表现为胸背部、腰部的疼痛;若为膈胸膜炎则因膈神经受刺激而表现为颈肩部及上腹部的疼痛;若为纵隔胸膜炎则疼痛位于前胸;叶间胸膜炎因对壁层胸膜无影响可不出现胸痛,不同程度的发热也可能伴发,患者的超敏反应强会严重发热,如延误治疗或治疗不当,可能演变为渗出性胸膜炎。

(2)渗出性胸膜炎:渗出性胸膜炎大部分可源于被患者忽视的干性胸膜炎。起病可急可缓,咳嗽症状较干性胸膜炎稍轻。胸痛症状可随着逐渐出现并增多的胸腔积液隔开了胸腔的脏壁层胸膜而表现为逐渐减轻,甚至消失。若出现大量积液可造成对肺、心、血管的压迫,呼吸面积、回心血量和心排血量也出现减少,患者因此而感到胸闷、气急、呼吸困难。胸腔积液产生的速度与胸闷、气短症状的严重程度成正相关。对于起病急的患者可常伴高热,胸腔积液量多,迟发性超敏反应较强,激素反应也较敏感;而起病缓的患者,可表现为午后低热,胸腔积液量较少,更易出现包裹性积液。

2.临床体征

对干性胸膜炎患者进行查体时,可发现双侧胸廓基本对称,触诊可见双侧语颤相同,叩诊所闻为清音,听诊有胸膜摩擦音。早、中期的渗出性胸膜炎患者表现为患侧的胸廓饱满,肋间隙有增宽,呼吸运动度受限,多表现为腹式呼吸;气管移位向健侧,语音震颤减弱或消失,可于胸腔上部触到胸膜摩擦感;叩诊患者为浊音或实音,腋侧的浊音界更高,前后低,呈现出抛物线状,听诊可闻及呼吸音降低或消失或可于胸上部发现胸膜摩擦音,以及由于肺被胸腔积液压迫在吸气时复张而发出的捻发音。渗出性胸膜炎若久治不愈,可出现脏壁层胸膜增厚粘连,胸腔积液形成包裹、分隔,患侧胸廓表现塌陷,气管移向患侧,语颤降低,患侧叩诊浊音,纵隔移向患侧,听诊发现患侧的呼吸音较健侧低。

(五)辅助检查

1.结核菌素(PPD-G5U)试验

此法可判断机体是否受过结核分枝杆菌感染。部分结核性胸膜炎早期患者的 PPD 试验结果为阴性,可能因结核分枝杆菌菌体蛋白致敏 T 淋巴细胞被隔离于胸膜腔内所造成。强阳性结果的出现可作为临床诊断的参考指标。

2.结核分枝杆菌检查

有报道称对胸腔积液的临床样本进行涂片抗酸染色的阳性率为 5.9%,胸腔积液培养阳性率为 25%,胸膜组织块培养阳性率为 70%。胸腔积液聚合酶链反应(TB-PCR)的敏感性为 52%~81%,特异性为 90%~100%,可出现假阴性与假阳性。

3.胸膜活组织检查

胸膜活检主要包括闭式胸膜活检、B 超/CT 引导下胸膜活检、胸腔镜下胸膜活检,对结核性胸膜炎的诊断起着重要作用。例如,95% 以上的胸膜肉芽肿病变为结核性胸膜炎引起,但仍需将结核性胸膜炎与其他也具有肉芽肿病变的真菌性疾病、结节病、土拉菌病及风湿性胸膜炎进行鉴别诊断,采用胸膜活检技术,若于显微镜下观察到结核性肉芽肿和(或)结核结节和(或)干酪性坏死,并排除非结核分枝杆菌感染,即可对结核性胸膜炎进行确认诊断。

4.胸腔积液常规

结核性胸腔积液的性质是渗出液,草黄色,易凝固,表现出红色血性积液占 10%,但老年性结核性胸膜炎的血性胸腔积液比例达 23.6%。比重≥1.018 的较多,pH 为 7.0～7.3。若 pH 值降低则易演变为包裹性积液及脓胸。细胞数达(100～500)×10⁶/L,急性期时中性粒细胞占主要地位,随后可转成单核细胞为主,慢性期时淋巴细胞占主要地位。间皮细胞<5%(胸膜表面渗出大量的纤维素能阻止间皮细胞进入胸腔)。总蛋白>30g/L,胸液蛋白/血清蛋白>0.5。葡萄糖对诊断结核性胸膜炎并不敏感。

5.胸腔积液生化、免疫检查

(1)腺苷脱氨酶(ADA):ADA 是广泛存在于全身组织 T 淋巴细胞的一种酶,能催化腺苷脱氨生成肌苷,可影响细胞的免疫活性。淋巴细胞内 ADA 的含量为红细胞内的 10 倍,其中 T 淋巴细胞比例较 B 细胞高,且以成熟或未分化的细胞含量更高。结核性胸膜炎刺激细胞免疫使淋巴细胞的数量大增,因此可于胸腔积液中发现 ADA 的含量明显高于恶性胸腔积液与右心功能不全所致的胸腔积液,提示检测胸腔积液的 ADA 含量可鉴别结核性胸腔积液与非结核性胸腔积液(如恶性胸腔积液及右心功能不全所致胸腔积液)。ADA 临界值标准为>45U/L,胸腔积液 ADA/血清 ADA>1 为诊断结核性胸膜炎的常用指标,诊断结核性胸腔积液总准确度可达99.2%,敏感度100%,特异度98.6%。胸腔积液与血清的 ADA 比值>1.0 患者中是结核性胸腔积液的可达98%。

(2)溶菌酶(LZM):由于炎性渗出液中的 LZM 活性可增高,当患者的胸腔积液 LZM/血清 LZM>1 时,为炎性病变引起的占 93%。鉴别诊断的依据为结核性胸腔积液中 LZM>30μg/mL 而癌性胸腔积液中 LZM<30μg/mL。

(3)过氧化物歧化酶(SOD):结核性胸腔积液 SOD 的临界值为 9.6mg/L,较癌性胸腔积液临界值(1.6mg/L)明显增高。

(4)乳酸脱氢酶(LDH)及其同工酶:细胞上皮细胞含有 LDH,因胸腔积液中可含有细胞残渣时,则 LDH 浓度表现为增高,结核性胸膜炎的诊断依据为胸腔积液内的 LDH/血清 LDH<1。

(5)白细胞介素:白细胞介素-6(IL-6)为炎症反应中的重要细胞因子,结核性胸腔积液中的含量高于癌性胸腔积液;白细胞介素-8(IL-8)为中性粒细胞趋化肽,肿瘤坏死因子(TNF-α)是 IL-8 的诱生剂,若胸腔积液中的 IL-8 和 TNF-α 含量高则可能演变为脓胸,具有一定临床指导意义。

(6)γ-干扰素(INF-γ):INF-γ 由受结核分枝杆菌蛋白刺激后的淋巴细胞所产生,结核性胸腔积液中 INF-γ 浓度显著增高,达 91.2kU/L,与癌性胸腔积液中 2.0kU/L 的低浓度可进行鉴别。

(7)β-微球蛋白(β-MG):β-MG 大部分为淋巴细胞生成,在结核性胸腔积液中 β-MG 的浓度较癌性胸腔积液显著增高。

(8)淋巴细胞亚群:结核性胸腔积液中的 CD4 及 CD8 细胞数量都较癌性胸腔积液中的数量明显升高。

(9)结核抗体:目前 LAM、PPD、PPD-IgG、结核分枝杆菌重组蛋白(38kD 蛋白、16kD 蛋白)、结核分枝杆菌特异蛋白 TB-SA 等抗原都可应用于结核病的辅助诊断,进行血清与体液结核抗体的检测,其对痰菌阴性结核病与肺外结核诊断显示出较高敏感性及特异性。

此外,应用 B 超检查胸腔积液灵敏度较高,定位较准确,可对积液量及深度进行分析,并可鉴别无积液的单纯性胸膜增厚。

CT 检查身体组织的分辨率较高。干性胸膜炎患者可见局部因炎症增厚的胸膜,少量胸腔积液,遇到如叶间积液、纵隔积液等特殊类型胸膜炎,更适合使用 CT 片,检查结果更清晰,可观察到胸腔积液掩盖的肺内病灶。另亦可使用 CT 引导下的胸膜腔穿刺或胸膜活检进行诊断。

(六)影像学表现

1.干性胸膜炎

X 线检查可无明显改变。若发生胸膜纤维素沉着达 2～3mm 时,胸片检查可观察到患侧的透亮度表示降低。若肺底发生胸膜炎,胸透可提示患侧的膈肌运动度显示减弱。

2.渗出性胸膜炎

(1)胸腔内游离积液。

1)少量胸腔积液(少于 300mL):X 线后前位影像提示肋膈角变钝,侧位片提示后肋膈角填塞。CT 检查少量胸腔积液时,可见胸腔下部后方有新月形的高密度阴影,密度均匀,边缘清晰、光滑,凹面朝前。

2)中量胸腔积液:胸腔内的积液面与第 4 前肋平齐时为中量,正位胸片检查可见典型渗液曲线(阴影呈现外高内低、上浅下深的弧线),侧位胸片亦显示前后胸壁渗液曲线为两个外高内低的阴影(即 Ellis 线)。胸腔内游离液体的分布状态因肺组织的弹性回缩力、重力、液体张力等因素表现为底部趋向变厚,上层越来越薄,围绕肺组织并对其进行压缩。胸腔内液体实际上最高点均相等,投照时曲线影因 X 线与侧胸壁及积液为切线关系而呈现出外高内低。CT 检查大量胸腔积液时,因脏层胸膜下的肺组织被压缩而表现出实性密度阴影,可见肺不张,肺下叶后部多见。

3)大量胸液:胸腔积液面与第 2 前肋平齐时为大量。正位胸片检查可见一侧胸腔存在均匀致密的阴影或只于肺尖部发现小部分轻度透亮被压缩的肺组织,患侧肋间隙表现出增宽,气管和纵隔影向健侧移位,侧位胸片也可见均匀致密阴影。

(2)胸腔内局限积液:由被局限、包裹后的胸腔积液留存在粘连的胸腔中而形成。

1)胸腔内包裹性积液:胸膜腔粘连为导致包裹性积液的主要原因,多见于胸腔下部侧壁及后壁,偶尔可见于上部胸壁或前胸壁。X 线检查示非切线位上的片状阴影,边缘模糊。切线位上可见 D 字形的阴影,凸向肺内,密度增高而质地均匀,宽基底紧贴在胸壁上,边缘光滑,与胸壁呈现钝角夹角。CT 查包裹性胸腔积液可见球形、半球形或扁球形阴影,与胸壁呈钝角夹角,周围胸膜肥厚,密度较胸膜要高,边缘光滑,CT 值高于一般液体,平扫 26～36HU(脓液30HU,血液 60～80HU),增强,略有增高。

2)叶间积液:胸腔内存在的游离液体于叶间胸膜中积聚而引起叶间积液,X 线检查可因液体积聚于不同叶间而有不同的表现。水平叶间积液于正侧位胸片上示边缘光滑的梭形阴影,斜裂叶间积液于正位胸部平片上的形态无固定形式,但侧位片示边缘光滑的梭形阴影。

3)纵隔积液或胸壁叶间积液:由胸腔内存在的游离液体于纵隔胸膜或胸壁叶间部位集聚引起。正侧位胸片都可见三角形阴影,尖端顺着叶裂朝向肺叶,宽基底附于胸壁或纵隔面,前弓位对纵隔叶间积液三角形阴影显示得更清楚。

4)肺底积液:由胸腔中存留的液体于肺底与膈面之间胸膜腔积聚引起。影像学检查因体位变化而表现各异。

(七)诊断及鉴别诊断

胸腔积液中结核分枝杆菌的检查阳性率较低。诊断结核性胸膜炎需要结合患者的结核病接触史、症状、体征、胸部 X 线、B 超、PPD 皮肤试验、血清抗结核抗体与胸腔积液有关的生化、细菌学、胸膜病理检查综合分析。

1.诊断依据

不同程度的咳嗽、胸痛、胸闷、发热、乏力、盗汗、消瘦等,女性月经紊乱,可有结核病接触史、家族史;查体见患侧胸廓饱满、叩诊浊音、听诊呼吸音低及出现胸膜摩擦音;胸部 X 线及 B 超检查示胸膜肥厚、胸腔积液影;末梢血白细胞总数正常或偏高,血沉正常或加快;PPD 皮肤试验阳性,少数阴性;胸腔积液呈现黄色渗出液,少数红色血性;胸腔积液结核分枝杆菌涂片、培养阳性;胸腔积液结核抗体阳性;胸腔积液生化检查 ADA 升高等。

2.鉴别诊断

现在鉴别渗出液与漏出液使用 Light 标准,其敏感性为 99%,准确性 95%。1%～5% 的恶性胸腔积液也可能是漏出液的性质,可能与同时并发如心功能衰竭、肾衰竭、深静脉血栓、低蛋白血症、淋巴引流障碍等可生成漏出液的疾病有关。

(1)结核性胸腔积液与癌性胸腔积液的鉴别:结核性胸腔积液多于 40 岁以下(占 2/3)发病,起病急,伴发热、胸痛,积液量常为中等量,表现为草黄色,偏酸性,发展较缓慢,病情控制易。可产生胸腔积液的肺部恶性肺瘤、乳腺癌、淋巴瘤等发生胸膜转移、胸膜间皮瘤等,以肺部肿瘤伴发胸腔积液最多见。恶性胸腔积液则 40 岁以上(占 2/3)多发,一般症状无发热,可有持续的剧烈胸痛,可有咯血,胸腔积液多呈现中、大量,偏碱性,血性积液占 50%～90%,病情进展快,控制难。

(2)结核性胸膜炎与化脓性胸膜炎的鉴别:肺炎、肺水肿、外伤感染、周围器官化脓性炎症均可继发化脓性胸膜炎。肺炎双球菌、葡萄球菌、链球菌、部分杆菌均可成为其致病菌。起病较急,伴寒战、高热,白细胞总数与中性粒细胞百分比升高,核左移,有中毒颗粒,脓性胸腔积液,细胞数 $>10 \times 10^9/L$,脓细胞可见,培养致病菌阳性。肺炎双球菌脓液以黄色或黄绿色多见、质地黏稠;绿脓杆菌脓液为淡绿色;大肠杆菌、粪产碱杆菌脓液多类似粪臭味。抗生素及胸腔排脓治疗后显示有效。

(3)结核性胸膜炎与肺吸虫病所致胸膜炎的鉴别:并发胸膜炎的肺吸虫病约为 15%,由生食蟹、蝲蛄引起。胸腔积液草黄色、透明或为乳白色,偶尔血性或脓性。血液与胸腔积液可查嗜酸性粒细胞增多,胸腔积液夏科-雷登结晶可见,偶尔肺吸虫卵可见。可误诊为结核性胸膜炎。依据患者流行区居住史及肺吸虫皮试阳性可鉴别诊断。

(4)结核性胸膜炎与结缔组织病、血管炎并发胸膜炎的鉴别:类风湿关节炎并发胸膜炎的占 5%,以 45 岁以上男性多见,小部分可于关节炎前发生。胸腔镜检查可见胸膜改变,活检示非特异性炎性肉芽肿,积液内糖含量<400mg/L,pH<7.2,类风湿因子滴度>1∶320,病情延长可引起脓胸或胆固醇胸。系统性红斑狼疮并发胸腔积液的占50%,单核细胞增高,糖>600mg/L,pH>7.35,LDH<500U/L,胸腔积液抗核抗体滴度>1∶160,C_3、C_4补体浓度低,积液内查出狼疮细胞。

(5)结核性胸膜炎与其他少见胸腔积液的鉴别:部分心力衰竭患者,尤其慢性心力衰竭患者胸腔积液性质为渗出液,可结合病史、症状、体征、心功能进行鉴别;尿毒症并发胸膜炎的占3%,结合病史、胸腔积液肌酐>血肌酐进行鉴别;与其他感染性胸膜炎鉴别则作微生物学、免疫学检查,如真菌性胸膜炎、胸部放线菌病、胸膜阿米巴病等。

(九)治疗

结核性胸膜炎的治疗包括一般治疗、抽取胸液、抗结核治疗、中医中药治疗。其化疗原则与化疗方法和活动性结核相同。

1.一般治疗

体温38℃以上可卧床休息,一般患者可以适当起床活动。体温恢复正常,胸液消失后仍须持续休息2～3个月。

2.胸腔穿刺抽液

由于结核性胸膜炎胸液蛋白含量和纤维蛋白含量高,容易引起胸膜粘连,故原则上应尽快抽尽胸腔内积液,每周2～3次。首次抽液不要超过600mL,以后每次抽取量约1 000mL,最多不要超过1 500mL。如抽液过多、过快,可由于胸腔内压力骤降发生复张后肺水肿和循环衰竭。若出现头晕、出汗、面色苍白、脉搏细弱、四肢发冷、血压下降等反应,立即停止抽液,皮下注射肾上腺素,同时静脉内注射地塞米松,保留静脉输液导管,直至症状消失。如发生肺复张后肺水肿,应进行相应的抢救。胸腔抽液有以下作用:

(1)减轻中毒症状,加速退热。

(2)解除肺脏和心脏血管受压,改善呼吸及循环功能。

(3)防止纤维蛋白沉着所致胸膜粘连肥厚。目前也有学者主张早期大量抽液或胸腔插管引流可减少胸膜增厚和胸膜粘连等并发症。

3.抗结核药物治疗

一般采用链霉素(SM)、异烟肼(INH)和利福平(RFP),或链霉素(SM),异烟肼(INH),乙胺丁醇(EMB)联合治疗。链霉素(SM)肌内注射,异烟肼(INH)、利福平、乙胺丁醇顿服,上述口服药物均连续服用9～12个月。治疗过程中必须注意抗结核药物的不良反应,如听力的变化、视觉的变化和肝功能等,发生时应根据情况减量或停用。

结核性胸膜炎不主张常规使用糖皮质激素,因为有许多不良反应。当大量胸腔积液、吸收不满意或结核中毒症状严重时可用泼尼松,至胸液明显减少或中毒症状减轻时每周减少。减药太快或用药时间太短,容易产生胸液或毒性症状的反跳。胸腔内注射抗结核药物或皮质激素没有肯定意义。抗结核药物在胸液的浓度已经足够,胸腔内注射药物对胸液的吸收及预防胸膜增厚与不用药物者没有显著差异。

(九)预防

1.控制传染源,减少传染机会

结核菌涂片阳性患者是结核主要传染源,早期发现和合理治疗涂片阳性结核患者,是预防结核病的根本措施。

2.普及卡介苗接种

实践证明,接种卡介苗是预防小儿结核病的有效措施。

二、胸膜结核瘤

(一)概述

胸膜结核瘤是一被纤维组织包裹的干酪性坏死团块,由胸膜结核性病变中发生的纤维结缔组织增生、胸膜粘连、干酪样坏死灶的病变被机体吸收、浓缩后所形成,多发于结核性胸膜炎后,以局限在胸膜下的圆形影为主要表现。

(二)病因和发病机制

其发病机制未完全明确,可能与以下几种机制有关:①结核性胸膜炎产生的过敏性渗出性病变因机体免疫力或经过治疗后,被逐渐吸收,但含有结核(MTB)增殖的部分及未经规范治疗的干酪性病变逐渐增大至纤维包裹的干酪性坏死团块。研究报道胸膜结核瘤出现于结核性胸膜炎患者的胸腔积液被完全或大部分吸收后一定时间,可能为形成胸膜结核瘤的主要机制。②处于吸收阶段的结核性胸膜炎的局部结核病变发生浓缩,被纤维组织包裹后形成干酪性团块。③MTB可通过血行播散、淋巴系统接种途径至胸膜脏层或壁层后引起结核性肉芽组织生成,发生干酪样坏死,被纤维组织包围后导致结核瘤。④肺结核浅表部位的病灶累及胸膜生成结核瘤。有研究指出若结核性胸膜炎患者未得到及时治疗、治疗不规范者或不规范使用激素,于结核性胸膜炎发病后短期内行胸腔积液抽除,治愈率可达100%,若延期至2个月后再行胸腔积液抽除,有近97%可发生胸膜增厚粘连,提示胸膜结核瘤形成的重要原因可能为不及时、不规范治疗胸膜炎及激素应用不合理。

(三)病理变化

结核瘤为直径1~5cm的脏层或壁层胸膜上孤立球形或结节,表面可见包膜,切面显示干酪样坏死,周围被纤维包裹程度厚薄不一。镜下观察存在肉芽肿性炎、凝固性坏死、干酪样坏死、淋巴细胞、类上皮细胞、朗格汉斯巨细胞、炎症细胞、脓细胞、组织细胞以及瘢痕组织等,最外为增厚玻璃样纤维组织层。

(四)临床表现

(1)青壮年多发。

(2)绝大部分患者有确定的结核性胸膜炎史,可伴肺结核,发病时间多处于患结核性胸膜炎的半年内。

(3)常见发热、咳嗽、胸痛与胸闷,可有不典型症状,特异性亦并不明显;查体可见触觉语颤异常、叩诊浊音、局部呼吸音减低等,结核瘤较小时可不表现明显的体征。

(4)大多数患者具有较好免疫功能,有助于明确诊断。

(五)影像学表现

X线胸片、胸部CT显示结果相似,CT更为清晰,有助于全面分析病灶的位置、数量、大小、结构,以及肺部情况,较X线胸片诊断效果更佳。胸膜结核瘤为右下胸腔常见,双上胸腔较少;多为单个为主,多发罕见。X线胸片检查示基底部紧贴胸膜上的类圆形、圆形、结节状、条状、梭状或不规则阴影,密度不高,质地均匀,可见钙化影,边缘多光滑,可出现肋膈角圆钝、模糊、胸膜增厚。胸部CT可见类圆形、圆形病灶,与胸壁多呈钝角夹角,密度一般均匀;CT增强扫描显示,病灶中央密度偏低,边缘强化,为影像学特征性胸膜结核瘤表现。胸膜结核瘤于右下胸腔多发,与右侧胸膜炎多发、膈下肝脏影响右下胸膜腔呼吸运动度、重力等因素有关。

(六)诊断与鉴别诊断

1.诊断

青年多发,起病缓,大部分可有结核性胸膜炎、肺结核史,症状可伴有发热、乏力、盗汗、消瘦、干咳、胸痛、胸闷等症状。查体可无异常发现。若存在胸膜肥厚的患者可闻及患侧呼吸音偏低。

X线透视多轴位观察可清晰了解胸膜结核瘤形态、位置,嘱患者深呼吸,可见肿块和肋骨与胸壁的活动一致且同步运动。病灶和侧胸壁外夹角以钝角多见,可采用胸部CT扫描辅助诊断。胸片正侧位可见程度不一的胸膜增厚、钙化、肋膈角改变等,显示胸膜改变是胸膜结核瘤的基础。X线影像检查特征为:胸壁与肋膈窦型以椭圆形、D形朝肺叶方向凸起,其基底部与胸壁紧贴。叶间类球形、橄榄形,内侧边缘较清楚,轻度分叶或钙化可见。膈上型表现为蕈伞状。肺内可合并钙化灶,且胸膜粘连、肋膈角变钝与胸膜钙化常见。

由于胸膜结核瘤病变紧邻胸膜,可行CT引导下经皮肺穿刺或活检,无创、简单、有效,有助于细菌学及病理学上的确诊。此外,胸腔镜手术切除病理检查可于经皮穿刺活检无法确诊时使用,亦安全、有效。

2.鉴别诊断

(1)肺结核瘤:以咳嗽、咳痰、咯血等为特征性症状。X线检查:肺内结核瘤多发于肺结核的好发部位,以上叶尖后段、下叶背段常见,且伴局限性胸膜增厚、纤维化,而无胸膜牵曳征,境界清晰,轮廓规则,密度较高,钙化可见或出现边缘性空洞,周围产生斑点样或小结节形卫星病灶,病变为腺泡结节性。肺结核瘤与胸膜呈锐角夹角,但胸膜结核瘤与胸膜钝角夹角多见。

(2)周围型肺癌:老年患者多见,症状有咳嗽、咯血痰,查血清癌胚抗原升高,可行痰找癌细胞、肺穿刺病理检查辅助诊断。X线检查周围型肺癌可发现其病灶所处部位不一,常见轮廓清晰、分叶深、锯齿样与细短毛刺状,周围胸膜以局限性增厚为主,有胸膜凹陷征,邻近的肋骨多被破坏,胸部增强CT表现病灶显著强化。而胸膜结核瘤CT增强检查示病灶密度中央偏低而边缘强化。

(3)胸膜间皮瘤:患者症状多为剧烈胸痛,病情可快速发展,若曾有石棉、粉尘接触史的更易发病,影像学检查显示肿块基底较宽和胸壁紧贴,且与胸壁的夹角为钝角,可出现胸腔积液、胸膜增厚不规则,积液以血性胸腔积液多见,可快速增多,内可含有肿瘤细胞。若有肺结核病史,胸膜肿块表现为密度较高、钙化或邻近胸膜粗线状增厚,增强CT扫描示胸膜病灶不增强或仅环形强化,诊断应先怀疑胸膜结核瘤。若胸膜肿块病变活动度较大、密度偏低,胸膜出现不规则或结节状增厚,大量胸腔积液出现、肋骨破坏,则考虑可能为间皮瘤。影像学检查上胸膜结核瘤与胸膜间皮瘤表现缺少特异性,应结合临床症状、胸膜活检、胸腔镜或CT引导下经皮穿刺活检辅助诊断。

（七）治疗

（1）结核瘤患者属浸润型肺结核患者，如系初次发现，应该像浸润型肺结核患者一样，接受正规抗结核治疗。临床经验证明，结核瘤内科治疗效果多数比较差，经全程治疗后，病灶缩小往往不明显，完全吸收的可能性更小。所以这类患者虽已完成治疗，还应定期复查。

肺结核瘤和普通肺结核一样，经过正规全程治疗之后，其结果有两种：①结核菌被杀灭，肺内病灶向好的方面转化，干酪样坏死脱水、浓缩、钙化，体积逐渐缩小，成为稳定性病灶。②病灶变化不大。结核瘤为凝固的干酪样坏死物，其外周包有一层纤维包膜。其结核瘤内仍存活有结核菌。当结核瘤与瘤内的结核菌在人肺内共存时，从某种意义上来讲，它是藏在体内的一颗"定时炸弹"。当人体免疫力减弱或超敏反应增强时，结核瘤内的结核菌可重新活跃、繁殖，致使其包膜破坏。

包膜下中性粒细胞侵入，病灶范围向周围肺组织扩展或干酪液化、溶解，穿通支气管排出，形成空洞，此时可以引起患者大量咯血。结核菌还可以经淋巴或支气管向肺或胸膜播散，引起新病灶。

（2）一旦发现结核瘤，因结核瘤内的结核菌可能重新活跃、繁殖，致使其包膜破坏，如果肺部没有其他活动病灶，在身体条件许可的情况下，建议实施手术切除的办法。术后应该接受不少于6个月的正规抗结核治疗，预防复发。但手术可能造成的身体损伤很大。

（3）结核球是结核病在病情发展演变后留下来的，在结核球里面有可能会有残存的结核杆菌，这就是后来复发的原因。复发后由于病菌的基因转型导致耐药，给彻底治愈带来很大的难度，需要采用二线抗结核药治疗，以防结核病在余肺和全身播散。

（4）小的结核球经长期药物治疗后逐渐吸收和纤维化、钙化直至愈合。大于2cm的结核球由于药物很难渗入纤维包膜，坏死组织内血管稀少，抗结核治疗效果很难保证。如并发咯血、痰菌转阳，说明病灶已经活动或破溃，应施行肺切除术。

导致胸膜结核瘤出现的原因有多种，在对胸膜结核瘤治疗上，需要根据自身疾病原因进行。有这类疾病的时候，患者一定不能拖延治疗时间，否则病情严重，治疗也会变得很复杂，而且对患者身体损害较多。胸膜结核瘤治疗过程中，患者还要选择清淡饮食。

三、结核性脓胸

（一）概述

结核性脓胸由侵入胸腔的结核分枝杆菌、病灶内干酪样坏死物引起特异性的胸膜腔感染、积脓，若未及时诊断、长期延误治疗则可转为慢性脓胸。

（二）病因及发病机制

肺结核患者的病灶可发生破裂：如胸膜下干酪空洞破溃向胸腔，肿大的结核性淋巴结的淋巴液所含 MTB 逆流侵犯胸膜或通过血行累及胸膜；由结核性包裹性胸膜炎继发而成；肺外器官的结核病侵犯胸膜腔也可成为病因：如脊椎结核、肋骨及胸骨结核；肺结核治疗过程进行手术时若产生胸腔污染亦可能引起结核性脓胸。若同时混合感染，病菌感染力较强或因胸腔穿刺诱发，置管术损伤等可形成支气管-胸膜瘘，在长期得不到诊治时造成慢性脓胸。

（三）病理变化

结核性脓胸初期可发现充血、水肿的胸膜内因毛细血管扩张引起渗透性增强，渗出液体初期少量，质稀薄，呈黄色，随后增多、浑浊，可混杂干酪物质和多量蛋白质渗出，并且可发现淋巴细胞、单核细胞、结核分枝杆菌。若病情不及时控制而进一步发展则发生成纤维细胞增生，纤维素积聚，脏、壁层胸膜增生出厚而坚实的结缔组织。壁、脏层胸膜之间的软组织层内可有小部分新生毛细血管。壁层胸膜的纤维结缔组织增厚速度较脏层迅速，可有干酪样坏死与钙盐沉着。当壁层增生纤维结缔组织发生收缩时可牵拉肋间隙使其发生狭窄，肋骨表现为三角形、四棱形，骨质疏松，呼吸运动限制，肋间肌也萎缩、纤维化，胸壁因此发生下陷，脊椎随之侧弯，纵隔朝患侧移位，膈肌可升高，肺功能严重受限，患者可见杵状指/趾。部分慢性脓胸患者发生壁层胸膜穿破，于胸壁处可见哑铃形脓肿中的脓液溃破而出，即称自溃性脓胸，破溃处可演变为窦道，长期迁延，流脓不止。

（四）临床表现

由肺结核继发而来的多为单纯性结核性脓胸，起病较慢，症状特点表现为长期慢性结核中毒：发热、盗汗、胸痛、胸闷、周身不适、乏力、消瘦等。胸痛程度不一，早期为针刺感，呼吸咳嗽时诱发加重。慢性脓胸患者的胸痛可不明显。大部分患者咳嗽呈现刺激性干咳，当继发肺部感染则有脓痰、血痰出现。若胸膜结核病变、肺表面的干酪样坏死空洞破溃入胸腔，结核分枝杆菌随之侵犯胸腔，则引发起病较急的混合性脓胸，可见全身性严重中毒症状，以高热、恶心、呕吐、剧烈胸痛、呼吸困难、全身衰弱等为主要特征，需及时处理。当胸腔积脓达到一定量时，可对纵隔心脏产生压迫，胸廓畸形，通气受限，以胸闷、气急、呼吸困难、心慌等为表现。如有支气管胸膜瘘，可表现为与体位有关的刺激性咳嗽，健侧卧位时可使咳嗽表现频繁、加剧，咳出物为脓样痰液，与胸液相同，并可伴咯血，若由此造成结核菌的播散，病情可恶化。

查体可见患者慢性消耗病容、轻度贫血、患侧胸廓塌陷、肋间隙变窄，肋骨并拢，呼吸幅度显著减弱甚至消失，叩诊为实音，气管纵隔移向患侧，听诊呼吸音消失甚至减弱，早期胸腔积脓可发现大量积液。

（五）实验室检查

血沉加快，轻度贫血，合并其他感染时白细胞数升高，中性粒细胞数升高。脓液细胞总数 $>10 \times 10^9/L$，早期主要为单核细胞，晚期主要为淋巴细胞，混合感染则主要为中性粒细胞，蛋白 40g/L 以上，比重 >1.020。IL-8 浓度显著升高。细胞转化生长因子-β（TGF-β）可于结核性脓胸时表现出增高、高度表达，为患者的细胞功能低下及巨噬细胞去活化所致。

（六）影像学检查

X 线检查可见早期脓胸与胸腔积液相似。慢性脓胸晚期时胸膜发生显著变厚，表现为一致性透光不良影，肋间隙变窄，纵隔心影移向患侧，膈肌升高，胸膜可有钙化。肋骨骨膜反应时观察可见肋骨上下缘出现多层致密条索状阴影。胸部 X 线片结核性脓胸特征性表现为可见阴影呈 D 字形，胸膜局部增厚，肋间隙变窄，膈肌抬高，纵隔移向患侧。合并支气管胸膜瘘时，可发现液平面，由于胸膜粘连可能表现出多房性。侧胸壁或后下胸壁易发生包裹性脓胸，为大小不一的阴影，圆形或类圆形，密度升高，边缘清晰。

（七）其他检查

常规查胸腔穿刺，取患者脓液行结核分枝杆菌培养，动物接种 MTB 诊断。如考虑存在支气管胸膜瘘时，可于胸腔穿刺过程中注入 20mL 的 2% 亚甲蓝，如可咳出亚甲蓝则证实存在支气管胸膜瘘。也可注乙醚入胸腔，看咳痰时是否存在乙醚气味进行判断。胸腔穿刺定位可采用 B 超来了解脓胸的范围。

（八）诊断与鉴别诊断

1.诊断

诊断时依据结核病、结核性胸膜炎史，相应体征，X 线的典型表现，血沉加快，淡黄色、脓性胸腔穿刺液，普通培养未见细菌，脓液细胞总数 $>10\times10^9/L$，蛋白 $>40g/L$，比重 >1.020 等可确定结核性脓胸。

2.鉴别诊断

（1）化脓性胸膜炎：起病较急，表现出严重感染中毒症状，高热、胸痛、呼吸困难；血白细胞升高，核左移，胸腔积液普通细菌培养、胸膜活检等辅助确诊，经抗感染治疗、排液可使病情快速好转。

（2）胆固醇性胸膜炎：此型临床上并不多见，不仅与结核病有关，且与糖尿病、梅毒、慢性乙醇中毒、肺吸虫、肺部肿瘤亦有关。慢性病，临床症状可不明显，很少出现中毒症状及压迫。X 线检查包裹积液多发，积液多呈黄白色，也可表现无色、混浊、血性、淡黄、橙黄或黄绿等其他性状，比重为 $1.020\sim1.030$，积液多混杂胆固醇结晶，以浮动的鳞片、绢丝状、光泽性、不凝固状，静置可沉淀于底部。

（3）乳糜胸：多为外伤、手术对胸导管损伤所致乳糜液渗漏入胸腔或因丝虫病性肉芽肿、纵隔肿瘤、结核性淋巴管炎、恶性淋巴瘤对胸导管进行压迫、阻塞、侵犯而发病。左侧多发，可有显著呼吸困难。胸腔积液为乳白色，比重 $1.012\sim1.020$，碱性，主要为淋巴细胞与红细胞，少见中性粒细胞。

（4）胸膜间皮瘤：早期症状及 X 线检查因相似易误诊为结核性脓胸。患者可出现典型结核中毒症状，抗结核治疗可有效；患侧胸廓出现萎陷，肋间隙表现变窄，肺 CT 示胸膜无凹凸不平；胸腔内有黄色渗液；形体消瘦不明显，痰中可无血。可疑胸膜间皮瘤会表现出持续性的剧烈胸痛；胸腔积液特别是血性胸腔积液很难控制；抗结核及抗感染治疗无法使胸腔积液明显好转；胸膜变厚、凹凸不平。胸腔镜可以帮助诊断。

（5）恶性胸腔积液：老年结核性脓胸与肺癌胸膜转移均无特异性临床表现：发热、胸闷气急、咳嗽、有胸膜渗出液。老年人因老化的肺及胸膜壁层对胸液吸收很缓慢，易使病情迁延而误诊为恶性胸腔积液。一些老年恶性胸腔积液患者也可出现发热，病情缓慢，易误诊为结核性脓胸。故遇到老年性结核性脓胸诊断不明时应使用电视胸腔镜或手术探查。

（九）并发症

1.自溃性脓胸

本病为常见并发症。结核性脓胸的壁层胸膜破裂，排出内容物，经过胸腔，进入胸壁皮下组织。CT 可显示胸腔内外的病变，呈厚壁的包裹性积液，还可显示两者之间的瘘道。

2.胸膜恶性肿瘤

本病并发胸膜恶性肿瘤相对罕见,最重要的因素是慢性炎症刺激,其病理类型较多。若出现以下征象则提示本并发症:①胸腔密度增强。②胸壁软组织肿胀,脂肪线模糊或同时出现。③骨质破坏。④钙化的胸膜广泛内移。⑤腔内新生液气平面。

3.其他

慢性脓胸术后并发残腔积液、胸膜全肺切除术后残端瘘、顽固性窦道等。

(十)治疗

结核性脓胸的治疗原则为消除脓腔与控制胸膜感染。应明确有无继发感染或支气管胸膜瘘。控制继发感染时青霉素 G 注射液为治疗首选药物。

1.单纯性结核性脓胸

除全身抗结核治疗外,应反复胸腔抽脓、冲洗和局部注射抗结核药物。每周抽脓 2～3 次,每次用 2% 碳酸氢钠或生理盐水冲洗脓腔,在脓腔内注入对氨基水杨酸钠、异烟肼或链霉素。脓液可逐渐减少、变稀,肺脏张开,脓腔逐渐缩小至消失。

2.结核性脓胸伴继发感染

除抽脓、冲洗、局部抗结核治疗外,应加用抗菌药物做周身和局部治疗。青霉素 G 肌内注射、胸腔内注射或用其他抗生素治疗。继发感染控制后,按单纯性结核性脓胸治疗。

3.支气管胸膜瘘

支气管胸膜瘘是严重的并发症。除继发感染外,可能发生结核病灶的支气管播散。先予胸腔引流,情况好转后手术治疗。

4.慢性结核性脓胸

慢性脓胸长期存在化脓性炎症,胸膜增厚,显著纤维化和脓性肉芽组织增生。肺不张,严重影响肺功能。伴支气管胸膜瘘者,病灶可发生支气管播散。外科手术治疗可消灭脓腔,使肺复张。术前须了解两肺有无活动性结核,以及健侧肺功能情况。若肺部病灶有手术切除指征,伴有支气管狭窄,估计肺不能复张者,在切除脓腔的同时,应做肺叶或全肺胸膜切除,加胸廓改形术。若肺部病灶已无活动性,只做脓胸残腔切除;若有支气管胸膜瘘,同时做瘘管修补术。

(十一)预防

本病宜早发现、早诊断、早治疗。结核早期积脓不多,予以抗结核治疗,加强营养,适当休息,可能吸收好转。

第十三节　结核病合并相关疾病

一、结核病合并胃肠道疾病

(一)概述

结核病是由结核分枝杆菌感染引起的、主要经呼吸道传播的慢性传染病。肺结核最为常见,其他部位也可继发感染,统称为肺外结核。肺外结核中最常见的是淋巴结结核,其他还有结核性脑膜炎、肾结核、肠结核、骨结核等。

胃肠道指的是从胃幽门至肛门的消化管,主要生理功能是摄取、转运和消化食物,吸收营养和排泄废物。胃肠道的活动受自主神经支配,交感神经兴奋可导致胃肠动力的变化,迷走神经受损可引起胃十二指肠对扩张的异常敏感性。丘脑下部是自主神经的皮质下中枢,也是联络大脑与低位中枢的重要环节。消化道具有肠神经系统,可以不依赖中枢神经系统独立行使功能。中枢神经系统、自主神经系统和肠神经系统的完整性以及它们之间的协调对胃肠道动力的调节起着重要作用。各种精神因素,可以干扰高级神经的正常活动,造成脑-肠轴的紊乱,引起内脏感觉过敏,进而引起胃肠道功能的紊乱。胃肠道常见的疾病有胃炎、消化性溃疡、胃癌、十二指肠炎等。

随着生活及卫生条件的改善,结核病患病率下降,消化系统结核病已逐渐减少,但在我国仍然常见。肠结核、结核性腹膜炎是常见的肺外结核病,在临床上对本病需提高警惕。

结核病合并胃肠道疾病,首先在临床上应注意胃肠结核病本身与常见胃肠道疾病的鉴别,其次抗结核治疗方案需多种药物联合使用,且疗程较长,加重了药物对胃肠道的损害。如何协调抗结核治疗和胃肠道疾病的治疗,合理制订治疗方案,及时发现并正确处理药物不良反应、提高患者治疗的依从性是抗结核治疗成功的关键。

(二)临床表现

1.全身症状

结核病早期可以没有症状,部分患者有症状也比较轻微,容易被忽视。常见的结核病中毒症状主要表现为疲倦、乏力、午后低热、食欲减退、体重减轻、盗汗、体重下降,女性可有月经不调,甚至闭经。

2.呼吸道症状

咳嗽、咳痰为常见症状,痰多为白黏痰。咯血也是肺结核的常见症状之一,部分患者可表现为胸痛,表明胸膜已受结核病的影响。如果肺组织受到广泛而严重的破坏,肺功能受损,可表现为呼吸困难。

3.胃肠道症状

(1)恶心、呕吐:两者可单独发生,但在多数情况下相继出现,先恶心后呕吐。

(2)嗳气:多由于消化道特别是胃、十二指肠、胆道疾病所致。

(3)腹胀:腹胀的原因有胃肠积气、积食或积粪,腹水,腹内肿物等。

(4)腹痛:是胃肠道疾病常见的症状,要深入了解腹痛的诱因、发作时间,疼痛性质、部位和程度,疼痛的持续时间及有无伴随症状等。

(5)腹泻与便秘:腹泻是由于肠蠕动加速、肠分泌增多和吸收障碍所致。肠结核患者可出现腹泻与便秘交替,这是肠道功能紊乱的一种表现。

(6)腹部肿块:要了解肿块出现的时间、部位,有无伴随症状。肠结核的腹部肿块多见于右下腹。

(7)黑便和便血:每日出血量超过60mL才会产生黑便。便血来源于下消化道,包括小肠、结肠,往往呈暗红色,出血部位越接近肛门,便出血液越新鲜。当下消化道出血量少,血液停留在肠道内时间较长时,也可表现为黑便。

(三)实验室检查

1.血液检查

可有不同程度的贫血和 ESR 增快,病程较长、病情较重的患者可有低蛋白血症。

2.PPD 试验和抗结核抗体检测

PPD 试验强阳性、血和腹腔积液抗结核抗体阳性结果有助于结核病的诊断。

3.γ-干扰素释放分析试验

可用于诊断结核分枝杆菌感染,但不能区分活动性结核病和潜伏感染,对疑似结核病患者有辅助诊断作用,阴性结果对排除结核病有一定帮助。

4.粪便检查

对胃肠道疾病是一种简便易行的诊断手段。还可做普通细菌及结核分枝杆菌检查和培养,进一步明确诊断。

5.痰细菌学检查

对于怀疑有肺结核的患者需行痰涂片及结核分枝杆菌培养,结核分枝杆菌培养阳性的患者还可行药敏试验,根据药敏试验结果制订合理的抗结核治疗方案。

6.幽门螺杆菌(Hp)检测

包括有创检查和无创检查。无创检查指不需要通过胃镜检查获得标本,包括血清抗体检测、^{13}C 或 ^{14}C 尿素呼吸试验、粪 Hp 检测等方法。Hp 检测已成为胃肠道疾病诊断的常规检测项目。

7.X 线及 CT 检查

胸部 X 线检查是肺结核诊断的必要手段。腹平片检查有助于及时发现是否有肠梗阻存在。对于病灶显示不清、性质不明确的患者还可进行 CT 检查明确诊断。

8.内镜检查

消化内镜包括食管镜、胃镜、十二指肠镜、胆道镜、小肠镜、结肠镜、腹腔镜。通过内镜检查可以直接观察胃肠道内病变和进行拍照记录,并可钳取活组织做细胞学检查。结肠镜可以直观检查全结肠、回盲部及回肠末端,对肠结核具有重要的诊断及鉴别诊断意义。

对于可疑结核性腹膜炎患者尤其是渗出型病例诊断困难时,腹腔镜检查非常必要。镜下可直观发现腹膜有散在或弥漫的粟粒结节,腹腔充血水肿;慢性病变可见腹膜增厚,大网膜和肠系膜增厚、粘连改变,并可看到肿大的肠系膜淋巴结。此外,还可以进行选择性的组织活检,阳性率高,往往是明确诊断的可靠手段。

肠结核的镜下表现为病变肠黏膜充血、水肿、环形溃疡,溃疡边缘不齐呈鼠咬状,伴有大小及形态各异的炎症息肉,肠腔狭窄。活检如果能找到干酪样肉芽肿或结核分枝杆菌,则可明确诊断。

9.X 线钡餐检查

X 线钡剂造影对于肠结核、胃炎、消化性溃疡有诊断价值。若并发肠梗阻则适宜行钡剂灌肠。

肠结核的 X 线征象包括:①溃疡型肠结核病变肠段可见激惹现象,即钡剂进入该处排空迅速,充盈不佳,而在病变的上、下两端肠段钡剂充盈良好,称为 X 线钡剂跳跃征象(Stierlin 征);②病变的肠段如能充盈,可因黏膜遭破坏而见皱襞粗乱,肠壁边缘轮廓不规则,且由于溃疡而呈锯齿状征象;③肠腔变窄,肠管缩短变形,回肠、盲肠正常角度消失,回盲瓣硬化并有盲肠内侧压迹;④小肠病变时,小肠有分节现象,钡剂呈雪花样分布,边缘锯齿状;⑤增生型肠结核主要表现为盲肠或其附近肠段充盈缺损,黏膜皱襞紊乱,肠壁僵硬,肠腔狭窄,狭窄近端肠腔扩张。

10.腹腔积液化验

腹腔积液为渗出液,白细胞$(0.25\sim0.5)\times10^9/L$,以淋巴细胞为主,李凡他试验阳性,腹水 ADA 升高,有助于结核性腹膜炎的诊断。

11.血清抗壁细胞抗体、内因子抗体及维生素 B_{12} 水平测定

有助于诊断自身免疫性胃炎。

(四)诊断

1.结核病的诊断

结核病的诊断包括:①患者的病史和临床表现仍然是结核病诊断的基础;②结核分枝杆菌检查是确诊结核病的金标准;③其他检查方法如 PPD 皮试、血清抗结核抗体、ESR 等可作为辅助诊断依据;④腹腔积液化验检查,ADA 升高有助于结核性腹膜炎的诊断。

2.胃肠道疾病的诊断

胃肠道疾病的诊断包括:①病史是诊断胃炎和消化性溃疡的初步依据;②消化性溃疡具有慢性病程、周期性发作和节律性中上腹疼痛等特点,可做出初步诊断;③Hp 检测:Hp 感染是慢性胃炎和消化性溃疡的主要病因,对于怀疑胃炎及溃疡的患者均应检测 Hp;④内镜检查和 X 线钡餐检查是确诊手段,内镜检查可做出肉眼和病理诊断;⑤不能接受内镜检查者,X 线钡餐发现龛影可以诊断溃疡,但难以区分其良性或恶性。

3.肠结核的诊断

临床上出现下述情况应考虑肠结核:①开放性肺结核伴有消化道症状;②慢性腹痛、腹泻、腹胀及腹泻便秘交替,脐周后右下腹疼痛伴发热、盗汗等结核病中毒症状;③右下腹压痛、局部肿块或原因不明的肠梗阻;④X 线肠道钡剂检查发现跳跃现象、溃疡、肠狭窄、肠管缩短变形。此外,内镜活检或手术活检可确诊肠结核。

4.肠结核的鉴别诊断

(1)克罗恩病:肠结核与克罗恩病鉴别要点如下(表 2-5),鉴别困难者可先行诊断性抗结核治疗。偶有患者两种疾病可以共存。有手术指征者可行手术探查和病理组织学检查。

表 2-5　肠结核与克罗恩病的鉴别

	肠结核	克罗恩病
肠外结核	多见	一般无
病程	复发不多见	病程长,缓解与复发交替

	肠结核	克罗恩病
瘘管、腹腔脓肿、肛周病变	少见	多见
病变阶段性分布	常无	有
溃疡形状	常呈横行、浅表而不规则	多呈纵行、裂隙状
结核菌素皮试	强阳性	一般不呈强阳性
组织病理抗酸杆菌	可有	无
干酪样肉芽肿	有	无
结核治疗	症状改善,肠道病变好转	无明显改善,肠道病变无好转

(2)右侧结肠癌:结肠癌患者发病年龄较大,一般无结核病中毒症状,结肠镜检查及活检容易确诊。

(3)阿米巴病或血吸虫病性肉芽肿:肠道阿米巴病或血吸虫病在慢性期可以形成肉芽肿病变,特别是病变累及回盲部时,常与肠结核的表现相似,应加以鉴别。肠道阿米巴病或血吸虫病患者追问病史均有流行病学和感染史,其脓血便均较肠结核为明显,粪便检查可找到阿米巴滋养体、包囊或血吸虫卵,必要时进行粪便孵化找血吸虫毛蚴,结肠镜检查多有助于鉴别诊断,特异性治疗有效。

(4)腹型恶性淋巴瘤:原发于胃肠道的恶性淋巴瘤,好发部位在回盲部,常伴有发热、乏力、盗汗、消瘦等全身中毒症状和腹痛、腹泻等消化道症状,易与肠结核混淆,鉴别要点如下:①患者病情恶化迅速;②腹块出现较早;③可伴浅表淋巴结、肺门淋巴结肿大以及肝脾大;④肿大的淋巴结无干酪样肉芽肿及钙化灶;⑤抗结核治疗无效;⑥骨髓穿刺或骨髓活检可帮助诊断;⑦结肠镜检查可确诊。当鉴别诊断困难时,应及早行手术探查。

(5)其他:肠结核有时还应与慢性细菌性痢疾、伤寒、肠放线菌病等鉴别。

(五)治疗

1.化学治疗

化学治疗(简称化疗)是结核病最基本的治疗,主要目的是杀灭结核分枝杆菌,促使病灶愈合,消除症状和防止复发。

(1)化疗原则:结核病的化疗要遵循"早期、规律、全程、联合、适量"的化疗原则。

(2)化疗方案的选择:

1)肺结核的化疗方案。

A.初治菌阳肺结核推荐化疗方案:2HRZE(FDC)/4HR(FDC)。

强化期:异烟肼(H)、利福平(R)、吡嗪酰胺(Z)、乙胺丁醇(E),固定剂量复合剂(FDC),每日1次,共2个月。

巩固期:异烟肼(H)、利福平(R),固定剂量复合剂(FDC),每日1次,共4个月。

B.复治肺结核推荐化疗方案:2HRZES/HRZE/6HR。

强化期:异烟肼(H)、利福平(R)、吡嗪酰胺(Z)、乙胺丁醇(E)、链霉素(S),每日1次,共2个月;异烟肼(H)、利福平(R)、吡嗪酰胺(Z)、乙胺丁醇(E),每日1次,共1个月。

巩固期:异烟肼(H)、利福平(R),固定剂量复合剂(FDC),每日 1 次,共 6 个月。

2)腹腔结核(肠结核、结核性腹膜炎)的治疗方案。抗结核治疗方案一般选用四联治疗方案。

强化期:异烟肼(H)、利福平(R)、吡嗪酰胺(Z)、乙胺丁醇(E),每日 1 次,共 2~3 个月。链霉素(S)能渗入到胸膜腔、腹膜腔、心包腔、关节腔等体液中,故在结核性腹膜炎强化治疗时,链霉素是一个很好的选择。抗结核治疗疗程 1~2 年。

当对一线抗结核药物产生耐药性时,应以药敏试验为依据,选择敏感药物治疗。

3)胃炎、消化性溃疡的治疗。

A.抑制胃酸分泌。H_2 受体阻滞剂:是治疗消化性溃疡的主要药物之一,包括法莫替丁、尼扎替丁、雷尼替丁。质子泵抑制剂(PPI):使 $H^+\text{-}K^+\text{-}ATP$ 酶失去活性,抑酸作用很强,可使胃内达到无酸水平,包括埃索美拉唑、兰索拉唑、奥美拉唑、泮托拉唑、雷贝拉唑。

B.根除 Hp。单独使用下列药物(表 2-6),均不能有效根除 Hp。常用的联合方案有:1 种 PPI+2 种抗生素或 1 种铋剂+2 种抗生素,疗程 7~14 日。

表 2-6　具有杀灭和抑制 Hp 作用的药物

种类	名称
抗生素	克拉霉素(CLR)、阿莫西林、甲硝唑、替硝唑、喹诺酮类抗生素、呋喃唑酮、四环素
PPI	埃索美拉唑、兰索拉唑、奥美拉唑、泮托拉唑、雷贝拉唑
铋剂	枸橼酸铋钾、果胶铋、碱式碳酸铋

C.保护胃黏膜。铋剂:这类药物分子量较大,在酸性溶液中呈胶体状,与溃疡基底面的蛋白形成蛋白-铋剂复合物,覆于溃疡表面,阻断胃酸、胃蛋白酶对黏膜的自身消化。此外,铋剂还可通过包裹 Hp 菌体,干扰 Hp 代谢,发挥杀菌作用。铋剂止痛效果较慢,4~6 周愈合率与 H_2 受体阻滞剂相仿。弱碱性抗酸剂:常用铝碳酸镁、磷酸铝、硫糖铝、氢氧化铝凝胶等。

2.手术治疗

大多数肠结核、消化性溃疡已无须手术治疗。手术适应证主要有以下几点:①完全性肠梗阻,不完全性肠梗阻内科治疗无效;②急性穿孔;③大量出血,内科治疗无效;④诊断困难,需剖腹探查者;⑤胃溃疡疑有癌变。肠结核手术前后均需抗结核治疗。

3.其他治疗

适当休息;进食规律,给予易消化、营养丰富的食物,肠道不全梗阻时,应进流食或半流食;戒烟、戒酒及少饮浓咖啡等。

(六)注意事项

结核病的治疗需要多种抗结核药物联合使用,在治疗过程中,患者可能出现各种不同程度的药物不良反应,且抗结核药物不良反应发生率高,种类繁多。如果同时合并胃肠道疾病,患者常存在不同程度的消化道症状,使患者服药依从性下降,易造成不规律治疗,甚至终止治疗,导致治疗失败。因此,在治疗过程中医务人员要全面了解并注意观察可能出现的不良反应,及时发现、正确处理,使患者能够坚持完成治疗。

(1)向患者及其家属进行药物不良反应的宣教,出现不良反应及时就医,避免严重不良反应的发生。

(2)如服用抗结核药物出现胃肠道反应,应该与原有的胃肠道疾病相鉴别。轻度恶心、呕吐,可以调整服药时间以改善症状,如空腹服药改为睡前,餐前服药改为餐后,顿服改为分服。重症者可改为静脉注射治疗或调整方案。

(3)治疗胃肠道疾病的抗酸药物可以减少异烟肼的吸收,如需合用应注意给药间隔,至少1小时。

(4)H_2受体阻滞剂西咪替丁有与氨基糖苷类药物相似的神经肌肉阻断作用,两者合用可能导致呼吸抑制或呼吸停止,该反应只能用氯化钙对抗,使用新斯的明无效。应尽量避免同时使用这两种药物。

(5)服用胶体铋剂时,粪便可被染成黑色,易与黑便症相混淆。临床上注意与消化道出血相鉴别。

(6)治疗期间应严密监测血常规、尿常规及肝肾功能。

(7)对于结核病合并Hp感染的患者,应根治Hp。根治Hp对结核病患者预后的影响明显,能减少慢性胃炎及药物性胃炎的发生,从而改善患者营养状态,提高治愈率。

(8)定期复查X线或CT、B超,必要时通过内镜检查判定疗效。

二、结核病合并慢性肾病

(一)概述

慢性肾脏疾病(CKD)是一组以肾单位和肾功能损害为主的慢性疾病,包括慢性肾炎、慢性肾盂肾炎、多囊肾、糖尿病肾病、狼疮性肾病、肾病综合征等多种疾病。它们的共同特点是尿检结果异常,肾单位因不断被破坏而减少,肾脏功能进行性降低,最终导致肾功能不全甚至尿毒症的发生。在慢性肾脏疾病基础上并发结核病时有发生。

(二)发病机制

(1)患者免疫功能降低:慢性肾脏疾病患者由于自身T淋巴细胞、单核细胞、自然杀伤细胞等细胞的功能降低,导致获得性免疫功能障碍。实验研究证实,尿毒症患者中性粒细胞和单核-巨噬细胞的趋化力、吞噬力及杀菌力有缺陷,并且由于其细胞表面Fc-γ受体功能受损,巨噬细胞的抗原呈递能力下降。而T细胞表面T细胞抗原受体/CD3复合体表达下降,则导致T细胞抗原识别力下降。有人测定了肾移植患者术前透析时的血清抗体水平,发现部分患者抗T淋巴细胞抗体阳性。有报道称NK细胞功能也有受损。与此同时,接受激素或免疫抑制剂治疗,以及尿毒症期血液或腹膜透析、营养不良(尤其缺乏维生素D)导致单核细胞功能进一步受损,结核病患病率增加。

(2)血液播散:尿毒症患者的血液滤过或血液透析治疗可将结核分枝杆菌播散至身体其他部位。这一观点主要基于尿毒症及血液透析患者均有以下现象:①对于同种皮肤移植的排异反应降低;②细胞内致病菌如分枝杆菌、李斯特菌的感染较一般人群高;③易于感染乙型肝炎及丙型肝炎病毒,并且容易转为慢性;④恶性肿瘤的发病率较高;⑤皮肤试验的无反应性表明T细胞介导的迟发型超敏反应异常,如PPD试验的反应强度下降;⑥机体对依赖T细胞的抗原刺激反应缺陷,如透析患者乙型肝炎免疫接种效果较差;⑦某些自身免疫性疾病在进入尿毒症阶段后患者自身免疫状态会降低。中山医科大学的材料证实,肾病透析患者中结核病发生率为5.1%,明显高于普通人群。根据对照研究表明,透析患者合并结核病组较未合并结核病组的血红蛋白、人血白蛋白及Kt/V平均值低。

(3)多种因素的组合:除肾病本身导致的免疫功能低下外,肾病的许多原发因素如糖尿病肾病的糖尿病因素、狼疮性肾病的全身免疫系统异常、各种肾小球肾炎或肾病在治疗过程中长期大量应用皮质类固醇激素和免疫抑制剂等,均可以直接或间接导致结核分枝杆菌的易感和结核病的发病。

(4)结核病导致的肾病:肾结核和泌尿系结核并非我们讨论的范畴。尽管有个别病例报道发现肺结核等结核病之后出现肾脏淀粉样变或血管炎性肾病等,部分学者也对结核分枝杆菌相关性肾炎进行了实验研究,但结核分枝杆菌引发肾炎尚无确切的实证,仔细观察发现这些病例属于结核病发生后偶然发现的肾脏疾病。

(5)抗结核药物性肾病:在抗结核治疗过程中,由于药物过敏引发的紫癜性肾病或利福平等引发的膜性肾病、肾小管肾病均有报道。前者是药物过敏后机体产生的抗体导致肾血管异常,随后引发的肾病;后两者是利福平为代表的半抗原成分与机体白蛋白结合形成抗原刺激机体产生抗体,随后在肾小球基底膜或肾小管出现抗原抗体反应所致。众所周知,对肾功能损害程度最大的是氨基糖苷类抗生素,而卷曲霉素尽管不属于该类药物,但其不良反应与链霉素完全相同。故第二组抗结核药物对于肾脏毒性作用均相似。其中阿米卡星对肾脏的毒性稍弱,但如果我们足量应用(1.0g/d)仍不能保证其肾脏毒性作用会弱于链霉素等其他药物。

可以说,慢性肾病与结核病之间有相互作用,在慢性肾脏疾病基础上发生结核病是多种因素的总和,而非单一因素。

(三)流行病学

不同人群和种族的患者,发生肾病和结核病的概率各不相同,结核病疫情各国间也有很大差别,因而慢性肾病合并结核病的发生率也明显不同。巴西学者对307例长期血透者进行结核菌素皮肤试验,调查患者中结核分枝杆菌感染情况,结果发现:以5mm作为阳性判定标准,初始感染率为22.2%,1年后增加11.2%以上,与普通人群的结核分枝杆菌感染增加情况相似。英国国家卫生医疗质量标准署(NICE)指南显示,慢性肾脏疾病患者发生活动性结核病的危险系数达10~20,而肾移植受者的危险系数为37。我国一项1498例回顾性分析显示,慢性肾脏疾病并发结核病的危险系数达31.4,且肾功能与结核病发生率呈负相关。其他文献显示,慢性肾脏疾病患者较普通人群结核病发生率高10%~25%。我国慢性肾脏疾病患者中结核病的发生率为4%~5%,而印度高达5%~13.7%。

(四)临床特点

根据血清肌酐水平和临床表现,我国将慢性肾病分为四期:第一期,肾功能不全代偿期(Scr:132.6~176.8μmol/L);第二期,肾功能不全失代偿期(Scr:185.6~442μmol/L);第三期,肾衰竭期(Scr:450~707.2μmol/L);第四期,尿毒症期(Scr高于707.2μmol/L)。国外通常根据肌酐清除率(Ccr)将慢性肾病分成五级:①Ccr正常;②Ccr 60~90mL/min;③Ccr 30~60mL/min;④Ccr 15~30mL/min;⑤Ccr低于15mL/min。不同病期的慢性肾病患者具有不同的病理生理特征,引发的结核病也不尽相同。印度等国家的资料显示大部分患者为肺外结核病,而我国文献报道慢性肾病患者仍以继发性肺结核为主,多来自陈旧或潜伏病灶的复燃;血行播散性肺结核或肺外结核多见于血液透析者。

文献显示,慢性肾病合并活动性结核病时易出现全身症状,主要是发热、消瘦、乏力、食欲减退,几乎所有患者都有这些症状,提示我们:一旦出现上述症状便应高度怀疑结核病,进而必须进行 X 线检查。实际上,对于所有新近发生的慢性肾病患者都应进行胸部 X 线片普查。如有肺结核、肺外结核既往史或发现陈旧性肺结核者,应与既往系列胸部 X 线片对照,并同步测定 ESR、(C-反应蛋白)CRP 等,以判断肺结核的活动性。此后应当定期动态观察肺部情况,以便早期发现、早期治疗结核病。对于肺部有病灶的患者,痰涂片查抗酸杆菌(AFB)是必不可少的。

至于新近发现的慢性肾病患者,即便无上述结核病情况,也应当早期进行 PPD 试验或血液 T-SPOT.TB 检测,以提前确定有无结核分枝杆菌感染。当然,由于我国结核分枝杆菌感染者众多,它们的阳性并不代表结核病的现患。但此类试验可以作为将来预判结核病活动性的参照,从中发现潜在的结核病患者作为重点观察对象,因此,有较为积极的意义。针对潜伏感染者的预防性化疗没有统一的意见,但考虑到化疗的不良反应和所取得的实际效果以及耐药性的发生等因素,多数认为无此必要性,尤其应避免长程单纯异烟肼预防治疗。

(五)抗结核药物对肾脏的影响

肾脏是人体最重要的代谢器官之一。因此,一旦患有慢性肾脏疾病,医生既要治疗肾病,又要防止各种不良事件对肾脏的进一步损害。

应用抗结核药物首先可能对肾脏产生不良反应而引起肾功能减退。已有慢性肾脏疾病患者,抗结核药物可能因肾功能的降低而致其药代动力学发生改变,引发一系列不良后果。

(1)第一组(一线口服)抗结核药物对肾脏的损害作用相对较小,但由于部分药物经过肾脏排泄,肾功能不全时可能引发药物在体内的潴留和蓄积,导致不良反应增多,因此,应根据肾功能情况对药物剂量进行适当调整。

异烟肼通过肝脏代谢,其代谢物通过血滤可完全排除,因此,肾功能减退时异烟肼可保持常规剂量。但部分慢速乙酰化者将会增加末梢神经炎的发生率。

吡嗪酰胺有 3%～4% 通过肾脏排泄,慢性肾脏疾病对其影响很小。它的不良反应是高尿酸血症,慢性肾脏疾病时尿酸排泄异常,使用吡嗪酰胺将增加血尿酸浓度,导致痛风,并可能加重肾功能的损害,血滤的排除尿酸作用也很差,该药应减量、慎用。

乙胺丁醇在体内 80% 以原形经肾脏排除,肾衰竭患者理应减量使用,但临床经验表明,此时应用乙胺丁醇对肾功能并无影响,该药的不良反应也并不明显。这一现象可能与血滤的清除作用强、该药不良反应轻以及慢性肾脏疾病时该药的清除能力受影响小有关,故该药的实际应用似乎未受明显影响。

利福平有约 10% 以原形从肾脏排出,慢性肾脏疾病对此影响有限,剂量可以不变。利福霉素类药物作为半抗原进入人体后与体内白蛋白结合形成全抗原,部分患者产生相应的抗体,进而对肾小球基底膜产生超敏反应,发生膜性肾小球肾炎或肾小管炎。这种肾炎一般比较轻微,停药后可以很快治愈;少数患者可以出现严重的肾功能改变,甚至急性肾衰竭,需要血滤等措施救治。除个别患者死亡外,绝大多数患者可以治愈。因发生率极低,临床所见利福霉素类抗结核药物对于肾脏总体是安全的,即便慢性肾病患者也不会发生明显不良反应,可以足量使用。

(2)第二组注射类抗结核药物对肾脏功能影响最大,包括氨基糖苷类抗生素(包括链霉素、卡那霉素、阿米卡星)和卷曲霉素。其中链霉素属于一线药物,其余各药均属于二线抗结核药。卷曲霉素尽管不属于氨基糖苷类药物,但它的不良反应与前者相同,用药途径也完全相同。80%的第二组抗结核药物以原形从肾脏排出,血滤对此类药物的清除率只有40%,故对于慢性肾脏疾病患者应当尽量避免应用。即使局部注射链霉素也需要患者的知情同意。

(3)第三组氟喹诺酮类药物对肾脏的影响较少,部分患者可能发生血尿。左氧氟沙星少量经肝代谢,口服24小时从尿液排出给药量的75%~90%,少量经粪便排出。莫西沙星有22%的原药及约50%的葡萄糖醛酸结合物随尿液排泄,约25%随粪便排出。肾功能不全对其代谢的影响小。一般情况下,慢性肾脏疾病患者应用左氧氟沙星应适当减量,而血滤对其清除作用较强,对于正在血滤的患者无须减量。慢性肾脏疾病患者应用莫西沙星可不调整剂量。

总体来看,除注射用抗结核药物属于限制使用外,其他药物均可以在慢性肾病患者中使用;第一组药物可以按正常剂量使用,部分二线药物的剂量应适当调整。

(六)抗结核化疗

慢性肾脏疾病患者抗结核治疗仍应贯彻"早期、联合、全程、规律、适量"的原则。其中抗结核药物用量和方案组合是化疗过程中应当重点关注的方向。

在抗结核治疗的同时,必须积极治疗基础病——慢性肾病,治疗所用药物应以不干扰结核病的治疗为佳。最常用药物是糖皮质激素,部分应用免疫抑制剂,具体治疗方案应当遵循专科医生的意见。

抗结核药物血药浓度将直接影响其疗效,而肾衰竭和血液透析均势必影响抗结核药物的代谢。血液透析一般对小分子量物质的清除作用好,可以清除部分中分子量物质,而对大分子量物质作用差。由于透析有迅速排除药物的作用,对于进行血液透析治疗的患者,部分抗结核药物如对氨基水杨酸等应于透析结束后应用,以免药物被提前排出体外;部分药物如乙胺丁醇片、吡嗪酰胺片和氨基糖苷类药物应于透析前4~6小时用药,从而保证透析间歇期血药浓度不至过高,并减少不良反应。具体给药时间应根据慢性肾病患者的具体情况进行选择。由于慢性肾脏疾病导致药物排出减少,而间歇给药每次需增大药量,易导致血药浓度过高并发生不良反应,故应当避免间歇给药。

对于尿毒症患者,必须经腹膜或血液进行透析、滤过等替代治疗,目前最常用的是血液透析。随着透析技术和重症医学的不断发展,连续肾脏替代治疗(CRRT)等正在成为救治重型炎症反应的重要手段和ICU医生的常规治疗措施。这其中可能有部分患者的结核病灶需要处置,但这时的治疗目标是重症疾病本身,对结核病的治疗应暂缓,以免添加新的损害。

抗结核化疗方案主要依据结核病患者的具体情况而定。一旦慢性尿毒症患者长期进行血液透析,可适当放宽部分药物如第二组注射药物的应用。但由于这类抗结核药物分子量大,血液滤过率低,需更加注意其蓄积所致的药物不良反应如耳毒性和神经毒性等,故仍应尽量避免应用此类药物。

除避免使用第二组药物外,各种初治结核病的化疗方案与普通患者无异。推荐方案是2HRZV/4HRE,根据痰涂片抗酸杆菌结果及所涉及的器官等不同,适当调整疗程及药物种类。尽管应用乙胺丁醇并未发生明显的不良反应,参考英国胸科学会不主张应用乙胺丁醇的观点,对于未行透析的肾功能不全患者,仍应慎用或间断使用乙胺丁醇。对于中枢神经系统结核病的治疗,建议使用至少 1 年的方案。肾功能损害程度轻的患者,一般没有必要减少抗结核药物的服用剂量。但对于尿毒症患者仍需适当减少吡嗪酰胺和乙胺丁醇的剂量。对于痰涂片抗酸杆菌阳性者,更应给予足量化疗,以达到尽快降低结核分枝杆菌负荷、减少耐药性产生和缩短疗程的目的。

对于复治患者,可参考相关章节,采用以 $3DL_2VEZ/6DL_2E$ 为主的方案或与初治相似、相同的方案,同时积极进行药敏试验,等待试验结果进一步调整治疗。

对于耐药或耐多药肺结核患者,根据当地耐药疫情和经验首先进行经验性抗结核治疗,二线药物应注意适当减量和进行血液药物浓度监测,再根据疗效和药物敏感试验结果进一步调整方案。局部灌注抗结核药物将是不错的选择。

(七)监测特点和注意事项

除结核病的相关检查外,对于肾病的疗效及其观察是区别于其他结核病的主要特点。我们需要密切观察和监测慢性肾病的各种临床表现,包括尿量、皮肤黏膜水肿情况以及血压等;各项指标如血红蛋白、肌酐清除率、血清尿素、肌酐、尿酸和蛋白质、尿常规等至少每月 1 次,有时需每周 1 次。肾脏超声波、CT 或 MRI 等有关影像资料也应定期检查。

人血白蛋白的下降会直接影响抗结核药物的疗效,并易产生相应的药物不良反应;白蛋白下降会导致患者营养不良,加重贫血等,影响结核病的治疗。慢性肾脏疾病患者血浆蛋白质过高会使肾功能不全加重。国外有学者认为 Scr 159.1~178.8μmol/L 是肾衰竭的转折点,Scr$\leqslant$159.1μmol/L 时开始低蛋白饮食则 10 年肾脏存活率达 79.1%。但同时应当补充足够的热量。

高血压是慢性肾病患者的常见表现。来自加拿大的一组资料表明,抗结核化疗期间,降压药物浓度将下降,降压效果减弱,容易发生高血压危象。因此,应积极监测血压,及时调整降压药物,加强降压治疗。

如有条件,应当定期监测抗结核药的血液浓度,以便具体指导抗结核治疗。如果抗结核药物的不良反应发生率升高甚至出现药物性肝炎等较严重的不良反应,需要增加血滤次数,以促进药物的排泄。

三、结核病合并血液系统疾病

(一)概述

血液系统疾病俗称血液病,系指原发于造血系统和主要累及造血系统的疾病。血液病的范畴包括各种造血干细胞及血细胞(白细胞、红细胞、血小板)升高或者降低或者质的异常、凝血因子的变化及血管异常,恶性血液病患者由于自身免疫功能低下和化疗对骨髓抑制的不良反应,常使机体免疫功能进一步下降,易合并感染,包括结核病。

文献报道称,血液病并发肺结核并不少见,近年呈增高趋势。恶性血液病合并肺结核临床表现不典型,痰涂片抗酸杆菌阳性率低,影像学改变也多不典型,给临床诊治带来了很大困难,甚至有些血液病患者在死后尸检时才发现活动性结核病的存在。因此,血液病患者当出现不明原因的发热或其他原因难以解释的肺内阴影时,要高度警惕结核病的可能。

结核病在治疗前和治疗早期可导致血液系统的异常,发生继发性贫血、白细胞减少或增多、血小板减少,部分可出现类白血病样反应、弥散性血管内凝血、紫癜及罕见的骨髓纤维化。类白血病反应是机体的一种防御反应,由于某种原因刺激,使机体处于高度应激状态,发生白细胞过度增生及异常释放,为继发于各种疾病的一种综合征,常见病因有感染、恶性肿瘤、急性中毒、过敏及大出血等,其中感染多见于急性血行播散性肺结核、化脓性感染及败血症。类白血病本身不需特殊治疗,积极治疗原发病,待病因去除后,血象可恢复正常或好转。

(二)临床表现

肺结核常见临床症状为咳嗽、咳痰 2 周或以上,可伴有咯血、胸痛、呼吸困难等症状;发热(常午后低热),伴盗汗、乏力、食欲减退、体重减轻、月经失调。部分患者表现为结核超敏反应引起的过敏表现,如结节性红斑、疱疹性结膜炎和结核风湿症(Poncet 病)等。但血液病合并肺结核临床表现常常不典型,恶性血液病患者合并活动性结核病常表现为持续高热(体温高于39℃)超过 7 日,伴有咳嗽、咳痰等非特异性表现,较少出现咯血,这些非特异性表现与细菌、真菌感染难以鉴别,需要结合病原学、影像学、组织学等方法综合考虑。肺部病变较广泛时可有相应体征,有明显空洞或并发支气管扩张时可闻及中小水泡音。肺外结核表现为患病相应部位的症状及体征。应注意无明显临床症状及无典型影像学表现的结核病患者逐渐增多,这些隐性结核分枝杆菌感染者一般无明确感染灶和明显结核分枝杆菌感染的症状,而是以典型的血液病的表现,如贫血、白细胞减少、血小板减少等为临床表现,血液学和骨髓检查也符合相应的血液病诊断,因此,很容易被误诊为血液病。淋巴结核以颈淋巴结核多见,也有胸、腹腔淋巴结核,腋窝淋巴结核,纵隔淋巴结核等。纵隔淋巴结核症状不典型,因为淋巴结部位较特殊,不易获得细菌学及病理学依据,致使诊断困难,易误诊为纵隔淋巴瘤、结节病及肺癌的纵隔、肺门淋巴结转移等。其临床特点有:常有结核病患者接触史,慢性结核病中毒症状,如低热(多以午后为主)、乏力、盗汗、纳差等全身症状,常侵犯多组淋巴结,易于融合,肿大淋巴结周围常有浸润阴影,肿大淋巴结可液化或部分钙化。

血液病患者合并结核病时,在治疗前可出现类白血病样反应,容易漏诊或误诊为血液病复发。对于血液病患者出现不明原因的咳嗽、咳痰、低热、乏力、食欲减退、体重减轻等,要高度警惕合并结核病的可能。

(三)实验室检查

1.病原学检测

集菌法检测抗酸杆菌阳性率高于直接涂片法。抗酸杆菌阳性只能说明抗酸杆菌存在,不能区分是结核分枝杆菌还是非结核分枝杆菌。由于我国非结核分枝杆菌肺病发病逐年增多,对于高度怀疑非结核分枝杆菌感染或抗结核治疗效果差的抗酸杆菌阳性患者需进一步行菌种鉴定。分离培养法灵敏度高于涂片镜检法,可直接获得菌落,便于与非结核分枝杆菌鉴别,是结核病诊断的金标准。BACTEC 法采用液体培养基、C14 同位素测定结核分枝杆菌代谢产物判断生长情况,明显缩短了检测时间,其结果与常规的改良罗氏培养基的结果有明显的一致性。

2.免疫学检测

2005年,美国疾病控制与预防中心(CDC)首次公布使用QFT-G方法检测结核分枝杆菌感染,此后美国食品药品监督管理局(FDA)又批准了两种新的γ-干扰素释放试验(IGRAs)辅助诊断潜伏性结核分枝杆菌感染和活动性结核病,包括QFT-GIT和T-SPOT.TB。近年来,IGRAs在诊断潜伏性结核分枝杆菌感染和结核病临床诊断中的应用越来越广。但IGRAs阳性仅作为潜伏性结核分枝杆菌感染的证据,不能作为活动性结核病的诊断依据。

3.分子生物学检测

目前采用的分子诊断技术XpertMTB/RIF和Hain-test的检测,可在2小时和24小时内获得检测结果,用于结核病快速诊断,同时作为筛查结核分枝杆菌对利福平或异烟肼和利福平是否耐药的快速检测手段。

2008年,分子线性探针测定法已得到了WHO的认可与推荐,该方法用于诊断利福平耐药具有极高的精确度;而对于诊断异烟肼耐药特异性也很好,但灵敏度稍差。该方法优点为,其诊断耐多药结核病(MDR-TB)仅需24~48小时,且可直接检测涂片阳性痰标本,方法较为简单。Xpert MTB/RIF是集痰标本处理、DNA提取、核酸扩增、结核分枝杆菌特异核酸检测、利福平耐药基因rpoB突变检测于一体的结核病和利福平耐药结核病快速诊断方法。2010年12月,WHO批准了XpertMTB/RIF的应用。该技术也被WHO誉为结核病诊断中革命性的突破。

4.组织病理学检测

经胸膜穿刺、肺活体组织穿刺、淋巴结穿刺、可疑体表肿物穿刺、浅表淋巴结穿刺以及支气管内镜超声引导下经支气管针吸活检术(EBUS-TBNA)等活检,取得组织后行病理学特殊染色、免疫组化和基因检测,部分患者可获得组织病理学确诊依据。

(四)影像学表现

恶性血液病患者合并活动性肺结核时的影像表现与普通肺结核患者类似,但常表现活动性病变与陈旧性病变并存(如较多结节影与钙化灶、纤维索条影并存),提示相当一部分患者既往有肺结核病史,在恶性血液病治疗过程中复发。

细菌学检查是肺结核诊断的确切依据,但不是所有的肺结核都可得到细菌学证实。胸部X线检查也常是重要的。需注意与其他肺部疾病鉴别。

一般而言,肺结核胸部X线表现可有如下特点。

(1)多发生在肺上叶尖后段、肺下叶背段、后基底段。

(2)病变可局限也可多肺段侵犯。

(3)X线影像可呈多形态表现(即同时呈现渗出、增殖、纤维和干酪样病变),也可伴有钙化。

(4)易合并空洞。

(5)可伴有支气管播散灶。

(6)可伴胸腔积液、胸膜增厚与粘连。

（7）呈球形病灶时（结核球）直径多在 3cm 以内，周围可有卫星病灶，内侧端可有引流支气管征。

（8）病变吸收慢（1 个月以内变化较小）。

胸部 CT 扫描对如下情况有补充性诊断价值。

（1）发现胸内隐匿部位病变，包括气管、支气管内的病变。

（2）早期发现肺内粟粒阴影。

（3）诊断有困难的肿块阴影、空洞、孤立结节和浸润阴影的鉴别诊断。

（4）了解肺门、纵隔淋巴结肿大情况，鉴别纵隔淋巴结结核与肿瘤。纵隔淋巴结结核胸部增强 CT 显示纵隔淋巴结肿大，呈不规则环状增强和均匀增强，中心见低密度区不强化，此表现有助于结核病诊断。

（5）少量胸腔积液、包裹积液、叶间积液和其他胸膜病变的检出。

（6）囊肿与实体肿块的鉴别。

（五）诊断

肺结核患者痰结核分枝杆菌阳性依然是结核病诊断的金标准（详见肺结核诊断标准）。近些年，随着分子生物学和病理组织学检测方法的进展，诊断手段更加快捷准确。对于无法取得细菌学、分子生物学和组织病理学诊断依据的患者，要综合患者的临床表现、影像表现，参考辅助的免疫学检测结果做出临床诊断。必要时可给予诊断性抗结核治疗。

（六）治疗

结核病的治疗需要多种药物的联合应用，在治疗过程中患者可能出现各种不同程度的药物不良反应（ADR）。有些抗结核药物对血液系统有不同程度的损害，抗结核药物对造血系统的影响主要表现为红细胞减少、白细胞或粒细胞减少、血小板减少，也可表现为全系即全血细胞减少，亦可出现再生障碍性贫血或溶血性贫血。轻症可无症状或仅表现为疲乏无力、多汗、失眠、头晕；严重者可有不同程度的贫血和不同部位的出血倾向，偶有急性溶血性贫血。

1.血液系统疾患合并结核病化疗原则

总的治疗原则是早期、规律、联合、适量、全程原则，并且要安全、有效、合理用药。对于白细胞减少型白血病、再生障碍性贫血（简称再障）、骨髓增生异常综合征（MDS）、粒细胞缺乏症等首选对血液系统不良反应小的抗结核药物，从而保证抗结核治疗能够顺利进行。抗结核治疗与血液病化疗同时进行时，避免同时使用对肝肾功能损伤大的药物。

血液病患者合并结核病时，各个脏器功能正常及化验指标在正常范围内，且抗结核治疗前的血象显示白细胞和血小板在正常范围内，治疗方案的选择同单纯结核病患者，可以给予常规剂量的抗结核药物治疗。对于白细胞减少型白血病、再障、骨髓增生异常综合征、粒细胞缺乏症等血液病患者，如果抗结核治疗前患者的血常规白细胞低于 $3.5×10^9/L$ 和（或）血小板低于 $100×10^9/L$，抗结核治疗过程中要密切监测血常规变化；如果白细胞继续下降，但高于 $2.5×10^9/L$ 可以给予鲨肝醇、利可君或地榆升白片等升白细胞治疗而维持原方案抗结核治疗。但白细胞如果继续下降低于 $2.5×10^9/L$ 或（和）血小板低于 $50×10^9/L$ 要停用利奈唑胺、利福霉素类和氟喹诺酮类抗结核药物。当白细胞低于 $1.5×10^9/L$ 或血小板低于 $10×10^9/L$ 时，停用所有抗结核药物，并给予补充血浆、血小板和粒细胞刺激因子升白细胞等治疗。由于缺乏造血原料引起的轻中度贫血,如缺铁性贫血和营养性巨幼细胞贫血等,应积极补充造血原料,如铁剂和维生素 B_{12} 或叶酸等,可获得良好的效果,不影响抗结核治疗。先天性再障需要激素及骨髓移植等治疗,待血常规恢复到白细胞 $1.5 \times 10^9/L$ 或(和)血小板 $10 \times 10^9/L$ 以上,可以给予常规剂量的抗结核治疗,而继发性再障如药物性再障,如抗血液肿瘤的药物引起的再障,停药后可以恢复,再给予抗结核治疗。

2.血液系统疾患合并结核病化疗方案

(1)对于初治的血液病合并结核病患者,患者一般情况良好,且血常规、尿常规及肝肾功能正常者,可采取如下化疗方案:①12HRE2/4-10HRE;②2HL2ZE/4-10HL2E;③2HREV/4-10HRE;④2HL2EV/4-10HL2E。

(2)如果抗结核治疗前患者的外周血常规:$2.5 \times 10^9/L <$ 白细胞计数 $< 3.5 \times 10^9/L$ 和(或)$50 \times 10^9/L <$ 血小板计数 $< 100 \times 10^9/L$,而肝肾功能正常者,可选择的方案同血常规正常者,但要密切监测血象变化,并给予鲨肝醇、利可君或地榆升白片等升白细胞辅助治疗。

(3)抗结核治疗前或抗结核治疗过程中,白细胞低于 $2.5 \times 10^9/L$ 和(或)血小板低于 $50 \times 10^9/L$ 时,停用利福霉素类药物和氟喹诺酮类药物。可选择的方案:①2HE2/7-10HE;②2HEAk/7-10HE。

(4)抗结核治疗前或抗结核治疗过程中白细胞低于 $1.5 \times 10^9/L$ 或(和)血小板低于 $30 \times 10^9/L$ 时,停用所有抗结核药物,并给予支持治疗,待血象改善后再给予抗结核治疗。

(5)对于血液病合并不同脏器损害的患者采用个体化方案,避免使用加重脏器损伤的药物。

(6)对多耐药或耐多药患者,根据药敏结果和既往用药史,采取个体化的治疗方案。药物的选择依据 WHO 2015 年出版的《耐药结核病治疗指南》,疗程至少 20 个月。

3.支持治疗

(1)多数血液病化疗方案中常含损伤肝脏的药物,有些抗结核药物也损伤肝脏,因此,抗结核治疗过程中全疗程积极保肝治疗。

(2)当白细胞低于 $2.0 \times 10^9/L$,进行积极升白细胞治疗;重度贫血患者给予输血支持;血小板低于 $10 \times 10^9/L$,给予血小板输注。

(七)化疗监测特点

血液病表现为各种血细胞(白细胞、红细胞、血小板)增高或者降低或者质的异常、凝血因子的变化,而活动性结核病尤其是血行播散性结核病也可引起类白血病反应,当两病并存时,血细胞可表现显著异常。在抗结核治疗过程中有些抗结核药物对血液系统有不同程度的损伤。因此,抗结核治疗过程中,要密切监测外周血常规的变化及凝血的变化。多数血液病为难治性疾病,治疗方案中常含损伤肝脏的药物,抗结核药物也损伤肝脏,因而抗结核治疗过程中要密切检测肝肾功能。血液病尤其恶性血液肿瘤易合并肺内感染和肿瘤的肺浸润,因此,临床要密切监测肺部的影像学变化。

(1)全面监测患者的各个脏器功能,及时发现异常并给予适当干预治疗,以免出现脏器衰竭。

(2)密切监测血常规、尿常规及肝肾功能。治疗初期每周复查血常规 2 次,每周复查尿常规及肝肾功能。若出现药物不良反应,及时给予干预治疗,必要时要调整用药种类或用药剂量。

(3)每2个月复查胸部X线片。对于胸部X线片显示不明显的肺内病变,每2～3个月复查胸部CT。

(八)注意事项

(1)糖皮质激素是治疗血液病常用药物之一,在拟诊结核病而尚未抗结核治疗前,慎用糖皮质激素,以免引起结核分枝杆菌的播散。

(2)由于血液病化疗药物和抗结核药物对不同脏器有不同程度的药物不良反应,因此,治疗过程中出现脏器功能不全,首先要除外药物不良反应。

(3)恶性血液病患者由于自身免疫功能低下和化疗对骨髓抑制的不良反应,常使机体免疫功能进一步下降,要尽量预防感染,可以给予适当的调节免疫力治疗。

(4)急性白血病患者往往合并肺部细菌感染和(或)白血病的肺部浸润,须与结核病鉴别。

第十四节　败血症

败血症是指病原微生物侵入血液循环并在血液中持续生长繁殖,产生大量毒素和代谢产物引起严重毒血症状的感染性全身炎症反应综合征(SIRS)。败血症的病原菌通常为细菌、真菌或分枝杆菌等。临床表现一般为急性起病,以寒战、高热、呼吸急促、心动过速、皮疹、关节肿痛及肝脾肿大为特征。部分重症患者可并发感染性休克、弥散性血管内凝血和急性多器官功能衰竭。败血症是一种严重的血流感染,即使给予合理的抗菌药物治疗,病死率仍较高。

一、概述

若病原微生物进入血液循环后迅速被机体免疫功能所清除,未引起明显毒血症的感染称为菌血症。如果机体的免疫功能与病原菌之间失去平衡,则菌血症可以发展为败血症。菌血症和败血症统称为血流感染。病原微生物入侵血液循环引起血流感染(BSI)是导致败血症的重要过程。病原菌感染后,由于炎症介质激活和释放而引起寒战、发热、严重毒血症状、皮肤瘀点、肝脾肿大和白细胞增高等毒血症的临床表现则称为败血症。当败血症患者的细菌栓子随血液循环导致可迁徙性炎症,全身多处脓肿形成称为脓毒败血症。当病原菌感染引起的毒血症导致组织灌流不足或器官功能障碍,引起感染性休克或一个以上器官衰竭者则称为严重败血症。严重败血症可发生急性呼吸窘迫综合征(ARDS)、DIC和多器官功能障碍(MODS)等并发症。BSI也可以划分为社区获得性血流感染与医院内血流感染。由血管内导管置入引起的导管相关性血流感染(CRBSI)是主要的医院内血流感染。SIRS是由于各种严重的临床损伤而导致的全身性炎症反应综合征,引起SIRS的原因有感染和非感染两大类。脓毒症的定义则泛指任何病原体,包括细菌、真菌、病毒、寄生虫等感染引起的SIRS。败血症和脓毒败血症实质上包含于脓毒症的范畴,目前已经有相关指南建议以脓毒症或血流感染取代败血症的称谓,但尚未达成一致意见。

在某些传染病病程中也可有败血症期或型,但不包括在败血症之内,因已习惯用其病名,如鼠疫、炭疽、伤寒、钩端螺旋体病等。

二、病原学

常见的病原菌有以下四类。

(一)革兰氏阳性球菌

主要是葡萄球菌、肠球菌和链球菌,最常见的是金黄色葡萄球菌(简称金葡菌),尤其是耐甲氧西林的金葡菌(MRSA)、耐甲氧西林的凝固酶阴性葡萄球菌(MRCNS)等,肺炎链球菌可引起免疫缺陷者及老年人发生败血症,B组溶血性链球菌可引起婴幼儿败血症。近年来,耐青霉素的肺炎球菌、肠球菌属细菌败血症的报道呈逐年增高趋势。国内近年来医院感染金葡菌败血症中50%左右为 MRSA,凝固酶阴性葡萄球菌中 MRCNS 占 80%左右。尤其是近年来出现的对万古霉素中介的金葡菌及耐万古霉素的金葡菌更是给临床医师带来极大挑战。肠球菌耐药性也呈上升趋势,尤其是出现了耐万古霉素肠球菌,给临床治疗带来了困难。肺炎链球菌、草绿色链球菌和溶血性链球菌对青霉素的敏感率也呈下降趋势。

(二)革兰阴性菌

最常见的是肠杆菌科细菌,如大肠埃希菌属、肠杆菌属、克雷伯菌属、流感嗜血杆菌;非发酵革兰阴性菌,如假单胞菌属、不动杆菌属、嗜麦芽窄食单胞菌、洋葱伯克霍尔德菌、产碱杆菌属等。近年来,产 AmpCp-内酰胺酶的革兰阴性杆菌,产超广谱 β-内酰胺酶(ESBLs)的肺炎克雷伯菌,多重耐药(MDR)或泛耐药(PDR)或极端耐药(XDR)的铜绿假单胞菌、产气杆菌、阴沟肠杆菌、溶血/鲍曼不动杆菌等所致败血症有明显增多趋势。

(三)厌氧菌

占败血症的 10%左右,主要为脆弱类杆菌、梭状芽孢杆菌属,其次为消化链球菌及产气荚膜杆菌等。由于厌氧菌培养技术较为复杂,故实际发生率可能更高。

(四)真菌

白色假丝酵母菌占绝大多数,热带假丝酵母菌、毛霉菌等也可引起败血症。肝、肾等器官移植后及肿瘤患者可发生曲霉菌或马尔尼菲青霉菌败血症。

近年来,需氧菌与厌氧菌、革兰阴性菌与革兰阳性菌以及细菌与真菌等多种病原菌混合感染病例逐渐增加。在同一份血标本或 3 天内从同一患者不同血标本培养分离出两种或两种以上致病菌称为复数菌败血症。致病菌种类因不同年龄、性别、感染病灶、原发疾病及免疫功能状态等有所差异。

三、发病机制与病理解剖

(一)发病机制

病原菌经各种途径进入血液循环后是否引起败血症,与致病菌的数量、毒力和人体的免疫防御功能及遗传易感多态性等多种因素密切相关。

1.人体的免疫防御功能

(1)皮肤与黏膜屏障的防御作用:完整的皮肤和黏膜是防止细菌入侵的天然屏障,可阻止病原菌的侵入,皮肤还能分泌如乳酸、脂肪酸、溶菌酸等抑菌或杀菌物质。当皮肤黏膜有破损或发生化脓性炎症时,细菌则容易侵入体内,如严重烧伤造成皮肤大面积创面,加上血浆渗出有利于细菌繁殖与入侵。挤压皮肤疖肿或痤疮也易引起败血症。尿路、胆道或胃肠道黏膜的破损易引起细菌感染,如同时有机械性梗阻如结石嵌顿、通道狭窄等可因内容物或排泄物积滞、内脏压力增高、管壁紧张等而使细菌易于侵入血液循环。

(2)机体的免疫防御功能:人体的免疫反应可分为非特异性免疫反应及特异性免疫反应两种,后者又可分为细胞免疫与体液免疫两方面。当机体免疫功能下降时,不能充分发挥其吞噬杀灭细菌的作用,即使入侵的细菌量较少,致病力不强也能引起败血症。各种不同的原发疾病可造成相应的免疫功能异常,不同的免疫功能缺陷有利于某些致病菌感染的发生,例如:①各种黏膜分泌物中分泌型免疫球蛋白(IgA)减少,可使细菌易入侵呼吸道或肠道等而发生感染,低丙种球蛋白血症者易发生肺炎链球菌、流感嗜血杆菌、金葡菌等感染;②急性白血病及肿瘤化疗时颗粒细胞减少,吞噬细胞功能障碍,易发生革兰阴性杆菌、金葡菌及真菌感染;③多发性骨髓瘤及慢性淋巴细胞性白血病者体液免疫受损,易感染有荚膜的细菌;④霍奇金病、AIDS和器官移植者细胞免疫功能缺损,易造成细胞内生长的微生物,如单核细胞增多性李斯特菌、念珠菌、隐球菌和军团菌等的感染;⑤脾切除及镰形细胞病患者因补体功能受损,也易感染有荚膜的细菌。人体免疫功能不足的因素主要有:①先天性免疫功能不足,如原发性低丙种球蛋白血症。②婴幼儿神经系统未发育完善,免疫功能不足,加之皮肤黏膜屏障功能差,因而发生败血症的比率较高。③各种严重的慢性疾病如糖尿病、肝硬化、肾病综合征、血液病及恶性肿瘤等由于代谢紊乱,免疫球蛋白合成减少、网状内皮细胞功能低下及粒细胞吞噬功能减弱等原因,常易发生感染及败血症;肝硬化患者因有侧支循环形成,从肠道进入门静脉的病原菌可不经肝脏直接进入体循环引起败血症。④免疫抑制剂的应用,如肾上腺皮质激素、抗代谢药、抗肿瘤药物及放射治疗等均可降低免疫功能,使患者较易发生败血症。

2.细菌数量和毒力因素

主要与病原菌的毒力和数量有关。毒力强或数量多的致病菌进入机体,引起败血症的可能性较大。革兰阴性杆菌所产生的内毒素能损伤心肌及血管内皮,激活内源性凝血系统,促使血管活性物质的释放,导致微循环障碍、感染性休克及DIC。铜绿假单胞菌分泌内、外毒素及蛋白分解酶,可造成坏死性皮肤损害及严重的脏器损伤。革兰阳性细菌主要产生外毒素而致病,如金葡菌可产生多种酶和毒素,如血浆凝固酶、α溶血素和肠毒素等,有助于细菌的生长、繁殖和扩散,导致严重的败血症,其产生的肠毒素 F 与中毒性休克综合征有关。某些细菌如肺炎球菌因具有荚膜,可抑制人体的吞噬功能,拮抗体液中杀菌物质的作用。

3.各种医源性因素

随着各种诊疗技术在临床应用的增多,治疗方法的不断更新,各种病原菌尤其是条件致病菌所引起的医源性感染也逐渐增多。如抗生素的广泛使用及不合理使用,使得正常菌群的生长受到抑制,而耐药菌株增多,容易发生耐药菌败血症或真菌败血症;各种手术操作及内镜检查、静脉插管、血液透析或腹膜透析、人工瓣膜等装置的放置,以及静脉输液、输血等诊疗技术操作的开展增加了细菌进入血循环的机会。由于接受这些检查及治疗的患者病情多数较重，机体防御功能差，而医院感染的细菌又常为耐药菌。因此医源性血流感染是当前的重要问题。

4.病原菌的入侵途径

各种病原菌的入侵途径及特点有所不同。大肠杆菌及某些革兰阴性杆菌败血症多继发于胆道、肠道或泌尿生殖道炎症。金葡萄败血症多来自皮肤化脓性炎症、烧伤创面感染、肺炎、中耳炎、口咽部炎症及女性生殖道炎症。凝团肠杆菌等多由输液污染入侵。铜绿假单胞菌败血症常继发于尿路、呼吸道及皮肤创面感染，也常发生于血液病及恶性肿瘤的病程中。厌氧菌败血症常来源于肠道、腹腔及女性生殖道炎症。真菌败血症多继发于口腔、肠道及呼吸道感染。

(二)病理生理和病理改变

败血症的病理生理过程为多因素综合作用的结果，微生物及其胞壁产物包括革兰阴性菌的脂多糖(LPS)、革兰阳性菌的肽聚糖、胞壁酸复合物及真菌的多肽等，可激活细胞因子、补体、凝血系统、激肽、内啡肽、交感神经的系统，产生各种生物活性物质并相互作用，引起一系列病理生理效应，其作用的靶器官是血管内皮细胞和微循环。当 LPS 等与宿主效应细胞，如中性粒细胞、单核细胞、吞噬细胞等接触数分钟至数小时，即可诱导一些细胞因子，如肿瘤坏死因子(TNF-α)、白介素 1(IL-1)、干扰素(IFN)和各种集落刺激因子的产生。其中，TNF-α 在革兰阴性杆菌败血症病理生理改变中起关键性作用。TNF-α 等细胞因子通过血小板活化因子(PAF)使白细胞趋化、聚集、活化、黏附血管内皮细胞、损伤血管内皮细胞，造成毛细血管壁完整性破坏及血管内液外渗导致微循环障碍，补体系统 C_{3a} 及 C_{5a} 的激活加重了微循环障碍。此时早期心搏出量增加，外周阻力降低，有效循环血容量减少，细胞缺氧，心、脑、肾等器官受损，出现乳酸酸中毒等。血容量减少又反射性地兴奋交感肾上腺髓质系统，使外周阻力增加，加重了微循环障碍，使组织缺氧加重，此种情况常见于重症革兰氏阴性败血症及感染性休克患者。

败血症的病理改变因致病菌种类、病程长短、有无原发病灶及迁徙病灶等而异。病原菌的毒素可致组织和脏器细胞变性、坏死，心、肝、肾等脏器的实质细胞有混浊肿胀，以及灶性坏死和脂肪变性。毛细血管受损造成皮肤黏膜瘀点、皮疹和肺间质水肿。有些病原菌本身可特别集中于某些组织，造成局部迁徙性病灶如脑膜炎、肺炎、心内膜炎、肝脓肿、脑脓肿及皮下软组织脓肿等，并可引起骨髓炎、心内膜炎等。重型败血症可进一步发展为感染性休克、DIC、多器官衰竭，并出现相应的病理改变。

四、临床表现

败血症多起病急骤，大多无明确的潜伏期，发病前常有原发感染灶或引起感染的诱因，多无特异的临床表现。轻者仅具全身性感染症状，重者可造成心、肝、肾、肺等脏器损害及感染性休克和 DIC 发生。各种致病菌所造成的败血症，既具有相同的临床表现，彼此间又有一定的差异性。

(一)主要临床表现

1.发热和毒血症状

发热和寒战是败血症的常见症状，热型以弛张热和间歇热多见，少数呈稽留热、不规则热和双峰热,后者多见于革兰阴性杆菌败血症。起病多急骤,发热同时伴有不同程度的毒血症症状,如头痛、恶心、呕吐、腹胀、腹痛、周身不适、肌肉及关节疼痛等。脉率大多与热度成比例增快,但大肠杆菌和产碱杆菌等所致的血症可出现与伤寒类似的相对缓脉。严重者可出现中毒性脑病、心肌炎、肺炎、肠麻痹、感染性休克及 DIC 等。部分患者体温不升甚至低于正常,以老年体弱者、慢性重症疾病及免疫力严重低下者多见,且预后不佳。

2.过度换气和精神状态改变

过度换气是败血症极其重要的早期体征,甚至可出现在发热和寒战前,由于过度换气,可导致呼吸性碱中毒。早期精神状态改变仅表现为定向障碍或性格改变,后期可出现显著的感觉迟钝,甚至昏迷。常无神经系统的定位体征,精神状态改变尤易发生于婴幼儿、老年人及原有中枢神经系统疾病者。

3.皮疹

部分患者可出现皮肤损害,表现多种多样,以瘀点最为多见,多分布于躯干、四肢、眼结膜、口腔黏膜等处,为数不多。金葡菌败血症和链球菌败血症可有荨麻疹、猩红热皮疹和脓疱疹等。铜绿假单胞菌败血症可出现坏死性皮疹;还可出现"牛眼样"皮损,称为坏疽性脓疱,从水疱发展而来,皮损呈圆形或卵圆形,直径 1~5cm,边缘隆起,周围皮肤呈红斑和硬结或红晕样改变,中心为坏死性溃疡。

4.关节症状

多见于革兰氏阳性球菌、脑膜炎球菌、产碱杆菌等败血症,表现为大关节红、肿、热、痛和活动受限,甚至并发关节腔积液、积脓。

5.肝脾肿大

一般仅轻度肿大。当发生中毒性肝炎、肝脓肿时肝脏肿大明显,并可出现黄疸。

6.迁徙性病灶

随病原菌而不同,多表现为皮下脓肿、肺炎、肺脓肿、化脓性关节炎、骨髓炎、脑膜炎、感染性心膜炎等。

7.感染性休克

见于 1/5~1/3 败血症患者,系严重毒血症所致。有些败血症起病时即表现为休克或快速(数小时内)发展为休克,但多数先有血流动力学改变(如血压不稳),数小时后才出现休克,表现为烦躁不安,面色苍白,口唇发绀,皮肤花斑,四肢厥冷,脉搏细速,尿量减少及血压下降。

(二)各种败血症的特点

1.金葡菌败血症

占 20%~30%,其中约半数以上为医院感染,原发病灶常为疖、痈、鞍裂等皮肤损伤、呼吸道感染及伤口感染或留置导管,常在原发病灶出现后 1 周内发生,急性起病,寒战高热,皮疹多见,皮疹形态多样化,以瘀点最为常见,亦可有荨麻疹、猩红热样皮疹及脓疱疹等。脓疱疹虽然少见,但其出现有利于诊断,关节症状比较明显,主要为大关节,有疼痛,局部有时伴红肿。迁徙性损害是金葡菌败血症的特点,常见多发性肺部浸润,甚至脓肿形成,其次有肝脓肿、骨髓炎、关节炎、皮下脓肿等;金葡菌败血症并发心内膜炎者可高达 8%,多累及主动脉瓣;由于急性心内膜炎可侵犯正常心脏瓣膜,病理性杂音的出现不及亚急性者多。因此,如患者发热不退,有进行性贫血,反复出现皮肤瘀点,有内脏血管栓塞、血培养持续阳性等,应考虑心内膜炎的存在,需进一步做超声心动图等检查以明确诊断,对于那些小的赘生物或发生在右侧的心脏瓣膜赘生物,经食管心脏超声更易发现。感染性休克较少见。

2.凝固酶阴性葡萄球菌败血症

占10%～15%,其中70%以上为医院感染,尤其多发生于大医院,常见于体内异物留置者,如静脉导管、人工关节、人工瓣膜和起搏器等。由于凝固酶阴性葡萄球菌为正常皮肤表面的细菌,血培养阳性时常难以鉴别是污染还是感染所致。如患者有人工假体装置或免疫缺陷者,应多考虑感染;如假体装置局部疼痛、有压痛、导管进入皮肤处有红肿、人工关节功能障碍、人工瓣膜者有新出现的心脏杂音或多发性血栓形成,都是感染的有力证据。

3.革兰阴性杆菌败血症

约占40%,好发于医院感染,以胆道、呼吸道、泌尿道、肠道和大面积烧伤感染时多见。多继发于慢性疾病基础上,病前健康状况差;原发炎症主要为胆道、泌尿道和肠道感染,其次为女性生殖道与呼吸道感染;一般以突起寒战开始,发热以间歇热或弛张热多见,部分患者可有体温不升、双峰热、相对缓脉等,40%左右的患者可发生休克,约1/3患者于病程早期(1～5日)出现,持续时间长,有低蛋白血症者更易发生。严重者出现多器官功能障碍,伴有心律失常、心力衰竭、ARDS、急性肾衰竭、DIC等,病情危重,部分患者可出现相对缓脉。肺炎克雷伯菌败血症还可出现迁徙性病灶。铜绿假单胞菌败血症以继发于严重免疫力低下及大面积烧伤者更为多见,临床表现较一般革兰阴性杆菌败血症凶险,可有较特征性中心坏死性皮疹。休克、DIC、黄疸等的发生率均较高;而关节痛、皮疹及迁徙性损害较革兰阳性菌败血症少见,多无转移性脓肿。

4.肠球菌败血症

占10%左右,其中约77%为医院感染。泌尿生殖道、消化道及血管导管是其常见的入侵途径,易发生于消化道肿瘤及腹腔感染的患者。由于好发于免疫力低下患者,且对多种抗菌药物耐药,病情多危重。

5.厌氧菌败血症

约占7%～10%,常因厌氧培养不普及而漏诊,致病菌主要为脆弱类杆菌(80%～90%),常与需氧菌掺杂在一起,引起复数菌败血症。患者多为新生儿及慢性病患者。原发炎症主要为腹腔内感染,其次为女性生殖道、压疮及呼吸道感染。临床表现与需氧菌败血症基本相似,也易发生感染性休克与DIC,其特征为:①部分患者出现黄疸(10%～40%);②其脓性分泌物呈腐败性臭味;③感染部位可有气体形成;④易引起血栓性静脉炎;⑤可引起较严重的溶血性贫血。

6.真菌败血症

多见于老年人及儿童,一般发生在严重原发疾病(如糖尿病、肝硬化等)的病程后期,诱因多为长期应用抗生素、肾上腺皮质激素、免疫抑制剂及留置导管等,绝大多数为院内感染,病情发展缓慢,临床表现无特异,全身中毒症状一般较轻,常被原发病的表现所掩盖。病理解剖发现全身各脏器和组织有多发性小脓肿。

7.其他

单核细胞增多性李斯特菌引起的败血症常见于新生儿、老年人、孕妇和免疫功能缺陷者。健康带菌者可通过粪-口传播。孕妇受感染后可通过胎盘或产道传播给胎儿或新生儿,前者引起流产,后者导致新生儿严重的全身播散性感染。近年来发现婴幼儿鼠伤寒沙门菌败血症的病死率高达40%,以腹泻为早期症状,后期有多脏器损害,出现感染性休克、DIC、呼吸衰竭、脑水肿等临床表现。

五、诊断与鉴别诊断

(一)诊断

凡有不明原因的急性高热、寒战、白细胞总数及中性粒细胞显著增高而无局限于单一系统的症状与体征时,应考虑败血症的可能。凡新近有皮肤局部炎症或挤压疖疮史或有尿路、胆道、呼吸道等处感染,治疗后仍不能控制体温者应高度怀疑败血症的可能。若病程中出现瘀点、肝脾肿大、迁徙性脓肿、感染性休克等,则败血症诊断基本确立。仔细询问病史、认真查体有助于确立诊断,又可发现原发病灶,并由原发病灶的部位及性质推测出病原菌的种类,有利于治疗。

(二)鉴别诊断

1.粟粒性结核

多有结核史或阳性家族史;起病较缓,持续高热,毒血症症状较败血症为轻;可有气急、发绀及盗汗,血培养阴性,起病2周后胸部X线拍片可见均匀分布的粟粒状病灶。

2.疟疾

虽有寒战、高热,但有明显的间歇缓解期,恶性疟发热、寒战多不规则,但白细胞总数及中性粒细胞分类不高;血培养阴性;血液及骨髓涂片可找到疟原虫。

3.大叶性肺炎

病前常有受寒史;除寒战、高热外,尚有咳嗽、胸痛、咳铁锈色痰等呼吸道症状;体检肺部有实变征;胸片示大片炎性阴影,血培养阴性。某些败血症常继发于肺炎病变基础上,此时血培养可发现阳性致病菌。

4.伤寒与副伤寒

某些革兰氏阴性败血症的临床表现类似伤寒、副伤寒,也有发热、相对缓脉、肝脾肿大、白细胞总数不高等改变,但伤寒、副伤寒发热多呈梯形上升,一周后呈稽留热,有特殊的中毒症状如表情淡漠、听力下降等,起病后第6日可出现玫瑰疹。白细胞总数下降明显,中性粒细胞减少,肥达反应阳性,血及骨髓培养可发现致病菌。

5.恶性组织细胞增多症

多见于青壮年,持续不规则发热伴畏寒,常出现消瘦、贫血,肝脾及淋巴结肿大,出血倾向较明显;白细胞总数明显减少,血培养阴性,抗生素治疗无效。血液和骨髓涂片、淋巴结活检可发现恶性组织细胞。

6.成人斯蒂尔病

属超敏反应性疾病,青少年多见。具有发热、皮疹、关节痛和白细胞增多四大特点,临床表现酷似败血症。患者发热虽高,热程虽长,但中毒症状不明显,且可有缓解期。皮疹呈多形性可反复多次出现。血常规白细胞及中性分类增高,但嗜酸性粒细胞多不减少,多次血培养阴性。抗生素治疗无效,肾上腺皮质激素及吲哚美辛等非甾体药物治疗有效。

7.其他

尚需与深部淋巴瘤、系统性红斑狼疮、布鲁菌病、风湿病、病毒性感染及立克次体病等相鉴别。

六、实验室检查

(一)一般检查

1.血常规

白细胞总数大多显著增高,多为$(10\sim30)\times10^9$/L,中性粒细胞百分比增高,多在80%以上,可出现明显的核左移及细胞内中毒颗粒。少数革兰氏阴性败血症及机体免疫功能减退者白细胞总数可正常或稍减低。

2.C-反应蛋白

C-反应蛋白(CRP)是由肝脏合成的一种急性时相反应蛋白,主要受白细胞介素-6诱导产生,其具有多种生物活性,被认为是最敏感的炎症指标之一。CRP的生物特性主要表现为在钙离子存在的情况下能结合细菌、真菌等体内的多糖物质形成复合物,激活补体系统,释放炎症介质,促进细胞间黏附和吞噬细胞反应,溶解靶细胞。血清CRP在细菌感染发生后5~8小时即开始升高,48小时达到峰值,血浆半衰期19小时,高峰值可达正常的数百倍。随着感染控制,CRP可在24~48小时迅速下降,1周内恢复正常。CRP的水平和持续时间与细菌感染程度呈正相关,CRP持续升高或再度升高提示临床医生应重视病情的变化。革兰染色阳性细菌脑膜炎脑脊液中CRP变化不明显,而革兰阴性菌脑膜炎脑脊液中CRP明显升高,CSF中CRP与血清CRP比值升高,故CRP对脑膜炎感染的病原菌有一定鉴别意义。CRP与白细胞水平存在正相关,在炎症反应中起着积极作用,使人体具有非特异性抵抗力。在患者疾病发作时,CRP可早于白细胞而上升,回复正常也很快,故具有极高的敏感性。

3.降钙素原

降钙素原(PCT)是一种用于严重细菌感染诊断与治疗监测的非创伤性临床实验室指标,通常在发生细菌感染后2~6小时快速升高并可检测到。PCT对细菌感染的诊断特异性在90%左右,而在病毒感染、自身免疫性疾病、慢性非特异性炎症等情况下几乎不升高。随着感染严重程度的增加,PCT浓度明显增高,尤其对严重脓毒症和脓毒症休克的诊断特异性明显高于WBC、CRP等指标。影响PCT水平的因素包括被感染器官的大小和类型、细菌的种类、炎症的程度和免疫反应的状况。

4.1,3-β-D葡聚糖和半乳甘露聚糖(GM)抗原检测

1,3-β-D葡聚糖可特异性激活鲎变形细胞裂解物中的G因子,引起裂解物凝固,故称G试验。G试验检测的是真菌的细胞壁成分1,3-β-D-葡聚糖,人体的吞噬细胞吞噬真菌后,能持续释放该物质,使血液中含量增高。定植时1,3-β-D-葡聚糖很少释放入血,因此可有助于鉴别真

菌侵袭与定植,适用于除了隐球菌和接合菌(毛霉菌)外的所有深部真菌感染的早期诊断,尤其是念珠菌和曲霉菌,但不能确定菌种。G试验不受机体免疫状态影响,早于临床诊断平均4天,是早期真菌感染的敏感标志物。假阳性可见于以下情况:①血液透析、腹膜透析(应用纤维素膜);②输注白蛋白、球蛋白、脂肪乳和凝血因子等;③某些抗肿瘤药物如香菇多糖和磺胺类药物;④某些细菌败血症(尤其是链球菌败血症);⑤手术中使用棉纱、棉拭子。

GM试验检测的是半乳甘露聚糖(GM),GM是一种对热稳定的水溶性物质,是广泛存在于曲霉和青霉细胞壁中的一类多糖。主要适于侵袭性曲霉菌感染的早期诊断,曲霉菌定植时极少释放入血,因此有助于鉴别侵袭与定植,GM释放量与真菌量成正比,可以反映感染程度,连续检测GM可作为治疗疗效的监测。假阳性见于以下情况:①应用哌拉西林/他唑马坦、阿莫西林-克拉维酸;②与其他的细菌成分有交叉反应:皮炎芽生菌、拟青霉、马尔尼菲青霉菌等;③食用的谷类食物和脂质甜点中存在GM抗原;④肠道中定植的曲霉释放GM进入血液循环。

(二)病原学检查

1.细菌培养

血培养及骨髓培养阳性是确诊的主要依据,后者阳性率更高。为获得较高的阳性率,应尽可能在抗生素使用之前及寒战高热时采集标本,反复多次送检,每次采血5~10mL。有条件宜同时做厌氧菌、真菌培养。对已使用抗生素治疗的患者,采血时间应避免血中抗生素高峰时间或在培养基中加入适当的破坏抗生素的药物如青霉素酶、硫酸镁等或做血块培养,以免影响血培养的阳性率。脓液或分泌物的培养有助于判断败血症的病原菌。细菌培养阳性时宜进行有关的抗生素敏感试验,以供治疗时选用适宜的抗菌药物。

2.细菌涂片

脓液、脑脊液、胸腹水、瘀点等直接涂片检查,也可检出病原菌种类,对败血症的快速诊断有一定的参考价值。

(三)其他检查

鲎试验(LLT)是利用鲎细胞溶解物中的可凝性蛋白,在有内毒素存在时可形成凝胶的原理,测定各体液中的内毒素,阳性时有助于革兰阴性杆菌败血症的诊断。气相色谱法可用于厌氧菌的鉴定与诊断。

七、治疗

败血症是全身性感染,病情发展迅速,损害遍及各组织和脏器,因此,除积极控制感染和治疗原发疾病外,尚需针对其并发症如感染性休克、DIC、肾功能不全、ARDS等而采取相应的综合治疗措施。

(一)一般和对症治疗

卧床休息,加强营养,补充适量维生素。加强护理,尤其是口腔的护理,以免发生真菌性口腔炎。维持水、电解质及酸碱平衡。必要时给予输血、血浆、白蛋白和丙种球蛋白。高热时可给予物理降温,烦躁者给予镇静剂等。中毒症状严重、出现感染性休克及 DIC 者,在有效的抗菌药物治疗同时可给予短期(3～5 天)肾上腺皮质激素治疗。

(二)病原菌的抗菌药物治疗

1.抗菌药物治疗的原则

败血症诊断一旦成立,在未获得病原学结果之前,应尽快给予经验性抗菌药物治疗,以后再根据病原菌种类和药敏试验结果调整给药方案。及时选用适当的抗菌药物是治疗的关键。应注意早期、足量并以杀菌剂为主;可根据病情选用单药或两种有协同作用的抗菌药物联合应用,多自静脉给药;首次剂量宜偏大,注意药物的半衰期,分次给药;疗程要长,一般在体温恢复正常、临床症状消失后,再继续用药 7～10 日,真菌性败血症则继续用药至少 14 日。如有迁徙性病灶或脓肿,则除穿刺、切开引流外,疗程须适当延长。

2.经验性治疗

由于败血症病情危急,而病原菌常无法在短期内检出,因此,在败血症临床诊断初步确定,留取血或其他标本送培养后,应根据患者的基础疾病、原发感染灶、致病菌入侵途径和临床特征,并结合当地致病菌的流行和耐药情况,尽早给予经验性抗菌药物治疗。而一旦病原菌明确,应根据药敏结果再适当调整用药。通常给予抗菌谱较广的一种或两种药物联合治疗,可选择一种合适的广谱青霉素或第二至四代头孢菌素或与 β-内酰胺酶抑制剂的复合物如哌拉西林/三唑巴坦、替卡西林/克拉维酸或头孢哌酮/舒巴坦等,也可以联合应用氨基糖苷类或氟喹诺酮类抗菌药物。若为严重免疫功能低下患者的医院感染,尤其是考虑到铜绿假单胞菌或肠球菌感染的可能时,更应联合用药。对于持续粒细胞缺乏伴发热患者,疑有金葡菌感染时,还应加用万古霉素或去甲万古霉素治疗。治疗 5～7 天无效者,尚需考虑真菌败血症可能,可选用卡泊芬净、米卡芬净、伊曲康唑注射液、伏立康唑或两性霉素 B 脂质体等抗真菌药物经验性治疗。

3.常见不同类型病原菌的抗菌治疗

(1)葡萄球菌败血症:葡萄球菌败血症的治疗应采取个体化方案,应根据药敏结果、患者基础情况以及有无迁徙性病灶、药物过敏史等,而选用合适药物治疗。一般对于甲氧西林敏感株,应首选半合成青霉素如苯唑西林或氯唑西林;若对青霉素过敏,可选用万古霉素或第一代头孢菌素中的头孢唑林;若有严重青霉素类过敏史者,可选用万古霉素(或去甲万古霉素)、替考拉宁、夫西地酸钠、克林霉素、磷霉素等药物治疗。对于耐甲氧西林金葡菌(MRSA)及耐甲氧西林表皮葡萄球菌(MRSE)败血症首选万古霉素(或去甲万古霉素)。当抗菌效果不佳时,应检测血药浓度,并根据血药浓度调整剂量;必要时可联合用药;同时需明确有无感染性心内膜炎和(或)其他部位迁徙性病灶,如果有迁徙性病灶宜延长治疗 1 周以上或考虑外科手术治疗(心脏瓣膜置换术、脓肿引流术等)。如果持续血培养阳性,且万古霉素最小抑菌浓度(MIC)＞2μg/mL,提示万古霉素的抗菌活性降低,应换用其他抗菌药物治疗或联合用药。目前一些新药如噁唑烷酮类的利奈唑胺、脂肽类的达托霉素有较好的疗效,达托霉素可作为治疗 MRSA 败血症的选用药物,也适用于万古霉素治疗失败、糖肽类不能耐受或肾功能不全患者。

(2)其他革兰氏阳性球菌败血症:以链球菌和肠球菌多见。A 组溶血性链球菌通常对青霉素敏感,B 组链球菌的敏感性略差,因此,治疗 A 组链球菌败血症时可单用青霉素 G 或阿莫西林,亦可选用第一代头孢菌素、红霉素或克林霉素等,而治疗后者宜加用氨基糖苷类。对青霉素敏感的肺炎链球菌首选青霉素 G 或阿莫西林,耐青霉素肺炎链球菌首选第三、四代头孢菌素、新喹诺酮类药物或万古霉素单用或联合利福平治疗。肠球菌常对多种抗生素耐药,治疗时需联合用药,对青霉素敏感菌株,首选氨苄西林或青霉素与氨基糖苷类的联合;对青霉素耐药菌株可选择万古霉素(去甲万古霉素)或替考拉宁联合氨基糖苷类,但应警惕肾毒性的发生。对万古霉素耐药菌株,可试用大剂量氨苄西林治疗。对于难治性或多重耐药的革兰氏阳性球菌败血症还可选用新药利奈唑胺、达托霉素、奎奴普丁-达福普汀等治疗。

(3)革兰氏阴性球菌败血症:应参照体外药敏试验结果选择合适抗菌药物。临床常选用半合成青霉素类、第三代头孢菌素、第四代头孢菌素、氨曲南、碳青霉烯类(亚胺培南、美罗培南、帕尼培南)或 β-内酰胺类抗生素/酶抑制剂复合制剂(氨苄西林/舒巴坦、头孢哌酮/舒巴坦、哌拉西林/三唑巴坦),可联合应用氨基糖苷类或氟喹诺酮类抗菌药物。但铜绿假单胞菌、不动杆菌等非发酵菌多为医院感染,对哌拉西林及羧苄西林大多耐药,对多黏菌素敏感,对头孢哌酮/舒巴坦等 β-内酰胺酶抑制剂复合制剂、环丙沙星、阿米卡星等也敏感。产 ESBLs 的革兰阴性杆菌,可选用碳青霉烯类(如亚胺培南、美罗培南、帕尼培南),部分患者还可根据药敏选用头霉素类(如头孢美唑、头孢西丁)治疗。而 β-内酰胺类抗生素/酶抑制剂复合制剂对产 ESBLs 细菌的抗菌活性因药物种类不同有一定差异,在我国较早应用的氨苄西林/舒巴坦、阿莫西林/克拉维酸、替卡西林/克拉维酸等,细菌的耐药率较高,而近年开始应用的哌拉西林/三唑巴坦、头孢哌酮/舒巴坦等体外活性尚好,因此,在选择 β-内酰胺类抗生素酶抑制剂复合制剂时,也应参照体外药敏试验结果。产 AmpC 酶革兰阴性杆菌对 β-内酰胺类抗生素中只有第四代头孢菌素与碳青霉烯类敏感,对氨基糖苷类、喹诺酮类的敏感率可在 70% 左右,而现有 β-内酰胺类抗生素/酶抑制剂复合制剂、头霉素对产 AmpC 酶细菌感染无效。

(4)厌氧菌败血症:首先要清除病灶或行脓肿引流以改变厌氧环境。抗菌药物可选用甲硝唑、替硝唑、氯霉素、克林霉素、头孢西丁或亚胺培南。由于多为需氧菌或兼性厌氧菌的混合感染,因此,需同时对需氧菌进行有效的抗菌治疗。

(5)真菌败血症:白色念珠菌败血症可选用两性霉素 B 及其脂质制剂、伊曲康唑注射液、伏立康唑、卡泊芬净、米卡芬净、氟胞嘧啶等药物治疗,仍以两性霉素 B 抗菌作用最强,但因其毒性大,常限制其使用。氟胞嘧啶不宜单独使用。非白色念珠菌败血症则应根据药敏选用两性霉素 B 脂质制剂、卡泊芬净、米卡芬净等药物治疗,严重者可联合用药。

(6)其他:如单核细胞增多性李斯特菌对青霉素高度敏感,常选用青霉素或氨苄西林与庆大霉素联合。鼠伤寒沙门菌易耐药,宜根据药敏结果选择用药,一般对第三代头孢菌素、氟喹诺酮类药物高度敏感。

(三)治疗局部感染病灶及原发病

及早处理原发感染灶。化脓性病灶无论为原发性或迁徙性,应尽可能地给予切开引流,清除伤口内坏死组织和异物。胆道或泌尿道感染具有梗阻者应给予手术治疗。如果患者的免疫抑制状态是由于药物或疾病所致,则需停用或减量使用免疫抑制剂或有效治疗这些基础疾病(如白血病等)。如考虑败血症由静脉留置导管而致,目前主张对于外周静脉导管和短期使用的中心静脉导管,则应及早拔除或更换。对于长期留置导管而病情严重或有并发症者,也应拔除导管,多数导管相关性败血症患者经拔除导管,并应用合适抗菌药物治疗后,24 小时内体温会降至正常。对于长期留置或永久留置导管者,也可考虑抗菌素封管治疗,即采用高浓度的敏感抗菌药物封闭在导管内,但其有效性和安全性还有待于进一步观察。

八、预后

病死率达 30%～40%。影响预后的因素主要有:①老年人和儿童病死率高;②医院感染败血症的病死率较高;③真菌败血症和复数菌败血症的病死率较高;④有严重并发症患者的病死率较高,如发生感染性休克者病死率为 30%～50%,并发肾衰者病死率高达 61.5%,发生迁徙感染者病死率也较高;⑤有严重基础疾病患者,如恶性肿瘤、肝硬化、糖尿病、AIDS 等均增加了预后的严重性;⑥在药敏报告之前及时选用正确的抗菌药物可显著降低病死率。

九、预防

(一)控制传染源

对于医院高危患者 MRSA、MRSE 及其他多重耐药病原菌行常规监测,以期早期发现和及时隔离携带者,由此可显著减少交叉感染及败血症的发生。对于医护人员慢性带菌者,也应暂时调离病房并给予积极治疗。避免滥用抗菌药物和免疫抑制剂,减少耐药菌株的产生及二重感染的发生。抗菌药物应用期间严密观察口腔、消化道、呼吸道、尿道等处有无真菌感染,如有发生,需及时处理。对于化脓性感染及已感染的伤口应积极治疗;疖、痈等皮肤感染切忌针挑或挤压,加强压疮的防治。

(二)切断传播途径

医护人员必须严格执行消毒隔离制度及无菌操作规程。勤洗手,防止致病菌及条件致病菌在医院内的交叉感染。严格规范各种侵袭性操作,包括严格掌握各种导管应用的指征,对留置血管导管应常规局部消毒、保持无菌防护和定期更换等。应尽量缩短患者住院时间,住院时间越长,发生医院感染败血症的危险性越大。

(三)保护易感人群

对糖尿病、慢性肝病、艾滋病等易继发感染的原发疾病应积极治疗。及时处理局部损伤,以免发生感染。加强围生期保健工作,产前应进行阴道分泌物检查,如培养发现 B 组溶血性链球菌应及时治疗,以免新生儿受染。对新生儿室、烧伤病房及血液恶性肿瘤接受化疗者或骨髓移植者宜采取防护性隔离,防止耐药金黄色葡萄球菌及铜绿假单胞菌等医院感染的发生。加强营养支持,提高机体免疫力。

(四)病原菌及其耐药性监测

建立和完善医院感染监控系统,通报各地区或单位细菌、真菌感染及其耐药情况,限制及轮替使用敏感的抗菌药物,减少耐药菌株的发生。建立全国性细菌、真菌耐药监测网,及时掌握细菌耐药性变迁动态,制定与指导临床合理使用抗菌药物,以及追踪和控制多重耐药菌株的流行。

附:特殊类型败血症

1.新生儿败血症

常见的致病菌为大肠杆菌、金葡菌、溶血性链球菌及肺炎杆菌等,多由未愈合的脐带、皮肤黏膜感染处侵入;由于免疫系统发育不完善,临床表现可非常隐匿,仅半数患者出现发热,常表现为精神萎靡、拒奶、呕吐、腹泻、烦躁不安、哭声低微、体重不增、黄疸及肝脾肿大;易出现肺炎、骨髓炎及化脓性脑膜炎等迁徙性损害。

2.老年人败血症

常发生在肺心病、胆石症、糖尿病、血液病、前列腺肥大等疾病基础上;致病菌以革兰阴性杆菌及葡萄球菌多;临床症状多不典型,热型不规则;易发生休克及多脏器功能损害,预后差。

3.烧伤后败血症

由于皮肤大面积刨面,血浆外渗,随后又出现回吸收,细菌极易入侵至血循环发生败血症,发生败血症的概率和程度与烧伤创面大小及严重程度呈正比;致病菌以金葡菌、铜绿假单胞菌最为常见,易发生复数菌混合感染;临床表现常很严重,毒血症症状明显,常出现过高热或体温不升、感染性休克、中毒性心肌炎、中毒性肝炎及中毒性肠麻痹等。

4.医院内感染败血症

近年来发病率明显增加,可达败血症总数的 30%～50%,其中绝大多数患有严重的基础疾病,部分为医源性感染。常见致病菌是大肠杆菌、肺炎杆菌、金葡菌和铜绿假单胞菌等。此类患者往往健康状况差,病情严重。致病菌多有耐药性,抗菌素治疗效果差。

第十五节 感染性休克

感染性休克也称败血症性休克或脓毒性休克,是指侵入血液循环的病原微生物及其毒素等激活宿主的细胞和体液免疫系统,产生各种细胞因子和内源性炎症介质,引起全身炎症反应综合征,并进一步作用于机体各个器官、系统,造成组织缺氧、细胞损害及代谢和功能障碍,甚至多器官功能衰竭,导致以休克为突出表现的危重综合征。

一、流行病学

美国每年约有 75 万例严重败血症或感染性休克患者,全球估计每年 1 800 万例,并且每年以 1.5% 的速度增加,预计到 2020 年美国将发生 100 万例。发病率增加的原因包括人口老龄化、有创性操作增加、生命支持技术提高以及随之增加的耐药致病菌和免疫系统低下等因素。老年人感染性休克约占全部感染性休克的 40%,我国感染性休克占老年人休克的 60%。败血症患者总体医院病死率为 28.6%,而严重败血症及感染性休克患者病死率分别为 25%～30% 和 40%～70%,感染性休克及其并发症是非冠心病性重症监护病房患者最常见的死因。

二、病因学

(一)病原微生物因素

感染性休克的常见病原菌为革兰氏阴性细菌,如肠杆菌科细菌(大肠埃希菌、克雷伯菌、肠杆菌等)、非发酵菌(假单胞菌属、不动杆菌属等)、脑膜炎球菌、类杆菌等。革兰阳性细菌(如葡萄球菌、肺炎链球菌、梭状芽孢杆菌等)也可引起休克。另外,真菌和某些病毒性感染等也可引起休克。近年来,耐药菌引起的感染性休克逐渐增加,如甲氧西林耐药金黄色葡萄球菌(MRSA)、万古霉素耐药肠球菌(VRE)、青霉素耐药肺炎链球菌(PRSP)及耐药的革兰氏阴性细菌。临床上常见的引起感染性休克的疾病有肺炎、腹腔感染、肾盂肾炎、脓肿(尤其是腹腔脓肿)、败血症、化脓性胆管炎、蜂窝织炎、坏死性肌筋膜炎及脑膜炎等。医院获得性肺炎是医院内感染最常见的致死原因。

(二)宿主因素

原有慢性基础疾病,如肝硬化、糖尿病、恶性肿瘤、白血病、器官移植,以及长期接受糖皮质激素等免疫抑制剂、抗代谢药物、细胞毒类药物和放射治疗或留置导尿管及静脉导管等,在继发细菌感染后易并发感染性休克。因此感染休克也常见于医院内感染患者,老年人、婴幼儿、分娩妇女大手术后体力恢复较差者尤易发生。

三、发病机制与病理解剖

感染性休克的发病机制极为复杂。20世纪60年代提出的微循环障碍学说获得多数学者的公认,但微循环障碍学说并未完全揭示感染性休克的发病机制。目前的研究已从微循环障碍向细胞代谢障碍及分子水平的异常等方面深入。但必须指出,感染性休克是多种因素相互作用,互为因果的综合结果。

(一)微循环障碍学说

微循环障碍的发生和发展:微生物及毒素致机体反应释放的生物活性物质、细胞因子相互作用、相互影响,造成组织细胞损伤、功能失常,特别是循环和微循环功能障碍乃是休克发生的中心环节。

在休克的发生发展过程中,微血管经历痉挛、扩张和麻痹3个阶段。

1.初期(缺血缺氧期)

通过神经反射、病因的直接作用等引起体内多种缩血管体液因子增加,其中有交感-肾上腺髓质系统释放的儿茶酚胺、肾素-血管紧张素-醛固酮系统的激活、血小板黏附聚集产生的血栓素 A_2(TXA$_2$)和血小板活化因子(PAF)、花生四烯酸代谢产物白三烯(LT)以及内皮素等。上述因子的共同作用使 α 受体支配的微血管(主要有皮肤、骨骼肌、肾、肺、肝、胃肠道等)强烈收缩,外周阻力增高,造成毛细血管网灌注不足,导致缺血、缺氧以及毛细血管静脉压降低,由 β 受体支配的动-静脉短路开放。

2.中期(瘀血缺氧期)

随着休克的发展,快速糖代谢异常和无氧糖酵解,导致乳酸生成增多,以及组胺和缓激肽等血管活性物质释放,微动脉与毛细血管前括约肌舒张,而微静脉则持续收缩,加上白细胞附壁黏着、嵌塞,致微循环内血流淤滞,其流体静水压增高,毛细血管通透性增加,血浆外渗、血液浓缩。有效循环血量减少、回心血量进一步降低,血压明显下降。此期缺氧和酸中毒更明显,氧自由基生成增多,引起广泛的细胞损伤。

3.晚期(微循环衰竭期)

血液进一步浓缩、血细胞聚集、血液黏滞性增高,加之因血管内皮损伤等原因致凝血系统激活而引起 DIC,导致微血管床堵塞、出血,灌流进一步减少等,导致多器官功能衰竭,使休克难以逆转。

(二)休克的细胞机制

微循环障碍在休克中的发生固然重要,但目前认为,机体细胞损伤可能发生在血流动力学改变之前。多种细胞功能失调与休克的发生密切相关,主要的细胞有:①巨噬细胞功能失调,正常情况下,细菌等病原微生物进入机体后会激活局部的巨噬细胞。巨噬细胞会迅速清除入侵的病原微生物,但同时也会激活免疫系统,释放出大量炎症介质,如肿瘤坏死因子(TNF)、白细胞介素-1β(IL-1β)、白细胞介素-6 等,这些炎症因子会上调内皮细胞表面细胞黏附分子的表达,并招募更多的炎症细胞到达炎症组织,以帮助控制炎症反应。②淋巴细胞功能失调,固有免疫应答与适应性免疫应答的连接与转换是脓毒症病理生理过程中重要的一环。巨噬细胞和其他的抗原呈递细胞与 T 细胞通过多种信号途径相互联系、相互作用,最终引起 CD4$^+$ T 细胞的激活,随之引发一系列的免疫效应。③内皮细胞功能失调,内皮细胞在炎症所致的血管反应中发挥重要作用。炎症时血管平滑肌舒张,血管内皮细胞收缩,导致血管通透性升高,使血液内的蛋白漏出至血管外的组织间隙内。同时,血管内皮细胞表面选择素等黏附分子表达水平升高,促使白细胞自微循环向发生感染部位迁移。这些病理生理改变均导致内皮细胞受损,使其失去正常的凝血调节功能。

(三)休克的分子机制

近 30 年以来,人们致力于感染性休克的分子机制研究,现已认识到人体通过一系列的模式识别受体来识别病原微生物的保守结构,即病原相关分子模式,这种先天性模式识别受体包括 Toll 样受体(TLRs)、核苷酸结合寡聚化结构域(NOD)蛋白质和解旋酶中的维 A 酸诱导基因 1(RIG-1),广泛参与细胞内病原微生物的识别和介导信号转导,其中 Toll 样受体研究最为深入。革兰阳性细菌的肽多糖及革兰氏阴性细菌脂多糖(LPS)分别与 TLR-2 及 TLR-4 结合,从而启动细胞内信号传递。活化的核因子 NF-γB 从胞质转入胞核,并结合到转录起始位点,促进细胞因子如 TNF-α 及 IL-1β、IL-10 等的表达。TNF-α 及 IL-1β 作为促炎因子能活化机体的获得性免疫,但同时也对机体造成直接及间接的损害。TNF-α 及 IL-1 又可引起细胞因子IL-6、IL-8、IL-12、α-干扰素(IFN-α)、血栓素、白三烯及血小板活化因子(PAF)等的释放,进一步放大炎症反应。

近年来,一氧化氮(NO)被确认为导致低血压的重要介质。NO 激活可溶性鸟苷酸环化酶,提高细胞内 cGMP 水平,引起血管平滑肌扩张和降低收缩反应性,造成顽固性低血压的发生和心肌收缩性的抑制并可增加血管通透性,抑制线粒体呼吸,降低血管平滑肌反应性,增加内毒素对内皮细胞的损害。

感染性休克时,氧自由基和蛋白酶可引起弥散性血管内皮损伤,暴露下层的胶原基质,胶原广泛暴露触发内源性凝血途径,导致纤维蛋白沉积和血栓形成。此外,TNF 抑制蛋白 C 活化和血浆中纤溶酶原激活因子抑制物(PAI-I)的增多,导致抗凝系统和纤溶系统活性下降。凝血途径的激活和抗凝系统、纤溶系统活性下降,使得凝血因子大量消耗,导致以微血管内纤维蛋白的沉积为特征的 DIC 发生,表现为广泛的微血管血栓、组织灌注不良和器官衰竭。

(四)休克时的代谢改变

在休克应激情况下,糖原和脂肪代谢亢进,初期血糖、脂肪酸、三酰甘油增加;随着休克的进展,出现糖原耗竭、血糖降低、胰岛素分泌减少、胰高糖素分泌增多。休克早期,由于细菌毒素对呼吸中枢的直接刺激或有效循环血量降低的反射性刺激,引起呼吸增快、换气过度,导致呼吸性碱中毒;继而因脏器氧合血液不足、生物氧化过程障碍,线粒体三羧酸循环受抑制,ATP 生成减少,乳酸形成增多,导致代谢性酸中毒,呼吸深大而快。休克后期,可因肺、脑等脏器功能损害,导致混合性酸中毒,可出现呼吸幅度和节律的改变。ATP 生成不足使细胞膜上钠泵运转失灵,细胞内外离子分布失常,Na^+ 内流(带入水),造成细胞水肿、线粒体明显肿胀、基质改变。Ca^{2+} 内流,胞质内钙超载,激活磷脂酶,水解胞膜磷脂产生花生四烯酸,进而经环氧化酶和脂氧化酶途径生成前列腺素、前列环素(PGI_2)和 TXA_2 以及白三烯等炎症介质,引起一系列病理生理变化,使休克向纵深发展。

(五)主要脏器的病理变化

1.肺脏

感染性休克时肺的微循环灌注不足,肺表面活性物质减少,使大小肺泡不能维持一定张力,从而发生肺萎陷。当肺部发生 DIC 时,微血栓形成致肺组织瘀血、出血,间质水肿,肺泡有透明膜形成,因而肺实变。

2.心脏

休克时心肌纤维变性、坏死或断裂,间质水肿,心肌收缩力减弱,冠状动脉灌注不足,心肌缺血缺氧。亚细胞结构发生改变,肌浆网摄 Ca^{2+} 能力减弱,Na-K-ATP 酶泵失活,代谢紊乱,酸中毒等可致心力衰竭。

3.肾脏

休克时为保证心脑的血供,血液重新分配而致肾小动脉收缩,使肾灌注量减少。因此在休克早期就有少尿甚至间隙性无尿。在严重而持续性休克时,肾小管可坏死,间质水肿,致急性肾功衰竭。并发 DIC 时,肾小球血管丛有广泛血栓形成,造成肾皮质坏死。

4.脑

脑组织需氧量很高,其糖原含量甚低,主要依靠血流不断供给。休克时脑灌注不足,星形细胞发生肿胀而压迫血管,血管内皮细胞亦肿胀,造成微循环障碍和血液流态异常而加重脑缺氧,致脑水肿。

5.肝和胃肠

休克时易致缺氧,持久的缺氧使肝脏代谢氨基酸和蛋白质分解产物的功能受损,糖原耗竭。肝小叶中央区出现肝细胞变性、坏死。胃肠黏膜在休克各期也同样存在微循环的变化,缺血的黏膜损伤可以形成溃疡,患者表现为呕吐或血便。

四、临床表现

(一)感染性休克的临床分期

1.休克早期

机体应激产生大量儿茶酚胺,可引起交感神经兴奋症状,呈现寒战高热,个别严重患者体温不升反而降低,血压正常或稍偏低,但脉压小,面色苍白,皮肤湿冷,眼底检查可见动脉痉挛,唇指轻度发绀,神志清楚但表现有烦躁不安,呼吸深而快,尿量减少。部分患者初期可表现为暖休克。

2.休克中期

主要表现为低血压和酸中毒。收缩压下降至 80mmHg 以下者,呼吸表浅且快,心率快,心音低钝,皮肤湿冷可见花斑,烦躁不安或嗜睡,尿量减少,表浅静脉萎陷,抽取的血液极易凝固。

3.休克晚期

出现 DIC 和多器官功能衰竭,主要包括以下几点。

(1)顽固性低血压和广泛出血,并有多脏器功能减退或衰竭的表现。

(2)急性心功能不全呼吸突然增快,发绀。心率快、心音低钝、心律失常。心电图示心肌损害、心律失常和传导阻滞等改变。

(3)急性肾功能衰竭尿量明显减少或无尿,尿比重固定。血尿素氮和血钾增高。

(4)休克肺表现为进行性呼吸困难和发绀,吸氧不能缓解,继而节律慢而不规则,肺底可闻细湿啰音,胸片示斑点状阴影或毛玻璃样病变。血气分析动脉血氧分压低于 6.65kPa (50mmHg)。

(5)其他脑功能障碍可致昏迷、一过性抽搐、肢体瘫痪、瞳孔、呼吸改变等。肝功衰竭引起肝昏迷、黄疸等。

(二)特殊类型感染性休克的表现

中毒性休克综合征(TSS)是由细菌毒素引起的严重感染性中毒休克症候群。最初报道的 TSS 是由金葡菌所致,近年来发现类似症候群也可由链球菌引起。

1.金葡菌 TSS

是由非侵袭性金葡菌产生的外毒素引起的,早年多见于应用阴道塞的经期妇女,有明显地区性分布,主要见于美国,其次为加拿大、澳大利亚及欧洲某些国家。随着阴道塞的改进,停止使用高吸水性阴道塞后,金葡菌 TSS 发病率已明显下降,而非经期 TSS 增多,其感染灶多以皮肤和皮下组织、伤口感染居多,其次为上呼吸道感染等,无性别、种族和地区特点。国内所见病例几乎均属非经期 TSS。从患者的阴道、宫颈局部感染灶中可分离到金葡菌,但血培养则阴性。从该非侵袭性金葡菌中分离到致热原性外毒素 C 和肠毒素 F,统称为中毒性休克综合征毒素-1(TSST-1),被认为与 TSS 发病有关。用提纯的 TSST-1 注入动物,可引起类似人类 TSS 的症状。TSS 的主要临床表现为急起高热、头痛、神志模糊,猩红热皮疹,1～2 周后皮肤脱屑(足底尤其显著),严重低血压或直立性晕厥,常有多系统受累现象,包括胃肠道(呕吐、腹泻、弥散性腹痛)、肌肉(肌痛、血 CPK 增高)、黏膜(结膜、咽、阴道)充血、中枢神经系统(头痛、眩晕、定向力障碍、神志改变等)、肝脏(黄疸、ALT 和 AST 值增高等)、肾脏(少尿或无尿、蛋白尿、血尿素氮和肌酐增高等)、心脏(可出现心力衰竭、心肌炎、心包炎和房室传导阻滞等)、血液(血小板降低等)。经期 TSS 患者阴道常有排出物,宫颈充血、糜烂,附件可有压痛。

2.链球菌 TSS

又称链球菌 TSS 样综合征,自 1983 年起北美及欧洲相继报道,是由 A 组链球菌所致的中毒性休克综合征(TSS)。主要致病物质为致热性外毒素 A,其作为超抗原刺激单核细胞产生肿瘤坏死因子(TNF-α)、白介素(IL-1)引起毛细血管渗漏而导致休克。国内 1990 年秋至 1991 年春在长江三角洲某些地区(海安、无锡等)发现猩红热样疾病的暴发流行,为近数十年来所罕见。患者起病急骤,有畏寒、发热、头痛、咽痛(40%)、咽部充血、呕吐(60%)、腹泻(30%),发热第二天出现猩红热样皮疹,恢复期脱屑、脱皮。全身中毒症状严重,近半数有不同程度的低血压,甚至出现昏迷。少数有多器官功能损害。经及时抗菌(用青霉素、红霉素或克林霉素等)以及抗休克治疗,绝大多数患者恢复。

五、辅助检查

(一)血常规

白细胞计数大多增高,中性粒细胞增多有中毒颗粒及核左移现象。血细胞比容与血红蛋白增高为血液浓缩的标志。在休克晚期血小板计数下降,出凝血时间延长,提示 DIC 的发生。

(二)尿液常规

尿常规可有少量蛋白、红细胞和管型。发生急性肾功能衰竭时尿比重由初期的偏高转为低而固定;尿渗透压降低,尿/血渗透压之比值小于 1.5;尿血肌酐浓度比<10:1,尿的排泄量正常或偏高。

(三)病原学检查

为明确病因,在应用抗生素前取血、脑脊液、尿、大便及化脓性病灶渗出物进行培养(包括厌氧培养),培养阳性者做药敏试验。

(四)鲎溶解物试验

鲎溶解试验有助于微量内毒素的检测,对于革兰氏阴性细菌感染有一定的辅助诊断价值。

(五)血气分析

休克早期主要表现为动脉血 pH 偏高,氧分压(PaO_2)降低,剩余碱(BE)不变。休克发展至晚期则转为 pH 偏低,PCO_2 降低,BE 负值增大。

(六)血生化检查

血钠多偏低,血钾高低不一。休克晚期尿素氮、ALT 均升高,甚至出现高胆红素血症,提示肝肾功能受损。

(七)DIC 的检测指标

主要检查血小板计数、凝血酶原时间、纤维蛋白原定量、血浆鱼精蛋白副凝试验、优球蛋白溶解时间和凝血酶凝结时间。如前三项不正常,DIC 诊断成立。有条件时可快速检测纤维蛋白溶解产物(FDP),如超过正常则反映有血管内溶血(继发性纤溶)。

六、诊断

感染性休克的诊断必须具备感染及休克综合征这两个条件。

(一)感染依据

大多数可找到感染病灶,感染病灶如肺炎、暴发性流脑、中毒性菌痢及重症肝病并发自发性腹膜炎等。个别败血症常不易找到明确的病变部位,要与其他原因引起的休克相鉴别。

(二)休克的依据

临床表现血压下降,脉压小,心率加快,呼吸急促,面色苍白,皮肤湿冷或花斑,唇指发绀,尿量减少,烦躁不安,意识障碍时可以诊断为休克综合征。休克晚期可见皮肤瘀斑、出血不止,甚至抽搐昏迷等症。在患者具备感染的依据后,如出现下列症状,预示感染性休克发生的可能。

1.体温骤升或骤降

突然高热寒战,体温达 39.5～40℃,唇指发绀者或大汗淋漓体温不升者。

2.神志改变

经过初期的躁动后转为抑郁而淡漠、迟钝或嗜睡,大小便失禁。

3.皮肤与甲襞微循环的改变

皮肤苍白、湿冷、发绀或出现花斑,肢端与躯干皮温差增大。可见甲襞毛细血管襻数减少,往往痉挛、缩短,呈现断线状,血流迟缓失去均匀性。眼底可见小动脉痉挛,提示外周血管收缩,微循环灌流不足。

4.血压变化

低于 80/50mmHg,心率快,有心律失常征象。休克早期可能血压正常,仅脉压减小,也有血压下降等症状出现在呼吸衰竭及中毒性脑病之后。对严重感染的老年人或儿童要密切观察临床症状的变化,不能仅凭血压是否下降来诊断感染性休克。某些时候感染性休克的早期症状是尿量减少。休克晚期除临床有瘀斑、出血倾向外,3P 试验等检查有助于 DIC 的诊断。

七、治疗

感染性休克是发病率、死亡率较高的一种循环障碍综合征,由它所引起的并发症对患者的生命构成极大的威胁。及时发现和正确治疗是感染性休克的关键。感染性休克的治疗应是综合性的,首先应积极治疗原发疾病,同时针对休克的病理生理给予补充血容量,纠正酸中毒,调整血管舒缩功能,防止微循环淤滞以及维护重要脏器的功能等。

(一)病因治疗

在病原菌未明确前,可根据原发病灶、临床表现,推测最可能的致病菌,选用强力的、抗菌谱较广的杀菌药物进行治疗;在获得微生物培养结果后,一经诊断,立即予以足量抗生素,静脉给药,保证适当的血浆和组织的药物浓度。病原菌不能确定时,须选用兼顾革兰阴性杆菌和革兰氏阳性球菌抗菌药物的联合。细菌培养与药敏结果明确后,酌情调整抗菌药物。宜采取大剂量,联合用药(一般两种以上抗生素同时使用)、静脉定时滴注的原则。为减轻毒血症,在有效抗菌药物保护下,必要时可根据情况考虑短期应用肾上腺皮质激素;应及时处理原发感染灶和迁徙性病灶。重视全身支持治疗以提高机体的抗病能力。

而对于败血症,亦是一经诊断,立即予足量抗生素,静脉给药,保证适当的血浆和组织的药物浓度。病原菌不能确定时,须选用兼顾革兰阴性杆菌和革兰氏阳性球菌抗菌药物的联合。细菌培养与药敏结果明确后,酌情调整抗菌药物。疗程一般在 2 周以上,2 次血培养转阴后方可停药或在体温下降或临床症状消失后继续用药 7~10 天。

(1)革兰氏阳性球菌败血症:①金黄色葡萄球菌与表皮葡萄球菌败血症:苯唑西林 9g/d,头孢噻肟 6g/d 或头孢唑啉 6g;②耐甲氧西林金黄色葡萄球菌与表葡菌败血症:去甲万古霉素 1.2g/d 或替考拉宁 0.4~0.8g/d;③肺炎链球菌与溶血性链球菌败血症:青霉素 720 万~960 万 U/d 或头孢唑啉 6g/d;④肠球菌败血症:青霉素 960 万 U/d,氨苄西林 9g/d 或去甲万古霉素1.2g/d。

(2)革兰阴性杆菌败血症:大肠埃希菌、克雷伯菌或肠杆菌属等败血症,哌拉西林 9g/d,头孢拉定 6g/d,头孢噻肟 6g/d,头孢唑肟 6g/d 或头孢曲松 2~4g/d。

(3)铜绿假单胞菌败血症:哌拉西林 9g/d,头孢哌酮 6g/d,头孢拉定 6g/d,环丙沙星 0.75g/d或亚胺培南/西司他丁 3g/d。

(4)厌氧菌败血症:甲硝唑 1.5g/d,哌拉西林 9g/d,克林霉素 1.2~1.8g/d 或青霉素 960 万 U/d(对脆弱类杆菌无效)。

(5)念珠菌败血症:氟胞嘧啶 6g/d 或氟康唑 0.4g/d。

(二)抗休克治疗

1.补充血容量

感染性休克时由于缺氧及毒素的影响,使患者血管床容量增加及毛细血管通透性增高,患者均有不同程度的血容量不足。补充血容量是治疗抢救休克最基本手段之一。扩容所用液体包括胶体和晶体。各种液体的合理组合才能维持机体内环境的恒定。胶体液有低分子右旋糖酐、血浆、清蛋白和全血等。晶体液中碳酸氢钠复方氯化钠液较为常用。因休克早期有高糖血症,加之机体对糖的利用率较低,且高血糖症能导致糖尿和渗透性利尿,故此时宜少用葡萄糖液。

(1)胶体液:①低分子右旋糖酐(分子量 2 万~4 万),其主要作用是:覆盖红细胞、血小板和血管内壁,减少其互聚作用,从而抑制血栓形成,改善血流;提高血浆渗透压、拮抗血浆外渗,从而补充血容量,稀释血液,降低血黏度、加快血液流速、防止 DIC 发生;因其分子量小,易从肾脏排泄,且肾小管不重吸收,具有一定的渗透性利尿作用。低分子右旋糖酐每日用量为500~1 500mL,有出血倾向和心、肾功能不全者慎用。使用一定量低分子右旋糖酐后血容量仍不足时,可适量使用血浆、清蛋白或全血(有 DIC 时输血应审慎)。②血浆、清蛋白和全血:适用于肝硬化或慢性肾炎伴低蛋白血症、急性胰腺炎等病例。无贫血者不必输血,已发生 DIC 者输血亦应谨慎。③其他:羟乙基淀粉(代血浆)能提高胶体渗透压,增加血容量,不良反应少,无抗原性,较少引起过敏反应。

(2)晶体液:碳酸氢钠林格液和乳酸钠林格液等平衡盐液所含各种离子浓度接近于血浆生

理水平,可提高功能性细胞外液容量,并可纠正酸中毒。对肝功能明显损害者以用碳酸氢钠林格液为宜。5%～10%葡萄糖液主要供给水分和热量,减少蛋白质和脂肪的分解。25%～50%葡萄糖液尚有短暂扩容和渗透性利尿作用,休克早期不宜使用。

扩容的原则是:先晶后胶、先快后慢、先多后少,力争在短时间内逆转休克状态。补液量应视患者的具体情况和心、肾功能而决定。血容量已补足的依据为:①组织灌注良好,神志转清,口唇红润,发绀消失,四肢末梢温暖;②收缩压>90mmHg,脉压>30mmHg;③脉率<100次/分;④尿量>30mL/h;⑤血细胞比容和血红蛋白水平降至正常,血液浓缩现象消失。

2.纠正酸中毒

休克时都有酸中毒,合并高热时更严重。纠正酸中毒可以增强心肌收缩力,恢复血管对血管活性药物的反应性,并防止 DIC 的发生。其根本办法在于补足血容量,改善微循环灌注。首选 5% 的碳酸氢钠,用量为轻度休克 400mL/d、重症休克 600～900mL/d,可根据血液 pH 的变化调整用量。其次为 11.2% 乳酸钠,但肝功能损害及高乳酸血症者不宜使用。此外,还可采用三羟甲基氨基甲烷(THAM),适用于需限钠患者,因其易透入细胞内,有利于细胞内酸中毒的纠正;其缺点为滴注时溢出静脉外可致局部组织坏死,静脉滴注过快可抑制呼吸。此外,尚可引起高钾血症、低血糖、恶心呕吐等不良反应。缓冲碱的剂量可参照 CO_2CP 测定结果 0.3mL/kg 或 THAM 3.63% THAM 0.6mL/kg 可提高 1 个 VOL%(0.449mmol/L)的 CO_2CP。

3.血管活性药物的应用

旨在调整血管舒缩功能、疏通微循环淤滞,以利于休克的逆转。

(1)扩血管药物:须在充分扩容的基础上使用。常用的药物有:

1)α受体阻滞剂:可解除内源性去甲肾上腺素所引起的微血管痉挛和微循环淤滞。可使肺循环内血液流向体循环而防止水肿。代表药物酚妥拉明(苄胺唑啉),其作用快而短,易于控制。剂量为 0.1～0.5mg/kg,加入葡萄糖液 100mL 稀释后静脉滴注,开始时宜慢,以后根据反应调整滴速。心肌梗死、心力衰竭患者不宜使用。

2)β受体兴奋剂:典型代表为异丙肾上腺素,具强力 β_1 和 β_2 受体兴奋作用,可加强心肌收缩力、增加心率、加速传导且有一定的扩血管作用。在增强心缩的同时,因其增加心肌耗氧量和心室的应激性,易引起心律失常,故冠心病患者忌用。剂量为 0.1～0.2mg/100mL,滴速为成人 2～4μg/min,儿童 0.05～0.2μg/(kg·min),心率以不超过 120 次(儿童 140 次)/分为宜。

多巴胺为合成去甲肾上腺素和肾上腺素的前体。具有兴奋 α、β 和多巴胺受体等作用,其药理作用视剂量大小而异:当剂量为每分钟 2～5μg/kg 时,主要兴奋多巴胺受体,使内脏血管扩张,尤其使肾脏血流量增加、尿量增多;而当剂量为 6～15μg/kg 时,主要兴奋 β 受体,使心缩增强、心排血量增多,而对心率的影响较小;当剂量>每分钟 20μg/kg 时,则主要起 α 受体兴奋作用,也可使肾血管收缩,应予注意。常用剂量为 10～20mg/100mL,初以每分钟 2～5μg/kg 滴速滴入,继按需要调节滴速,最大滴速 0.5mg/min。多巴胺为目前应用较多的血管活性药,对伴有心缩减弱、尿量减少而血容量已补足的休克患者疗效较好。

③抗胆碱能药:有阿托品、山莨菪碱、东莨菪碱等。有良好的解除血管痉挛作用,并有兴奋

呼吸中枢、解除支气管痉挛以及提高窦性心律等作用。不良反应有口干、皮肤潮红、散瞳、兴奋、心跳加快、灼热等。在休克时山莨菪碱的用量可以很大，患者耐受量也较大，不良反应小，比阿托品易于掌握。通常儿童每次 0.3～2.0mg/kg，成人每次 10～20mg；每 10～30 分钟静脉注射 1 次，血压见升后逐渐延长用药间期。用药 10 次以上无效或出现显著中毒症状时应停药。大剂量阿托品可致烦躁不安，山莨菪碱可抑制大脑皮质而引起嗜睡。有青光眼者忌用本组药物。

(2)缩血管药物：仅提高血液灌注压，而血管管径却缩小，影响组织的灌注量，应严重掌握指征。在下列情况下可考虑应用：血压骤降，血容量一时未能补足，可短时期应用小剂量以提高血压、加强心缩、保证心脑血供；与 α 受体阻滞剂或其他扩血管药联合应用以消除其 α 受体兴奋作用而保留其 β 受体兴奋作用，并可对抗 α 受体阻滞剂的降压作用，尤适用于伴心力衰竭的休克病例。常用的药物有去甲肾上腺素与间羟胺。剂量为：去甲肾上腺素 0.5～1mg/100mL，滴速为 4～8μg/min；间羟胺 10～20mg/100mL，滴速为 20～40 滴/分。

4.维护重要脏器的功能

(1)心功能不全的防治：重症休克和休克后期常并发心功能不全，主要由细菌毒素、心肌缺氧、酸中毒、电解质紊乱、心肌抑制因子、肺血管痉挛、肺动脉高压和肺水肿加重心脏负担，以及输液不当等因素引起。老年人和幼儿尤易发生，应及时纠正上述诱发因素，可应用毒毛旋花苷或毛花苷 C 预防。出现心功能不全征象时，应严格控制静脉输液量和滴速。此外，还可予以血管解痉药，但必须与去甲肾上腺素或多巴胺合用以防止血压骤降。大剂量肾上腺皮质激素有增加心搏量及降低外周血管阻力、提高冠状动脉血流量的作用，可早期短程应用。同时予以吸氧、纠正酸中毒和电解质紊乱，并使用能量合剂以纠正细胞代谢失衡状态。

(2)维持呼吸功能、防治 ARDS：肺为休克的主要靶器官之一，顽固性休克常并发肺功能衰竭。此外，脑缺氧、脑水肿亦可导致呼吸衰竭。休克患者均应予以吸氧，可经鼻导管(4～6L/min)或面罩间歇加压输入。吸入氧浓度以 40% 左右为宜。若患者出现神志欠清、痰液不易清除、气道有阻塞现象时，应及早考虑做气管插管或切开并行辅助呼吸(间歇正压)，并清除呼吸道分泌物，注意防治继发感染。对已吸氧而不能使 PaO$_2$ 达满意水平(>9.33～10.7kPa)、间歇正压呼吸亦无效的 A-V 短路开放病例，应及早给予呼气末正压呼吸(PEEP)，可通过持续扩张气道和肺泡、增加功能性残气量，减少肺内分流，提高动脉血氧分压、改善肺的顺应性、增高肺活量。除纠正低氧血症外，应及早给予血管解痉药以降低肺循环阻力，并正确掌握输液速度、控制补液量、尽量少用晶体液。为减轻肺间质水肿可给 25% 清蛋白和大剂量呋塞米(血容量不低的情况下)。此外，替补肺表面活性物质(PS)有助于 ARDS 的逆转。

(3)肾功能的维护：积极采取抗休克综合措施，维持足够的有效循环量，是保护肾功能的关键。休克患者出现少尿、无尿、氮质血症等时，应注意鉴别其为肾前性或是急性肾功能不全所致。在有效心搏血量和血压恢复之后，如患者仍持续少尿，可行液体负荷与利尿试验：快速静脉滴注甘露醇 100～300mL 或静脉注射呋塞米 40mg，如排尿无明显增加，而心脏功能良好，则可重复 1 次，若仍无尿，提示可能已发生急性肾功能不全，应给予相应处理。

(4)脑水肿的防治：脑缺氧时，易并发脑水肿，临床表现为神志不清、一过性抽搐和颅内压增高,甚至发生脑疝,应及早给予血管解痉药、抗胆碱类药物、渗透性脱水药(如甘露醇)、呋塞米、大剂量肾上腺皮质激素(地塞米松 10～20mg)等。

(5)DIC 的治疗:DIC 为感染性休克的严重并发症,是难治性休克重要的死亡原因。DIC 的诊断一经确立,应立即在有效控制感染、抗休克、改善微循环的基础上使用肝素,肝素剂量为 0.5～1mg/kg(首剂一般使用 1.0mg),每 4～6 小时静脉滴注 1 次,使凝血时间延长至正常 2～3 倍。根据休克逆转程度及 DIC 控制与否来决定用药时间。DIC 控制后方可停药。如合用双嘧达莫可酌减肝素剂量。在 DIC 后期、当继发性纤溶亢进成为出血的主要原因时,可加用抗纤溶药物。

(6)肾上腺皮质激素:感染休克中激素的应用意见尚不一致。有动物实验提示早期应用激素可预防感染性休克的发生。肾上腺皮质激素具有多种药理作用,包括降低外周血管阻力、改善微循环;增强心缩、增加心搏血量;维持血管壁、胞膜和溶酶体膜的完整性与稳定性、减轻和制止毛细管渗漏;稳定补体系统,抑制中性粒细胞等的活化;维持肝脏线粒体的正常氧化磷酸化过程和肝酶系统的功能;结合内毒素、减轻毒血症,并有非特异性抗炎作用;能抑制炎症介质和细胞因子的分泌。此外,尚有解除支气管痉挛、抑制支气管腺体分泌、促进炎症吸收;降低颅内压和减轻脑水肿等作用。

(7)抗炎症介质、细胞因子治疗:针对炎性介质和细胞因子在感染性休克中的作用,近年来提出了抗炎性介质治疗的概念。目前已发现磷酸二脂酶抑制药(如己酮可可碱等)可通过增加细胞内 cAMP 的浓度,明显减少肿瘤坏死因子(TNF)的产生。TNF 单抗和 IL-1 受体拮抗药(IL-1Ra)等也在动物模型中已证实有保护作用。抑制补体(C)激活亦具抗炎症作用,此外,抗补体 C_{5a} 单抗以及血小板凝集因子(PAF)受体拮抗药,抗花生四烯酸代谢产物的血栓素 2(TaX2)抑制药、白三烯(LT)抑制药、环氧化酶和膜氧化酶抑制药以及 NO 合成酶抑制药等均已进行了大量动物实验和部分临床研究工作。

(8)其他:输注新鲜血浆可提高纤维连接蛋白水平,有助于增强机体的免疫防御功能,钙通道阻滞剂可阻止钙离子在小动脉平滑肌细胞的跨膜内流,此外,超氧化物歧化酶(SOD)等抗氧化药有清除自由基的作用。以上方法均在抗休克治疗中有一定的作用。

第三章 真菌感染性疾病

第一节 隐球菌病

隐球菌病是由隐球菌(主要是新型隐球菌)引起的全身性真菌病。临床上主要侵犯中枢神经系统,也可累及肺、皮肤、骨骼系统和血液等其他器官和部位。中枢神经系统新型隐球菌病的临床特点为慢性或亚急性起病,剧烈头痛,脑膜刺激征阳性,脑脊液的压力明显升高,呈浆液性改变。肺新型隐球菌病的临床特点为慢性咳嗽、黏液痰、胸痛等。

一、病原学

隐球菌属至少有 38 个种,其中致病菌主要是新型隐球菌,此外包括浅白隐球菌和罗伦特隐球菌等几个种,在免疫功能低下的患者中也可引起隐球菌病。新型隐球菌是隐球菌属的一个种,其形态在病变组织内呈圆形或卵圆形,直径为 5~20μm,外周围绕着一层宽厚的多糖荚膜,为主要的毒力因子,以出芽生殖进行繁殖。在外界环境中,新型隐球菌的酵母样细胞比较小(2~5μm),荚膜较薄。新型隐球菌有两种变种:新型变种与盖特变种。根据荚膜多糖抗原特异性的不同可分为血清型 A、B、C 和 D 四型,均可引起隐球菌病。

二、流行病学

1.传染源

从鸽粪、其他鸟类的排泄物、牛奶及奶制品、多种水果和土壤中可分离出新型隐球菌。对人类而言,最主要的传染源是鸽,从鸽、鸽巢及鸽粪中都可大量分离出新型隐球菌。隐球菌病患者作为传染源的意义不大。

2.传播途径

人体主要是通过吸入空气中含有新型隐球菌孢子的气溶胶而发生感染,此外极少数患者可能通过进食带菌食物或创伤性皮肤接种等方式感染。尚未证实存在动物与人或人与人之间的直接传播。

3.人群易感性

正常人体一般具有免疫新型隐球菌感染的能力;当机体免疫力降低时对隐球菌易感。艾滋病患者尤其易感,其他的危险因素包括患有糖尿病、肾功能衰竭和肝硬化等严重基础疾病或其他导致细胞免疫功能异常的因素,包括恶性淋巴瘤、白血病、结节病、系统性红斑狼疮、器官移植以及长期、大量使用糖皮质激素和其他免疫抑制剂等患者，可增加感染机会；但部分隐球菌病患者无明显的免疫缺陷。

4.流行特征

新型隐球菌病呈世界性分布。在非艾滋病患者中，发病年龄以青壮年多见；男女比例大约为 3：1；没有明显的种族和职业发病倾向；呈高度散发。艾滋病患者继发隐球菌病的发病率，在美国为 5％～10％之间，在接受高效抗逆转录病毒治疗后发病率已明显下降，在非洲和其他发展中国家可高达 30％。

三、发病机制与病理解剖

1.发病机制

新型隐球菌病的发病机制仍未完全阐明。人体对隐球菌的免疫包括细胞免疫及体液免疫。巨噬细胞、中性粒细胞、淋巴细胞、自然杀伤细胞起着重要作用。体液免疫包括：抗荚膜多糖抗体以及补体参与调理吞噬作用协助巨噬细胞吞噬隐球菌。因此，当机体免疫力降低时，隐球菌易侵入人体致病。在艾滋病患者，细胞免疫功能缺陷，对新型隐球菌尤为易感。

新型隐球菌荚膜多糖为主要的毒力因子，加上荚膜甘露糖蛋白等可溶性成分、黑色素和甘露醇等其他毒力因子，具有免疫抑制作用，包括抑制吞噬细胞作用。在免疫防御功能不全的个体，可引起肺部侵袭病灶或者经血行播散至肺外其他器官。由于正常人脑脊液中缺乏补体，可溶性抗隐球菌因子（在血清中则存在）以及脑组织中缺乏对新型隐球菌的炎症细胞，再加上脑组织具有高浓度的儿茶酚胺介质，通过酚氧化酶系统为新型隐球菌产生黑色素，促进新型隐球菌的生长，所以，隐球菌肺外播散一般较易累及中枢神经系统，同时，尽管新型隐球菌往往首先从肺侵入，但肺新型隐球菌病远比中枢神经新型隐球菌病少见。

2.病理解剖

中枢神经系统新型隐球菌病，常表现为脑膜炎，脑膜增厚，以颅底为明显，蛛网膜下隙充满含大量新型隐球菌的胶冻样物质和少量的巨噬细胞，有时出现血管内膜炎、形成肉芽肿，脑膜和脑组织可出现粘连。新型隐球菌可沿着血管周围间隙进入脑组织形成小囊肿，严重时发展为脑膜脑炎。

肺新型隐球菌病，病灶呈胶冻样或肉芽肿，多靠近胸膜，有时中心可坏死液化形成空洞。

四、临床表现

潜伏期为数周至数年不等。到目前仍不能确定新型隐球菌病的最短、最长或平均的潜伏期。

1.中枢神经系统新型隐球菌病

多表现为亚急性或慢性脑膜炎，少数表现为颅内占位性病变。起病初可有呼吸道感染的表现，头痛为最常见的症状，初为轻度间歇性头痛，以后转为持续性并逐渐加重并伴呕吐；头痛常从两侧颞部开始，继而出现于前额、枕部，一般为胀痛，亦可为撕裂痛或刀割样痛。患者大多有发热，一般在 38℃左右，亦可高达 40℃。严重者有意识障碍，表现为谵妄、嗜睡、昏睡及昏迷等,抽搐较少。体征有颈项强直、布氏征及克氏征等脑膜刺激征阳性。多数患者的眼底检查有明显的视盘水肿,少数患者有出血及渗出。

当病变累及脑实质,可出现意识障碍、抽搐或偏瘫,病理神经反射阳性。病变可累及脑神经,以视神经受累最多,引起视物模糊、视力减退乃至失明,其他尚可见动眼神经、展神经、面神经及听神经受累的表现。垂危的患者可发生颞叶钩回疝或小脑扁桃体疝而危及生命。

2.肺新型隐球菌病

大多数肺新型隐球菌病患者,可呈无症状的自限性经过或症状轻微,初发常有上呼吸道感染的症状,进而表现为支气管炎或肺炎,出现咳嗽、黏液痰、胶冻样痰、胸痛等症状,常伴有低热、全身疲倦和体重减轻等慢性消耗症状。少数患者有胸腔积液或表现为肺部占位性病变而误诊为肿瘤。在艾滋病患者中可表现为暴发性经过,可出现急性呼吸窘迫综合征而迅速死亡。

3.皮肤新型隐球菌病

隐球菌病患者中 5%～10% 有皮肤损害。可分为原发和继发两型,新型隐球菌发生血行播散所致的继发型相对较多见,由隐球菌感染受损皮肤引起的原发型较少见。皮肤新型隐球菌病可表现为痤疮样皮疹,皮疹出现破溃时可形成溃疡或瘘管。

4.骨骼、关节新型隐球菌病

大约占新型隐球菌病的 10%,表现为连续数月的骨骼、关节肿胀和疼痛,出现溶骨性病变时,通常以冷脓肿形式出现,并可累及皮肤。

5.播散性或全身性新型隐球菌病

由肺原发性病灶血行播散所引起,除了中枢神经系统之外,可波及全身所有部位,如肾、肾上腺、甲状腺、心、肝、脾、肌肉、淋巴结、唾液腺和眼球等,病情常凶险,可在短期内死亡。

五、实验室检查

1.常规实验室检查

白细胞计数和分类一般在正常范围或轻度增高;部分患者可出现淋巴细胞比例增高,轻至中度贫血。血沉可正常或轻度增加。

2.脑脊液检查

中枢神经系统新型隐球菌病脑脊液压力升高明显,一般为 $200～600mmH_2O(1.96～5.4kPa)$;外观澄清或稍为混浊;白细胞数一般在 $(40～400)×10^6/L$ 之间,以淋巴细胞为主,在疾病早期也可呈现中性粒细胞为主;个别患者在症状明显期偶尔大于 $500×10^6/L$。蛋白质水平轻至中度升高;葡萄糖和氯化物水平下降。

即使无中枢神经系统症状,对于肺隐球菌病患者,也应行腰穿脑脊液检查以排除中枢神经系统隐球菌病。

3.病原学检查

从脑脊液、痰液、皮肤病灶的分泌物、冷脓肿穿刺液和血液等标本分离到新型隐球菌,有确诊意义。脑脊液用墨汁涂片可直接镜检隐球菌;沙氏琼脂培养基、血液或脑心浸液琼脂可用来培养新型隐球菌。皮肤、骨骼和关节新型隐球菌病者通过分泌物或脓液的涂片和培养,以及病理活检中找到病原体。

4.血清学检查

新型隐球菌荚膜多糖抗原的隐球菌抗原乳胶凝集试验和酶联免疫吸附测定(ELISA)有较高的特异性和敏感性,中枢神经系统新型隐球菌病,隐球菌抗原在脑脊液中的阳性率几乎达100%,血清为75%左右;而且抗原的滴度与感染的严重性平行,可以作为疗效的观察指标。但中枢神经系统以外的新型隐球菌病,隐球菌抗原的阳性率仅有25%～50%。目前建立的检测隐球菌抗体的方法缺乏敏感性和特异性,没有实用的诊断价值。

5.影像学检查

肺新型隐球菌病患者的X线检查,可发现单个或多个结节性阴影;也可表现斑点状肺炎或类似浸润性肺结核样阴影或空洞形成;出现血行播散时,可出现粟粒性肺结核样的影像;一般不出现纤维性变和钙化,少见肺门淋巴结肿大和肺萎陷。中枢神经系统新型隐球菌病患者的X线断层扫描(CT)和磁共振成像(MRI)检查,可见脑膜增厚,动脉期强化,肉芽肿病变以及脑室系统受累扩张等。骨骼新型隐球菌病患者的X线照片、CT或MRI检查可显示溶骨病变的部位和范围。

六、诊断

诊断可依据以下资料综合分析。

1.流行病学资料

应注意患者有无暴露于鸟粪特别是鸽粪的病史;有无存在影响免疫防御功能的基础疾病和因素;如艾滋病、恶性肿瘤、结缔组织病、器官移植和使用糖皮质激素或免疫抑制剂等。

2.临床表现

典型的肺新型隐球菌病有咳嗽、黏液痰、胸痛等表现。中枢神经系统新型隐球菌病有逐渐加重的剧烈头痛、呕吐、脑膜刺激征阳性;严重时,可有意识障碍、抽搐、病理神经反射阳性等表现。皮肤新型隐球菌病有痤疮样皮疹,皮疹中间坏死形成溃疡等表现。骨骼新型隐球菌病有胀痛、冷脓肿形成等表现。

3.实验室检查

标本涂片或培养发现新型隐球菌是确诊依据。新型隐球菌荚膜多糖抗原检测在中枢神经系统新型隐球菌病有辅助诊断意义。影像学检查可发现新型隐球菌病引起的浸润或肉芽肿病灶。

七、鉴别诊断

肺新型隐球菌病应与肺结核和肺恶性肿瘤等疾病相鉴别;中枢神经系统新型隐球菌病应与结核性脑膜炎和脑肿瘤等疾病相鉴别;皮肤新型隐球菌病应与粉刺、基底细胞瘤和类肉瘤等疾病相鉴别。骨骼、关节新型隐球菌病应与骨骼、关节结核以及骨肿瘤等疾病相鉴别。播散性新型隐球菌病应与粟粒性肺结核、结缔组织病和转移癌等疾病相鉴别。

八、治疗

（一）病原体治疗

1.两性霉素 B

是杀菌药，属于多烯类抗真菌药物，通过与细胞膜上固醇络合，改变膜的通透性，使胞内钾离子和其他内容物渗漏，破坏细胞的新陈代谢而产生抑菌作用。荚膜组织胞质菌、隐球菌、白色念珠菌、球孢子菌、皮炎芽生菌、黑曲霉菌等对其敏感。皮肤和毛（发）癣菌属则大多耐药。临床上用于治疗严重的深部真菌引起的内脏或全身感染，只能是静脉用药，主要在肝脏代谢，代谢产物及约 5% 的原形药物缓慢由尿中排出。两性霉素 B 是治疗隐球菌病的首选药，但它毒性较大，可以出现寒战、发热和恶心呕吐等胃肠道反应，也可出现低血钾，心肌和肝肾损害。治疗时必须从小剂量开始，逐渐加大剂量至每日用量 30～35mg，一般不超过 40mg。美国隐球菌病治疗指南推荐 0.7～1.0mg/（kg·d）维持。脂质体两性霉素 B 有三种类型。抗菌谱与传统两性霉素 B 相同，但更多分布于网状内皮组织丰富的器官，减少肾毒性，减轻即刻反应，速发不良反应仍较多。两性霉素 B 不容易透过血脑屏障，因此有时选择在全身用药的同时进行鞘内注射，鞘内给药时宜与小剂量地塞米松或琥珀酸氢化可的松同时给予，并需用脑脊液反复稀释药液，边稀释边注入，注射速度宜慢，以减少反应。但疗效不确切，有时会引起马尾神经损伤，严重的导致截瘫等，因此是否采取鞘内注射，目前争议较大。

2.氟康唑

属于三唑类抗真菌药，抑制真菌细胞膜必要成分麦角甾醇合成酶，使麦角甾醇合成受阻，破坏真菌细胞壁的完整性，抑制其生长繁殖。对各种真菌均有明显抑制作用。体内抗菌活性明显高于体外作用。口服吸收良好，且不受食物、抗酸药、H_2 受体阻滞剂的影响。在体内广泛分布于组织体液中，可渗入脑脊液中。有一定的肝毒性，有肾病基础会增加肾毒性。氟康唑容易透过血脑屏障，治疗隐球菌性脑膜炎时，剂量要求较大，强化治疗阶段予每日 0.4～0.8g，静脉滴注，维持阶段每日 0.2～0.4g。

3.伏立康唑

作用机制是抑制真菌中由细胞色素 P450 介导的 14α-甾醇去甲基化，从而抑制麦角甾醇的生物合成。体外试验表明伏立康唑具有广谱抗真菌作用。口服吸收迅速而完全。在组织中广泛分布，可进入脑脊液。主要通过肝脏代谢，仅有少于 2% 的药物以原形经尿排出。第 1 天给予首次负荷剂量，每日 2 次，每次 6mg/kg；第 2 天开始给予维持剂量，每日 2 次，每次 4mg/kg。治疗时间较长时需监测视觉功能，包括视敏度、视力范围以及色觉，并注意监测肝功能。肾功能。

4.5-氟胞嘧啶

对隐球菌属、念珠菌属和球拟酵母菌等具有较高抗菌活性。对着色真菌、少数曲霉属有一定抗菌活性，对其他真菌的抗菌作用均差。本品为抑菌剂，高浓度时具杀菌作用。其作用机制在于药物通过真菌细胞的渗透酶系统进入细胞内，转化为氟尿嘧啶。氟尿嘧啶进入真菌的脱氧核糖核酸中，从而阻断核酸的合成。可进入感染的腹腔、关节腔及房水中。半衰期短，肾功能不全患者可明显延长。易产生耐药性，一般不单独应用，与其他抗真菌药联合，可产生协同作用，但有骨髓抑制、肝功能损害等不良反应。

5.伊曲康唑

抗真菌谱比酮康唑广，体内外抗真菌活性较酮康唑强5～100倍，可有效治疗深部、皮下及浅表真菌感染，已成为治疗罕见真菌如组织胞质菌感染和芽生菌感染的首选药物。口服吸收良好，生物利用度约55%。99%与血浆蛋白结合，不易透过血脑屏障，可用于颅外隐球菌病。不良反应发生率低，主要为胃肠道反应、头晕、头痛、低血钾、高血压、水肿和皮肤瘙痒等。肝毒性明显低于酮康唑。由于不抑制雄激素合成，故也可避免酮康唑所发生的内分泌异常。

6.酮康唑

为化学合成吡咯类抗真菌药，具广谱抗真菌作用，念珠菌属、分枝孢子菌属、产色芽生菌、隐球菌、毛(发)癣菌属、球孢子菌病和组织荚膜胞质菌等敏感。作用机制是抑制麦角甾醇或其他甾醇类的生物合成，损伤真菌细胞膜和改变其通透性，以致重要的细胞内物质外漏而使真菌死亡。酮康唑在低浓度时为抑菌作用，高浓度时具杀菌作用。吸收后在体内分布广泛，不透过血-脑脊液屏障，但能穿过血-胎盘屏障。所以酮康唑可用于颅外隐球菌病，对颅内真菌感染无效。主要由胆汁排泄，以药物原形自尿中排出者仅占给药量的2%～4%，因此肾功能减退时不影响酮康唑血浓度。有肝损害，甚至有引起急性肝功能衰竭的报道。

7.特比萘芬和布替奈芬

对大多数丝状菌包括曲霉菌有杀灭作用，并能浓集在甲和皮肤角质层，因此对皮肤和甲隐球菌感染有效。

(二)对症支持治疗

隐球菌性脑膜炎除了病原体治疗外，对症治疗也非常关键。主要是降低颅内压、减少脑水肿的发生，应用小剂量皮质激素和脱水剂如甘露醇、呋塞米等。如高颅内压有脑室扩张，可以进行侧脑室腹腔引流。

九、预后

中枢神经系统新型隐球菌病未经抗真菌治疗者几乎全部死亡，经药物及时治疗有效率为70%～75%，但20%～25%的初步治愈者可有复发，艾滋病合并此病者复发率更高，因而往往需要终身用药。少数治愈患者可有严重的后遗症，如失明、听力丧失等。

第二节　曲霉菌病

曲霉菌病是由曲霉菌引起的一系列疾病的总称，包括感染性或非感染性两种类型。非感染性曲霉菌病主要有曲霉抗原引起的超敏反应性疾病(哮喘、鼻窦过敏)和曲霉球。侵袭性曲霉感染，亦称作侵袭性曲霉病(IA)，是一种严重的感染性疾病，常发生在各种免疫抑制个体，危及患者生命，近年来其发病率呈逐步上升趋势。

一、流行病学

曲霉菌在自然界广泛分布,曲霉的分生孢子可悬浮于空气中,人体可经常吸入曲霉孢子。曲霉菌病的发生、发展与曲霉暴露的量、感染途径、机体的免疫状态和特异体质有关。呼吸道吸入曲霉孢子后,免疫正常宿主通常无不良后果,而原有肺部空洞性病变者(如结核)可形成曲霉球,有慢性肺部疾病或轻度免疫抑制的患者可引起慢性坏死性曲霉病,严重免疫抑制者常导致急性侵袭性肺曲霉病,特应质患者可诱发支气管哮喘(简称哮喘)或导致变应性支气管肺曲霉病。在免疫受损患者肺内曲霉可大量繁殖,并可播散至身体其他器官,导致肺外曲霉病与播散性曲霉病。侵袭性曲霉病多发生在免疫抑制个体,常见于血液病、粒细胞减少症、骨髓和器官移植、免疫抑制、长期应用皮质类固醇或细胞毒素的药物治疗者。

曲霉病最常见病原为烟曲霉,个别医院非烟曲霉感染发生率呈上升趋势,原因不清楚。黄曲霉感染与烟曲霉不同,多表现为慢性肉芽肿性鼻窦炎、角膜炎、皮肤曲霉病、伤口感染和骨髓炎等。

近年来,由于各种免疫抑制个体增加以及广泛使用氟康唑预防真菌感染,曲霉病发生率呈逐步上升趋势。研究发现入住 ICU 患者 6.7% 发生曲霉感染,其中 64% 为非血液病患者。骨髓移植患者曲霉感染率为 2%～32%,HLA 不匹配骨髓移植受体发生率为 10.5%,HLA 匹配受体为 7.3%;白血病和淋巴瘤患者 2%～29%,实体器官移植者 1%～15%,其中肝肺移植患者发病率最高。

患者发生曲霉感染的危险因素基本相同,主要在于患者发生免疫抑制,但不同基础疾病患者存在一些特殊之处,对于血液系统恶性肿瘤患者主要危险因素包括:急、慢性移植物抗宿主反应(GVHD),长期粒细胞减少,化疗,糖皮质激素应用,应用英夫利西单抗,糖尿病酮症,去铁胺治疗等;对于器官移植者主要危险因素包括:急、慢性排异反应,固醇类激素应用,血液透析,肾衰竭,再移植,脾切除,糖尿病,去铁胺治疗等。

二、病原学

曲霉菌共分 18 个群,175 个种,18 个变种,大多为非致病菌。少数为条件致病菌,烟曲霉为最常见曲霉病病原,其他有黄曲霉、土曲霉、黑曲霉、构巢曲霉等,局限曲霉、杂色曲霉、棒曲霉、焦曲霉、米曲霉、灰绿曲霉、聚多曲霉、日本曲霉、黄柄曲霉、多育曲霉等较为少见。

曲霉菌丝体透明、无色、淡色或有鲜明色彩;一部分特化形成后壁而膨大的足细胞;在其垂直方向生出直立的分生孢子梗;顶端膨大形成顶囊;顶囊表面生出产孢细胞;由产孢细胞形成分生孢子。

曲霉在沙氏培养基上 28℃ 培养后菌落形成快,成毛状,一般为黄绿色,将菌落涂片镜检可见特征性的分生孢子头和足细胞。曲霉的鉴定主要还是依赖形态学特征,通常以菌落形态和分生孢子的颜色进行群的划分,然后以分生孢子的形态、颜色、产孢结构的数目、顶囊的形态、分生孢子的颜色和特征及有性孢子的形态等进行种的鉴定。

临床对痰、窦道排泄物及气管冲洗液等临床标本直接镜检可以看到透明的分枝菌丝(脓血或痰太黏稠时,可先用10％氢氧化钾处理),如果曲霉寄生在与空气相通的器官中,镜检时甚至可以看到曲霉头;血清学试验,检测曲霉特异性抗原(半乳甘露聚糖),简称 GM 试验,也是侵袭性曲霉病的早期诊断指标。

侵袭性肺曲霉病的治疗药物有多烯类药物两性霉素 B;广谱三唑类药物,如伊曲康唑、伏立康唑;棘白菌素类药物卡泊芬净等。由于临床长期或不规范使用会诱发真菌耐药性。自1997 年 Denning 等首次报道他们在临床分离到伊曲康唑耐药株烟曲霉以来,相继有烟曲霉对唑类耐药的病例报道以及其耐药机制的研究。可以预测,随着唑类药物在临床的广泛应用,耐药烟曲霉感染有可能会增多;而且存在交叉耐药,这将给临床治疗带来很大困难。

三、发病机制与病理学

曲霉感染的发病情况取决于真菌的致病力和患者的免疫状态。曲霉的致病因子包括曲霉结构物质、毒素及相关代谢产物、抑制免疫的成分等。

曲霉的细胞壁拥有大量的多糖成分,如 α-(1-3)葡聚糖、β-(1-3)葡聚糖、甲壳素、半乳甘露聚糖等。半乳甘露聚糖与孢子表面疏水蛋白介导曲霉与上皮的黏附;β-(1-3)葡聚糖能被宿主细胞的 dectin-1 识别,活化激活蛋白-1,触发宿主的炎症反应,如激活补体,引起 TNF-α、白三烯等炎症因子的释放;曲霉孢子产生的色素有利于孢子在外界环境中的生存,色素能帮助曲霉抵御紫外线、氧自由基,而色素缺乏的孢子易被补体结合、巨噬细胞吞噬且对抗真菌药物敏感。

曲霉能产生多种毒素,胶霉毒素是曲霉最主要的、最强大的,也是研究最多的毒素,可非特异地抑制机体的免疫反应,如抑制巨噬细胞的吞噬、杀菌,抑制 T 细胞的激活、增殖等,还可以作用于细胞骨架来抑制中性粒细胞的吞噬功能、抑制细胞活性氧代谢、降低吞噬能力,有利于曲霉的播散。烟曲霉素能有效地杀灭小孢子虫和阿米巴原虫,可作用于淋巴细胞的染色体,使淋巴细胞的姐妹染色单体互换、染色体畸变概率明显增加,产生细胞毒作用抑制淋巴细胞,进而抑制细胞免疫。其他毒素尚有烟曲霉文、局限曲霉素、核糖毒素等,也与曲霉的致病有关。

曲霉产生的弹性蛋白酶是一组具有溶解胶原蛋白、弹性蛋白的蛋白酶,与真菌侵入深部组织有关,包括金属蛋白酶(具有溶解基质的作用)、丝氨酸蛋白酶(破坏肌动蛋白,影响细胞骨架)。曲霉活性氧代谢酶可拮抗宿主免疫细胞释放的过氧化氢以及巨噬细胞产生的活性氧产物对菌体的损害。

曲霉的感染过程大致分为对组织的黏附、入侵以及破坏作用。首先机体吸入曲霉的孢子,孢子在上皮细胞内生长成菌丝,菌丝进一步侵袭组织,侵犯血管,引起内皮细胞损伤,血栓形成、组织坏死。

曲霉孢子的吸入和内化孢子的吸入是最主要的感染途径。曲霉孢子为直径 $2\sim5\mu m$,易在空气中悬浮,极易进入下呼吸道。分生孢子虽然可以被巨噬细胞吞噬,但也可以内化侵入上皮细胞,逃避免疫,进而进入组织。孢子与Ⅱ型肺泡上皮接触,通过上皮细胞微管和微丝的作用形成伪足,并内吞孢子,孢子送至溶酶体,部分孢子在溶酶体内最终可能会出芽生长成菌丝,但转化的速度比在组织中缓慢。孢子的侵袭过程涉及相当多的分子,如曲霉孢子纤连蛋白、层连蛋白等受体,通过对应配体而与组织细胞黏附。曲霉孢子最外层疏水蛋白构成的簇状小体结构,因其疏水性而易与上皮组织结合。人体细胞 Toll 样受体与曲霉的入侵也有一定关系。

孢子为真菌的增殖形式,在营养等环境因素影响下可在上皮内转化为菌丝。菌丝生长迅速,很快破坏上皮细胞,菌丝即进一步侵入皮下,菌丝的致病力比孢子强,这一转换过程受多种基因调节,如烟曲霉 rasB 基因调节孢子出芽、生长和菌丝的分叉,体内试验发现 rasB 突变的烟曲霉毒力较野生型明显减轻。

人体对曲霉感染的免疫体系包括上皮细胞的屏障作用、巨噬细胞和中性粒细胞的吞噬作用以及淋巴细胞所产生的各种细胞因子。曲霉在侵入组织后,由于免疫力不同或基因多态性的原因,常导致患者出现不同的病理表型,如过敏性炎症、化脓性炎症、肉芽肿性改变等,在临床上即为过敏性病变、侵袭性曲霉病等不同表现。侵袭性曲霉病的特征为曲霉菌丝侵袭血管,血管的侵袭既可从血管外膜向内膜、内皮的侵袭,也可以菌丝侵入内皮后(血流感染)再透过外膜进入组织。曲霉对血管侵袭过程导致内皮的损害,并形成局部血栓。曲霉菌丝与内皮细胞接触使内皮细胞表达 E 选择素、血管细胞黏附分子、白介素-8 和肿瘤坏死因子 α,利于真菌的黏附、侵袭,同时内皮细胞也表达白细胞黏附分子以聚集白细胞,产生炎症反应。

曲霉可以感染人体许多部位,肺是曲霉最主要的侵害器官,由于人体免疫功能不同,感染曲霉后可以表现为至少三种形式:腐生型曲霉病(曲霉球、坏死组织的侵袭)、过敏(外源过敏性肺泡炎、过敏性支气管肺泡曲霉病、哮喘)、侵袭性曲霉病,各种疾病状态病理表现不同。

曲霉球多发生在空洞性肺病患者,如肺结核、结节病、肺脓肿、支气管扩张、肺组织胞质菌病、肺癌、肺梗死等,在原有肺部空洞中,大量曲霉菌丝和坏死组织、炎症反应物质等共同形成的球状物。过敏性支气管肺泡曲霉病主要病变为在扩张的支气管中有大量浓稠的黏液栓,黏液栓主要由真菌与酸性粒细胞构成,支气管壁表现为慢性炎症。

侵袭性曲霉病的病理表现主要为急性坏死性出血性肺炎。炎性浸润、化脓,进而形成肉芽肿。菌丝在肺内增殖和侵入血管,导致坏死性血管炎,造成血栓或菌栓,引起咯血和血行播散,在脑、肝、肾、心脏等脏器产生曲霉感染;伪膜性曲霉支气管气管炎是比较少见的侵袭性曲霉病,多发生在肺移植、轻中度免疫抑制状态患者,病理改变主要为局限或广泛的溃疡性气管支气管炎症伴伪膜形成,真菌对黏膜浅表的侵袭以及黏膜全层炎症。

四、临床表现

(一)肺曲霉病

1.过敏性肺曲霉病

不常见,多发生于过敏性体质患者。表现为吸入曲霉孢子后出现支气管过敏反应(哮喘),大多形成黏液栓子,在支气管内导致肺不张。该病属 Ⅰ 型和 Ⅲ 型超敏反应,也可能为 Ⅳ 型,即寄居在支气管树内的曲霉可释放抗原发生免疫反应。最常见的症状有发热、顽固性哮喘、咳嗽、咳痰、不适和消瘦。外周血中嗜酸性粒细胞增多,血清 IgE 升高。在咳出的棕褐色嗜酸性黏液栓中常可检出曲霉菌丝。胸片检查可见小的、一过性、单侧或双侧境界清楚的浸润,常在上肺叶、肺门或支气管侧淋巴结肿大、慢性硬化和肺叶萎缩。过敏性肺曲霉病临床表现外源性肺泡炎、哮喘、过敏性支气管肺泡曲霉病(ABPA),临床表现稍有差异。ABPA 为非侵袭性,症状有咳嗽、发热和喘鸣,大的黏液栓可能被咳出或被支气管镜检出,可导致肺段或肺叶不张。胸片显示双侧肺下叶广泛浸润,如未治疗,该病可称为侵袭性病变,向上扩展引起气管支气管炎。

2.肺曲霉球

常发生于肺结核、肉样瘤病、支气管扩张、尘肺等病变所遗留的肺空洞内,常见于上肺叶,少数可发生在下肺叶的顶端部分。患者常无症状,但可有慢性咳嗽、不适和消瘦,咯血为最常见的症状(50%~80%),大多数为间歇性小量出血,但可有 25% 患者发生大量的危及生命的咯血。胸片显示特征性的圆形或椭圆形团块,有月牙形气影所围绕或带有一透光的光晕,此球影常可随患者体位改变而移动。

3.伪膜性曲霉性气管支气管炎

最常见于艾滋病和肺移植患者,肺移植者病变多发生于器官吻合口,初期多无症状,典型者表现为发热、咳嗽、呼吸困难、胸痛和咯血,症状随病程进展而加重。有些患者死于气管和支气管阻塞,而其他病例可发展为播散性曲霉感染。支气管镜检查可发现溃疡损害或坏死性伪膜。

4.慢性坏死性肺曲霉病

属于半侵袭性曲霉病,患者免疫功能部分受损,常见于中老年患者,并伴有基础性肺部病变,如非活动性肺结核、支气管扩张、肉样瘤病、糖尿病、营养不良等轻度的免疫功能受损或长期接受小剂量的皮质类固醇激素治疗者。临床表现类似于肺曲霉球,因此有时难区分这两种临床类型,且本病常合并肺曲霉球。常见表现为发热、咳嗽、咳痰与体重下降,症状可持续数月。胸片最早的改变是慢性上肺叶的浸润并伴胸膜增厚,常有空洞,约 50% 的患者在坏死的肺空洞内有单个或多个曲霉球形成。

5.急性侵袭性肺曲霉病

包括原发与继发两类,原发性侵袭性曲霉病少见,发生于免疫功能正常个体;而继发性急性侵袭性肺曲霉病发生于免疫受损个体,可危及生命,高危人群包括中性粒细胞缺乏性肿瘤、器官移植、艾滋病及儿童慢性肉芽肿病患者。此型感染可分为局限性和播散性,前者预后较好。临床主要表现为慢性感染,发热、咳嗽、咽痛、呼吸困难、咯血、体重下降、消瘦等,黏液性痰中常混有绿色或灰绿色颗粒,其咯血有两种:曲霉菌侵犯血管引起出血性梗死和真菌性动脉瘤的形成,后者可导致致命性大咯血。典型病例为粒细胞缺乏或接受广谱抗生素、免疫抑制剂和激素过程中出现不能解释的发热,胸部症状以干咳、胸痛最常见,可有上腹痛。随病变进展,可出现肺部湿啰音和肺浸润。当肺内病变广泛时则出现气急,甚至呼吸衰竭,部分病例可出现气胸。曲霉菌还可经胸膜内侧侵及肋间肌、心内膜,导致心包积液。曲霉菌可侵犯血管,形成栓塞和肺内出血,并可经血液播散到其他器官,主要见于血流丰富的器官,如胃肠道、大脑、肝脏和甲状腺,偶见于心脏、膈、睾丸和皮肤,与患者白细胞数量和功能异常程度有关。胸部 CT 扫描常能检出胸片表现正常的患者的肺部损害。在中性粒细胞缺乏的患者,其局限性曲霉感染最具特征的影像为有空洞的小结节样损害并向外周扩大。通常可见到一独特的低透光带围绕着结节损害;在空洞损害内可见特征性的新月形气影。但肺的播散性曲霉感染较局灶性感染缺少特征。如果 CT 扫描或胸片检查发现局限性病灶,应做经皮肺组织活检供微生物学和组织病理学检查。但如果 CT 扫描或胸片检查发现播散性病变,支气管镜检查必不可少。

(二)鼻窦曲霉感染

1.过敏性曲霉性鼻窦炎

患者常有过敏性体质,表现为间断性单侧或双侧鼻塞,伴头痛、面部疼痛和不适,可有鼻息肉和鼻窦浑浊,常与 ABPA 合并存在。

2.急性侵袭性鼻窦炎

常见于免疫受损患者。临床表现类似于鼻脑毛霉病,症状包括发热、鼻涕、头痛及面部疼痛。由于感染鼻窦不同,临床表现有所不同,上颌窦感染者硬腭和鼻甲可有坏死性损害,并可出现面部组织的毁形性破坏,感染可侵及眶和脑部,引起血栓形成和梗死;蝶窦感染者可引起静脉窦炎。

3.慢性坏死性窦炎

可发生于正常个体,但更多见于应用激素或糖尿病患者,酗酒是另一危险因素。临床表现为长期鼻窦炎史,窦腔引流不畅,黏液分泌增多。一般侵及单侧,症状为疼痛、鼻塞及头痛等。CT 扫描可见致密的圆形浑浊区,有时内含钙化灶。外科窦道引流术可见到似奶酪样褐色或绿色团块,易碎。

4.鼻侧曲霉性肉芽肿

多见于热带干燥地区,如印度、苏丹和沙特阿拉伯等。患者有顽固的鼻塞、单侧面部不适或不甚明显的眼球突出。如果不治疗,将侵及鼻窦、眼眶及脑部。

(三)脑曲霉病

曲霉感染的严重类型,病死率高达 90% 以上,由肺部感染血行播散而导致脑曲霉病的发生要比鼻窦直接侵入更多见,播散性曲霉病中有 10%～20% 脑部受累。骨髓移植患者脑部脓肿的常见病因为曲霉感染。脑曲霉病起病缓慢,若中性粒细胞减少患者出现精神错乱、迟钝或嗜睡等应怀疑本病。由于脑动脉血栓形成导致多发性脑梗死损害,常引起灶性神经病学症状和体征较脑部念珠菌病多见。脑曲霉肉芽肿损害可出现在脑室或脑实质内,位于脑实质内者,其症状与脑瘤相似。一般病程发展缓慢,CT 扫描表现脑占位性病变。

(四)眼曲霉病

1.曲霉性角膜炎

由外伤或手术感染直接引起,表现为角膜深溃疡或表浅结节。有局部疼痛、畏光、流泪等角膜刺激症状以及视力障碍,60% 有前房积脓。也可由鼻腔或鼻窦曲霉感染侵袭眼眶所致,如不及时治疗,可致失明。

2.曲霉菌性眼炎

并不多见,但对视力与眼睛为毁灭性感染,可发生于吸毒者、心内膜炎和器官移植患者,也继发于眼外伤、眼部手术或血行播散,后者更多见于免疫受损患者。症状有眼痛和视力受损,大多数患者有虹膜睫状体炎或玻璃体炎,可见视网膜出血或脓肿,也可有眼前房积脓,通过房水培养确诊。

3.眼眶曲霉病

由鼻窦感染扩散而致,症状有眼眶痛、眼球突出或视力丧失。约 25% 的病例感染可侵入脑部并导致死亡。

（五）曲霉性心脏炎

曲霉性心内膜炎多见于接受开放性心脏手术的患者和静脉药瘾者，感染最好发部位是主动脉瓣和二尖瓣，常形成大且脆的赘生物和大的栓子，具有诊断价值。临床表现类似于细菌性心内膜炎，起病可突然或隐袭，常有发热、消瘦、疲劳和食欲减退。50%～90%的患者可有心脏杂音，30%有脾大，约80%的患者出现栓子栓塞主要动脉，特别是脑动脉。曲霉性心内膜炎也是静脉药瘾者的一个并发症。伴有脓肿形成或心室壁赘生物形成的心肌感染可有血行播散而来，可导致非特异性的心电图异常或充血性心力衰竭。

曲霉性心肌炎多发生在播散性曲霉感染者，表现为心肌梗死、心律不齐等；曲霉心包炎可由血源播散、肺部曲霉感染扩散以及心肌曲霉播散而致，表现为心脏压塞症状。

（六）曲霉性骨髓炎

不多见，儿童慢性肉芽肿病患者易感。曲霉感染多由邻近的肺部损害侵袭而来，肋骨、脊柱是最多见的受累部位。在免疫受损成人患者，脊柱也很易受累，更多见于病原菌的血行播散，也可发生于外科手术中病原菌接种所致。椎骨的曲霉感染其临床和放射学特征类似于结核病，大多数患者主诉有发热、疼痛和受累部位触痛。也可侵及周围软组织，伴胸膜感染和脊柱旁脓肿，关节受累少见。曲霉骨髓炎可经血流感染、骨髓炎播散或外伤手术直接感染而致。

（七）皮肤曲霉病

经血流播散而来或直接感染，后者主要见于烧伤患者或婴儿敷料的污染。皮肤曲霉病皮损初为红色至紫色、硬结性斑块，随后进展为覆盖有黑色焦痂的坏死性溃疡。皮损呈单发或多发的境界清楚的斑丘疹，后变为脓疱，以后进展为表面覆盖有黑色焦痂、境界清楚的溃疡，皮损可增大并融合成片。

（八）耳曲霉病

多为曲霉腐生性感染，多表现为外耳道瘙痒、疼痛、听力下降和外耳道流液等。耳镜检查显示耳道水肿及红斑，并覆以结痂。在中性粒细胞减少的患者，可引起坏死性的外耳道炎。外耳道曲霉感染一般不引起耳膜穿孔，但糖尿病、慢性湿疹、低丙种球蛋白患者、HIV感染者以及糖皮质激素使用者容易发生耳曲霉感染，免疫低下持续存在者，感染可以波及乳突。

（九）播散性曲霉病

除上述各种特殊部位曲霉感染外，免疫功能低下者可发生播散性曲霉感染，其中有40%～50%的死亡病例中检出有胃肠道感染，食管最常受累，肠道溃疡亦有发生，并常导致出血或穿孔。30%感染肝和（或）脾，症状包括肝触痛、腹痛和黄疸，但多数患者可无症状。CT扫描可发现多数小的透光性损害散布于肝内。30%有肾损害，症状较少且罕见肾功能受损。

五、辅助检查

（一）实验室检查

1.病原学检查

（1）涂片镜检：痰涂片的直接镜检常有助于过敏性曲霉病的诊断，可见到大量的分隔菌丝，其上有特征性的45°分叉结构。对疑似侵袭性曲霉病患者，痰的镜检帮助极小，推荐支气管灌洗液标本的检查。从皮损或鼻窦冲洗液中可检出典型的菌丝，但需结合培养确定诊断。

（2）培养：曲霉病的确诊要根据培养中分离出致病菌。由于空气中常有曲霉存在，故对分离结果的解释要慎重。如果在一个平板上分离出多个菌落或不止一次培养出同一真菌，则此时痰培养结果才更可信。从支气管灌洗液、胸腔积液以及活组织检查标本中分离出曲霉常提示有感染。很少能从血液、尿液或脑脊液标本中分离出曲霉。从鼻窦的冲洗液或鼻或腭部坏死性损害的活检材料中常可分离出曲霉。

2.组织病理学检查

组织病理学检查对曲霉病的诊断具有重要意义。曲霉病组织反应有非特异性炎症改变、肉芽肿改变、坏死性改变和化脓性改变。曲霉在组织中仅生长菌丝，有时可见到分生孢子头或有性阶段。菌丝分隔，双叉分枝、成 $45°$，直径 $7\sim10\mu m$，典型的排列成放射状，多见于脓疡或曲霉球。很少分枝，直的平行排列的菌丝见于早期肉芽肿病变。不规则菌丝和"孢子样"结构多见于晚期纤维化比较多的病变。曲霉头见于与空气沟通氧气供应充足的脓疡或空腔内。

3.曲霉菌素皮肤试验

用曲霉抗原做皮肤试验有助于过敏性曲霉病的诊断。肺曲霉球、过敏性曲霉病患者皮试常为阳性。严重的曲霉病患者伴免疫功能受损，皮试可阴性。

4.血清学试验

半乳甘露聚糖（GM）是曲霉的细胞壁成分，在感染患者的血清和尿样标本中能检测到这种物质，是侵袭性曲霉病的特征性标志，该物质具有抗原性，可以通过乳胶颗粒凝集反应（LPA）和酶联免疫吸附试验（ELISA）进行检测，后者比前者更敏感，能早期检测，并在较长时间内保持阳性。

ELISA 测定只能半定量，GM 的测试结果以 GM 指数（GMI）表示，即求出样本的吸光度（A）值与参考品的 A 值之比，各国 GMI 阳性判断折点不尽相同，美国为 GMI＞0.5，而欧洲则为 GMI＞1.5。目前我国临床上阳性的判断折点应定为 CMI＝0.8 或两次＞0.5。

影响 GM 检测结果的因素较多，患者应用抗菌药物，尤其是 β-内酰胺类抗菌药物，如哌拉西林/三唑巴坦、阿莫西林及阿莫西林/克拉维酸等会出现假阳性而严重影响检测结果；同样，皮炎芽生菌、黑孢霉菌、分枝孢菌、组织胞质菌、地丝菌属感染也可能出现阳性结果。

由于判定折点的问题尚难以求得共识，有人建议对肺曲霉感染高危患者实施 GM 抗原血症动态监测，每周检测 2～3 次。异体造血干细胞移植患者最好实施每天检测，若发热持续 3 天以上，而投入的抗菌药物又无明确疗效时，结合高分辨率的计算机断层扫描，可以大大提高肺曲霉病的早期诊断率。

GM 抗原的监测还有助于预测疾病的疗效与转归，国外研究发现如果在侵袭性曲霉病治疗期间，GM 抗原血症持续保持较高水平者，其预后较差；相反，GM 抗原血症清除早且明显者，其预后则较理想。

5.分子生物学检查

核酸探针技术及 PCR 技术诊断准确、敏感快速，为曲霉病的早期诊断开辟了新的领域。

（二）影像学检查

曲霉病发生部位不同影像学检查结果各异。

侵袭性肺曲霉病多为不同形态的肺浸润，以支气管肺炎最常见。早期可出现局限性或双肺多发性浸润,常分布在周围肺野。部分出现结节状阴影,病灶常迅速扩大,融合成实变或坏死形成空洞,其中亦可形成急性曲霉球;或突然发生大的、楔形的、底边向胸膜的阴影,类似于"温和的"肺梗死,少数出现胸腔积液。CT扫描可见比X线改变更广泛的损害,并可见新月形的空洞样损害和结节样团块状阴影,如患者发热、粒细胞减少、肺部浸润,同时有新月形的空洞样损害,应高度怀疑侵袭性肺曲霉病。X线检查发现免疫抑制患者出现肺部"牛眼征"与"新月征"对侵袭性曲霉有重要诊断价值,但并非其所独有特点,其他能破坏血管的病原菌感染也有类似表现,如结合菌、镰刀霉以及铜绿假单胞菌和奴卡菌感染等。

肺曲霉菌球由曲菌丝和纤维黏液混合而成,寄生在肺空洞内或囊状扩张的支气管内,呈圆形、椭圆形,曲菌球与囊腔之间形成半月形或新月形的透亮区,为曲菌感染的典型X线表现。ABPA X线平片表现为指状、均一的支气管影,多累及肺上叶肺段中央支气管,这主要与黏液栓形成有关,但黏液栓清除后,留下支气管扩张和气管壁增厚的改变;CT表现为中央支气管扩张。

鼻窦侵袭性曲霉X线检查多表现为组织肿胀、鼻窦气液平以及模糊改变;椎体曲霉病可表现为椎骨与椎间盘破坏。

六、诊断与鉴别诊断

(一)诊断

由于曲霉病感染形式多样,感染部位众多,临床诊断缺乏统一标准,特殊部位曲霉病诊断需要病理组织学结合微生物学与临床表现进行诊断,如神经系统曲霉病、鼻窦曲霉病、骨髓炎等,对于肺部曲霉病主要采用分级诊断标准,组织学检查、高分辨CT检查以及肺泡灌洗液真菌检查具有重要诊断价值。

(1)ABPA的诊断标准:①反复哮喘发作;②外周血嗜酸性粒细胞增多($\geqslant 1 \times 10^9 /L$);③曲霉抗原皮肤划痕试验在($15 \pm 5$)分钟内出现即刻反应;④抗曲霉抗原的沉淀抗体阳性;⑤血清总IgE升高($\geqslant 1\,000\,\mu g/L$);⑥X线胸片有肺部浸润(病变呈一过性或固定不变);⑦中央性(向心性)支气管扩张。符合前6项者拟诊ABPA,符合所有7项标准可确诊。

(2)肺曲霉球患者一般无症状,主要症状是咯血,少数患者发生危及生命的大咯血,偶有发热、咳嗽等症状。胸部X线检查具有诊断价值,典型表现为肺部原有空洞内形成球状的固体团块,水样密度,可移动,团块与窄洞壁之间有气腔分隔。

(3)侵袭性肺曲霉病是肺曲霉病中最严重的类型,但诊断困难,治疗棘手,确诊需要从病肺组织同时获取病理学和微生物学的证据。为避免临床造成多数患者失去治疗机会,从临床实际和客观需要出发,建立了分级诊断标准,分别给予相应处理,以避免和减少漏诊,使需要治疗的患者及时得到治疗,又防止过多诊断和抗曲霉药物的滥用。根据侵袭性曲霉病发病危险因素、临床特征、微生物检查和组织病理学检查,其诊断分为三级,相应的感染治疗也分为先发治疗、经验治疗、目标治疗。

具有诊断价值的各种条件是:

1)发病危险因素:

A.外周血白细胞$<0.5 \times 10^9 /L$,中性粒细胞减少或缺乏,持续>10日。

B.体温＞38℃或＜36℃，并伴有下列情况之一：a.此前 60 天内出现过持续的中性粒细胞减少（≥10d）；b.此前 30 天内曾接受或正在接受免疫抑制剂治疗；c.有侵袭性真菌感染病史；d.患有获得性免疫缺陷综合征；e.存在移植物抗宿主病；f.持续应用糖皮质激素 3 周以上；g.有慢性基础疾病；h.创伤、大手术、长期住 ICU、长时间使用机械通气、体内留置导管、全胃肠外营养和长期使用广谱抗菌药物等。

2）临床特征：

A.持续发热＞96 小时，经积极的抗菌药物治疗无效。

B.咳嗽、咳痰、咯血、胸痛和呼吸困难等胸部症状，以及肺部啰音或胸膜摩擦音等体征。

C.影像学检查早期显示胸膜下单发或多发结节状或斑片状阴影，数天后病灶周围出现晕轮征，10～15 天肺实变区周围坏死、液化出现新月征或空洞。

3）微生物学和组织病理学检查结果：

A.合格的深部咳痰标本培养连续 2 次分离到曲霉。

B.气管内吸引物、支气管肺泡灌洗液或胸腔积液分离到曲霉。

C.支气管肺泡灌洗液和（或）血液 GM 连续 2 次阳性。

D.肺组织标本病理学检查在肉芽肿病变中见粗细较均匀、成 45°分叉、放射状分布的典型曲霉菌丝和（或）组织，研碎培养分离到曲霉。

确诊侵袭性肺曲霉病需要符合宿主发病危险因素≥1 项、全身或胸部症状体征、影像学特征，并有肺组织病理学和（或）微生物学证据。临床诊断需要符合宿主发病危险因素≥1 项、全身或胸部症状体征、影像学特征以及上述微生物检查项中三项中任何一项。拟诊需要符合宿主发病危险因素≥1 项、全身或胸部症状体征以及影像学特征。

（二）鉴别诊断

曲霉病表现形式多样，临床缺乏特异症候群，不同部位曲霉病需要与原发病以及各种感染、结核病、肿瘤甚至自身免疫性疾病相鉴别。

七、治疗

（一）抗真菌治疗药物

近年来，抗真菌药物研究与开发取得了长足进展，可用于治疗曲霉病的药物包括两性霉素 B、三唑类和棘白霉素类。

1.两性霉素 B 去氧胆酸盐及其脂类制剂

两性霉素 B 属于多烯类抗真菌药物，通过破坏细胞膜的完整性发挥抗真菌作用，对细胞成分的超氧化也可能与抗菌作用有关；抗菌谱广，对土曲霉和皮肤癣菌以外真菌都有抗菌活性；口服不吸收，需要静脉滴注给药，血浆蛋白结合率高，组织渗透性差。主要经肾缓慢排出，初始消除半衰期约为 24 小时，最终半衰期为 15 天。本品长期应用于侵袭性真菌感染治疗，但不良反应发生率高且较为严重，影响临床应用；今年来开发的两性霉素 B 脂类制剂，临床疗效与其相当，但不良反应明显减少。

两性霉素 B 脂类制剂包括两性霉素 B 脂质复合体（ABLC）、两性霉素 B 胶质分散体

(ABCD)、两性霉素 B 脂质体(L-AmB)。该类制剂特点为：①药物易分布于网状内皮组织和肝、脾与肺组织中，减少肾组织浓度，低血钾少见，肾毒性均低于常规制剂；②临床可应用较高剂量，一般 3～6mg/(kg·d)，滴速相对快；③长程用于艾滋病患者，对曲霉菌、隐球菌、念珠菌的耐受性好；④脂类制剂的剂量为常规制剂的 3～5 倍时，治疗念珠菌菌血症和隐球菌脑膜炎的疗效与常规制剂相仿。

2.三唑类抗真菌药物

包括氟康唑、伊曲康唑、伏立康唑、泊沙康唑等，其中氟康唑没有抗曲霉活性。

(1)伊曲康唑：对深部真菌与浅表真菌都有抗菌作用，对皮肤癣菌、酵母菌、曲霉菌属、组织胞质菌属、巴西副球孢子菌、申克孢子丝菌、着色真菌属、枝孢霉属、皮炎芽生菌以及各种其他的酵母菌和真菌感染有效。

有胶囊、口服液和静脉注射三种剂型。胶囊吸收较差，以羟丙基环糊精为助溶剂的口服液，生物利用度可达 55%。胶囊在餐后服用或与酸性服用(如可口可乐)，可提高生物利用度。口服液需要空腹给药。口服后 3～4 小时后血药浓度达峰值，终末半衰期为 1～1.5 天。长期给药时 1～2 周达稳态。血浆蛋白结合率为 99.8%。皮肤中的浓度比血浆浓度高 4 倍，连续用药 4 周后停药，皮肤中药物仍可保持治疗浓度达 2～4 周。脂溶性强，在肺、肾脏、肝脏、骨骼、胃、脾脏和肌肉中的药物浓度比血浆浓度高 2～3 倍。主要在肝脏中代谢，主要代谢产物为有活性的羟基伊曲康唑。静脉注射后 97% 的患者的血药浓度迅速达到有效的稳态浓度，主要分布在各种体液，包括脑脊液、眼液以及各种组织中，炎症时脑脊液中浓度可达同期血浓度的50%～90%。单剂量静脉输注 200mg 伊曲康唑后，其表观分布容积为(796±185)L，平均终末半衰期为 33 小时，血浆清除率为 312mL/min。

系统性真菌感染胶囊口服 400mg/d，qd；口服液 2.5mg/kg，每日 2 次。伊曲康唑注射液初始为 200mg，bid，2d；再改为 200mg，qd，共 5 天；以后可改口服液或胶囊，200mg，bid 或200mg，qd，共 28d。常见不良反应为胃肠道不适，如厌食、恶心、腹痛和便秘。较少见的不良反应包括头痛、可逆性肝酶升高、月经紊乱、头晕和过敏反应(如瘙痒、红斑、风团和血管性水肿)。本品为肝脏 CYP3A4 的代谢底物和抑制剂，与需要该酶代谢的药物间相互作用明显，临床需加以注意；另外，伊曲康唑对心肌具有负性肌力作用，心功能不良患者避免使用。静脉注射制剂含有糊精，肾功能不良患者用药需要注意。

(2)伏立康唑：是氟康唑衍生出来的三唑类抗真菌药，即用氟嘧啶基取代了氟康唑中的三唑环部分，并增加了一个 α 甲基。抗菌谱广、抗菌作用强。对念珠菌属(包括耐氟康唑的克柔念珠菌，光滑念珠菌和白色念珠菌耐药株)、新型隐球菌和毛孢子菌均有良好的抑制活性；对一些真菌，如曲霉、尖端赛多孢菌、镰刀菌、皮炎芽生菌以及荚膜组织胞质菌等都有抑制作用，对足放线病菌属、镰刀菌属也具有抗菌活性，仅对克柔念珠菌少数菌株及一些接合菌无抑制活性。其抗新型隐球菌的活性比氟康唑强 16 倍，比伊曲康唑强 2 倍。

本品有片剂与注射液两种制剂，注射液含有磺丁基醚-β-环糊精。片剂口服后迅速吸收，血浆达峰时间为 1～2 小时，生物利用度高达 96%，蛋白结合率 58%，食物可影响本品的吸收，因此应在进食后 1～2 小时服用。给予负荷剂量后，24 小时内其血药浓度接近稳态浓度。在组织内分布广泛，组织内药物浓度高于血浓度，分布容积 4.6L/kg，可通过血脑屏障分布到中枢神经系统。本品消除半衰期为 6 小时,可在肝脏内广泛代谢,80%～90%的药物以无活性的代谢产物从尿液排出,尿中原形药物低于 5%。

本品是肝脏药物代谢酶 CYP2C19、CYP2C9 和 CYP3A4 的底物和抑制剂,同时由于人群中这些代谢酶基因多态性差异,用药后血药浓度个体差异性较大,建议进行血药浓度监测,同时需要注意药物间相互作用。

无论是静脉滴注还是口服给药,首次给药第 1 天均应给予首次负荷剂量,静脉注射第 1 天 6mg/kg(或 400mg),q12h;第 2 天起静脉注射 4mg/kg,q12h。口服给药负荷剂量体重>40kg 者 400mg,<40kg 者 200mg,均为 q12h;维持用量:体重>40kg 者 200mg,<40kg 者 100mg,均为 q12h。

最常见的不良反应为可逆性视觉障碍(12%～30%),如视觉改变、视觉增强、视物模糊、色觉改变或畏光等,也见发热、皮疹(6%)、恶心、呕吐、腹泻、头痛、腹痛、外周水肿、转氨酶升高(13.4%)等。使用时应注意监测视觉功能、监测肝肾功能。静脉注射制剂含有糊精,肾功能不良患者用药需要注意。

(3)拉夫康唑:化学结构与氟康唑及伏立康唑相似,对多种致病真菌具有广谱、强效活性。

本品对念珠菌包括克柔念珠菌、热带念珠菌以及新型隐球菌、曲霉、尖端赛多孢菌、暗色真菌等均有良好的抑制作用,对镰刀菌、接合菌等也有中度抑制作用。对念珠菌的活性高于氟康唑和伊曲康唑,且对氟康唑耐药的白色念珠菌、克柔念珠菌等具有较高活性;对烟曲霉菌的活性与两性霉素 B 相当,但强于伊曲康唑,目前还没有发现对拉夫康唑耐受的烟曲霉菌株。镰刀菌属、孢子丝菌属对其耐药。本品生物利用度高,半衰期长(达 83～157 小时),抗菌谱广而且可以口服。多剂量给药可致药物 10 倍量的蓄积,与其长半衰期一致。在最高剂量下,从服药后 1 小时到第 14 天,血药浓度即超过白色念珠菌的 MIC90;从服药后第 4 天到第 31 天,血药浓度即超过曲霉菌属的 MIC90。

临床用于治疗曲霉菌病、念珠菌病和隐球菌病包括耐氟康唑的白色念珠菌所致肺念珠菌病。不良反应与其他唑类抗真菌药相似,头痛是最常见的不良反应。

(4)泊沙康唑:是伊曲康唑衍生物,只有口服液制剂。

本品抗菌谱广,对曲霉菌、荚膜组织胞浆菌、接合菌、镰刀菌以及常见的酵母类致病真菌如各种念珠菌、新型隐球菌等都有较强的抗菌作用。泊沙康唑对大多数真菌的活性要高于氟康唑、伊曲康唑和酮康唑。泊沙康唑对曲霉菌的活性与两性霉素 B 相当,对两性霉素 B 耐药曲霉菌菌株的活性优于伊曲康唑。但对光滑念珠菌、克柔念珠菌及耐氟康唑和伊曲康唑的念珠菌作用较差。与伊曲康唑相比,泊沙康唑另一个显著优点是它能较好透过脑脊液屏障,在脑中具有较高的药物浓度。本品具有线性药代动力学与吸收饱和特性,随餐口服本品 50～400mg/d,7 天达到稳态浓度;其群体药动学符合一级吸收与消除的一室模型,平均清除率为 31.3L/h。本品也是 CYP3A4 的抑制剂。

临床用于曲霉病预防和难治性或对其他疗法不能耐受的患者。预防用药 200mg,每日 3 次;挽救性治疗每日总量为 800mg,分 2 次或 4 次服用。不良反应与其他唑类抗真菌药相似,如恶心、腹泻、乏力、肠胃气胀、眼痛等。

3.棘白霉素类药物

一类半合成抗真菌药物。通过非竞争性抑制 β-(1,3)-D-糖苷合成酶,破坏真菌细胞壁糖苷的合成发挥抗菌作用,属于杀菌剂,对包括曲霉和念珠菌属在内的真菌均有良好的抗菌作用,对肺孢子菌也有抗菌作用,对新隐球菌不具有抗菌作用。

(1)卡泊芬净:对白色念珠菌具有良好的抗真菌活性,对其他念珠菌,如热带念珠菌、光滑念珠菌、克柔念珠菌等的最低抑菌浓度(MIC)也多数在 1mg/L 以下,作用明显优于吡咯类抗真菌药和氟胞嘧啶,与两性霉素 B 相似;对烟曲霉、黄曲霉、土曲霉和黑曲霉等曲霉属也具有良好的抗真菌活性。由于新型隐球菌不含 β-(1,3)-D 糖苷合成酶,故对卡泊芬净天然耐药。联合药敏试验结果显示卡泊芬净能增强两性霉素 B 或氟康唑的抗真菌活性。

口服不吸收。单剂静脉滴注卡泊芬净 70mg 后,平均血药浓度为 12.4mg/L,24 小时后为 1.42mg/L,消除半衰期 9.29 小时。以首日 70mg 继以 50mg/d 静脉滴注卡泊芬净共 14 天,稳态血药浓度 9.94mg/L,稳态时 AUC 为 100.47mg/(h・mL)。肝、肾和大肠组织的药物浓度明显比血浆高,肝脏中的浓度甚至达到血浆中的 16 倍。小肠、肺和脾的浓度与血浆似,而心、脑和大腿的浓度低于血浆浓度。静脉滴注卡泊芬净 27 天后,35% 的药物与代谢物从粪便中排出,41% 从尿液排出。其中约 1.4% 的剂量以原形从尿液中排出。

临床可用于:①念珠菌菌血症及其他念珠菌引起的深部真菌感染,如腹腔内脓肿、腹膜炎、胸膜感染等。②食管念珠菌病。③经其他抗真菌药治疗无效或不能耐受的侵袭性曲霉病。不良反应包括发热、恶心、呕吐以及与静脉注射相关的并发症、蛋白尿、嗜酸性粒细胞升高、转氨酶升高等。

(2)米卡芬净:抗菌活性强于卡泊芬净,对所有实验菌株的 MIC 均在 0.015～1μg/mL;各种真菌对本品的敏感性顺序为:白色念珠菌>平滑念珠菌>热带念珠菌>葡萄牙念珠菌>克柔念珠菌>近平滑念珠菌。与两性霉素 B 联合给药,可以显著增强药物对新型隐球菌的抗菌活性。同时,与单独用药相对比,联合用药在保护小鼠抵抗新型隐球菌引起的全身感染方面显示出更好的疗效,还可以使两性霉素 B 的抗菌谱增宽。本品对新型隐球菌、丝孢酵母属无抑菌活性。

临床可单独或与其他全身性抗真菌药物合并用于对目前临床常用抗真菌药不能耐受或已产生耐药菌的患者的治疗,以及造血干细胞移植患者的预防用药。不良反应包括发热、恶心、呕吐、嗜酸性粒细胞升高、转氨酶升高等。

(3)阿尼芬净:本品具有较宽的抗真菌谱,包括近平滑念珠菌、烟曲霉菌、皮炎芽生菌和荚膜组织胞浆菌等,对卡氏肺囊虫亦具有活性。单剂量本品 50mg、70mg 或 100mg 静脉滴注耐受性良好,血药峰浓度(C_{max})和 AUC 均随剂量成比例地线性增加;系统清除率低,为 0.012 61/(h・kg);而稳态表现分布容积(Vss)值 0.54L/kg 显示本品的血管外分布。

临床用于念珠菌感染与其他药物联合治疗曲霉菌病。该药的高剂量(260mg 负荷剂量及 130mg/d 维持剂量,持续 10 天)具有很好的耐受性,可给患者高剂量使用本品,将能更有效地清除即使是最难清除的念珠菌和曲霉菌株。不良反应包括发热、恶心、呕吐以及与静脉注射相关的并发症、蛋白尿、嗜酸性粒细胞升高、转氨酶升高等。

(二)各种曲霉病的治疗

1.过敏性肺曲霉病

脱离过敏原,轻症患者无须治疗。泼尼松仅用在急性期,慢性期慎用激素。同时应用雾化吸入 0.125％～0.25％两性霉素 B 溶液或多聚醛制霉菌素液 5 万 U/mL,每日 2 次,每次 10～15 分钟。支气管扩张药物和体位引流有助于防止黏液栓塞。伊曲康唑治疗有利于疾病恢复。

2.肺曲霉球

如发生大量或反复咯血是外科手术切除的指征,通常应切除肺叶以确保完全清除病损。如有手术禁忌证,可用两性霉素 B 支气管内滴注,用两性霉素 B 10～20mg 加 10～20mL 蒸馏水,每周滴注 2 或 3 次,共 6 周。较大剂量(40～50mg)可用经皮插管滴注入肺空洞内。轻至中度出血或无症状者,观察而不干涉是最好的处理方法。

3.慢性坏死性肺曲霉病

抗真菌药物治疗,加手术切除肺部坏死病灶及周围浸润组织可根治本病。但对伴有其他肺部疾患,预后不佳的老年人可采用药物治疗,可用药物包括伊曲康唑、伏立康唑和泊沙康唑。

4.急性侵袭性肺曲霉病

高度怀疑侵袭性肺曲霉病的患者,均应在进行诊断检查的同时及早进行抗真菌治疗。由于伏立康唑初始治疗患者的存活率和有效率明显优于两性霉素 B 去氧胆酸盐,故初始治疗首选伏立康唑静脉滴注或口服;初始治疗备选药物为两性霉素 B 脂类制剂。对治疗失败者的补救治疗药物有两性霉素 B 脂类制剂、泊沙康唑、伊曲康唑、卡泊芬净或米卡芬净。因作用机制相同可能交叉耐药,伏立康唑初治失败的患者不推荐伊曲康唑作为补救治疗,且伊曲康唑的生物利用度不稳定且有毒性。由于缺乏严格的前瞻性对照试验,不推荐常规初始联合治疗,但在补救治疗时可加用其他抗真菌药或联合应用其他类型的抗真菌药。应用三唑类药物进行预防或抑菌治疗的患者如发生侵袭性曲霉病,建议改用其他类型的抗真菌药。

侵袭性肺曲霉病的抗真菌疗程最短为 6～12 周;对免疫缺陷患者,应持续治疗直至病灶消散。对病情稳定的患者,可口服伏立康唑治疗。侵袭性曲霉病患者治愈后,如预期将发生免疫抑制,可再次应用抗真菌药以预防再发。侵袭性肺曲霉病的治疗监测包括临床评价(症状和体征)、影像学评价(定期肺部 CT 检查)。肺部 CT 检查的频率视肺部炎症浸润速度而定。在治疗的最初 7～10 天,尤其是在粒细胞恢复的情况下,肺部炎性渗出的范围有可能增大。此外,血清 GM 测定在治疗监测有一定价值。

纠正免疫缺陷状态(如减少糖皮质激素剂量)或恢复粒细胞对侵袭性肺曲霉病治疗成功至关重要。外科切除曲霉感染组织对部分患者可能有益。粒细胞集落刺激因子以及粒细胞输注对侵袭性肺曲霉病治疗具有一定价值。

5.气管支气管曲霉病

初始治疗选用伏立康唑,应用卡泊芬净或其他棘白菌素类缺乏研究,如应用多烯类则宜选用两性霉素 B 脂类制剂,以免发生肾毒性。免疫抑制剂减量是提高疗效的重要举措。两性霉素 B 气雾剂有利于药物在感染部位(通常是吻合口)形成高浓度,但有待进一步研究。

6.曲霉性鼻窦炎

过敏性曲霉性鼻窦炎可用泼尼松治疗,剂量 20～30mg/d,一旦症状缓解即减量。免疫受损伴发急性侵袭性鼻窦炎,早期诊断、全身性应用抗真菌药物和外科处理甚为重要。两性霉素B首选,伊曲康唑、伏立康唑或泊沙康唑也可应用。明确为曲霉所致,则初始治疗宜选伏立康唑。由于三唑类药物对接合菌无抗菌活性,所以在未获病原学依据或组织病理学检查结果之前,初始治疗宜选两性霉素B,以覆盖可能存在的接合菌。大部分侵袭性鼻窦曲霉病患者需要全身性抗真菌治疗。虽然外科切除病灶在治疗中占重要地位,在某些情况下可以治愈感染,但在粒缺患者中行大范围切除或反复切除可增加病死率。在外科切除感染病灶后,可采用两性霉素B局部冲洗。

鼻窦的慢性坏死性曲霉病的治疗包括去除所有坏死组织的外科清创术,然后给予长疗程的伊曲康唑400~600mg/d,共6个月疗程。清创术也用于窦内曲霉性真菌球的治疗。对某些鼻侧曲霉性肉芽肿,手术清除感染灶,加引流和通气,术后用伊曲康唑200~400mg/d,至少6周,也可用泊沙康唑。

7.眼曲霉病

需迅速进行眼科手术和药物治疗以保存和恢复视力。对于曲霉眼内炎,在诊断性玻璃体穿刺后,静脉应用和玻璃体内注射两性霉素B,部分玻璃体切割术可挽救视力。备选治疗为伏立康唑玻璃体内注射或全身应用。曲霉角膜炎需要急诊进行眼科处理,应用两性霉素B、伏立康唑或伊曲康唑进行局部和全身性抗真菌治疗。对有角膜穿孔可能或药物治疗下仍有进展的患者应进行眼外科治疗。局部治疗可用5%那他霉素溶液、0.15%两性霉素B溶液或1%咪康唑溶液。

8.曲霉性心内膜炎

需要积极的药物和外科治疗,一旦确诊即应用两性霉素B治疗,治疗开始后1~2周可进行受累瓣膜的替换术。由于感染瓣膜置换术后存在感染复发的可能,推荐口服伏立康唑或泊沙康唑终生抗真菌治疗。

9.曲霉性骨髓炎

首选两性霉素B或伏立康唑治疗,常需要积极外科手术清除坏死组织。对某些病例,长疗程的伊曲康唑400mg/d积极治疗有效。

10.皮肤曲霉病

两性霉素B为慢性皮肤曲霉病治疗的首选药物,应配合外科清创术。其他备选药物包括泊沙康唑、伊曲康唑或棘白霉素。

11.耳曲霉病

去除外耳道碎屑,清洁外耳道,并结合抗真菌药物的应用,早晚局部外用那他霉素或制霉菌素,疗程2~3周;局部外用咪唑类霜剂。还可将浸有两性霉素B、那他霉素或咪康唑的纱布块放入外耳道内,并经常更换,疗程为1周。

八、预后

过敏性曲霉病预后良好,多数在数天内恢复。腐生型支气管肺曲菌病,疗程常较长,可迁延数年至10余年,预后较好。肺曲霉球简单型手术效果好,复杂型死亡率较高。急性侵袭性肺曲霉病常危及生命。播散性曲霉病预后差。

九、预防

曲霉广布于自然界,必须在日常生活、工作中加强防护措施以预防感染。在粉尘多的环境应戴口罩。清理易有曲霉生长的日用品时,宜用湿布擦拭,以防曲霉孢子飞扬。不吃霉变的食物。异物飞入眼内,切勿用力擦眼,应及时用生理盐水冲洗,以免角膜擦伤。对眼和皮肤等外伤应及时处理。预防曲霉的院内感染,应加强病房通风、消毒,手术器械必须严格消毒,合理使用抗生素、激素等药物,因病情需要必须长期使用者,应定期进行真菌培养,一旦发现曲霉感染,即可给予抗真菌药物治疗。

第三节　念珠菌病

念珠菌病是由各种致病性念珠菌引起的局部或全身真菌病,为目前最常见的深部真菌病。念珠菌病多发生于正常菌群失调或机体抵抗力降低的患者,属机会性真菌感染。

一、病原学

念珠菌广泛存在于自然界,在正常人体皮肤、黏膜、肠道、上呼吸道等处均可检出念珠菌。念珠菌为条件致病菌,其中以白色念珠菌(即白假丝酵母)感染临床上最常见,占念珠菌感染的$50\%\sim70\%$。其他如热带念珠菌、克柔念珠菌、光滑念珠菌、季也蒙念珠菌、近平滑念珠菌、假热带念珠菌、葡萄牙念珠菌、都柏林念珠菌等也具致病性。白色念珠菌和热带念珠菌的致病力最强。

二、流行病学

1.传染源

念珠菌病患者、带菌者及携带念珠菌的动物是本病的传染源。

2.传播途径

①内源性:较为多见,主要是由于定植体内的念珠菌,在一定的条件下大量增殖并侵袭周围组织引起自身感染,常见消化道感染。②外源性:主要通过接触感染如性传播、母婴垂直传播等;也可从医院环境获得感染,如通过医护人员的手、医疗器械等间接接触感染;还可通过饮水、食物等方式传播。

3.人群易感性

好发于严重基础疾病及机体免疫低下患者,包括:①有严重基础疾病患者,如糖尿病、恶性肿瘤、艾滋病、系统性红斑狼疮、大面积烧伤、粒细胞减少症等,尤其是年老体弱者及幼儿;②应用细胞毒性免疫抑制剂治疗者,如肿瘤化疗、器官移植或糖皮质激素使用等;③广谱抗生素过度应用或不当应用,引起菌群失调;④长期留置导管患者,如静脉导管、气管插管、胃管、导尿管、介入性治疗等。

4.流行特征

本病遍及全球,全年均可患病。对于免疫正常患者,念珠菌感染常系皮肤黏膜屏障功能受损所致,以皮肤黏膜感染为主,治疗效果好。系统性念珠菌病则多见于细胞免疫低下或缺陷患者。随着抗真菌药物的广泛应用,耐药菌株也日益增多。

三、发病机制

念珠菌是人体的正常菌群,当人体局部防御屏障受损(如烧伤、创伤、介入操作)、各种导管置入、正常菌群失调和人体免疫力低下时,念珠菌大量生长繁殖,通过黏附素等因子黏附和侵入组织,产生水解酶、磷脂酶等毒力因子,激发补体系统和抗原抗体反应,造成细胞变性、坏死及血管通透性增强,导致组织器官的损伤。

念珠菌侵入血液循环并在血液中生长繁殖后,进一步可播散至全身各器官,引起各器官内播散。其中以肺、肾最为常见,其次是脑、肝、心、消化道、脾、淋巴结等,可引起气管炎、肺炎、尿毒症、脑膜脑炎、间质性肝炎、多发性结肠溃疡、心包炎、心内膜炎和心肌炎等。

组织病理改变可呈炎症性(如皮肤、肺)、化脓性(如肾、肺、脑)或肉芽肿性(如皮肤)。特殊器官和组织还可有特殊表现,如食管和小肠可有溃疡形成,心瓣膜可表现为增殖性改变,而急性播散性病例常形成多灶性微脓肿,内含大量中性粒细胞、假菌丝和芽孢,有时可有纤维蛋白和红细胞。

四、临床表现

急性、亚急性或慢性起病,根据侵犯部位不同,分为以下几种临床类型。

(一)皮肤念珠菌病

好发于皮肤皱褶潮湿部位,如腹股沟、腋窝、乳房下、肛周、会阴部以及指(趾)间等皮肤。可分为念珠菌性间擦疹、丘疹型皮肤念珠菌病、皮肤念珠菌性肉芽肿、念珠菌性甲沟炎等临床类型。其中以念珠菌性间擦疹最为常见,患者觉灼热瘙痒,皮损开始为红斑、丘疹或小水疱,迅速变成境界明显的脓疱、糜烂,表面无显著的溢液,有层层剥脱的表皮,亦可呈现鲜红色落屑斑,局部皮肤鲜红,表面有灰白色剥脱,周缘有小疱、脓疱。

(二)黏膜念珠菌病

1.口腔念珠菌病

为最常见的浅表性念珠菌病。包括急性假膜性念珠菌病(鹅口疮)、念珠菌性口角炎、急慢性萎缩性念珠菌病、慢性增生性念珠菌病等临床类型。其中以鹅口疮最为多见,典型表现为大小不等的乳酪状白色斑片,散布于口腔黏膜上,边界清楚,周围有红晕。可无症状或有烧灼感、口腔干燥、味觉减退和吞咽疼痛。白膜易于剥除,留下湿润的鲜红色糜烂面或轻度出血。

2.念珠菌性阴道炎

较常见,孕妇好发。外阴瘙痒、灼痛是本病的突出症状。小阴唇及阴道黏膜上附有灰白色假膜,擦除后露出红肿黏膜。阴道分泌物浓稠,黄色或乳酪样,有时杂有豆腐渣样白色小块,但无恶臭。

3.消化道念珠菌病

包括念珠菌性食管炎和肠炎。食管炎患者早期多无症状,常伴有鹅口疮,继之出现食欲减退,婴幼儿有呛奶、呕吐或吞咽困难等表现,成人有进食不适,胸骨后疼痛。内镜检查多见食管壁下段充血水肿,假性白斑或表浅溃疡。肠炎患者均有腹泻、腹胀,粪便呈水样或豆腐渣样,有稀薄黏液或黄绿色泡沫。

(三)系统性念珠菌病

1.呼吸道念珠菌病

症状主要有低热、咳嗽、咳白色黏稠痰,有时痰中带血甚或咯血。肺部听诊可闻及湿性啰音,胸部 X 线检查见支气管周围致密阴影或双肺弥散性结节性改变。痰直接镜检及真菌培养有助于诊断,但因取材可能受污染,用纤维支气管镜获取的支气管分泌物培养结果较为可靠。

2.泌尿系念珠菌病

可侵犯膀胱或肾脏。膀胱炎患者有尿频、尿急、排尿困难甚至血尿等症状,少数患者也可出现无症状性菌尿,常继发于尿道管留置后。肾脏感染多系血行播散所致,临床表现为发热、寒战、腰痛和腹痛,肾功能损害。尿常规检查可见红细胞、白细胞,直接镜检可发现菌丝和芽孢,培养阳性有助于确诊。

3.念珠菌菌血症

常发生多个系统同时被念珠菌侵犯,又称之为播散性念珠菌病,可有发热和多脏器受累的临床症状,病死率较高。血培养有念珠菌生长。

4.念珠菌性心内膜炎

患者常有心脏瓣膜病变、人工瓣膜、静脉药瘾、中心静脉导管,或心脏手术或心导管检查术后。临床表现与其他感染性心内膜炎相似,有发热、贫血、心脏杂音及脾大等表现,瓣膜赘生物通常较大,栓子脱落可致大动脉栓塞,病死率极高。

5.念珠菌性脑膜炎

较少见,主要为血行播散所致,预后不佳。常累及脑实质,并有多发性小脓肿形成。临床表现为发热、头痛、脑膜刺激征,但视盘水肿及颅内压增高不明显,脑脊液中细胞数轻度增多,糖含量正常或偏低,蛋白含量明显升高。脑脊液检查不易发现真菌,需多次脑脊液真菌培养。

五、实验室检查

(一)直接镜检

标本直接镜检发现大量菌丝和成群芽孢有诊断意义,菌丝的存在表示念珠菌处于致病状态。如只见芽孢,特别是在痰或阴道分泌物中可能属于定植,不能诊断发病。

(二)培养

由于念珠菌为口腔或胃肠道的正常居住菌,因此从痰培养或粪便标本中分离出念珠菌不能作为确诊依据。若在无菌条件下获得的,如从血液、脑脊液、腹水、胸水、中段清洁尿液或活检组织标本分离出念珠菌,可认为是深部真菌感染的可靠依据。

（三）组织病理检查

组织中同时存在芽孢和假菌丝或真菌丝可诊断为念珠菌病,但不能确定感染的菌种,必须进行培养再根据菌落形态、生理、生化特征做出鉴定。

（四）免疫学检测

1.念珠菌抗原检测

检测念珠菌特异性抗原,如甘露聚糖抗原、烯醇酶抗原等,其中以 ELISA 检测烯醇酶抗原最为敏感,敏感性可达 75%~85%,感染早期即获阳性,具有较好的早期诊断价值。

2.念珠菌特异性抗体检测

可采用补体结合试验、酶联免疫吸附试验等方法检测,但由于健康人群可检测到不同滴度的抗体,疾病早期及深部真菌病患者多有免疫低下致抗体滴度低等因素的影响,使其临床应用受到很大的限制。

（五）核酸检测

特异性 DNA 探针、聚合酶链反应(PCR)等方法,检测念珠菌壁的羊毛固醇 C14-去甲基酶的特异性基因片段,初步试验结果较好,但目前尚未作为常规应用于临床。

（六）其他

影像学检查如胸片、B超、CT 或 MRI 等尽管无特异性,但对发现肺、肝、肾、脾侵袭性损害有一定帮助。

六、诊断与鉴别诊断

（一）诊断

除部分浅表部皮肤黏膜念珠菌感染有时依据其特殊部位及特征较易诊断外,系统性念珠菌病的临床表现多无特征性,难与细菌等所致的感染相鉴别。出现以下情况应考虑真菌感染的可能:有导致正常菌群失调的诱因或人体免疫力低下的疾病,原发病出现病情波动,经抗生素治疗症状无好转或反而加重,而无其他原因可解释。确诊有赖于病原学证实。标本在直接镜检下发现大量菌丝和成群的芽孢或血液,脑脊液培养证实为致病念珠菌,具有诊断意义。在痰、粪便或消化道分泌物中只见芽孢而无菌丝可能为定植菌群,不能仅此作为诊断依据。

（二）鉴别诊断

消化系统念珠菌病应与食管炎、胃炎、肠炎等鉴别。念珠菌性肺炎、脑膜炎、心内膜炎应与结核性、细菌性及其他真菌性感染鉴别。

七、治疗

（一）基础治疗

1.去除诱因

如粒细胞减少患者应提高白细胞总数,免疫低下患者应增强机体的免疫力,大面积烧伤患者应促进伤口的愈合等。

2.清除局部感染灶

如果为导管相关性菌血症,应拔除或更换导管,化脓性血栓性静脉炎需行外科手术治疗,如节段性静脉切除术。对于并发念珠菌心内膜炎患者,内科保守治疗效果较差,需行瓣膜置换术。

(二)病原治疗

1.治疗原则

(1)治疗方式:局部用药适用于部分皮肤和黏膜念珠菌病,一般连续使用 1～2 周;全身用药适用于局部用药无效的皮肤黏膜念珠菌病,以及部分黏膜、系统性念珠菌病的治疗。

(2)药物选择:由于耐药菌株的不断增加,而且克柔念珠菌对氟康唑天然耐药,光滑念珠菌也对氟康唑不敏感,故应做菌种鉴定及药敏试验,并根据药敏结果选择药物。

(3)治疗疗程:对于重症感染如念珠菌菌血症患者,需待症状、体征消失,培养转阴性后 2 周停药;心内膜炎患者应在瓣膜置换术后继续治疗 6 周以上。

(4)预防用药:适用于高危人群,如对于伴粒细胞减少症的危重患者或行肝脏移植术患者,常应用抗真菌药物预防念珠菌的感染。可选用氟康唑 400mg/d 或伊曲康唑口服溶液 2.5mg/kg,每 12 小时预防一次。

2.局部用药

常用药物包括制霉菌素软膏、洗剂或制霉菌素甘油,酮康唑、益康唑、克霉唑、咪康唑等霜剂,制霉菌素、克霉唑、咪康唑等阴道栓剂。

3.全身用药

常用药物有:①氟康唑:口服吸收完全(95%),对脑脊液和玻璃体穿透良好,且尿药浓度高,常作为口咽部、食管、阴道念珠菌病的标准治疗药物,也可用于中枢神经系统及泌尿系统念珠菌病的治疗。用于口咽部念珠菌感染,氟康唑 100～200mg/d 顿服,连用 7～14 天;念珠菌性阴道炎,氟康唑局部用药或 150mg 顿服;系统性念珠菌感染,氟康唑 400～800mg/d,疗程视临床治疗反应而定。儿童浅表念珠菌感染 1～2mg/(kg・d),系统性念珠菌感染 3～6mg/(kg・d)。②伏立康唑:口服吸收完全(96%),对脑脊液和玻璃体穿透良好,但尿药浓度低。静脉滴注首日 6mg/kg,每日两次,随后 4mg/kg,每日两次;或口服首日 400mg,每日两次,随后 200mg,每日两次,适用于耐氟康唑的重症或难治性侵袭念珠菌感染。③伊曲康唑:一般用于黏膜念珠菌病的治疗,也作为口咽部和食管念珠菌病的备选治疗药物。口腔和(或)食管念珠菌病,200～400mg/d 顿服,连用 1～2 周。阴道念珠菌病,200mg/d 分 2 次,服用 1 天;或 100mg/d 顿服,连服 3 天。系统性念珠菌病,200mg,每 12 小时一次,静脉滴注 2 天,然后 200mg,每日一次,静脉滴注 12 天;病情需要可序贯口服液 200mg,每 12 小时一次,应用数周或更长时间。④两性霉素 B:为广谱抗真菌药,对念珠菌具有高效、快速杀菌活性,是中枢神经系统念珠菌病的首选。静脉滴注,每日 0.5～0.7mg/kg,对于出现严重不良反应及肾功能不全者,可考虑使用两性霉素 B 脂质制剂。⑤卡泊芬净:是念珠菌菌血症、心内膜炎等重症感染的治疗首选;但脑脊液、玻璃体穿透性差,且自尿排出<2%,不宜用于中枢神经系统及泌尿系统的念珠菌属感染。首剂 70mg,随后每日 50mg 静脉滴注。⑥酮康唑:适用于慢性皮肤黏膜念珠菌病,每日0.2～0.4g 顿服,连服 1～2 个月,但因其肝毒性,应动态监测肝功能。

八、预后

局部念珠菌感染如黏膜念珠菌病、念珠菌性食管炎、泌尿道念珠菌病等感染较为局限，预后尚好。然而，念珠菌在任何部位的出现，均是引起潜在致命的播散性或全身性念珠菌病的危险因素。

九、预防

（1）保护皮肤黏膜完整，尽量减少插管、长期留置导管，并加强对留置的导管护理及定期更换。

（2）保持机体的菌群平衡，合理使用抗生素，尽量避免长期、大剂量地使用广谱抗生素。

（3）对于某些存在严重免疫功能障碍如艾滋病、血液病、恶性肿瘤、器官移植等患者，可使用抗真菌药物预防念珠菌感染，其中以氟康唑应用最广。

第四节　肝真菌病

肝真菌病属于侵袭性真菌病（IFD），是指真菌侵入肝脏，并在其中生长繁殖导致组织损害、器官功能障碍和炎症反应的病理改变及病理生理过程。近年来，由于恶性肿瘤、免疫缺陷、移植患者增多，广谱抗生素的大量使用以及侵入性检查与治疗手段的广泛运用，侵袭性真菌病发生率呈逐年上升趋势。肝真菌病常来自播散性真菌感染，往往于尸检中确诊。原发于肝脏的真菌感染也有临床病例报道，但还缺乏大规模的流行病学数据。引起肝真菌病的病原体可分为两类：条件致病菌与真性致病菌。条件致病菌中最常见的病原菌是以念珠菌为主的酵母样真菌和以曲霉为主的丝状真菌，也包括隐球菌、毛霉，多侵犯免疫功能受损的宿主。真性致病菌主要包括组织胞浆菌、粗球孢子菌和副球孢子菌，它们可侵入正常宿主，也常在免疫功能低下的患者中引起疾病，这类致病真菌的全身播散性感染常累及肝脏。

一、病原学、发病机制及临床表现

（一）念珠菌病

念珠菌属于酵母菌，又称假丝酵母菌，有 300 多个种，主要为白色念珠菌、热带念珠菌、克柔念珠菌、近平滑念珠菌、光滑念珠菌等。念珠菌广泛存在于自然界中，也是人体的正常菌群之一，大部分念珠菌病属于内源性感染。肝脏念珠菌感染是肝真菌病中发病比例最高的，常为肝脾念珠菌病的一部分。肝脾念珠菌病又称慢性播散性念珠菌病，主要累及肝脏、脾脏，部分患者累及肾脏。常见于免疫功能受损患者，尤其是进行化疗的血液系统恶性肿瘤患者，也可发生于慢性肉芽肿病、克罗恩（Crohn）病、糖尿病以及接受肾上腺皮质激素治疗的患者。自 20 世纪 80 年代以来，其发病率明显上升。据报道，在接受化疗或造血干细胞移植的血液系统恶性肿瘤患者中，其发病率从 3% 到 29.1% 不等。

发病机制尚未完全阐明,多数学者认为致病菌主要来自消化道定植的念珠菌。各种理化因素导致消化道黏膜屏障破坏,加之化疗导致中性粒细胞减少和宿主免疫系统受损增加了宿主对念珠菌的敏感性,念珠菌经血行播散于肝脏、脾脏及其他器官。

病理特征为弥散性小脓肿伴急性化脓性和肉芽肿性炎症反应。早期病灶为多形核炎性细胞和单个核细胞包绕真菌酵母形成的微脓肿,经抗真菌治疗后,病灶最外层由纤维组织包绕,中间一层由淋巴细胞、巨噬细胞和多核巨细胞组成,中心是坏死的真菌成分。

主要临床表现为广谱抗生素不能控制的弛张热,伴恶心、腹痛、腹胀,有的患者出现腹泻。体检可发现上腹部压痛(右上腹多见)、肝脾大,部分患者出现皮肤巩膜黄染。实验室检查可发现肝功能异常,尤其是碱性磷酸酶升高,其水平随病情波动,伴或不伴转氨酶、总胆红素升高。血清 1,3-D 葡聚糖检测(G 试验)可为阳性结果。部分患者可从口腔或大便中检出假菌丝及芽孢。腹腔镜检查可发现肝脏表面散在分布的边缘清晰的黄白斑点病灶。腹部超声、CT、MRI 均可提示肝脏和(或)脾脏内多发的、周边分布的、小的靶状脓肿(牛眼征)。但在中性粒细胞减少症时期,影像学检查可出现一过性阴性结果。超声引导下细针穿刺活检,组织涂片部分可检出假菌丝及芽孢,直视肝活检可提高成功率。血培养和组织培养常为阴性。

(二)曲霉病

曲霉是分布最广泛的真菌。侵袭性曲霉病最常见的病原菌为烟曲霉,其次为黄曲霉、黑曲霉和土曲霉,部分医疗机构则以黄曲霉和土曲霉居多。

感染途径主要为吸入空气中的孢子,曲霉孢子随呼吸进入鼻窦和肺,通过纤维蛋白、层粘连蛋白等黏附于宿主的组织细胞,萌发产生菌丝进入细胞致病。曲霉嗜好侵入血管,由于血管栓塞和曲霉毒素的共同作用,组织坏死常很严重。曲霉是条件致病菌,人体正常情况下对其具有强大的免疫力。宿主抵御感染主要通过效应细胞,单核细胞和吞噬细胞吞噬入侵的孢子,淋巴细胞杀死膨胀的孢子和菌丝,而中性粒细胞则通过氧化和非氧化机制破坏菌丝。因此曲霉感染是免疫缺陷人群,如持续粒细胞缺乏、艾滋病、遗传性免疫缺陷病、造血干细胞或实体器官移植受者发病和致死的重要原因。

曲霉病常见于肺和鼻窦,但在晚期全身播散性感染时约有 30% 的患者累及肝脏,表现为腹痛、黄疸和肝触痛,相当一部分患者可无症状。CT 扫描可发现肝内多发的低密度小病灶。原发于肝脏的侵袭性曲霉病至今仅有数例临床报道,绝大部分为尸检所确诊。肝脏可出现单个或多个实质性病灶,B 超表现为等低回声、边界不清的团块状病变。临床表现无特异性,酷似细菌、其他真菌感染和肿瘤性疾病,重要的是重视高危患者发生曲霉病的可能,并及时进行必要的检查。血清半乳甘露聚糖检测(GM 试验)是曲霉在宿主中侵袭生长时释放的一种抗原,属曲霉菌细胞壁上的一种热稳定多糖蛋白抗原,动态观察对诊断有一定帮助。肝活检组织病理检查有助于确诊。

(三)隐球菌病

隐球菌属包括 17 个种和 18 个变种,致病菌主要是新型隐球菌。在隐球菌感染的传播环节中,鸽粪是新型隐球菌临床感染的重要来源,而土壤的病原菌则是鸽粪等鸟类排泄物污染所造成。

隐球菌的传播途径有二:①呼吸道,存在于鸽粪及土壤中的隐球菌可随尘埃一起被吸入呼吸道内,导致肺部感染。②皮肤,可导致系统性隐球菌病入侵,临床所见的原发性皮肤隐球菌病可进一步导致隐球菌脑膜炎。动物口服大量新型隐球菌可导致感染,但尚无确切依据证实人可以通过消化道感染新型隐球菌。

隐球菌进入人体后很快形成荚膜,而荚膜多糖是隐球菌的主要致病因子之一,可抑制机体的细胞免疫并诱导产生抗原特异性免疫耐受。隐球菌的酚氧化酶可酚化人体内的左旋多巴、多巴胺而形成黑色素。黑色素具有抗氧化作用,可清除宿主效应细胞产生的毒性自由基,抑制吞噬细胞的吞噬作用,降低对两性霉素 B 的敏感性,从而保护隐球菌细胞免受攻击。免疫功能健全的正常人可能吸入隐球菌而并不发生隐球菌病或仅为自限性感染。但在细胞免疫功能低下的患者,如艾滋病、血液系统恶性肿瘤、移植患者或使用大量肾上腺皮质激素及其他免疫抑制剂的患者,以及糖尿病、肝硬化等患者,则易导致隐球菌病。

常见的感染部位为中枢神经系统、肺部和皮肤黏膜。播散性隐球菌病常累及肝脏,预后往往不佳。但需注意肝隐球菌病也可见于免疫功能健全的个体,患者可以肝功能不良、胆管炎、胆囊炎、胆汁淤积性黄疸、阻塞性黄疸为首发症状,如诊断治疗不及时,最后可致肝硬化或肝功能衰竭。影像学表现多种多样,无特异性,可类似胆管细胞型肝癌、原发性硬化性胆管炎等。胆汁培养有助于诊断。肝脏活检病理表现为淋巴细胞浸润和肉芽肿形成。

(四)毛霉病

毛霉归入接合菌亚门、接合菌纲、毛霉目、毛霉科。毛霉目以下又分为若干属,人类毛霉病中常见病原菌有毛霉属、根霉属、根毛霉属、犁头霉属等。其中根霉属是最常引起人类接合菌病的病原体。毛霉目真菌广泛存在于土壤、空气、粪便、食品及一切霉变的材料上,生长不需复杂的营养。

多数患者由于吸入空气中的孢子而感染,肺和鼻窦是最常见的感染部位,食入或经外伤接种植入也是常见的感染途径。免疫功能降低是致病的诱发因素,包括糖尿病伴有或无酮症酸中毒、中性粒细胞减少症、恶性肿瘤、化疗及免疫抑制剂的应用、器官移植及抗排斥治疗、骨髓及造血干细胞移植、去铁敏治疗、烧伤、外伤、儿童营养不良等。毛霉的致病特点是菌丝好侵犯血管形成栓塞而引起组织坏死,因此损伤穿透血管内皮细胞是毛霉致病的重要环节。正常宿主抵抗毛霉的主要防御机制是通过巨噬细胞吞噬作用和氧化杀伤机制杀死真菌孢子,而免疫力低下和糖尿病患者的巨噬细胞往往因功能降低而无法抑制被吞噬的孢子发芽。此外,酸中毒可破坏转铁蛋白结合铁的能力导致有效血清铁的升高,也使得糖尿病酸中毒患者增加了毛霉感染的可能性。组织病理多表现为化脓性炎症反应伴脓肿形成和化脓性坏死,坏死组织中有菌丝。血管侵入表现为血管壁坏死和真菌性栓塞,常累及大血管。

根据病原菌侵犯机体的部位不同,毛霉病在临床上可表现为多种类型,如鼻脑毛霉病、肺毛霉病、皮肤毛霉病、胃肠毛霉病。播散性毛霉病可继发于上述四型,累及两个或多个器官,死亡率接近 100%,最常见于中性粒细胞减少症或淋巴瘤的患者或器官移植、化疗、肾上腺皮质激素及去铁敏治疗的患者。较多患者合并细菌、病毒或其他病原体的感染。肝脏毛霉病通常由血行播散而来,也可在黏膜屏障受损时由胃肠道毛霉病扩展而致,症状表现为发热、腹痛,触诊肝脏可轻度肿大,转氨酶和碱性磷酸酶常升高,可有黄疸表现。影像学表现为肝内多发的包围着血管的低回声团块状的充盈缺损,表明坏死灶是由血管受侵犯形成血栓引起的。活检穿刺吸取坏死组织直接染色镜检常可以发现具有菌丝粗大、无分隔、直角分支特征的病原真菌，可依此确诊。

（五）组织胞浆菌病

组织胞浆菌病属于地方性真菌病。分为两种类型，以美洲型多见，由荚膜组织胞浆菌引起，也称经典组织胞浆菌病或小型组织胞浆菌病；另一类为非洲型，由荚膜组织胞浆菌杜氏变种或马皮疽荚膜组织胞浆菌引起，也称大型组织胞浆菌病。除均累及单核-巨噬细胞系统外，两者的病原菌、流行地区和临床表现都不尽相同。组织胞浆菌是土壤腐生菌，鸟类和蝙蝠粪便可能是重要的病原载体，人类多因吸入被污染的泥土或尘埃中的真菌孢子而感染。孢子一旦进入体内，会被组织细胞吞噬并在细胞内继续出芽繁殖，表现出酵母相。

荚膜组织胞浆菌主要侵犯肺部，而荚膜组织胞浆菌杜氏变种主要侵犯皮肤、淋巴结和骨。两者均可出现播散性感染，播散性感染约90%累及肝脏；另外，胃肠道组织胞浆菌病患者常合并肝脏组织胞浆菌感染，这在组织学上可以得到证实，提示病原菌可能是由胃肠道进入门脉系统。临床表现为发热、肝脾大、疲劳、体重下降、肝酶升高等生化异常。肝脏组织活检病理表现为门脉区淋巴细胞和组织细胞浸润，也可形成散在或弥漫的肉芽肿，含有病原体的巨噬细胞浸润肝实质。肝脏组织中检测到特征性的酵母形式可作为诊断的依据；另外，血培养或者血清、尿液组织胞浆菌抗原 EUSA 检测也有助于诊断。

（六）球孢子菌病

球孢子菌病是由粗球孢子菌引起的感染性疾病。本病流行于美国西南部地区、墨西哥部分地区以及中美洲和南美洲。人体由于吸入含粗球孢子菌孢子的尘埃而被感染。

球孢子菌病临床表现为无症状型或自限性感染，有时表现为急性播散性发病过程，肺部广泛累及并播散至其他组织形成局灶性病变，尤其在免疫功能抑制的个体和身体衰弱者。急性播散性发病率不到1%，病死率达50%，男性与女性比例约为5：1，孕妇患者约20%为播散性，病死率高达88%。粗球孢子菌几乎可以播散至人体任何组织器官，其中最常见的是皮肤及皮下组织、骨骼和脑膜，也有报道肝脏受累更为常见，可能与尸检的比例有关。患者可无症状或为肝炎样表现，出现肝大、转氨酶升高，黄疸少见，如出现黄疸则与肉芽肿侵犯胆管上皮有关。实验室检查可见血清碱性磷酸酶不成比例的升高，组织病理表现为肉芽肿样病变，有淋巴细胞、上皮样细胞及巨细胞存在，巨细胞内外可见球形小体。确诊依靠活检取病理组织镜检或培养，血清学检测也有助于诊断。

（七）副球孢子菌病

副球孢子菌病是由巴西副球孢子菌引起的皮肤、黏膜、淋巴结和内脏器官的真菌病。本病仅在美洲南部和中部散在流行，以20～50岁男性常见，好发于常接触土壤和蔬菜的农民。尽管副球孢子菌病不是常见的机会性感染，但本病有时可发生于包括艾滋病患者在内的免疫缺陷者中。人体通过吸入巴西副球孢子菌孢子感染本病，孢子在肺内转变成侵袭型酵母，可能再经血液及淋巴系统向其他部位播散。临床表现明显的感染往往呈慢性和进行性，但通常并不致命，常见有皮肤黏膜感染、淋巴结感染、内脏感染及混合型。内脏感染以局灶性病变为特点，主要累及肝脏、脾脏以及腹腔淋巴结，有时可伴有腹痛。

二、诊断和鉴别诊断

对机会性侵袭性真菌病的诊断可参考欧洲癌症研究和治疗组织/侵袭性真菌感染协作组和美国国立超敏反应和感染病研究院真菌病研究组（EORTC/MSG）于2002年制定的免疫缺陷者机会性侵袭性真菌感染诊断定义的国际共识以及2008年EORTC/MSG共识组对侵袭性真菌病的修正定义，对诊断分为3个级别，即确诊、临床诊断和疑似。但应注意的是该诊断定义用于临床试验或流行病学研究时，仅确诊和临床诊断病例可作为研究对象，疑似病例需除外。诊断标准见表3-1和表3-2。

表 3-1　侵袭性真菌病确诊病例的诊断标准[a]

标本及分析	霉[b]	酵母[b]
无菌组织显微镜检查	穿刺或活检标本的组织病理学、细胞病理学或直接显微镜[c]可见菌丝或黑色酵母样菌，并有组织损害的相关证据	正常无菌部位（黏膜除外）穿刺或活检标本的组织病理学、细胞病理学或直接显微镜[c]见酵母成分，如隐球菌属见荚膜芽生酵母、念珠菌属见假菌丝或真菌丝[e]
无菌组织培养	经无菌操作自正常无菌部位，和自临床、影像学诊断为感染的部位取得的标本培养出霉或"黑色酵母"，但不包括取自支气管肺泡灌洗液、头颅窦腔和尿液标本	经无菌操作自临床或影像学显示有感染证据的正常无菌部位取得的标本（包括24小时内新鲜留取的引流标本）培养出酵母
血培养	血培养霉菌阳性[d]（如镰刀霉）并与感染病程一致	血培养酵母（如隐球菌属或念珠菌属）或酵母样菌阳性（如毛孢子菌属）
CSF血清学分析	不适用	脑脊液隐球菌抗原阳性显示为播散性隐球菌病

注：[a] 该诊断标准不包括地方性真菌病；

[b] 如培养阳性应鉴定至菌种或属；

[c] 组织或细胞检查应做Grocott-Comori乌洛托品银染色或过碘酸希夫（PAS）染色，以便于观察真菌结构。如可能，局部湿片标本应做荧光（如卡尔科弗卢尔或勃兰克福）染色；

[d] 血培养曲霉菌阳性一律视为污染；

[e] 念珠菌属、毛孢子菌、酵母样地真菌和头状地真菌亦可形成假菌丝或真菌丝。

表 3-2　侵袭性真菌病临床诊断病例的诊断标准[ab]

1.宿主因素[c]

(1)粒细胞缺乏：中性粒细胞绝对计数<0.5×10⁹/L，且持续时间>10天，与发病即时相关

(2)同种异体造血干细胞移植受者

(3)长期使用皮质类固醇激素，平均最小剂量每日0.3mg/kg泼尼松或等效剂量>3周（除外过敏性支气管肺曲霉病患者）

(4)过去90天内应用T细胞免疫抑制剂，如环孢素、TNF-α阻滞剂、特异性单克隆抗体（如阿仑单抗）或核苷类似物

(5)遗传性严重免疫缺陷(如慢性肉芽肿性疾病、严重联合免疫缺陷病)

2.临床标准[d]

(1)下呼吸道真菌病[e]:CT 符合下列 3 项中的 1 项:

致密影,边界清晰的损害,伴或不伴有晕轮征

空气新月征

空洞

(2)气管支气管炎:支气管镜检见气管支气管溃疡、结节、假膜、斑点或结痂

(3)鼻窦感染:影像学显示鼻窦炎,并具备下列中至少 1 项:

急性局部疼痛(包括疼痛放射至眼部)

鼻黏膜溃疡伴黑痂

自鼻窦延伸超越骨屏障,包括进入眼眶

(4)中枢神经系统感染,符合下列 2 项中的 1 项:

影像学检查提示局灶损害

MRI 或 CT 显示脑膜增厚

(5)播散性念珠菌病[f],先前 2 周内念珠菌菌血症之后,并符合下列 2 项中的 1 项:

肝脏和(或)脾脏中有小的、周边分布的、靶状脓肿(牛眼征)

眼底检查视网膜渗出呈进行性加重

3.微生物学标准

(1)直接检查(细胞学、直接镜检或培养):痰液、支气管肺泡灌洗液、支气管毛刷标本或鼻窦抽取液呈霉菌阳性,显示下列中 1 项:

呈现真菌成分显示为霉

培养检出霉(即曲霉、镰刀霉、接合菌和赛多孢菌)

(2)间接检查(检测抗原或细胞壁组分)[g]:

曲霉病:血浆、血清、支气管肺泡灌洗液或脑脊液标本检测出半乳甘露聚糖抗原

IFD,除外隐球菌属和接合菌:血清-D 葡聚糖检测阳性

注:[a] 该诊断标准不包括地方性真菌病;

[b]临床诊断患者需符合 1 项宿主因素、1 项临床标准和 1 项微生物学标准。仅符合 1 项宿主因素、1 项临床标准,但不符合微生物学标准者为疑似病例;

[c]宿主因素并不等同于危险因素,而是识别个例患者易发 IFD 的特征。主要适用于恶性疾病的治疗、同种异体造血干细胞移植和实体器官移植。亦适用于应用激素和其他 T 细胞抑制剂及原发性免疫缺陷者;

[d]必须与微生物标准中真菌检出部位和目前病情发作即时相关;

[e]需检查除外其他原因;

[f]与急性脓毒症一致的症状、体征提示为急性播散性疾病,如无则为慢性播散性疾病;

[g]主要适用于曲霉病和念珠菌病,并不适用于隐球菌属或接合菌(如根霉、毛霉、犁头霉)感染的诊断。核酸检测并未包括在内,因无标准化方法。

对于地方性真菌病,如组织胞浆菌病、球孢子菌病、副球孢子菌病尚无诊断分级。对于有流行区域接触史,出现相关临床症状者要怀疑真菌病的可能,临床标本培养或组织病理检查获得微生物学证据是确诊的标准。

由于肝真菌病临床表现多无特异性,酷似肝脏的其他病原体感染或肿瘤性疾病,鉴别诊断难以一一列举,关键在于重视高危患者肝真菌病的可能,及时进行必要的检查。

三、治疗

(一)抗真菌药物的分类

目前临床使用的抗真菌药物主要有以下四类。

1.多烯类

(1)两性霉素 B:

①适应证:可用于曲霉、念珠菌、隐球菌、组织胞浆菌等引起的 IFD。②药代动力学:几乎不被肠道吸收,静脉给药较为理想。血浆结合率高,可通过胎盘屏障,血浆半衰期为 24 小时。肾脏清除很慢。③用法与用量:静脉给药,0.5~1.0mg/(kg·d)。④注意事项:传统的两性霉素 B 制剂具有严重的肾毒性,需对患者进行严密的肾功能及血钾水平监测。当肾功能显著下降时应予减量,并应避免与其他肾毒性药物合用。

(2)两性霉素 B 含脂制剂:目前有 3 种制剂即两性霉素 B 脂质复合体(ABLC)、两性霉素 B 胶质分散体(ABCD)、两性霉素 B 脂质体(L-AmB)。因其分布更集中于单核-巨噬细胞系统如肝、脾和肺组织,减少了在肾组织的浓度,故肾毒性较传统的两性霉素 B 去氧胆酸盐低。由于采用脂质体技术制备,故价格较昂贵。

①适应证:可用于曲霉菌、念珠菌、隐球菌、组织胞浆菌等引起的 IFD;无法耐受传统两性霉素 B 制剂的患者;肾功能严重损害,不能使用传统两性霉素 B 制剂的患者。②药代动力学:非线性动力学,易在肝脏及脾脏中浓集,肾脏中则较少蓄积。③用法与用量:推荐剂量 ABLC 为 5mg/kg,ABCD 为 3~4mg/kg,L-AmB 为 3~5mg/kg。起始剂量为每天 1mg/kg,经验治疗的推荐剂量为每天 3mg/kg,目标治疗为每天 3mg/kg 或 5mg/kg,静脉输注时间应不少于 1 小时。④注意事项:肾毒性显著降低,输液反应亦大大减少,但仍需监测肾功能。

2.唑类

(1)氟康唑:

①适应证:深部念珠菌病、急性隐球菌性脑膜炎、侵袭性念珠菌病的预防与治疗。②药代动力学:口服迅速吸收,进食对药物吸收无影响。蛋白结合率低,肾脏清除,血浆半衰期为 20~30 小时,血中药物可经透析清除。③用法与用量:侵袭性念珠菌病 400~800mg/d;念珠菌病的预防 50~200mg/d,疗程不宜超过 2~3 周。④注意事项:长期治疗者注意肝功能。

(2)伊曲康唑:

①适应证:曲霉、念珠菌属、隐球菌属和组织胞浆菌等引起的 IFD。②药代动力学:蛋白结合率为 99%,血浆半衰期为 20~30 小时。经肝 P450 酶系广泛代谢,代谢产物经胆汁与尿液排泄。③用法与用量:第 1~2 天 200mg,静脉注射,每天 2 次;第 3~14 天 200mg,静脉注射,每天 1 次,输注时间均不得少于 1 小时。之后序贯使用口服液,200mg 每天 2 次。④注意事项:长期治疗时应注意监测肝功能,不得与其他肝毒性药物合用,静脉给药不得与其他药物采用同一通路。

（3）伏立康唑：

①适应证：免疫抑制患者的严重真菌感染、急性侵袭性曲霉病、氟康唑耐药的念珠菌引起的侵袭性感染、镰刀霉菌引起的感染等。②药代动力学：高危患者中呈非线性药代动力学，蛋白结合率为58%，组织分布容积为4.6L/kg，清除半衰期为6～9小时。③用法与用量：负荷剂量：静脉给予6mg/kg，每12小时1次，连用2次。输注速度不得超过每小时3mg/kg，在1～2小时内输完。维持剂量：静脉给予4mg/kg，每12小时1次。④注意事项：中至重度肾功能不全患者慎重经静脉给药。

（4）泊沙康唑：仅有口服混悬液，目前国内尚未上市。可用于中性粒细胞减少的造血干细胞移植受者侵袭性念珠菌病的预防，口咽部和食管念珠菌病的备选用药。也用于侵袭性曲霉病的补救治疗和高危患者的预防治疗。

3.棘白菌素类

（1）卡泊芬净：

①适应证：中性粒细胞减少患者疑似真菌感染的经验性治疗，并用于治疗侵袭性念珠菌病、念珠菌血症及其他疗法难控制或不能耐受的侵袭性曲霉菌病；②药代动力学：血药浓度与剂量呈等比例增长，蛋白结合率>96%，清除半衰期为40～50小时；③用法与用量：首日给予一次70mg负荷剂量，随后50mg/d维持，输注时间不得少于1小时，疗程依患者病情而定；④注意事项：对肝功能受损的患者慎重用药。

（2）米卡芬净：是一类新型水溶性棘白菌素类脂肽，对念珠菌属、曲霉菌属引起的深部真菌感染有广谱抗菌作用，对耐唑类药物的白色念珠菌、光滑念珠菌、克柔念珠菌及其他念珠菌均有良好的抗菌活性，但不能抑制新型隐球菌、毛孢子菌属、镰孢属或结合菌。目前主要用于念珠菌属与曲霉菌属所致的深部真菌感染。本品体内分布广泛，血浆与组织浓度较高，主要在肝脏代谢，经胆汁排泄，与其他药物相互作用少。主要不良反应是肝功能异常，但发生率并不高。

4.氟胞嘧啶

①适应证：很少单一用药，一般联合两性霉素B应用于全身念珠菌病、隐球菌病。②药代动力学：口服迅速吸收，几乎完全吸收，经口和非胃肠道给药均可达到相同的血药浓度，蛋白结合率低，组织分布广泛，经肾脏以原形消除，血浆半衰期为2.5～5.0小时。③用法与用量：若肾功能正常，初始剂量50～150mg/kg，分4次给药，6小时1次；若肾功能不全，初始剂量25mg/kg体重，但随后的用量与间期需调整，以使血清峰值浓度达到70～80mg/L。④注意事项：每周监测血肌酐水平2次，调整合适剂量，规律监测血细胞计数与肝功能，当与两性霉素B联用时，两性霉素B会使氟胞嘧啶的清除率降低。

（二）真菌感染的治疗

由于真菌感染的复杂性，目前提倡分层治疗。对病原菌已明确的确诊病例，可进行针对病原菌的目标治疗；对于临床诊断病例，开展病原学、影像学的连续监测，如发现阳性结果，立即开始抗真菌治疗，即抢先治疗；对病原菌尚不明确的疑似病例可予以经验治疗；对某些高危患者则有指征予以预防性抗真菌治疗。

1.念珠菌病

主要参考2009年美国感染病学会（IDSA）的念珠菌病治疗临床实践指南。对已明确病原菌患者的目标治疗,念珠菌菌种的不同是选择治疗药物的重要考虑因素之一。白色念珠菌对唑类药物氟康唑耐药者少见,可选用,但在接受过较长疗程唑类药物治疗或预防用药者,需考虑耐药的可能性。

在非白色念珠菌中,大部分菌株对氟康唑敏感,但部分光滑念珠菌耐药,克柔念珠菌呈固有耐药,不宜选用氟康唑、伊曲康唑,宜选用两性霉素 B 或棘白菌素类。伏立康唑体外对克柔念珠菌有良好抗菌活性,对光滑念珠菌作用差于克柔念珠菌,可将伏立康唑作为克柔念珠菌感染的备选药物,但宜避免用于对氟康唑高度耐药的光滑念珠菌病患者。

鉴于近年来有报道两性霉素 B 对光滑念珠菌的 MIC 有上升趋势,因此建议在两性霉素 B 用于光滑念珠菌和克柔念珠菌感染时宜增大其治疗量至每日≥0.7mg/kg,但不宜大于每日 1mg/kg。体内外试验已证实卡泊芬净对大多数念珠菌菌种,包括光滑念珠菌、克柔念珠菌均具有良好抗菌活性,因此是上述念珠菌所致感染的首选药物之一,但其对近平滑念珠菌抗菌活性较低。疗程应持续至病灶消散,以防复发,常需数月,有报道最长达 22 个月。进行化疗或干细胞移植者需在免疫抑制期全程予以抗真菌治疗。

对疑似病例经验治疗方案的选择需考虑以下因素:①患者血流动力学是否稳定;②感染严重程度;③是否存在中性粒细胞减少;④可能的病原菌唑类耐药的可能性。对于血流动力学稳定、非中性粒细胞减少的非危重感染,先前并无使用唑类药物史者,氟康唑为首选治疗药物。血流动力学不稳定或中性粒细胞减少,且可能为光滑念珠菌或克柔念珠菌感染者应选用两性霉素 B 或棘白菌素类。

2009 年 IDSA 念珠菌病治疗指南中提出的预防性治疗方案:对于化疗后的中性粒细胞减少患者推荐在诱导化疗期间应用氟康唑,每日 400mg(6mg/kg);或泊沙康唑 200mg,每日 3 次口服(国内尚无此药);或卡泊芬净,每日 50mg。伊曲康唑口服每日 200mg 亦有效。对于中性粒细胞减少的干细胞移植受者,推荐在中性粒细胞减少危险期应用氟康唑,每日 400mg(6mg/kg);或泊沙康唑 200mg,每日 3 次;或米卡芬净,每日 50mg。

2.曲霉病

目前用于治疗侵袭性曲霉病的药物有两性霉素 B 及其含脂制剂、伊曲康唑、伏立康唑、泊沙康唑和卡泊芬净。迄今美国食品药品监督管理局(FDA)仅批准伏立康唑和两性霉素 B 用于侵袭性曲霉病的初始治疗,两性霉素 B 含脂制剂、伊曲康唑和卡泊芬净用于侵袭性曲霉病的补救治疗,泊沙康唑用于高危患者如粒细胞缺乏、白血病或骨髓增生异常综合征患者以及发生移植物抗宿主病的同种异体造血干细胞移植受者发生曲霉病的预防治疗。欧盟尚批准泊沙康唑用于两性霉素 B 或伊曲康唑治疗无效的侵袭性曲霉病。

肝曲霉病可以是单个器官感染或者是播散性感染中的一个器官受累,由于极少见,治疗资料很少。迄今关于抗真菌治疗方面影响最大的一项前瞻性随机临床试验中,大部分病例由侵袭性肺曲霉病构成。然而根据这项试验的高论证强度,IDSA 抗侵袭性曲霉病的临床实用指南推荐伏立康唑作为初始治疗首选药物,备选治疗和补救治疗同侵袭性肺曲霉病。初始治疗备选药物为 L-AmB。补救治疗需在明确诊断的情况下进行,治疗选择包括改用两性霉素 B 含脂制剂或棘白菌素;如加用唑类药物,应考虑先前治疗、宿主因素和药代动力学。尽管肝曲霉菌病首选药物治疗,但发生肝外或肝周胆管阻塞者,应外科治疗。对药物治疗无效的局限性病灶,推荐外科处理。

3.隐球菌病

根据 IDSA 2010 年对隐球菌病治疗指南的更新意见,对于排除了中枢神经系统和肺部感染的播散性隐球菌病,治疗同中枢神经系统感染。排除了中枢神经系统和肺部感染以及隐球菌血症、只有单个器官受累且无免疫抑制的危险因素者,可使用氟康唑,400mg/d,疗程 6～12个月。国内外公认的治疗中枢神经系统隐球菌感染的首选方案是诱导治疗,以两性霉素 B 和5-氟胞嘧啶联合用药,不能耐受 5-氟胞嘧啶者延长两性霉素 B 疗程或换用氟康唑(800mg/d),如有肾损害者可使用两性霉素 B 含脂制剂代替,继以氟康唑巩固治疗和维持治疗。诱导治疗的备选方案可选用大剂量氟康唑(≥800mg/d)单用或 5-氟胞嘧啶联用。但国内外的剂量、疗程不尽相同。总的来说,应根据患者病情轻重、有无中枢神经系统并发症、免疫抑制状况(如艾滋病患者的 $CD4^+ T$ 细胞数量,器官移植患者使用免疫抑制剂的情况)以及对药物的耐受力及治疗反应实施个体化的治疗方案。

4.毛霉病

本病治疗的关键在于控制基础疾病,手术切除病灶是重要的治疗手段。两性霉素 B 是唯一有效的药物,剂量为 0.5～0.7mg/(kg·d),疗程 8～10 周,总量至少 2g,也可达 4g。肾功能不全者可改用两性霉素 B 脂质体。

5.组织胞浆菌病

治疗首选两性霉素 B,也可选用氟康唑、伊曲康唑。组织胞浆菌球则宜手术切除。

6.球孢子菌病

IDSA 建议对轻、中度非脑膜肺外球孢子菌病使用氟康唑或伊曲康唑治疗,严重病例静脉滴注两性霉素 B。部分球孢子菌病患者可能需要手术治疗。抗真菌治疗疗程较长,免疫功能正常者的球孢子菌病通常要求治疗 6～12 个月,免疫功能抑制者的球孢子菌病通常要求治疗数年,艾滋病患者的球孢子菌病则要求终身抗真菌治疗。

7.副球孢子菌病

唑类抗真菌药物对本病均有很好的疗效。一般可首选伊曲康唑口服。两性霉素 B 静脉滴注也能根治感染,常用于病情极其严重的患者。

第四章　原虫感染

第一节　阿米巴病

一、阿米巴肠病

阿米巴肠病又称阿米巴痢疾,是溶组织内阿米巴寄生于结肠引起的疾病。病变多见于近端结肠和盲肠,典型表现为腹痛、腹泻、果酱样便等症状。本病易复发,易转为慢性,可引起肠外并发症。

(一)病原学

肠阿米巴病是由溶组织内阿米巴寄生结肠导致的肠道传染病。WHO正式将引起侵入性阿米巴的虫株命名为溶组织内阿米巴,将肠腔共栖的非侵袭性阿米巴虫株命名为迪斯帕内阿米巴。溶组织内阿米巴的生活周期有滋养体和包囊两种形态。

1.滋养体

滋养体分大小型。大滋养体为溶组织内阿米巴致病型,由外质伸出伪足做定向运动。可寄生于组织中吞噬组织和红细胞,具致病力。小滋养体伪足短小,运动缓慢,寄生于肠腔中,不吞噬红细胞。小滋养体为大滋养体和包囊中间型,在宿主免疫力强、肠道环境不利于其生长时,活动停止进入包囊前期,再团缩形成包囊。大滋养体以二分裂方式在体内繁殖,可随粪便排出体外或在肠腔内演变为包囊后再排出。滋养体免疫力弱,易被胃酸杀死。

2.包囊

是溶组织内阿米巴的感染型,由肠腔内小滋养体形成。包囊对外界免疫力强,余氯和胃酸不能杀灭,在粪便中存活2周以上。耐受寒冷、干燥及常用化学消毒剂。加热至50℃数分钟即可杀灭,在10%苯酚液中30分钟可被杀死。

(二)流行病学

1.传染源

人是溶组织内阿米巴的主要宿主和贮存宿主。急性期患者因仅排出不耐受外界环境的滋养体,故并非主要传染源。慢性患者、恢复期患者及无症状排包囊者为本病主要传染源。

2.传播途径

主要经粪-口传播。可通过被包囊污染的食物及饮水直接传播,也可通过污染的手、蟑螂、苍蝇造成间接经口传播。

3.人群易感性

人群普遍易感,感染后产生的特异性抗体无保护性,可重复感染。营养不良、免疫低下者发病机会较多,婴儿与儿童发病机会相对较少。

4.流行特征

本病遍及全球,以热带和亚热带地区多发。感染率高低与卫生状况及生活习惯有关,农村高于城市,夏秋季多见。多为散发,偶因水源污染而致暴发流行。

(三)发病机制与病理解剖

1.发病机制

成熟包囊被吞食后到达小肠下段,经消化酶作用后囊膜变薄,虫体脱出寄居于回盲部、结肠等部位以二分裂方式继续繁殖。健康宿主体内小滋养体可变为包囊排出体外从而不致病。但当感染者存在免疫低下等原因导致胃肠功能降低时,小滋养体可发育为大滋养体侵袭肠黏膜。

滋养体黏附于靶细胞,借助伪足的机械运动、酶溶组织作用及毒素综合作用侵入靶细胞,靶细胞溶解后被原虫吞噬降解。溶组织内阿米巴除含有蛋白溶解酶外,还含有可降解宿主蛋白促进虫体黏附侵入的半胱氨酸蛋白酶;促进滋养体吸附的半乳糖特异性黏附素;使细胞裂解的阿米巴穿孔素等。在这多种因素作用下,组织破坏形成小脓肿及潜行溃疡,破坏广泛者可深达肌层。滋养体亦可分泌具有肠毒素样活性物质,使肠蠕动加快、肠痉挛而出现腹痛、腹泻,伴随坏死物质及血液排出。

2.病理解剖

病变主要在盲肠和升结肠,也可累及直肠、乙状结肠、阑尾和回肠末端。典型病变初期为细小散在的浅表糜烂,继而形成较多孤立而色泽较浅的小脓肿,破溃后形成边缘不整、口小底大的烧瓶样溃疡,基底为肌层,腔内充满棕黄色坏死物质,内含溶解的细胞碎片、黏液和滋养体。溃疡自数毫米至3～4cm不等,溃疡间黏膜大多正常。病灶周围炎症一般较轻,当继发细菌感染时黏膜广泛充血水肿。如溃疡不断深入,可累及肌层、浆膜层或血管引发肠穿孔或肠出血。慢性期病变,组织破坏与修复并存,局部肠壁肥厚,可形成瘢痕性狭窄、肠息肉、肉芽肿等病变。

(四)临床表现

潜伏期一般为1～2周。亦可短至数日或长达年余。

1.无症状型(包囊携带者)

无临床症状,多次粪检发现阿米巴包囊。当免疫力低下时可转变为急性阿米巴痢疾。

2.急性阿米巴痢疾

(1)轻型:临床症状较轻,可有下腹不适或隐痛,排稀水便或糊便,每日为3～5次。部分可无腹泻,粪便中能找见滋养体及包囊。

(2)普通型:起病缓,全身中毒症状较轻。典型表现为果酱样黏液血便,有腥臭味,每日排便3～10次,有右侧腹部压痛,病变累及直肠可有里急后重。多不伴发热,可有食欲减退。粪便镜检可见滋养体。病程持续数日至数周可自行缓解,未治疗或治疗不彻底可复发或转为慢性。

（3）暴发型：少见，多发生在严重感染、营养不良、孕妇或接受激素治疗者。起病急骤，中毒症状重，有高热及剧烈腹痛、腹胀、伴恶心、呕吐及频繁腹泻，排大量黏液血性或血水样便，有奇臭，每日可达数十次，里急后重及腹部压痛明显。有不同程度的脱水与电解质紊乱，可出现休克、肠出血、肠穿孔或腹膜炎等并发症。病死率高。

3. 慢性阿米巴痢疾

多为急性期未经彻底治疗所致。可持续存在或反复发作致贫血、乏力、腹胀、排便规律改变或肠道功能紊乱，腹泻便秘可交替出现。查体闻及肠鸣音亢进，可触及增厚结肠，右下腹轻压痛。粪便中可查见滋养体，发作期可查见包囊。

（五）并发症

1. 肠道并发症

（1）肠出血：肠道病变广泛或侵袭肠壁血管时可致便血。侵及大血管或肉芽肿时出血量大，少见。

（2）肠穿孔：多见于暴发型或有深溃疡的患者，为最严重并发症。穿孔部位常在盲肠、阑尾和升结肠。X线查见膈下游离气体可确诊。肠内容物进入腹腔可引起局限性或弥散性腹膜炎或腹腔脓肿。慢性穿孔导致肠粘连时可形成局部脓肿或内瘘。

（3）阑尾炎：阿米巴阑尾炎症状与一般阑尾炎相似，为直肠病变蔓延阑尾所致，易发生穿孔。

（4）结肠病变：盲肠、乙状结肠、直肠等部位肠壁慢性炎症增生可导致阿米巴瘤、结肠肉芽肿或纤维性狭窄。肉芽组织过度增生可致肠套叠或肠梗阻，明确诊断依赖于活检。

（5）瘘管：病原体自直肠侵入，可形成直肠、肛周瘘管或直肠、阴道瘘管，管口有粪臭味脓液流出。

2. 肠外并发症

阿米巴滋养体可自肠道经血液或淋巴蔓延、播散至肝、肺、胸膜、心包、脑、泌尿生殖道或邻近皮肤，形成炎症、脓肿或溃疡，以阿米巴肝脓肿最常见。

（六）实验室检查

1. 血象

外周血白细胞总数和分类多正常。暴发型或普通型伴细菌感染时，白细胞总数和中性粒细胞比例增高。

2. 粪便检查

典型粪便为腥臭暗红色果酱样便，含血及脓液，可检出滋养体及包囊。标本送检要及时，因滋养体排出体外半小时后即发生形态改变。粪便生理盐水涂片可见大量红细胞、少量白细胞及夏科-雷登结晶，检出伪足运动及吞噬红细胞的阿米巴滋养体有确诊意义。

3. 血清学检查

（1）酶联免疫吸附试验（ELISA）、放射免疫测定（RIA）、间接荧光抗体试验（IFAT）等检测血中抗溶组织内阿米巴滋养体的 IgG 及 IgM 抗体。特异性 IgG 抗体阳性有助于诊断本病，阴性可排除本病；特异性 IgM 抗体阳性提示近期或现症感染，阴性不能排除感染。

（2）制备单克隆或多克隆抗体检测患者粪便中溶组织内阿米巴滋养体抗原，特异性、灵敏度均好,检测结果阳性可作为明确诊断依据。

4.肠镜检查

约 2/3 有症状的病例中,可见大小不等的散在溃疡,表面覆有黄色脓液,边缘整齐,稍充血,溃疡间黏膜正常。取溃疡边缘部分涂片及活检可查到滋养体。

(七)诊断与鉴别诊断

1.诊断

结合患者流行病学资料及临床表现,如缓慢起病的乏力、腹痛腹泻、排腥臭暗红色果酱样便,伴或不伴发热及里急后重,常可考虑本病。粪便镜检出溶组织内阿米巴滋养体或包囊为确诊重要依据。血清中可检出抗溶组织内阿米巴滋养体抗体,粪便中可检出特异性抗原与 DNA。

2.鉴别诊断

(1)细菌性痢疾:急性菌痢腹痛、发热及毒血症状较重,而急性阿米巴痢疾较轻;压痛部位菌痢多在左下腹,阿米巴痢疾多在右下腹;粪便镜检急性菌痢可有大量白细胞及红细胞,粪培养可有志贺菌生长,血白细胞明显增高。急性阿米巴痢疾排腥臭黏液脓血便,镜检红细胞多、白细胞少,可找到滋养体,伴细菌感染时可有血白细胞增高;肠镜检查急性菌痢可见黏膜弥散性充血、水肿及浅表性溃疡,病变集中在直肠、乙状结肠。急性阿米巴痢疾见溃疡边缘整齐,溃疡间黏膜正常,病变主要集中在盲肠、升结肠。

(2)血吸虫病:有疫水接触史。有发热、尾蚴皮炎、黏液血性腹泻或长期不明原因的腹痛、腹泻、便血、肝脾肿大,血嗜酸性粒细胞增高,粪便中检出血吸虫卵或孵出毛蚴或经免疫学检测于血中检出血吸虫抗体。

(3)肠结核:有午后低热、盗汗、消瘦等结核症状,粪便多呈黄色稀糊状,腹泻与便秘交替。大多数有原发结核病灶存在,血沉加快,PPD 阳性等。

(4)结直肠癌:直肠癌患者可有腹泻、便中带血及黏液,肛门指检或直肠镜检可发现肿物,活检明确诊断;结肠癌患者可有进行性贫血或排便不畅或伴不规则发热,结肠镜检结合活检可明确诊断。

(5)慢性非特异性溃疡性结肠炎:临床表现与阿米巴肠病较难区别,但粪便镜检及血清学检查阴性,肠镜检查有助于诊断。

(八)治疗

1.一般及对症支持治疗

急性患者应卧床休息,给流质或少渣饮食并加强营养,腹泻严重时可适当补液及纠正水与电解质紊乱。肠道隔离直至症状消失伴粪中连续 3 次检不出滋养体及包囊。

2.病原治疗

(1)硝基咪唑类衍生物:首选。甲硝唑,成人 0.4g,每日 3 次,10 天为一个疗程。儿童 35mg/kg,每日 3 次,10 天一个疗程。暴发型患者选择静脉滴注,成人每次 0.5g,8 小时一次,好转后改为 12 小时一次或口服,疗程 10 天。替硝唑,成人 2g/d,晨服,连服 5 天,必要时也可静脉滴注。

(2)二氯尼特(糠酯酰胺):0.5g,每日 3 次,连服 10 天。对轻型和包囊携带者疗效好,为最有效杀包囊药物。

(3)抗菌药:对于重型患者合并细菌感染时,应加用抗菌药联合治疗。口服巴龙霉素有助于清除肠腔中溶组织内阿米巴包囊。成人 0.5g,每日 2～3 次,7 天一个疗程。

3.并发症治疗

肠出血时及时补液或输血,肠穿孔、肛周瘘等应在抗阿米巴药及抗菌药物治疗后尽快手术治疗。

(九)预后

无并发症患者及受到有效病原治疗患者预后良好。暴发型或伴严重肠外并发症者预后差。

(十)预防

关键是及时发现及治疗患者和无症状排包囊者,养成良好的饮食卫生习惯,消灭苍蝇和蟑螂,加强水源管理,加强粪便管理等。

二、阿米巴肝脓肿

阿米巴肝脓肿是由阿米巴原虫引起的肝脏感染性疾病,主要表现为高热、肝区痛、肝脏肿大及压痛。由于并发症较多,临床征象复杂多变,易造成误诊。

(一)病因及发病机制

溶组织内阿米巴是引起人体阿米巴病的病原体,它以包囊及滋养体的形式存在于结肠腔及肠壁组织中。溶组织内阿米巴的四核包囊属感染阶段,当它由宿主经粪便排出而又经口进入肠道后,在小肠下段受碱性消化液作用,囊壁变薄,虫体活动,使具有四核的阿米巴脱囊而出,随即分裂为 4 个小滋养体,并从小肠移行到大肠,以二分裂法进行繁殖。一部分小滋养体随宿主肠内容物向下移动,因肠内环境改变,水分被吸收,小滋养体逐渐停止活动,并排出未消化的食物,使虫卵团缩,并分泌出一层较厚的囊壁形成包囊,最后成为含 4 个细胞核的成熟包囊,包囊随宿主粪便排出体外污染食物、水源而再感染新宿主。若人体生理功能发生变化如发热、过劳、肠道功能紊乱等,肠腔内的小滋养体可借其伪足的机械作用和溶组织酶的化学作用而侵入肠壁组织,在组织内以二分裂法进行大量繁殖,吞噬红细胞和组织细胞而变成大滋养体,破坏组织,引起肠壁溃疡,肠壁组织内的大滋养体可随肠壁病变的崩溃物又进入肠腔,部分随宿主粪便排出体外并很快死亡。由此可见,引起人体阿米巴病的病原体溶组织阿米巴,其成熟包囊由于对外界环境有较强的抵抗力,且不被胃液破坏,当被人吞服时即可感染阿米巴病,而滋养体既不能抵抗胃酸的破坏又在排出体外后很快死亡,故一般不起传播疾病的作用,但当它停留在人体内时,即可引起肠道或各脏器的阿米巴病变。

居于肠腔的滋养体,不论是否产生阿米巴病的症状,均可借其溶解破坏能力随血流进入门静脉系统,首先至肝脏,因肝小微静脉有过滤作用而停留在微静脉末端。如果侵入肝脏的原虫数量不多,且人体抵抗力强,可将原虫消灭而不造成损害。若机体抵抗力下降或肝脏内环境发生改变,侵入肝脏的阿米巴滋养体可引起微静脉及其周围组织的炎性反应,滋养体迅速繁殖,形成微静脉栓塞,导致该处肝组织缺氧、缺血,滋养体从被破坏的血管内逸出,引起肝组织的灶性坏死、液化而成为微小脓肿，相邻脓肿互相融合，最后形成临床上的大脓肿。肠道阿米巴滋养体除主要经门静脉侵入肝脏外，尚可直接透过肠壁或经淋巴道侵入肝脏形成脓肿。

实验表明，肝脏仅有阿米巴滋养体的存在，并不能引起脓肿，只有当肝脏由于某些原因，如细菌感染、酒精损害、食物不当、肝脏损伤等时，使局部环境发生改变而适合阿米巴滋养体生存、繁殖时，才逐渐形成脓肿。

（二）病理

本病早期多为数个小脓肿，有时小到仅在病理检查时发现，数个小脓肿以后可逐渐融合形成大脓肿，特别巨大者几乎可破坏肝脏的大部。

由于肠阿米巴病多居盲肠及升结肠，其血液经肠系膜上静脉汇入门静脉，而门静脉右支的血管较粗且直，加之门静脉内的血液呈线形流动而非湍流，故肠系膜上静脉血液在未与肠系膜下静脉及脾静脉充分混合时，即经门静脉右支而进入肝右叶，且肝右叶体积较左叶大3～4倍，故阿米巴肝脓肿多发生于右叶而左叶较少。

肝内脓肿数目不等、大小不一，但以单个大脓肿多见。典型者脓肿内含有由阿米巴溶组织酶所引起的坏死物及陈旧性血液，两者混合成为类似巧克力色的果酱样脓液，脓肿壁上附着有尚未彻底液化坏死的组织、血管和胆管等。脓液中很难检出阿米巴滋养体，但在脓肿边缘的组织中有时可检出滋养体。若脓液发生细菌继发感染，此时脓液可呈黄色、黄白色或黄绿色，甚至有恶臭。

病情的发展可使肝内脓肿增大而浅表，并累及周围组织和器官。由于肝脏淋巴管和胸淋巴管之间相通，且肝与膈肌相贴，故同侧反应性胸膜炎十分常见，更有甚者可致穿孔而累及相应的器官。若肝右叶上方脓肿向上穿破时，可致膈下脓肿；若在穿孔之前已有肝和膈肌之粘连，则可通过膈肌穿破至右侧胸腔、肺及支气管，形成阿米巴性脓胸、肺脓肿或肝-胸膜-肺-支气管瘘；左叶肝脓肿如向上穿孔可破入纵隔、左侧胸腔及心包；若脓肿向下或向前穿破时，可穿入腹腔或腹腔脏器，如胃、胆囊、肠、肾等。由于肝脏血流丰富，肝脓肿中滋养体比肠道中滋养体较易侵入血循环而并发肺、脑、皮肤等处的阿米巴病。

（三）临床表现

本病可发生于任何年龄，多在20～40岁之间，男性多见，男：女＝（5.6～17.2）：1，湖北省1078例统计，男：女＝4.6：1。本病虽多继发于阿米巴痢疾，但有阿米巴痢疾或腹泻史者，仅占少数。

本病起病多缓慢，急性者少见。常由酗酒、暴饮暴食、营养障碍或其他疾病使抵抗力下降而诱发。临床上以发热、肝区疼痛、肝大和（或）肝脏压痛为主要表现。

1.症状

（1）发热：多见，甚至有以发热为首发症状者，患者体温多在39℃以下，有时可为低热，但也有高达40℃者。据818例发热患者统计，弛张热型49.9％，不规则热型37.4％，低热及稽留热型分别为7.4％及5.3％。发热时约一半患者伴有寒战，此时应高度注意合并细菌感染的可能。

（2）肝区痛：为本病重要的症状，有重要的诊断价值。疼痛性质和程度不一或钝痛或胀痛或刺痛，有时可仅为胀感或肝区沉重感，偶有剧痛者。此与脓肿距肝包膜的远近，脓肿发展的急缓以及患者的痛阈有关。疼痛多局限于肝区局部,但也可放射至其他部位,如上腹部、右下胸部、背部或右肩部等。

(3)其他:可有乏力、恶心、呕吐、食欲减退等,10%～20%患者可有腹泻,伴胸膜-肺合并症时可有咳嗽等。

2.体征

患者多呈慢性病容、贫血及消瘦貌,有时可出现下肢水肿,此可能与进食过少及发热消耗所致低蛋白血症有关,也可能与肿大的肝脏压迫下腔静脉或肝脏功能受损等有关,严重者可引起全身水肿,甚至出现轻度腹水。

(1)肝脏肿大:阿米巴肝脓肿常有不同程度的肝脏肿大,多在右肋缘下 3～5cm 左右,少数可达 10cm 以上,肿大之肝脏表面多柔软光滑,但有时也可质地较硬且表面不平而酷似肝癌。若脓肿居左叶,则以左叶肿大为主。有时脓肿居肝右叶的上方,肿大之肝脏可向上推挤膈肌,使肝上界抬高而下界不大。一般肿大肝脏均伴轻重不一的压痛。有时右下胸部或右上腹部出现局限性隆起,一般隆起处多为脓肿所在部位或脓肿接近体表,此处压痛尤为明显,同时该处软组织可有局部凹陷性水肿。

(2)黄疸:少数患者由于脓肿压迫胆小管或较大的肝内胆管或肝组织受损范围过大而出现黄疸,黄疸多为隐性或轻度。

发热、肝区痛及肝大伴压痛虽为阿米巴肝脓肿之主要表现,但有时可以其中之一或两项为主,有时也可表现为三者均很轻微而不典型,造成诊断上的困难。

(四)实验室检查

1.血象

大部分有轻至中度贫血,急性期时白细胞总数增高,多为$(10～20)×10^9/L$,中性粒细胞比例增高达 75%～80%,慢性期两者大多可恢复正常,但仍有贫血。但如有继发细菌感染,白细胞总数及中性粒细胞仍可增高,有时甚至比原来更为显著。

2.肝功能试验

一般变化不大,有时可出现轻度胆红素增加、清蛋白下降或 ALT 轻度升高,但均非特异性。有报告指出,约 85%的患者血清胆碱酯酶活力下降,且脓肿越大降低越明显,治疗好转后,其活力又回升至正常,故认为此酶的测定对本病的诊断、疗效观察及预后均有一定的参考价值。

3.粪便检查

本病常继发于肠道阿米巴病,粪便中理应找到病原体,但临床发现,此时粪便中找到病原体者仅为 30%左右,甚至更低,因为受检的粪便必须新鲜、容器须加温,且必须及时检查,当排出脓血便时溶组织内阿米巴的检出概率较大。一次检查阴性,不能轻易否定病原体的存在,多次送检,可望提高阳性率。

4.脓液检查

脓腔中抽出脓液多呈较黏稠巧克力色且具肝腥气味,从穿刺所得脓液检出阿米巴滋养体的阳性率不高。对 413 例患者穿刺所得脓液做病原体检查,其阳性者仅 30 例(7.3%),故阴性结果不能除外本病,这主要是由于阿米巴滋养体须寄生于组织中才能存活,一旦到脓液中,则很快死亡。在脓腔中,阿米巴滋养体多附着于脓腔壁上,故若抽脓后稍拔动针头、待针头抵脓腔壁而不能抽出脓液时,再稍加用力抽吸片刻,拔出后将尖头部抽出物立即涂片,可望提高阳性率。若脓液呈棕色、黄绿或棕色中带有白色且具臭味,则提示合并细菌感染,此种脓液中约15%可培养出细菌。若脓肿穿破形成肝、肺、支气管瘘时,痰液亦可呈巧克力色,有时可从痰液中检出阿米巴滋养体。

5.血清免疫学检查

(1)阿米巴抗体的检查:阿米巴感染后可诱发多种抗体,如沉淀抗体、凝集抗体和补体结合抗体等。常用检测方法很多,其中敏感度较高者有间接血凝试验(IHA)、免疫荧光试验(IFT)、补体结合试验(CFT)、酶联免疫吸附实验(ELISA)等,阿米巴肝脓肿时阳性率在99%以上。国内报告间接荧光抗体试验(IFAT)对阿米巴肝脓肿的阳性率为97%~100%;Patterson 等以 IHA 法检测阳性率为94%,故对本病也有很高的敏感性。但由于抗体阳性持续时间往往很长,如 IHA 法阳性最长可达 20 年,故单以抗体的检测不能区分活动性感染或恢复期病例,仅有抗体阳性而无阿米巴脓肿的临床表现,不是阿米巴持续感染和再治疗的指征。

(2)阿米巴抗原的检查:应用对流免疫电泳法检测脓腔内脓液、肝活检组织或血清中阿米巴抗原,也有助于阿米巴肝脓肿的诊断。有报告在 125 例阿米巴肝脓肿中,抗原阳性者达92%,13 例肝活检标本中 12 例抗原阳性,血清中抗原阳性率较低,仅 25.8%。抗原检测具有以下优点:①它较检测阿米巴抗体更为迅速、敏感;②由于抗体可在体内存在多年,而抗原仅存在数十天,故有利于疗效评价和预后判断;③血清抗原的阳性常提示病情较重、预后较差。

(五)诊断

1.症状及体征

发热,尤其是长期发热原因不明者,若伴肝区痛、肝大、肝脏压痛和(或)叩击痛、右下胸部局限性水肿及下胸部肋间局限性压痛时,必须考虑本病的可能。抗生素对发热无效时,更应考虑本病。但若病程处于慢性阶段时发热可不明显。既往阿米巴痢疾史虽有助于诊断,但无既往史者也不能否定本病。

2.血和粪常规检查

白细胞总数增高,中性粒细胞比例增加,不同程度贫血有助于本病的诊断。粪便中发现阿米巴原虫对诊断更有帮助。但阳性率较低,一般为 12.5%~30%。

3.X 线检查

(1)胸部 X 线检查:由于本病多见于肝右叶,故肿大的肝脏常向上刺激右膈或压迫右肺底部而出现右侧膈肌抬高、膈肌运动受限或右肺下部片状阴影、右下肺盘状肺不张、右侧胸腔积液等。若病变居肝左叶,则可出现左侧胸腔积液或左下肺相应改变,偶可见心包积液者,此时应注意有穿破的可能。

(2)钡餐检查:若脓肿居左侧,此时可见胃小弯受压或胃体左移。

(3)CT 和 MRI 检查:CT 诊断肝脓肿的准确性可达 92.5%,可检出脓肿小于 1cm 的病灶。主要表现为圆形或卵圆形的低密度灶,病灶经增强后较平扫更清楚,表现为脓腔壁的环形增强。"靶征"的出现提示脓肿业已形成;若其内含有气体,则诊断更为可靠;但若病灶边缘不清、增强后病灶边缘也无强化,则诊断较为困难。MRI 的诊断价值和 CT 相似,但由于价格较为昂贵,故一般情况下较少选用。

(4)血管造影:本病行选择性肝动脉造影时,表现为病变周围血管受压、移位或行走异常;脓肿区无肿瘤染色和病理性血管,可和原发性肝癌鉴别。但此种检查具创伤性,设备及技术要求较高,且仅对较大脓肿有诊断价值,故多在慢性、尤与原发性肝癌鉴别有困难时,才考虑行此检查。

4.超声检查

B超检查诊断准确性达93.6%。此时肝区出现边缘清晰的圆形或卵圆形的"无回声"区。由于超声检查无创伤性、可重复进行动态观察,病重时尚可在床边进行,故已成为临床上首选的影像学诊断方法。但它与其他影像学检查一样,也可出现误诊(6.4%),这主要是由于病变处于早期,脓肿尚未形成或脓液黏稠并有坏死组织残屑或脓肿过小或脓肿处于超声检查的"盲区"等所致。有时虽可发现病变,但由于图像不典型而难以和肝癌、肝囊肿等鉴别。

5.肝穿刺抽脓

典型的阿米巴肝脓肿可以从脓腔中抽出咖啡样脓液,具肝腥味,有时甚至可以从附于脓腔壁的脓液中找到阿米巴滋养体,而得到诊断本病的病原学证据。从脓液中找到病原体的机会不多,大致为3.7%~40%,故脓液中找不到阿米巴滋养体不能否定本病的诊断。有时脓液可呈黄绿色、黄白色且有恶臭,此时应考虑合并细菌感染,应加做脓液细菌培养,有时可得阳性结果。穿刺脓液最好在超声波指示下或在压痛最明显处或局部隆起处进行。对于左叶的脓肿,穿刺应慎重,以免伤及胃、肠、胆囊。

6.血清免疫学检查

对阿米巴肝脓肿具有重要诊断价值,尤其是对局部症状和体征不明显的肝脓肿、肝外的肺脓肿、心包炎、脑脓肿等提供了诊断依据。检查阴性时几乎可以排除本病。但应注意血清免疫学检测阳性结果,不能区别现在正患抑或既往曾患阿米巴病,因此必须结合临床表现及大便检查才能做出最后诊断。

7.诊断性治疗

若临床高度疑为本病而又不能确诊时,可用甲硝唑、替硝唑等行诊断性治疗,若明显有效,则有助于诊断。

本病的确诊,当应从脓液中查得病原体,但由于各种原因,检出病原体十分困难,故临床上本病的诊断多用综合分析而得出。梁扩寰提出若临床上有发热、右上腹疼痛、肝大,同时X线检查有右膈肌抬高与运动减弱或超声波检查出现液平或暗区者,再具下述任何一项:①肝穿刺抽脓呈巧克力色;②脓液中找到阿米巴滋养体;③经抗阿米巴治疗取得显著疗效或痊愈者,诊断即可确立。

(六)鉴别诊断

典型者诊断应当较易确定。但大量临床报告指出,由于病变早期症状及体征均不典型且辅助检查又无特征性改变;或脓肿位置特殊(如居肝后上方、后下方或左外膈面的脓肿等)使临床征象无特殊发现而漏诊;或由于脓肿发生穿破,使临床征象变化多端而误诊;或由于医师对肝脓肿的症状、体征变化的多样性认识不足,病情分析上的片面性使之误诊。收集国内阿米巴肝脓肿 1292 例,误诊率达 27.4%~64%,平均为 30.32%,误诊的病种可达十几种甚至几十种之多。

本病主要需与下列疾病鉴别。

1.细菌性肝脓肿

由细菌感染所致,临床表现和阿米巴肝脓肿极为相似。

2.原发性肝癌

临床表现为肝大、质硬、肝区痛等,炎症型者尚有发热。由于治疗及预后与本病截然不同,故必须鉴别之。若临床上不能完全排除阿米巴脓肿时,不应放弃阿米巴诊断性治疗。

3.胆囊炎、胆石症

起病急骤,右上腹阵发性绞痛,急性发作时可有发热、寒战、恶心呕吐、黄疸,右上腹局限性肌紧张且墨菲征阳性,有时可触及肿大胆囊。B 超可发现胆道结石或胆囊肿大,抗生素治疗有效。

4.膈下脓肿

多发生于腹部手术或内脏穿孔(如胃、肠、阑尾炎穿孔等)的基础上,右下胸壁压痛明显,常可放射至右肩。由于脓肿所致,膈肌可上抬而肝脏被向下推移。B 超、CT 等影像学检查有助于判断脓肿位置及可能来源,选择性腹腔(肝)动脉造影肝内无脓肿图像表现。必要时可行剖腹探查确认。值得注意的是,有时膈下脓肿可以是肝脓肿穿破所致肝-膈下-胸腔脓肿的一部分。

(七)并发症

阿米巴肝脓肿可产生三类并发症,即血源播散、继发性细菌感染及脓肿穿破。

1.血源播散

罕见,阿米巴原虫偶可侵入肝内血管,经肝静脉回流至右心,并随血流播散至全身而形成肺、脑、胰、肾等处阿米巴病。

2.继发细菌感染

发生率为 4.1%~23.3%,阿米巴肝脓肿发生细菌感染后常高热不退,中毒症状明显,单纯用抗阿米巴药物治疗无效,必须加用有效抗生素方可奏效。此时脓液可呈黄色或黄绿色且伴恶臭,脓液细菌培养可得阳性结果。大肠杆菌和金黄色葡萄球菌为最常见致病菌,次为变形杆菌、产气杆菌、产碱杆菌等。但有报告指出,有时即使合并了细菌感染,脓液仍可呈巧克力色,故是否发生了继发性细菌感染不能仅以脓液颜色判断,而应在第一次抽脓时,不论颜色如何,均应做细菌培养以明确细菌的有无。

3.脓肿穿破

发生率为 23%~30.9%,也有高达 50.6%者。脓肿穿破与病程较长、脓肿居肝脏边缘、脓肿较大、抽脓次数较多及腹压增高等因素有关。

若脓肿穿破横膈进入胸腔,则可形成脓胸;穿破入肺可形成肺脓肿,如和支气管相通时,则形成肝-胸膜-肺-支气管瘘;若脓肿向腹腔穿破,可致急性腹膜炎,有时可穿破至胃、胆、肾等处;左叶脓肿尚可向心包及纵隔穿破。穿破并发症的发生,使临床征象变得复杂多变,常易致误诊。由于穿破的发生,使得治疗困难而预后较差,其中以穿破至心包及腹腔者预后最为严重。

(八)治疗

患者应卧床休息,摄取高蛋白、高热量饮食,补充维生素。病程迁延而致营养不良时加强支持疗法,注意水-电解质平衡,适当输血或清蛋白。

本病原则上应行内科治疗,治疗的关键在于合理而及时地应用抗阿米巴药物,酌情辅以肝穿刺抽脓,必要时行外科治疗。

1.内科治疗

(1)甲硝唑:对肠内、外阿米巴滋养体及肠内的包囊均有杀灭作用,具有使用方便、疗效高及毒性小的优点,是目前治疗阿米巴肝脓肿首选药物。成人每次用 0.4～0.6g,一日 3～4 次,20 天为一个疗程。一般用药后 2 天内开始见效,3～4 天临床症状好转,6～9 天体温可达正常。如经一个疗程治疗病情有好转但未痊愈者,可继续服用一个疗程。若因手术而不能服用者,可用静脉滴注,每 8 小时一次,每次 0.5g,于 1 小时内滴完,病情缓解允许口服时即改为口服用药。此药不良反应小,偶有恶心、呕吐、皮疹、皮肤瘙痒、一过性白细胞下降等。妊娠 3 个月内的孕妇、哺乳期的妇女或有中枢神经系统疾病者禁用。

文献报告甲硝唑对阿米巴肝脓肿的治愈率为 70%～90%,近来有报道少数患者对甲硝唑治疗效果不甚满意,此可能系肠道吸收差或肠道内存有能灭活药物的细菌或肠道有尚未认识的肠道感染所致。此时可采用多种抗阿米巴药物交替使用,以减少药物不良反应并提高疗效。

(2)替硝唑(甲硝磺酰咪唑):为硝基咪唑衍生物,其杀灭阿米巴原虫作用及治疗肠内、肠外阿米巴病的疗效与甲硝唑相似且毒性略低,对厌氧菌也有良好作用。成人每日一次 2g,连服3～5 天。有作者报道以替硝唑一日 2g,共用 5 天,其疗效和甲硝唑组相似,且较甲硝唑组脓腔缩小时间短,肝区疼痛消失较早。治疗剂量时不良反应亦较少,故认为替硝唑是治疗本病的良好药物,其禁忌证同甲硝唑。

(3)喹诺酮类:以第三代喹诺酮应用较多,如诺氟沙星、氧氟沙星、环丙沙星等,其不但可治疗革兰阴性菌及金黄色葡萄球菌感染,也对阿米巴肠道感染及肝脓肿有良好疗效。诺氟沙星口服 0.2～0.3g,每日 3 次,15 天为一个疗程,其治疗有效率、体温恢复正常时间等较甲硝唑组为优。重者可静脉注射,不良反应低。对少数甲硝唑治疗后无效或疗效欠佳者,可用喹诺酮类代替。孕妇及哺乳期禁用。

(4)氯喹:本药口服后在近端小肠几乎完全吸收,与组织蛋白及核酸有高度结合力,在肝内的浓度比血、尿中高 500～600 倍,故适于阿米巴肝脓肿的治疗。常用 21 天疗法,第 1、2 天每日 2 次,每次 0.5g;以后每日 2 次,每次 0.25g,共用 21 天。

本药对阿米巴肝脓肿疗效较甲硝唑稍差,单独使用治愈率为 60%～70%,不良反应较多,除恶心、呕吐、头昏、皮肤瘙痒等外,尚可发生心血管不良反应,如心肌受损、期前收缩等,严重时可致心搏骤停而危及生命,故目前本药多用于对甲硝唑治疗无效者。

(5)吐根碱(依米丁):对阿米巴滋养体有直接杀灭作用,为至今抗阿米巴药中作用最强、效果最快者。主要干扰其分裂繁殖,能使滋养体胞核中的染色质、核仁、核网等呈颗粒变性,胞质成为网状,最终使胞体分解消失。由于其不良反应大,现已基本被弃用。

（6）抗肠内阿米巴药：由于阿米巴肝脓肿多源于肠腔内阿米巴病，故治疗时除要杀灭侵入肝组织中的阿米巴原虫外，尚需消除肠内阿米巴原虫，以杜绝脓肿再发。由于吐根碱对包囊无效，甲硝唑虽能消灭肠内阿米巴，但仍有 13%～19% 的患者在疗程结束时仍有包囊存在，故治疗时应配合使用抗肠内阿米巴药物。一般用双碘喹啉 0.6g，一日 3 次，连服 10～14 天。

（7）药物的选择：虽有数种药物可治疗本病，但从疗效及安全性方面考虑，一般首选甲硝唑，药效高而安全，对肠内肠外阿米巴感染均有效，且兼有抗厌氧菌作用。第三代喹诺酮等药物其抗阿米巴作用不亚于甲硝唑，且兼有广谱抗菌作用，对甲硝唑疗效不佳者或合并有细菌感染者可选用。抗阿米巴药物不宜同时应用，以免增加不良反应，但可轮换使用。

2.肝穿排脓

轻症患者、对阿米巴药物有效、脓腔<3cm 者，一般经积极抗阿米巴治疗即可治愈。但对于脓肿局部疼痛及压痛明显而即将有穿破危险者或经足量药物治疗 3～7 天后临床征象仍无改善者或有继发细菌感染者或脓腔较大脓液难以吸收者，可行穿刺排脓，以减少脓液的毒性刺激，促进退热，改善全身情况以促痊愈，并预防脓肿向邻近器官穿破。穿刺部位应选择压痛最明显处或在 B 超、CT 指引下进行。若脓腔过深、进针超过 8cm 或损伤血管、胆管风险较高时不宜穿刺抽脓。反复穿刺可增加继发感染机会。少数患者脓肿压力过高，穿刺排脓后脓液可能沿穿刺孔道外溢而造成腹膜炎，反而使病情加重，故穿刺排脓一定要有明确适应证，并在严格消毒下慎重进行。近年来，有作者报告在 B 超引导下，用粗针经皮穿刺直径在 5cm 以上的肝脓肿并置管引流（PCDHA）。此法具有创伤小、并发症少、疗效高的优点，值得推广。

穿刺排脓一般应在服抗阿米巴药物 3～5 天后进行，必要时可 3～7 天重复，每次应尽量将脓液抽尽，如脓液黏稠可用生理盐水冲洗。有时可在抽完脓液后向脓腔内注入依米丁 20～30mg 或庆大霉素 4 万单位。

3.外科治疗

阿米巴肝脓肿虽以内科治疗为主，但仍有 5% 左右患者内科治疗效果不佳，需手术治疗。

（1）手术适应证：①脓肿穿破引起外科并发症，尤其是腹膜炎、心包炎者。②脓肿位置过深，内科疗效不佳，且又不宜穿刺者。③合并细菌感染且脓液黏稠不易抽出者。④左叶肝脓肿有向心包穿破危险或穿刺时有污染腹腔可能者。⑤内科多次穿刺但引流不畅者。⑥脓肿过大者。⑦脓肿呈多发性而难以穿刺者。

（2）手术方法：①闭式引流；②切开引流；③肝叶切除或肝部分切除。

值得注意的是，阿米巴肝脓肿的手术治疗，仅对脓肿进行了处理。故在外科处理的同时，必须进行有效的抗阿米巴药物的治疗，才能取得满意效果。

第二节　疟疾

疟疾是由疟原虫感染引起的寄生虫病。主要由雌性按蚊叮咬传播，临床上以反复发作的间歇性寒战、高热、继之大汗后缓解为特征。

一、病原学

寄生于人类的疟原虫有 4 种，即间日疟原虫、恶性疟原虫、三日疟原虫、卵形疟原虫，分别引起间日疟、恶性疟、三日疟和卵形疟。寄生于猴体内的疟原虫如诺氏疟原虫等也可感染人类，但非常少见。

寄生于人类的疟原虫生活史基本相同，需要人和按蚊两个宿主，包括无性生殖和有性生殖两个阶段。其中无性生殖全部在人体内完成，有性生殖小部分在人体红细胞内发育，大部分在雌性按蚊体内进行。

（一）疟原虫在人体内的发育

1.红细胞外期

寄生于雌性按蚊体内的感染性子孢子在按蚊叮咬人时随其唾液腺分泌物进入人体，经血流进入肝脏，在肝细胞内进行裂体增殖形成裂殖体。裂殖体内含有大量的裂殖子，这些裂殖子胀破肝细胞后释出，一部分被巨噬细胞吞噬，一部分侵入红细胞开始红细胞内期的发育和繁殖。

子孢子在遗传学上具有速发型子孢子和迟发型子孢子两种类型。速发型子孢子在肝细胞内发育迅速，感染后 1 周左右即能产生大量的裂殖子入血；迟发型子孢子又称休眠子，在肝细胞内不发育，经过不同时期的静止期后被激活，继而发育成为成熟的裂殖体，是间日疟和卵形疟复发的根源。三日疟和恶性疟无迟发型子孢子，故不会复发。

2.红细胞内期

（1）裂体增殖：裂殖子侵入红细胞后发育为早期滋养体，即环状体，经滋养体发育为成熟的裂殖体，裂殖体内含有数个至数十个裂殖子，当被寄生的红细胞破裂时，释放出大量的裂殖子及其代谢产物，引起临床典型疟疾发作。裂殖子再侵入其他红细胞进行新一轮的无性生殖，从而引起临床上的周期性发作。间日疟和卵形疟在红细胞内发育周期约为 48 小时，三日疟约为 72 小时，恶性疟很不规则，为 36～48 小时。

（2）配子体形成：部分裂殖子在红细胞内经 3～6 代增殖后发育成雌性配子体和雄性配子体，开始有性生殖的初期发育。配子体在人体内可存活 30～60 日，随后被吞噬细胞吞噬或退变而消灭，如被雌性按蚊叮咬吸入胃内，则在按蚊体内进行有性生殖。

（二）在按蚊体内的发育

雌、雄配子体在蚊体内发育成雌、雄配子，两者结合后成为合子，发育后成为可以蠕动的动合子，穿过蚊胃壁发育成囊合子，囊合子内有数千个子孢子母细胞，发育后成为具有感染能力的子孢子。子孢子可主动移行至按蚊的唾液腺内，当按蚊叮咬人体时，子孢子进入人体入血，继续进行其无性生殖周期。

二、流行病学

（一）传染源

疟疾患者和无症状带虫者是主要传染源。

（二）传播途径

主要由雌性按蚊叮咬人体传播。也可经输入带疟原虫的血制品或母婴传播后发病。我国最重要的传播媒介是中华按蚊，是平原地区间日疟的主要传播媒介。山区以微小按蚊为主，丘陵地带以雷氏按蚊嗜人亚种为主，海南省山林地区则以大劣按蚊为主要传播媒介。

（三）易感人群

人群对疟疾普遍易感。感染后可获得一定的免疫力，但不持久。各型疟疾之间无交叉免疫性。初次进入疫区的感染者症状常较重，再次同种疟原虫感染者，临床症状较轻。

（四）流行特征

疟疾全球分布，但以热带、亚热带地区，尤其是经济落后、卫生条件较差的国家流行较严重，发病率较高。全球每年约 2 亿～3 亿人患病，50 万～100 万人死于疟疾，以 5 岁以下儿童为主，大部分疟疾病例和死亡发生在非洲区域。我国从东北的辽宁省至南方的海南省均有本病发生，主要以间日疟流行为主，三日疟和卵形疟较少见。热带地区全年均可发病，其他地区以夏秋季发病多见。

三、发病机制与病理解剖

疟原虫在肝细胞和红细胞内增殖时不会引起临床症状，当被寄生的红细胞胀裂释放出大量的裂殖子及其代谢产物入血时，它们作为致热原，可刺激机体产生强烈的免疫反应，引起寒战、高热、继之大汗的典型发作症状。释放出来的大部分的裂殖子被单核-巨噬细胞系统的吞噬细胞吞噬，少部分裂殖子侵入其他红细胞，并继续发育、繁殖，不断循环，从而引起疟疾的周期性发作。疟疾反复发作或者重复感染后机体可产生一定的免疫力，此时血液中虽有小量疟原虫增殖，但可无疟疾发作的临床症状，成为带疟原虫者。

疟疾患者临床表现的轻重与感染疟原虫的种类密切相关。恶性疟可以侵犯各期红细胞，短期内造成大量的红细胞破坏，引起严重的贫血；间日疟、卵形疟仅侵犯年幼的红细胞，三日疟仅侵犯年老的红细胞，故贫血及其他临床症状较轻。贫血的原因除了疟原虫直接破坏红细胞外，可能与脾脏吞噬大量正常红细胞、血清中存在 IgM 型抗红细胞基质的自身抗体以及疟原虫抗原抗体复合物的作用等因素有关。

恶性疟原虫感染红细胞时，使红细胞肿胀，包膜出现微孔，相互聚集成团，附着于血管壁引起管腔狭窄或堵塞，使相应组织细胞缺血缺氧而发生变性、坏死，从而引起相应严重的临床表现。此外，疟原虫可产生某些可溶性细胞毒物质引起临床上的凶险发作。

大量被疟原虫寄生的红细胞在血管内裂解，可引起高血红蛋白血症，出现腰痛、酱油色尿，严重者可出现中度以上贫血、黄疸，甚至发生急性肾功能衰竭，称为溶血-尿毒综合征（HUS），亦称为黑尿热。此种情况也可由抗疟药物如伯氨喹所诱发。

疟疾的病理改变随感染疟原虫的种类和时间而异。急性疟疾患者脾脏呈轻至中度肿大，显微镜下在脾髓内可见大量寄生于红细胞内的疟原虫和疟色素；慢性疟疾患者脾脏肿大更显著，镜下可见脾髓内网状组织呈弥散性增生和纤维化。肝脏轻度肿大，肝细胞混浊肿胀及变性，星形细胞增生，内含疟原虫和疟色素。恶性疟疾的脑型患者可有软脑膜充血，脑组织水肿。

其他器官如肾、胃肠道黏膜等有充血、出血和变性。

四、临床表现

间日疟和卵形疟潜伏期为 13～15 日，三日疟为 24～30 日，恶性疟为 7～12 日，输血疟疾一般在输血后 7～10 日发病。

（一）典型发作

疟疾的典型症状为突发性寒战、高热和大量出汗，典型发作可分 3 个阶段。

1.寒战期

发病时有寒战、面色苍白、唇甲发绀、四肢厥冷等，持续约 20 分钟至 1 小时，体温迅速升高。

2.高热期

寒战停止后继以高热，体温可达 40℃ 以上，表现为头痛、全身肌肉酸痛、口渴、烦躁、呼吸急促、颜面潮红等，此期可持续 2～6 小时。

3.出汗期

高热后患者突然全身大汗，体温骤降，患者除疲劳外，顿感舒服轻松，此期持续 2～3 小时。

周期性和间歇性发作是疟疾的临床特点。疟疾可出现周期性相同典型症状发作，两次发作之间有一定的间歇期。间日疟和卵形疟间歇期约为 48 小时，三日疟为 72 小时，恶性疟为 36～48 小时。但疟疾发作之初或反复感染的情况下，亦可表现无规律发作，恶性疟发作亦无规律。各型疟疾反复发作均可导致红细胞破坏，引起不同程度的贫血和脾肿大。

（二）凶险发作

凶险发作是指疟原虫所引起的特别严重而危险的临床表现，病死率较高。主要见于恶性疟，偶见于间日疟。临床上凶险发作可分为脑型、肺型、胃肠型等。脑型疟疾主要表现为发热、剧烈头痛、呕吐、谵妄、抽搐及不同程度的意识障碍。肺型疟疾表现为急性肺水肿而致急性呼吸衰竭，发生急性肺水肿前均有脑、肾并发症，出现昏迷、抽搐、尿毒症等表现。胃肠型疟疾表现类似急性胃肠炎，腹泻可达数十次，以至脱水，亦可仅有下腹部剧烈疼痛，伴有呕吐而无腹泻，类似急腹症，经抗疟治疗后腹痛迅速消失。

（三）输血后疟疾

输血后疟疾国内主要为间日疟，临床表现与蚊传疟疾相同。经母婴传播的疟疾一般在出生后 1 周左右发病。

（四）复发和再燃

由肝组织内的迟发型子孢子发育成熟并进入血液而引起疟疾症状再发者，称为复发。复发只见于间日疟和卵形疟，多见于病愈后 3～6 个月，输血后疟疾及母婴传播疟疾因无肝细胞内繁殖阶段，缺乏迟发型子孢子，故不会复发。

再燃是指疟疾初发后，由于免疫力不高或治疗不彻底，血液中的疟原虫未完全清除，一旦免疫力降低，原虫逐渐增殖，又引起临床发作。各种疟疾都有发生再燃的可能性，多见于病愈后 1～4 周，可多次出现。

五、并发症

（一）黑尿热

黑尿热是恶性疟疾最严重的并发症，死亡率高。

（二）肝损害

疟疾可引起肝炎，伴有黄疸与肝功能减退，尤以恶性疟为甚。慢性疟多次发作有导致肝硬化的可能。

（三）肺部病变

部分患者在发作时，其胸部 X 线检查可见小片状阴影。呼吸道症状极轻微或缺如，大多数在抗疟治疗后 3～7 日内消退。

（四）肾损害

重症恶性疟和间日疟患者，可出现蛋白尿和血尿；三日疟长期未愈的患者，可出现肾病综合征，甚至肾功能衰竭。

（五）其他

在脑型凶险发作的恢复期，少数患者可出现吞咽障碍或语言障碍、手震颤、四肢瘫痪等后遗症，一般经治疗可恢复。

六、实验室检查

（一）血涂片及血常规

外周血涂片找到疟原虫是确诊的可靠依据。一般取患者外周血做薄血膜和厚血膜涂片，以吉姆萨或瑞特染液染色后镜检。恶性疟应在发作开始，间日疟、三日疟应在发作后数小时至 10 小时采血。薄血膜涂片经染色后原虫形态结构完整、清晰，可辨认原虫的种类和各发育阶段的形态特征，适用于临床诊断，但虫数较少容易漏检。厚血膜涂片在处理过程中红细胞溶解，原虫形态有所改变，虫种鉴别有困难，但原虫比较集中，易被检出。骨髓涂片阳性率稍高于血涂片。

疟疾反复多次发作可引起红细胞及血红蛋白进行性降低。初次发作白细胞计数及中性粒细胞偶可显著升高，但多次发作后大多转为正常或降低，单核细胞可升高。

（二）免疫学检测

常用间接荧光抗体试验、间接红细胞凝集试验、酶联免疫吸附试验等方法检测特异性抗体。发病后 1 周出现阳性，持续数月至 1～2 年，主要用于流行病学调查、防治效果评估、输血对象的筛查。

（三）分子生物学技术

核酸探针和特异性 DNA 的聚合酶链式反应（PCR）已用于疟疾诊断，对低原虫血症检测灵敏度较高。

七、诊 断

(一)流行病学资料

有疟疾流行地区生活或居住史或近两周内有输血史或有既往疟疾病史。

(二)临床表现

典型的间歇发作性寒战、高热、大量出汗,反复发作出现脾肿大和贫血。间歇发作的周期有一定规律性,但发病初期和恶性疟发作常无规律。脑型疟疾表现为头痛、抽搐及意识障碍。

(三)实验室检查

外周血涂片或骨髓涂片找到疟原虫是确诊疟疾的主要依据。血常规可表现为红细胞计数减少、血红蛋白降低。

八、鉴别诊断

(一)伤寒

发热、脾肿大、部分恶性疟患者有相对缓脉,易误诊为伤寒。但伤寒患者发热呈稽留热型,无大量出汗,有明显全身中毒症状,出现玫瑰疹,白细胞减少,血培养可培养出伤寒沙门菌,肥达试验阳性。

(二)败血症

寒战高热、肝脾肿大与疟疾相似,但无典型的间歇性发热和出汗后体温骤降现象。全身中毒症状较重,白细胞及中性粒细胞明显升高,血培养可发现病原菌。

(三)钩端螺旋体病

患者起病急骤,伴畏寒及寒战、稽留热、肝脾肿大,与疟疾相似,但患者有眼结膜充血,浅表淋巴结肿大,腓肠肌疼痛,病原学检查阳性或特异性血清学检查阳性。

此外,疟疾需与其他发热性疾病如急性血吸虫病、急性肾盂肾炎、肾综合征出血热、登革热等鉴别。当发展为脑型疟时应与乙型脑炎、中毒性菌痢、病毒性脑膜炎等鉴别。

九、治 疗

以消灭疟原虫、控制疟疾发作的治疗为主。

(一)抗疟原虫治疗

1.对氯喹敏感的疟疾发作治疗

(1)氯喹:能杀灭疟原虫红细胞内期裂殖体,口服后肠道吸收迅速且红细胞内浓度高,作用快而强,是控制疟疾症状的首选药物。控制急性发作时,氯喹总治疗剂量为 2.5g,首次 1.0g 顿服(磷酸氯喹每片 0.25g,含基质 0.15g);第 2～3 天每日 1 次,每次 0.75g。儿童首剂16mg/kg,6～8 小时后和第 2～3 天各服 8mg/kg。

(2)青蒿素及其衍生物:作用于疟原虫的膜系结构,损害疟原虫的核膜、线粒体外膜等而起抗疟作用,具有高效、快速、低毒、耐药少的特点。青蒿素片成人首剂口服 1.0g,6～8 小时后服

0.5g,第2、3天各服0.5g,3天总剂量2.5g。双氢青蒿素片首剂120mg,随后第2、3天各服60mg,连用7天;或用蒿甲醚针剂,首剂300mg,肌内注射,第2、3天肌内注射150mg;或用青蒿琥酯,成人首日顿服100mg,第2～5天每日2次,每次50mg,总量为600mg。

2.耐氯喹疟疾发作的治疗

(1)甲氟喹:其半衰期约14天。具较强的杀灭红细胞内裂体增殖疟原虫的作用,对耐氯喹恶性疟有较好疗效。但近年已有耐药株广泛存在的报道。成人顿服750mg。

(2)咯萘啶:高效低毒,适用于包括脑型疟在内的各种疟疾治疗。口服给药总量为1.2g,分3日服用。首日0.3g,每日两次;第2、3各0.3g顿服。单用本药可有一定复发率,可联合咯萘啶500mg、磺胺多辛1.0～1.5g,乙胺嘧啶50mg一次顿服,防止复发。

3.凶险型疟疾发作的治疗

对脑型疟及凶险发作者常用蒿甲醚、咯萘啶、奎宁、氯喹注射液静脉滴注。

(1)青蒿琥酯:用青蒿琥酯600mg加入5%碳酸氢钠0.6mL,摇匀2分钟至完全溶解,再加5%葡萄糖水5.4mL,最终成青蒿琥酯10mg/mL。按1.2mg/kg计算每次用量。首剂缓慢静脉注射后4、24、48小时各再注射1次,至患者清醒后改为100mg/d口服治疗。

(2)氯喹:于敏感株感染治疗。基质10mg/kg于4小时内静脉滴注,继以5mg/kg于2小时内滴完。每日总量不超过25mg/kg。

(3)奎宁:用于耐氯喹株感染。二盐酸奎宁500mg置等渗糖水中4小时内缓慢静脉滴注。12小时后可重复使用。清醒后改为口服。

(4)磷酸咯萘啶:3～6mg/kg,用生理盐水或等渗糖水250～500mL稀释后静脉滴注,可重复应用。

对于耐药的疟原虫可联合用药治疗,如甲氟喹加周效磺胺、青蒿素加本芴醇、咯萘啶加乙胺嘧啶等。

4.杀灭红细胞内疟原虫配子体和迟发型子孢子的药物

伯氨喹是控制疟疾复发药物中根治效果最好且毒性较低的药物。磷酸伯氨喹每日1次,每次基质22.5mg(每片13.2mg,基质7.5mg),连续8天。恶性疟疾为防止传播也可服伯喹,顿服4片或1日3片,连续2～3日以消灭配子体。可与控制发作的药物同时服用。本药不良反应较大,除引起恶心、呕吐及腹痛外,还可使G-6-PD缺乏症者发生急性溶血,用药前应常规检测G-6-PD活性。

目前,疟疾的病原治疗需分别用两类药物。须先用杀红细胞内裂体增殖的疟原虫药物,如青蒿琥酯、咯萘啶或氯喹等,再用杀灭红细胞外期裂子体及休眠子的抗复发药物如伯氨喹。

(二)对症及支持治疗

发作期间应卧床休息,多饮水;体温过高者给予物理降温。发作多次或慢性患者宜给高营养饮食。高热头痛可给止痛剂及物理降温。严重贫血者可少量多次输血。脑型疟应严密监测,及时积极给予脱水及改善颅内循环治疗。重症患者可适当应用肾上腺皮质激素。

十、预后

疟疾的预后与感染的虫种有关。间日疟、三日疟和卵形疟病死率低,恶性疟尤其是脑型疟死亡率较高。婴幼儿感染、延误诊治和耐多种抗疟药物的虫株感染者死亡率较高。

第三节　弓形虫病

弓形虫病为一种原虫病,是由刚地弓形虫引起的人畜共患病,通过先天性和获得性两种途径传播。在人体多为隐性感染,主要侵犯眼、脑、心、肝、淋巴结等,发病者临床表现复杂,其症状和体征又缺乏特异性,易造成误诊。本病有一定病死率及致先天性缺陷率。孕妇受染后,病原可通过胎盘感染胎儿,直接影响胎儿发育,致畸严重,影响优生,成为人类先天性感染中最严重的疾病之一。当机体免疫功能缺陷时隐性感染可以变为显性感染,是艾滋病的重要机会性感染之一。

一、病原学

刚地弓形虫属于真球虫目、弓形虫科、弓形虫属,是一种专性细胞内寄生的机会性致病原虫。发育过程需要中间宿主和终末宿主。中间宿主包括哺乳类、鱼类、鸟类、昆虫等动物和人类;终末宿主为猫和猫科动物。

弓形虫在中间宿主体内的形态为速殖子(可簇集在宿主细胞内形成假囊)和包囊(内含缓殖子)。速殖子可感染除红细胞外的任何有核细胞,一部分速殖子以二分裂繁殖,可胀破宿主细胞,并感染新的宿主细胞,造成组织损伤和炎症反应。另一部分速殖子侵入宿主细胞后,不快速增殖,而是形成包囊。包囊多出现在生长缓慢的组织中,如脑、眼,可长期存活,在宿主免疫功能受损时,包囊破裂,释放出缓殖子,临床表现为潜伏性感染复发。弓形虫在终末宿主小肠上皮细胞内,先通过无性繁殖产生裂殖体,再完成有性生殖,最终发育成卵囊。卵囊随宿主粪便排出体外,可见于土壤及水中,经 1～5 天发育成为具有感染性的成熟卵囊,囊内虫体称为子孢子。

弓形虫的缓殖子、速殖子和裂殖子的抵抗力很弱,在外界环境中迅速死亡。包囊的抵抗力较强,4℃可存活 2 个月,但对干燥及高温敏感,56℃10 分钟可灭活。卵囊抵抗力很强,室温下可存活 3～18 个月,但对干燥及高温很敏感,80℃1 分钟可灭活。

二、流行病学

(一)传染源

弓形虫病的传染源主要是动物,猫和猫科动物粪便中排卵囊数量多,且持续时间长,是最重要的传染源。我国猪的弓形虫感染率也较高,是重要传染源。急性期患者的尿、粪、唾液和痰内虽可以检出弓形虫,但因其不能在外界久存,所以除感染的孕妇可经胎盘传染胎儿外,患者作为传染源的意义甚小。

（二）传播途径

分先天性和获得性两种。

1.先天性弓形虫病

指胎儿在母体通过胎盘感染,孕妇在妊娠期内急性感染弓形虫病后,虫体可通过胎盘传给胎儿。孕期前 3 个月内胎儿受染率较低,但感染后可导致严重的先天性弓形虫病,孕期后 3 个月的感染常无临床症状,但胎儿受染率高。

2.后天获得性弓形虫病

主要经口感染,食入被卵囊污染的食物和水或未煮熟的含有包囊和假包囊的肉、蛋或未消毒的奶等,以及密切接触动物(猫、猪、犬、兔等)引发的感染是主要的传播途径。此外,人与人之间感染可通过输血、器官移植或母婴之间通过胎盘的方式进行传播。经损伤的皮肤黏膜或唾液飞沫侵入人体的人与人间的水平传播也可发生。输血或器官移植也可传播弓形虫病,但发生率较低。

（三）易感人群

人类普遍易感,胎儿、婴幼儿、肿瘤患者、艾滋病患者及长期使用免疫抑制剂者最易被感染。长期使用免疫抑制剂或免疫缺陷者可使隐性感染复燃而出现急性症状。动物饲养员、屠宰工人、肉类加工工人以及医务人员等接触传染源的机会较多,较易感染。人的易感性随接触机会增多而上升,但无性别上的差异。

（四）流行特征

本病呈世界性分布,广泛存在于多种哺乳类动物,人群感染也相当普遍,估计全球约有 10 亿人被弓形虫感染,多数属隐性感染。我国为流行地区,人群感染率较高,少数民族地区及农村感染率更高。据血清学调查,人群抗体阳性率为 25％～50％,个别地区高达 90％。我国首例弓形虫感染是钟惠澜(1957)从一例患者的肝穿刺涂片中发现,之后有关弓形虫病的报道逐渐增多。弓形虫病与气候、地理等自然条件关系不大,但常与生活习惯、生活条件、接触猫科动物及其来源产品等因素有关。

弓形虫病及其感染,没有严格的地区分布界线,寒、温、热带地区都有分布。感染率在性别的分布上,许多国家的调查未发现有显著差别。在职业分布上,动物饲养员、屠宰工、猎人、剥兽皮工人、弓形虫实验室工作人员以及兽医等,接触弓形虫的机会较多而容易感染。弓形虫感染率与养猫成正比,与地势高低呈反比。本病与获得性免疫缺陷综合征即艾滋病(AIDS)患者关系密切,有 5％～10％的 AIDS 患者合并弓形虫感染。易感家畜有猪、猫、牛、羊、犬、马、兔等;野生类有猩猩、浣熊、狼、狐狸、野猪等至少 32 种以上;曾在 52 种啮齿类体内发现弓形虫。家畜的阳性率可达 10％～50％,可食用的肉类感染相当普遍,常形成局部暴发流行,严重影响畜牧业发展,亦威胁人类健康。

造成广泛流行的原因有以下几点:①滋养体、包囊以及卵囊具有较强的抵抗力;②多种生活史期都具感染性;③中间宿主广泛,可感染 140 余种哺乳动物;④在终宿主之间、中间宿主之间、终宿主与中间宿主之间均可互相传播;⑤包囊可长期生存在中间宿主组织内;⑥卵囊排放量大。猫吞食包囊后 3～10 天,吞食假包囊或卵囊后约需 20 天就能排出卵囊。被感染的猫,排囊可持续 10～20 天,其间排出卵囊数量的高峰时间为 5～8 天,是传播的重要阶段。

三、发病机制与病理

弓形虫的致病作用与虫株毒力和宿主的免疫状态有关。

(一)致病机制

根据虫株的侵袭力、增殖速度、包囊形成与否以及对宿主的致死率等,刚地弓形虫可分为强毒株和弱毒株。目前国际上公认的强毒株代表为 RH 株,弱毒株代表为 Beverley 株。在动物身上连续传代后,可提高其毒力。有研究表明,虫株毒力与虫体棒状体分泌的磷酸脂酶 A_2 有关。绝大多数哺乳动物、人及家畜等对弓形虫都是易感中间宿主,易感性则因宿主的种类而有所差异。

速殖子是弓形虫的主要致病阶段,在细胞内寄生并迅速增殖,以致破坏细胞,速殖子逸出后又侵犯邻近的细胞,如此反复破坏,因而引起组织的炎症反应、水肿、单核细胞及少数多核细胞浸润。

包囊内缓殖子是引起慢性感染的主要阶段。包囊因缓殖子增殖而体积增大,挤压器官,可致功能障碍。包囊增大到一定程度,可因多种因素而破裂,释放出缓殖子。释出的缓殖子多数被宿主免疫系统所破坏,一部分缓殖子可侵入新的细胞并形成包囊。死亡的缓殖子可诱导机体产生迟发型超敏反应,并形成肉芽肿病变,后期的纤维钙化灶多见于脑、眼部等。宿主感染弓形虫后,正常情况下可产生有效的保护性免疫,多数无明显症状,当宿主有免疫缺陷或免疫功能低下时才引起弓形虫病。

(二)免疫

弓形虫是一种机会致病性原虫,机体的免疫状态,尤其是细胞免疫状态与感染的发展和转归密切相关。人有较强的自然免疫力,弓形虫在免疫功能健全的人群体内,多呈隐性感染状态,引起带虫免疫,在免疫功能低下的人群体内可导致感染活化。

弓形虫在免疫功能健全的宿主,细胞免疫主要起保护性作用,其中 T 细胞、巨噬细胞、NK 细胞及其他细胞介导的免疫应答起主导作用。致敏的 T 细胞能产生多种具有多种生物活性的细胞因子发挥免疫调节作用。弓形虫感染可诱导 Th1 细胞和巨噬细胞产生免疫上调因子(IL-4、IL-6、IL-10)。

宿主抗弓形虫感染的获得性免疫应答主要通过诱导 T 细胞和巨噬细胞产生具有多种生物活性的细胞因子(CKS)发挥免疫调节作用。与弓形虫感染免疫相关的细胞因子包括免疫上调因子和下调因子。免疫上调因子(γ-IFN、IL-2、TNF-α、IL-1、IL-7、IL-12、IL-15)主要由 Th1 细胞及巨噬细胞产生;免疫下调因子(IL-4、IL-6、IL-10)主要由 Th2 细胞产生。

IFN-γ 是抗弓形虫免疫中起主导作用的细胞因子,可活化巨噬细胞产生一氧化氮杀伤虫体。IL-4 和 IL-10 可抑制 IFN-γ 的表达,尤其是 IL-10 是 IFN-γ 的有力拮抗剂,从而在弓形虫感染的宿主体内发挥重要的免疫抑制作用。在弓形虫感染的不同时期,免疫上调因子和免疫下调因子的表达水平及出现时间有所不同,从而构成免疫调节网络,调节弓形虫感染及其结局。

人类感染弓形虫后能诱导特异性抗体。感染早期 IgM 和 IgA 升高,前者在 4 个月后逐渐消失,后者消失较快,感染 1 个月后即被高滴度的 IgG 所替代,并维持较长时间。IgG 能通过胎盘传至胎儿,因此新生儿血清检查常可出现阳性结果,这种抗体通常在出生后 5～10 个月消失,抗感染的免疫保护作用不明显。近来有研究证实,特异性抗体与速殖子结合,在补体参与下可使虫体溶解或促进速殖子被巨噬细胞吞噬。

(三)病理改变

弓形虫不同于其他大多数细胞内寄生病原体,几乎可以感染所有各种类型细胞。弓形虫从入侵部位进入血液后散布全身并迅速进入单核-巨噬细胞以及宿主的各脏器或组织细胞内繁殖,直至细胞胀破,逸出的原虫(速殖子)又可侵入邻近的细胞,如此反复不已,造成局部组织的灶性坏死和周围组织的炎性反应,此为急性期的基本病变。如患者免疫功能正常,可迅速产生特异性免疫而清除弓形虫、形成隐性感染;原虫亦可在体内形成包囊、长期潜伏;一旦机体免疫功能降低,包囊内缓殖子即破囊逸出,引起复发。如患者免疫功能缺损,则的虫大量繁殖,引起全身播散性损害。弓形虫并可作为抗原,引起过敏反应、形成肉芽肿炎症。此外,弓形虫所致的局灶性损害,尚可引起严重继发性病变、如小血栓形成、局部组织梗死,周围有出血和炎症细胞包绕,久而形成空腔或发生钙化。

弓形虫可侵袭各种脏器或组织,病变的好发部位为中枢神经系统、眼、淋巴结、心、肺、肝和肌肉等。

四、临床表现

一般分为先天性和后天获得性两类,均以隐性感染为多见。临床症状多由新近急性感染或潜在病灶活化所致。

(一)先天性弓形虫病

主要发生在初次感染的早孕妇女,感染弓形虫的初孕妇女可经胎盘血流将弓形虫传播给胎儿。在孕前 3 个月内感染,可造成流产、早产、畸胎或死胎,畸胎发生率高,如无脑儿、小头畸形、小眼畸形、脊柱裂等。母体受染传给胎儿,一般只累及 1 胎,但有例外,特别是抗体阳性效价高,提示有活动性感染的孕妇,可连续出现两胎致畸者。先天性弓形虫病的临床表现不一,受染胎儿或婴儿多数表现为隐性感染,其中部分于出生后数月或数年发生视网膜脉络膜炎、斜视、失明、癫痫、精神运动或智力迟钝等。据研究表明,婴儿出生时出现症状或发生畸形者病死率为 12%,而存活者中 90% 有精神发育障碍,典型临床表现为脑积水、大脑钙化灶、脑膜脑炎和运动障碍;其次表现为弓形虫眼病,如视网膜脉络膜炎。此外,还可伴有发热、皮疹、呕吐、腹泻、黄疸、肝脾大、贫血、心肌炎、癫痫等。出生时即有症状者,可见各种先天性畸形,包括小头畸形、脑积水、脊柱裂、无眼、小眼等,以脑部和眼部病变最多。也可表现为典型四联症,即脉络膜视网膜炎、精神运动障碍、脑钙化灶和脑积水。在新生儿期可出现发热、皮疹、肺炎、黄疸、肝脾大和消化道症状等临床表现。

(二)后天获得性弓形虫病

人类感染弓形虫后,多数是没有症状的带虫者,只有少数人发病,其中轻型为隐性感染,重者可表现为多器官损害的严重症状。隐性感染者若患有恶性肿瘤、因长期接受免疫抑制剂或放射治疗等引起的医源性免疫受损或先天性、后天性免疫缺陷者，如艾滋病患者，都可使隐性感染转变为急性或亚急性，从而出现严重的全身性弓形虫病，其中多因并发弓形虫脑炎而死亡。

临床表现因虫体侵袭部位和机体的免疫应答程度的不同而各异，无特异的症状与体征。临床上有急、慢性期之分。

1.以急性期为主，可为局限性或全身性感染

（1）局限性感染以淋巴结炎最为多见、约占90%。最常累及的淋巴结为颈部、枕骨下、锁骨上、腋窝及腹股沟部；腹膜后和肠系膜淋巴结也可被侵，累及腹膜后或肠系膜淋巴结时，可有腹痛。大者直径可达3.0cm，质韧，大小不一，无压痛。多伴乏力，发热，末梢血液中淋巴细胞增多。也有无症状，体检时偶然发现淋巴结肿大者。

（2）淋巴结炎伴有其他器官受损，其他器官包括眼、脑、耳、肺、心、脾、肝、肾、肾上腺、垂体、胰、甲状腺、卵巢、骨骼肌、胸腺及皮下组织。临床表现取决于主要受损器官。如肺部受损，胸部X线检查可见肺门淋巴结肿大，以及肺部病变，如间质性肺炎、支气管肺炎等。亦可有类似初期肺结核的表现，如低热、干咳、气憋、食欲减退、体重减轻。心脏受损时可有心脏扩大、心肌炎、心包炎、心律不齐等。肝炎时大部表现为全身淋巴结肿大，低热、倦怠以及肝脾大，很少出现黄疸，亦可无症状。肌炎严重者可导致残疾，但更常见的是较轻的肌肉酸痛或乏力。中枢神经系统损害可表现为脑炎和（或）脑膜炎，其脑脊液中找到弓形虫现已屡见不鲜，因而提出对患有原因不明的神经系统疾病者，从血清学及病原学方面除外弓形虫病是必要的。

（3）全身性感染：较少见，多见于免疫缺损者〔如艾滋病，器官移植，恶性肿瘤（主要为何杰金病等、淋巴瘤等）〕以及实验室工作人员等，常有显著全身症状，如高热、斑丘疹、肌痛、关节痛、头痛、呕吐、谵妄，并发生脑炎、心肌炎、肺炎、肝炎、胃肠炎等。

2.慢性期

病程1年以上，多无症状。可表现为脉络膜视网膜炎，应与先天性的再活化相区别。脑部受累较常见，有报道大脑肉芽肿者。轻型多为隐性感染，以淋巴结肿大最为常见。重型则有中枢神经系统异常表现。免疫功能低下者，常表现为脑炎、脑膜脑炎、癫痫和精神异常。脑部弓形虫病的影像学特征：CT平扫为低密度的病灶，单发或多发，增强扫描在低密度病灶中常伴环状强化。在AIDS患者中弓形虫脑病尤为典型。

五、辅助检查

（一）病原学检查

具有确诊意义。

1.涂片染色法

可取急性期患者的腹水、胸腔积液、羊水、脑脊液、骨髓或血液等，离心后取沉淀物做涂片或采用活组织穿刺物涂片，经姬氏染液染色，镜检弓形虫滋养体。该法简便，但阳性率不高，易漏检。此外也可切片用免疫酶或荧光染色法，观察特异性反应，可提高虫体检出率。

2.动物接种分离法或细胞培养法

将待检样本接种于小鼠腹腔,1周后剖杀,取腹腔液,镜检滋养体,阴性需盲目传代至少3次;待检样本亦可接种于离体培养的单层有核细胞。动物接种分离法或细胞培养法是目前比较常用的病原检查法。

(二)免疫学检查

是当前协助诊断及流行病学调查的重要检测方法。

1.弓形虫素皮内试验

系延缓型皮肤过敏反应,有严格的特异性,感染后阳性出现较晚,但持续时间很久,因此它适用于流行病学调查。

2.血清学试验

可用以检测抗体、循环抗原、循环免疫复合物。当前使用方法不下数十种,这里只简单介绍几种常用的,也是基本的几种方法。

(1)染色试验(DT-1948):是检测抗体最早的,也是最有代表性的免疫诊断方法。它具有特异、敏感、可重复性强等优点。一般于发病后10～14天出现,且能持续多年,故可用于早期诊断及流行病学调查。抗体效价 1∶(8～64)示慢性或既往感染,急性感染抗体效价为≥1∶1024。

(2)间接荧光抗体技术(IFAT):与染色试验的一致性很强,具有特异、敏感、快速、可重复性强与方法简便等优点。本法可检测 IgM 和 IgG 抗体。IgM 出现较早(病期7～8天),持续数周、数月,偶可数年。IgG 出现略晚于 IgM,持续达数年。IgM 阳性,多提示有近期感染,因其不能通过胎盘传给胎儿,故如婴儿阳性,则示婴儿已经受染。应注意类风湿因子或抗核抗体阳性者,可引起 IgM 的假阳性,IgG 的竞争可导致 IgM 的假阴性。IgM 与 IgG 阳性效价均为≥1∶8,急性或慢性活动期抗体评价分别为≥1∶64 与≥1∶1 024。

(3)间接血凝试验(IHA):IHA 抗体出现于感染后 1 个月左右,持续达数年,因其技术简单、快速、敏感,故国内使用较多。唯其重复性较差,吸附抗原后的红细胞不够稳定。阳性效价为≥1∶64,急性或慢性活动期抗体评价为≥1∶1 024。

(4)微量间接乳胶凝集试验(ILA):ILA 与 IHA 类似,但较 IHA 稳定,阳性效价为≥1∶32。

(5)微量酶联免疫吸附试验(ELISA):可检测 IgM 与 IgG 抗体,本法与染色试验符合率高。具有敏感、特异、操作较简便等优点。唯稍欠稳定。近年来,在 ELISA 的基础上,又创建了一些新方法,有 10 余种,如酶标金葡菌 A 蛋白(SPA)-ELISA、青霉素酶-ELISA、斑点(DOT)-ELISA、亲和素-生物素(ABC)-ELISA 等,均各有其独特优点。

(6)碳粒免疫试验(CIA):用印度墨水做试剂,在抗原、抗体间起特殊反应,三者混合后 5 分钟,即可用高倍显微镜观察结果。其缺点是所用抗原为活原虫,且抗原保存仅 1 周左右。

(7)补体结合试验(CFT):CFT 抗体出现较晚,阴转较快,因此适用于协助诊断急性或近期感染。其特异性强,敏感性差,方法复杂,故现多不采用。

(8)弓形虫血清循环抗原(C-Ag)与免疫复合物(CIC)的检测:应用免疫抑制剂或其他原因抑制抗体反应的患者或疾病早期抗体尚测不出时,可从其血清或体液中检测 C-Ag 及 CIC。

灵敏性强、特异性高的方法有:用弓形虫抗体包被的乳胶颗粒凝集法,可测出蛋白浓度下限为78ng/mL的可溶性C-Ag。ABC-ELISA法将亲和素-生物素和SPA同时引入免疫酶技术,用生物素标记SPA,用辣根过氧化物酶标记亲和素而建立的一种新的酶免疫技术,可测出C-Ag的下限为4ng/mL,与常规ELISA法测出的浓度30～50ng/mL比较更为灵敏,此法也可用以检测CIC。单克隆抗体(McAb)-ELISA法亦用于检测特异性C-Ag及CIC。

(三)分子生物学诊断

主要包括核酸分子杂交技术(主要是DNA探针技术)、聚合酶链反应(PCR)、单克隆抗体技术以及基因芯片技术。

1.核酸分子杂交技术(主要是DNA探针技术)

核酸分子杂交技术是用一定的示踪物对特定基因序列的核酸片段进行标记,通过与待测样本中互补片段的特异性结合来进行诊断。根据目的不同,可采用不同类型的核酸探针,对弓形虫的虫种鉴定、某些基因片段的碱基序列分析及抗原表达、种群分类等进行检测。由于核酸分子杂交的高度特异性和检测方法的高度灵敏性,使得该技术成为分子生物学领域内应用最广泛的基本技术之一。

2.聚合酶链反应(PCR)

PCR是近年发展起来的新技术,已广泛应用于弓形虫DNA的检测,比DNA探针方法更简便、更敏感、更特异。

应用于PCR检测的弓形虫靶基因序列有:B1基因、P30基因、核糖体第一内转录间隔区(ITS1)。弓形虫的PCR诊断方法逐渐多样化,近年来在常规PCR方法的基础上,又发展了多重PCR、原位PCR、荧光定量PCR、巢氏PCR、实时定量PCR、反转录PCR(RT-PCR)等新技术,这些新技术逐步在弓形虫病诊断中得以应用,进一步提高了PCR方法的敏感性和特异性。此外,PCR技术与免疫学技术相结合,又出现了PCR-ELISA及免疫PCR(I-PCR)等新技术,具有PCR的灵敏性、核酸杂交的特异性及ELISA的酶联放大作用,故而检测结果更灵敏、更准确。

Jauregui等(2001)根据弓形虫ITS1序列设计引物,建立了猪弓形虫的PCR检测方法,结果表明,其敏感性较高,可检出100fg DNA,相当于一个虫体DNA的含量,且与其他8种原虫均无交叉现象,而且在虫体发育的任何阶段都能检出,因此可用于临床诊断和猪肉产品的检验。Mahalakshmi等(2006)建立了另一种扩增弓形虫B1基因的巢式PCR方法,成为弓形虫性视网膜脉络膜炎病诊断的一种可靠、快速并且费用低廉的方法。

3.弓形虫单克隆抗体

单克隆抗体(McAb)是用经特异性抗原刺激的B淋巴细胞与骨髓瘤细胞杂交、融合后分泌的一种单一的特异性抗体。McAb具有高度特异性与同质性,以McAb为探针可对弓形虫特定靶抗原进行识别、分析,以及鉴定抗原的免疫反应性。

4.基因芯片技术

基因芯片是20世纪90年代由基因探针技术发展而来的一项新技术,又称为DNA芯片、DNA微阵列等。它是指用微阵列技术将大量DNA片段通过机器或原位合成以一定的顺序或排列方式使其附着在如玻璃、硅等固相表面制成的高密度DNA微点阵。用荧光物质标记的探针,借助碱基互补原理与 DNA 芯片杂交,可进行大量的基因表达及检测等方面的研究。基因芯片技术大大提高了基因探针的检测效率。目前线虫基因组芯片业已问世,随着弓形虫分子遗传学研究的进展和弓形虫核酸微阵列技术的研究开发,DNA 芯片在弓形虫病的基因诊断方面会有更大的前景。

由于临床表现多为非特异性与隐性感染,故除少数有相应的临床表现可协助诊断外,主要依靠实验室检查进行确诊。通常做几种试验,而不只做一种。

六、诊断和鉴别诊断

本病临床表现复杂,诊断较难。若发现典型的临床表现,如有视网膜脉络膜炎、脑积水、小头畸形、眼球过小或脑内钙化者,应考虑有本病的可能。本病与数种传染病临床表现相似,体征多为非特异性,确诊必须有病原学检查或免疫学检查支持。

先天性弓形虫病应与 TORCH 综合征(风疹、巨细胞病毒感染、单纯疱疹和弓形虫病)中的其他疾病相鉴别。此外尚需与梅毒、李斯特菌或其他细菌性和感染性脑病、胎儿成红细胞增多症、败血症、传染性单核细胞增多症、淋巴结结核等鉴别。主要依靠病原学和免疫学检查。

弓形虫脑病表现为定位体征,CT 或 MRI 示脑低密度病灶存在者,应与脑脓肿相鉴别。脑脓肿常伴明显发热、毒血症状、意识障碍明显,CSF 细胞数增高,以中性多核白细胞为主。弓形虫脑病 CSF 细胞数及蛋白多正常,主要表现为颅内压增高及神经系统病症为主。

七、治疗

(一)病原治疗

成人弓形虫感染多呈无症状带虫状态,而目前尚无消灭包囊的有效药物,故一般不抗虫治疗。以下几种情况需要进行抗虫治疗:①急性弓形虫病;②免疫功能低下的患者(特别是艾滋病患者)并发弓形虫感染;③确诊为孕妇急性弓形虫感染;④先天性弓形虫病(包括无症状感染者)。

药物选择与疗程需根据患者的临床表现与免疫状态而定。乙胺嘧啶与磺胺嘧啶是主要药物,对滋养体有较强活性,两者联用可发挥协同作用,但对包囊无效。

1.磺胺类药物

一般采用乙胺嘧啶与磺胺嘧啶联合治疗。乙胺嘧啶是二氢叶酸还原酶抑制剂,磺胺嘧啶能竞争二氢叶酸合成酶使二氢叶酸合成减少,两药均使虫体核酸合成障碍而抑制其生长繁殖,因此,两药联用具有协同作用。联合治疗对弓形虫速殖子有协同作用。乙胺嘧啶成人剂量为第 1 日 200mg,分 2 次服,继以每日 1mg/kg,幼儿每日 2mg/kg,新生儿可每隔 3～4 天服药 1 次。磺胺嘧啶成人剂量为 4～6g/d,婴儿 100～150mg/kg,分 4 次服。疗程:免疫功能正常的急性感染患者为 1 个月或症状与体征消退后继续用药 1～2 周,免疫功能受损者疗程适当延长,艾滋病患者予维持量(乙胺嘧啶 25～50mg,每日 1 次)长期服用。但可有白细胞和血小板减少、贫血、溶血及神经系统症状等不良反应。为了减少乙胺嘧啶的不良反应,可每日服用亚叶酸 10mg。但当不良反应严重时,应停用乙胺嘧啶。另外,由于乙胺嘧啶有致畸可能,故妊娠 4 个月以内忌用乙胺嘧啶;如产前发现胎儿感染弓形虫,则孕妇应接受乙胺嘧啶和磺胺嘧啶治疗。

由于目前国内缺乏乙胺嘧啶及磺胺嘧啶,因此,临床上一般可选用复方新诺明(片剂,TMP 80mg＋SMZ 400mg/片)口服治疗,每日 2 次,成人及 12 岁以上的儿童,每次 2 片,6～12 岁 1/2～1 片,2～5 岁 1/4～1/2 片,2 岁以下为 1/4 片,疗程 4～6 周。复方新诺明最常见的不良反应是药物过敏,多表现为皮疹。轻者出现红斑性药疹,重者可出现 Stephens-Johnson 综合征。复方新诺明还会引起血象的变化,在有条件的情况下或出现临床指征时,应每月进行血红蛋白和白细胞计数的检测,艾滋病患者如果联用齐多夫定(AZT),应在第 1 个月时,每 2 周检测 1 次血象。其他可能的不良反应还有发热、血氮升高、肝炎、血钾升高和肾功能损伤等。对于较轻微的不良反应,采取积极的对症处理即可,如皮疹可用抗组胺类药物处理,呕心可用止吐类药物处理,发热可用解热类药物处理,对症处理应在症状出现时就积极开展,而非等到严重需停药时。对于严重的不良反应应马上停药并及时转诊到有条件的医院进行处理。

2.大环内酯类药物

螺旋霉素可与弓形虫的核糖体结合,抑制 tRNA,使蛋白质合成障碍,产生抗弓形虫作用。成人 2～3g/d,儿童 50～100mg/kg,分 4 次服用。该药在脏器和胎盘组织中浓度较高,毒性低,无致畸作用,适用于孕妇,可在整个妊娠期间服用。眼部弓形虫病也可用螺旋霉素,若病变涉及视网膜斑和视神经盘时,可短程加用肾上腺皮质激素。此外,6-氧甲基红霉素、阿奇霉素均有抗弓形虫的作用。

3.克林霉素

成人 0.75～1.2g/d,儿童每日 10～25mg/kg,分 3～4 次服用。该药在眼组织可达有效抗弓形虫浓度,治疗眼弓形虫病尤好,但肝、肾功能不良时慎用。

4.其他类抗生素

林可霉素、氧氟沙星、环丙沙星等抗急性弓形虫感染有一定的疗效,但效果均不理想。

5.抗病毒药物

一些抗病毒药物同样具有抗弓形虫活性,如利托那韦、奈非那韦和双脱氧肌苷等。国外有研究报道利托那韦和奈非那韦在低浓度下就能高效抑制弓形虫增长,它们的 IC_{50} 分别为 5.4mg/mL 和 4.0mg/mL,同时发现弓形虫具有天冬氨酰蛋白酶,它在复制过程中发挥重要作用。

6.一些抗寄生虫药物

阿托伐醌和青蒿素类药物已经成功用于治疗和预防疟原虫引起的疾病,其中阿托伐醌在很低浓度时对弓形虫速殖子和缓殖子即具有很好的杀灭作用,对患急性弓形虫病和脑弓形虫病的老鼠能起到很好的保护作用,药物作用部位是弓形虫线粒体的细胞色素 b。令人关注的是阿托伐醌对弓形虫包囊同样具有很好的抵抗活性,其可明显减少老鼠体内弓形虫包囊数。但是,有研究显示阿托伐醌对不同株弓形虫的作用效果存在很大差异,其原因尚不完全清楚,有可能是某些虫株对阿托伐醌具有天然抵抗力或是用药后出现了药物抗性突变株。阿托伐醌与磺胺嘧啶和大环内酯类药物等合用有很好的协同作用,临床上已经用于治疗脑、眼弓形虫病。在体外青蒿素及其衍生物能在弓形虫生长繁殖的多个环节发挥抑制作用,同时降低其对宿主细胞的侵染力,并表现出很高的杀灭活性,体内实验显示青蒿素类药物能显著杀灭弓形虫包囊,延长接虫小鼠的存活时间。目前青蒿素类药物的抗弓形虫作用机制仍然没有统一的定论,研究结果展示青蒿素类药物能干扰弓形虫叶酸代谢、影响虫体钙依赖性蛋白分泌、破坏其细胞结构和增强机体免疫力等。治疗弓形虫病的关键和难点在于杀灭和清除患者体内的弓形虫包囊,防止其复发,实现彻底治愈。因此,阿托伐醌和青蒿素类药物的抗弓形虫包囊活性受到重视,其中阿托伐醌对弓形虫包囊的长期耐药性以及青蒿素类药物杀灭弓形虫包囊的作用机制和药物构效关系将成为未来研究的重点。

由于一些细胞内寄生原虫与弓形虫具有很多相似的生化路径和生理特性,所以用于治疗这些寄生虫病的药物非常值得关注和研究。特别是对同为顶端复合门孢子纲的疟原虫的大量研究将给抗弓形虫药物的研究提供重要的理论依据和药物靶点。而对弓形虫和抗弓形虫药物的研究也会为人类对疟疾病的预防和治疗提供新的方法。

7.中药

体内外实验证实,一些单味中药或复方具有抗弓形虫作用,但其效果仍需进一步的深入研究。银杏酸是一种天然抗菌杀虫活性物质,采用人皮肤成纤维细胞(HFF 细胞体)外培养和小鼠体内研究银杏酸抗弓形虫的增殖效果,经体内外实验证明银杏酸具有较好的抗弓形虫增殖作用,但银杏酸以口服方式给药不能延长弓形虫感染小鼠的存活时间,改用腹腔注射给药时可以延长小鼠的存活时间,其效果与阿奇霉素相近。Jiang 研究分离出橄榄中的苦涩物质,体外实验显示其可抑制细胞凋亡、坏死肉芽肿和包囊形成,这一潜在功能使其可作为临床治疗弓形虫病的候选药物。研究发现,中药制剂常青胶囊(其药物成分为青蒿、天麻、炙黄芪、草薢、槟榔或草果)在体外对弓形虫有杀伤作用,利用电镜进一步观察常青胶囊作用后的弓形虫超微结构改变,实验用阿奇霉素作为对照,发现随药物作用时间的延长,虫体超微结构逐渐遭到破坏,最终或固缩或崩解死亡。在相同作用时间内,常青胶囊对速殖子结构的破坏更严重,说明常青胶囊具有确切的抗弓形虫效果,且疗效优于阿奇霉素。

(二)对症与支持治疗

(1)可联合应用免疫增强剂,如左旋咪唑。

(2)可联合应用细胞因子,如 IFN-γ。

(3)视网膜脉络膜炎及脑水肿,可应用肾上腺皮质激素等,但如患者继发于艾滋病,应尽量避免应用。

八、预后

取决于宿主的免疫功能状态以及受累器官。孕期感染可致妊娠异常或胎儿先天畸形。成人免疫功能缺损(如有艾滋病、恶性肿瘤、器官移植等),弓形虫病易呈全身播散性,有相当高的死亡率。单纯淋巴结肿大型预后良好。

九、预防

(一)控制传染源

控制病猫。开展对易感人群的普查普治。特别是加强对孕妇的孕期感染监测。妊娠妇女应做血清学检查,发现有近期感染时应及时治疗,以防止胎儿受染。及时给活动性感染者必要处理,重点是育龄妇女和孕妇。妊娠初期感染本病者应做人工流产,中、后期感染者应予治疗。血清学检查弓形虫抗体阳性者不应供血,也不宜作为器官移植的供体。

(二)切断传染途径

加强宣传教育,勿与猫、狗等密切接触。做好环境卫生,加强水和粪便的管理,防止带有卵囊的猫粪污染水源、食物和饲料。加强个人卫生和饮食卫生,不吃生的或不熟的肉类和生乳、生蛋等。有条件时应对孕妇进行弓形虫血清学检查,防止血制品和器官移植造成本病传播。

第四节 黑热病

黑热病又称内脏利什曼病,是由杜氏利什曼原虫引起,经白蛉传播的慢性地方性传染病。临床上以长期不规则发热、进行性脾大、消瘦、贫血、白细胞减少及血浆球蛋白增高为特征。

一、病原学

杜氏利什曼原虫属锥体虫科,为细胞内寄生的鞭毛虫。对人有致病性的四种利什曼原虫属在形态上无差异,而在致病性与免疫学特性上有差异。热带利什曼原虫和墨西哥利什曼原虫引起皮肤利什曼原虫病;巴西利什曼原虫引起鼻咽黏膜利什曼原虫病;杜氏利什曼原虫主要侵犯内脏,寄生于单核-巨噬细胞系统,引起黑热病,少数可继发皮肤损伤。

杜氏利什曼原虫生活史分前鞭毛体和无鞭毛体(利杜体)两个阶段。当雌性白蛉叮咬患者与被感染动物时,将血中利杜体吸入白蛉胃中,2~3天后发育为成熟前鞭毛体,并迅速以二分裂方式繁殖,1周后前鞭毛体大量聚集于白蛉口腔及口器,当其再叮咬人或动物时前鞭毛体随其唾液侵入,在皮下组织鞭毛脱落成为无鞭毛体。

二、流行病学

1.传染源

不同地区传染源可不同。城市平原地区以患者或带虫者为主要传染源,常引起人间流行,称为"人源型"。山丘地区以病犬为主要传染源。自然疫源地以野生动物为主要传染源,主要为犬科野生动物,如狼、豺、狐等,称为"自然疫源型"或"野生动物源型"。

2.传播途径

中华白蛉是我国黑热病的主要传播媒介,通过叮咬传播,偶尔可经破损皮肤和黏膜、胎盘或输血传播。

3.人群易感性

人群普遍易感,病后可获持久免疫力。

4.流行特征

本病为地方性传染病,但分布较广,中国、印度、孟加拉、西亚、地中海地区、东非及拉丁美洲均有病例。我国流行于长江以北多个省市自治区。调查显示,最近 6 年,在新疆、甘肃、内蒙古、陕西、山西和四川等六省呈散发态势,每年新发生的病例数在 400 例左右,其中新疆、甘肃和四川三省新发病例占全国新发病例的 90% 以上。本病发病无明显季节性,农村较城市多发,不同地区发病年龄有所不同。人源型以较大儿童及青壮年发病较多;犬源型及自然疫源型则儿童多,成人少。成人患者男性略多于女性(约 1.5∶1),儿童发病率则无明显性别差异。

三、发病机制与病理解剖

(一)发病机制

鞭毛体进入皮下组织后,前鞭毛体表面膜上的糖蛋白 gp63 可与巨噬细胞表面的 C3 受体结合,而其表面膜上的另一大分子磷酸脂多糖(LPG)则可激活补体,使 C3bi 沉着在虫体表面,并通过 CR3(C3biR)受体使虫体附着于巨噬细胞表面而被吞噬,并在其中分裂增殖,随血流至脾、肝、骨髓及淋巴结等器官。寄生的细胞破裂后,利杜体逸出后又被其他巨噬细胞吞噬,如此反复而导致大量巨噬细胞破坏及增生,引起内脏病变。

(二)病理解剖

基本病理变化为巨噬细胞及浆细胞明显增生,主要病变在富有巨噬细胞的脾、肝、骨髓及淋巴结。脾脏常显著增大;脾因血流受阻而显著充血,偶可因小动脉受压而发生脾梗死;脾极度增大时可有脾功能亢进。肝可轻至中度增大,库普弗细胞、肝窦内皮细胞及汇管区巨噬细胞内有大量利杜体;肝细胞可因受压缺血发生脂肪变性;或因结缔组织增生导致肝硬化。骨髓显著增生,巨噬细胞内有大量利杜体,中性粒细胞、嗜酸性粒细胞及血小板生成均显著减少。淋巴结轻至中度肿大,其内有含利杜体的巨噬细胞及浆细胞。肺、肾、胰、扁桃体、睾丸、皮肤及皮下组织等亦均可有巨噬细胞增生,由于浆细胞及淋巴细胞增生可形成微小的皮下结节。由于巨噬细胞及浆细胞增生,引起血清球蛋白明显升高,主要是 IgG 型非特异性抗体,无保护性。

脾功能亢进及细胞毒性超敏反应所致免疫性溶血,可引起全血细胞减少,白细胞减少一般较早,易引起继发感染,血小板降低后易发生鼻出血和齿龈出血。

四、临床表现

潜伏期长短不一,平均 3~6 个月(10 天至 9 年)。

(一)典型临床表现

1.发热

起病缓慢,症状轻而不典型,长期不规则发热,1/3~1/2 病例呈双峰热型,即 1 日内有 2 次体温升高(升降幅度超过 1℃)。发热持续较久,但全身中毒症状并不明显。

2.脾、肝及淋巴结肿大

脾呈进行性增大,起病后半个月即可触及,质软,以后逐渐增大,半年后可达脐部甚至盆腔,质地变硬,多无触痛,若脾内栓塞或出血,则可引起脾区疼痛和压痛。肝轻度至中度增大,质地软,偶有黄疸和腹水。淋巴结亦为轻至中度增大。

3.贫血及营养不良

病程晚期可出现,有精神萎靡、头发稀疏、心悸、气短、面色苍白、浮肿及皮肤粗糙,皮肤颜色可加深故称之为黑热病（kala-azar 即印度语发热、皮肤黑之意）。亦可因血小板减少而有鼻出血、牙龈出血及皮肤出血点等。

在病程中症状缓解与加重可交替出现，一般病后 1 个月进入缓解期，体温下降，症状减轻，脾缩小，血象好转，持续数周后又可反复发作，病程迁延数月。

（二）特殊临床类型

1.皮肤型黑热病

多数患者有黑热病史，亦可发生在黑热病病程中，少数为无黑热病病史的原发患者。皮损主要是结节、丘疹和红斑，偶见褪色斑，表面光滑，不破溃很少自愈。皮损可见于身体任何部位，但面颈部为多。患者一般情况良好，大多数能照常工作及劳动，病程可长达 10 年之久。

2.淋巴结型黑热病

较少见，婴幼儿发病为主。多无黑热病史，亦可与黑热病同时发生。表现为浅表淋巴结肿大，尤以腹股沟部多见，花生米或蚕豆大小，亦可融合成大块状，较浅亦可移动，局部无红肿热痛。全身情况良好，肝脾多不增大或轻度增大。

五、实验室检查

（一）血常规

全血细胞减少，白细胞数减少最明显，一般为 $(1.5\sim3)\times10^9/L$，主要是中性粒细胞减少甚至可完全消失；嗜酸性粒细胞数亦可减少。常有中度贫血，病程晚期可有严重贫血。血小板数明显降低，一般为 $(40\sim50)\times10^9/L$。血沉多增快。但淋巴结型者血象多正常，嗜酸性粒细胞常增高。皮肤型者白细胞数常增高至 $10\times10^9/L$ 以上，嗜酸性粒细胞数可增高达 15％左右。

（二）血生化检查

球蛋白显著增加，白蛋白减低。并有转氨酶及血胆红素升高。球蛋白试验（包括水试验、醛凝试验等）均呈阳性。

（三）病原学检查

是确诊本病常用的可靠方法之一。

1.涂片检查

骨髓涂片检查利杜体，此法最常用，阳性率 80％～90％。脾穿刺涂片阳性率高达 90％～99％，但有一定危险性而很少采用。淋巴结穿刺涂片阳性率亦可高达 46％～87％，可用于检查治疗复发患者。外周血涂片简便，厚涂片阳性率 60％。

2.原虫培养

如原虫量少涂片检查阴性，可将穿刺物做利什曼原虫培养。7～10 天可得到阳性结果。

3.动物接种法

将无菌穿刺液接种到易感动物，1～2 个月后取肝脾制作印片后置显微镜检查，但此法临床应用价值有限。

（四）血清免疫学检测

1.检测特异性抗体

间接免疫荧光抗体试验（IFA）、ELISA 及间接血凝（IHA）等方法检测特异性抗体，阳性率及特异性均较高。

2.检测特异性抗原

单克隆抗体抗原斑点试验(McAb-AST)及单克隆抗体斑点 ELISA(Dot-ELISA)检测循环抗原,特异性及敏感性高,具有早期诊断意义。

rk39 免疫层析试条法对于诊断发热伴脾肿大的内脏利什曼病患者有较高的敏感性和特异性,但在东非的敏感性明显低于印度。

(五)分子生物学方法

用聚合酶链反应(PCR)及 DNA 探针技术检测利杜体 DNA,敏感性、特异性高,目前尚未普遍推广。

六、并发症

多见于疾病晚期。

1.继发细菌性感染

如并发肺炎、齿龈溃烂、坏疽性口炎等。

2.急性粒细胞缺乏症

外周血象中性粒细胞显著减少,甚至消失,是继发性感染的重要原因。表现为高热、极度衰竭、口咽部溃疡与坏死、局部淋巴结肿大。

七、诊断与鉴别诊断

(一)诊断

1.流行病学资料

流行区居住或逗留史,白蛉活动季节(5～9月)。

2.临床表现

起病缓慢,长期反复不规则发热,全身中毒症状相对较轻,进行性脾脏肿大。晚期有鼻出血、牙龈出血、贫血、白细胞减少及营养不良。

3.实验室检查

①全血细胞减少,白细胞$(1.5～3.0)×10^9$/L,甚至中性粒细胞缺乏,贫血,血小板减少;②血生化检查球蛋白显著增高,白蛋白减少,白/球蛋白比值可倒置;③血清特异性抗原抗体检测阳性有助于诊断。骨髓、淋巴结或脾、肝组织穿针涂片,找到利杜体或穿刺物培养查见前鞭毛体可确诊。尽早行骨髓涂片检测是避免误诊的关键。

4.治疗性诊断

对高度疑诊而未检出病原体者,可用锑剂试验治疗,若疗效显著有助于本病诊断。

(二)鉴别诊断

本病需与其他长期发热、脾大及白细胞减低的疾病鉴别,如白血病、疟疾、慢性血吸虫病、肝硬化、恶性组织细胞病、结核病、伤寒、布鲁菌病、霍奇金病及再生障碍性贫血等。

八、治疗

（一）病原治疗

需个体化治疗，根据不同地区、不同虫种、不同免疫状态选择不同药物。经典药物为五价锑剂，其他药物包括两性霉素 B 及其脂质体、米替福新、硫酸巴龙霉素、戊脘脒、唑类抗真菌药物（如伊曲康唑、氟康唑）等。为减少耐药，可以考虑联合用药，如两性霉素 B 脂质体联合米替福新。

1.五价锑剂

作为一线药物已应用 70 多年，常用葡萄糖酸锑钠。美国疾控中心推荐用法：每日 20mg/kg，肌内或静脉注射，疗程 28 天，有效率 90％以上。对于皮肤型黑热病（PKDL），疗程可能延长至 2～4 个月。安全性好，无绝对禁忌证，但目前已经有耐药虫种。

2.两性霉素 B 及其脂质体

两者疗效均较好，而后者耐受性好。目前是非流行区和广泛锑剂耐药地区的一线用药。美国疾控中心推荐两性霉素 B 脂质体的用法：免疫功能正常者每日 3mg/kg，静脉注射，第 1～5、14 和 21 天给药；免疫功能受损者每日 4mg/kg，静脉注射，第 1～5、10、17、24、31 和 38 天给药。对于明显免疫功能抑制者，所需药量可能更大，并可能需要维持治疗。普通两性霉素 B 的用法：免疫功能正常者每日 0.5～1.0mg/kg，每日或隔日静脉注射，总量 15～20mg/kg。

3.米替福新

2014 年在美国被批准用于 12 岁以上且体重超过 30kg 患者的治疗，每次口服 50mg，每日 2～3 次（体重＜45kg 者 2 次，≥45kg 者 3 次），疗程 28 天。治愈率 94％。

（二）对症支持治疗

营养支持，改善贫血、止血，治疗继发感染。合并 HIV 感染者，应启动抗 HIV 治疗。经多种药物治疗无效而且脾大伴明显脾功能亢进者，可考虑脾切除。

九、预后

预后取决于早期诊断和早期治疗及有无并发症。如未予治疗，患者可于 2～3 年内因并发症而死亡。自采用葡萄糖酸锑钠以来，病死率降低，治愈率达 95％以上。少数可复发。

十、预防

从传染源的控制角度，应及时治疗患者（仅限于人源型地区），对病犬进行捕杀，但对于野生动物的控制难以实行。减少或消除传播媒介，可采用杀虫剂杀灭室内和畜舍滞留的白蛉。注意个人防护，避免被流行区的白蛉叮咬，可使用驱虫剂涂抹裸露皮肤或预处理衣物，还可使用含有长效杀虫剂的蚊帐。目前无疫苗。

第五章 螺旋体感染

第一节 钩端螺旋体病

1886 年 Weil 报道一组发热、黄疸、肾损害的病例,称之为 Weil 氏病。1907 年 Stimson 从患者尸检的肾小管内发现有一种螺旋体,因不明其属性,名以"问号"螺旋体。1914 年稻田等动物实验证明,此即 Weil 氏病的病原体,今称致病性钩端螺旋体。随后,不断发现此病原体尚可引起多种无黄疸的临床类型,现统称钩端螺旋体病,简称钩体病。将 Weil 氏病列为其中一型,即黄疸出血型。

本病广泛存在于动物界,是极为普遍的自然疫源性疾病。临床各型早期共同症状有畏寒、发热、乏力,以及 3 个较有特征意义的表现:全身痛、眼结膜充血、淋巴结肿大。全病程轻者为 4~7 天,少数重者 2~3 周,除黄疸出血型的 Weil 氏病有肝病症状外,无黄疸的流感伤寒型,亦可有肝脏肿大。

实验室诊断常用的方法有显微凝集试验、ELISA 及 PCR 法。青霉素是针对病原体治疗的首选药物,强调对症治疗。

一、病原学

致病性钩端螺旋体(下简称钩体)的菌体纤细($0.1\sim0.2\mu m$ 至 $6\sim20\mu m$),弯曲成 12~18 个微密规则的螺旋体,两端或一端弯曲呈钩状。暗视野光镜可见菌体沿长轴迅速旋转、直线前进或后退。钩体有很大的穿透力,能穿通血管壁和细胞质膜。超微结构显示钩体最外层为外膜,中央为柱形原生质体,两者中间为轴丝,缠绕于原生质柱。轴丝是一种活动器官,也称为内鞭毛,起于两端的插盘终结,但是不能伸达菌体中部,故活动时中段呈强直状态,这可与其他"假钩体"区别。

钩体虽随感染动物的尿排出,但在排出的尿内存活不到一天。在混合的尿粪中存活一至数天。在中性水中可存活 14~40 天,在湿土中存活较久。钩体不耐酸、碱、日光、加热、漂白粉,一般消毒剂能迅速将其杀灭。

钩体的抗原结构比较复杂。将脂多糖部分相同的菌体抗原列为血清群,用单克隆抗体和 DNA 指纹图证实,每一特异性血清群均存在独立的抗原。目前全球有 23 个血清群和 200 个以上的血清型。我国至少有 18 个血清群和 170 个血清型。其中致病能力强能导致 Weil 氏病和其他内脏严重损害的有沃尔登型(黄疸出血型)、犬型、秋季热型、澳洲型。致病能力较弱的有波摩那型、流感伤寒型、七日型。但是，一种血清型可引起多种临床类型。相反，一种临床类型也可由多种血清型引起。目前已鉴定了12种外膜蛋白，这些蛋白与钩体对宿主细胞的黏附和侵入相关。钩体编码中还具有蛋白酶、溶血素和胶原酶样活性蛋白，这些蛋白均可对宿主细胞造成损伤。

疫苗能预防同一血清型的感染。但由于群、型众多，自然条件下抗原变异和菌型（群）交替，限制了疫苗的应用。

二、流行病学

钩体广泛存在于动物界，我国已从67种动物中分离出钩体，包括鸟类、爬行类和节肢动物，在热带和亚热带尤为多见。我国危害最大的主要宿主动物是啮齿动物即黑线姬鼠、黄胸鼠、黄毛鼠、褐家鼠以及家畜猪、犬和牛。我国除干旱少雨的西北地区外，有25个省、市、自治区有本病存在，以西南和华南地区尤甚。

鼠及猪是我国常见的传染源，但感染的动物不一定都发病。钩体随尿排出，污染田水或土壤，由大雨积水或洪水将其扩散。人体破损的皮肤或正常黏膜接触疫水或长时间在疫水中浸泡，出现稻田型（俗称打谷黄）、雨水型、洪水型的暴发性流行，短期内出现大量患者。个别也可因接触疫畜的内脏、血液或污染的下水道、沼泽、塘水而出现散发患者，也可因吞食污染的饮食而发病称散发型。应注意后者易被误诊或漏诊。

人群普遍易感，农民、渔民、牧民和动物运输、屠宰者、游泳者、下水道工人、兽医等的发病率较高。感染后可得到较强的同型免疫力。对个别不同菌型虽也有交叉免疫，但发生较弱、较慢，故仍可第二次感染。

三、发病机制

广泛的毛细血管内皮细胞损害和微血管功能障碍是本病的病变基础。先后有钩体血症期和免疫病理期。

钩端螺旋体的致病因子主要有黏附蛋白、溶血素、内毒素、糖脂蛋白和细胞毒素。致病性钩端螺旋体通过正常或损伤的皮肤和黏膜侵入机体，经淋巴系统和血液蔓延至全身。在体温升高之前，大量钩体主要存在于肝，其他脏器少见。钩体侵入血液，进行繁殖，造成全身毛细血管、肺、肝、肾、心、中枢神经系统、肾上腺、骨骼肌和眼等细胞功能和结构发生改变，损害可波及全身，引起全身毒血症和一系列体征。研究发现，钩体结构组分上的差别与致病力有关，致病性及非致病性钩体外膜蛋白的电泳图谱有明显的差异。致病性及非致病性钩体经溶解后蛋白酶K消化产物（LPS），亦可见有显著的差异。钩体的轴丝蛋白在不同致病性的钩体间亦有区别。在不同国家和不同地区的钩体病，临床上有较大差异，估计与人群的反应性存在差异有关。但钩体病致病机制中最主要的因素，特别是引起严重类型的发生，常需具备钩体数量多、致病力和毒力强等特点。

肝脏的病变以黄疸出血型患者最为显著，肉眼观肝大、质软、色黄。镜下肝小叶显示轻重不等的充血、水肿及肝细胞退行性变与坏死，肝窦间质水肿，肝索断裂，炎性细胞浸润，以单核细胞和中性粒细胞为主,汇管区胆小管内胆汁淤积。电镜下肝细胞质内线粒体肿胀,嵴突减少或消失,变空。毛细胆管的绒毛减少,在肝细胞和星形细胞内可见变性钩体。深度黄疸者为急性或者是亚急性重型肝炎,出现胆汁排泄功能降低和凝血功能障碍。

钩体的免疫反应主要是体液免疫(IgM/IgG)。淋巴结肿大是本病的重要特征。镜检可见淋巴结的生发中心和髓质部 B 细胞增生,说明与体液免疫有关。钩体在病程的 4~7 天被机体的免疫反应所清除(免疫盲点的肾脏和眼前房除外),可能是通过抗体补体系统,此外,还可能激活吞噬细胞的吞噬作用。脑膜炎及眼葡萄膜炎、脑动脉炎等并发症的免疫病理未明。

四、病理

Weil 氏病尸检肉眼可见皮肤、黏膜黄染,布满瘀点、瘀斑。在横纹肌、肾、肝、脾、肾上腺也可见出血。出血处镜检可见微、小血管管壁破坏和坏死。横纹肌肌纤维肿胀、空泡化和渐进性坏死。用荧光抗体技术发现,病灶内有钩体抗原,说明钩体的直接参与。肝细胞仅有浑浊、肿胀或有肝索紊乱(由于肝窦内水肿),仅少数肝脏严重损害的患者才有肝小叶中心性坏死。大部分肝脏病变轻微,和临床所见的黄疸和肝功能异常不符。电镜可见肝细胞内线粒体破坏,组织化学检查发现琥珀酸、异柠檬酸、谷氨酸和乳酸脱氢酶减少。

肾脏的主要病变在肾小管,包括扩大、退变、坏死、基底膜破坏。用银染色法在肾小管内可发现钩体(在其他脏器很少发现)。肾间质有水肿,淋巴和中性粒细胞、巨噬细胞和浆细胞浸润。肾小球可无病变或有局灶型肾小球膜增生和足突融合,可有炎症和蛋白渗出。

出血性肺泡炎可致肺大量出血型钩体病,后者是我国 20 世纪 70 年代后钩体病死亡的主要原因。心肌病变和横纹肌相同,约为 1/4 尸检的病例有心肌炎,严重者可以致死。

钩体病病理解剖的突出特点是机体器官功能障碍的严重程度和组织形态变化轻微的不一致性。临床表现极为严重的病例,其组织病变仍相对较轻,故亦具有较易逆转恢复的特点。

五、临床表现

(一)潜伏期

文献报道最短 3~4 日,最长 28 日,平均 10 天左右。病情的轻重、临床类型与菌株致病力的强弱、侵入的菌数和机体免疫力有关,与潜伏期的长短无关。

(二)各型的早期特征

钩体病的临床表现比较复杂,根据突出症状可分为流感伤寒型、肺大出血型、肾衰竭型和脑膜炎型等。但是起病后 3 日内钩体血症期的症状各型相同。

1.发热

大部分发病急骤,伴有畏寒或寒战,24~36 小时发热达高峰,呈稽留热型,少数为弛张热型。个别也可不发热(约占 5%)。

2.肌肉酸痛

占 80%,身痛、头痛,甚至如刀割。部分人有眼眶、眉弓、眼球后痛,肌肉酸痛可持续至恢复期。

3.全身乏力

即使低热,也可软弱无力,不能下床活动,此在感冒或疟疾中少见。

4.眼结膜充血

占80%,在角膜周围尤为明显,重者有水肿,但无畏光、疼痛和分泌物,持续至退热以后。

5.腓肠肌压痛

为早期重要体征。发生率占89.2%,重者有皮肤痛觉过敏,甚至不能接触床单、不能站立。

6.淋巴结肿大

腹股沟淋巴结多见(占93.18%),腋下次之,颈部又次之。大如黄豆或蚕豆,少数如鸽蛋,质软、圆隆、有压痛,但无红肿。可和固有淋巴结扁平、无压痛鉴别。

(三)流感伤寒型

此型即钩体病早期的钩体血症,约90%以上病例无明显器官损害,1～3天后即恢复。少数病例经此感染中毒阶段后,可发展为以不同器官损害为主的其他临床类型。钩体血症的临床症状有急起发热、头痛、肌痛、全身乏力、结膜充血、浅表淋巴结肿大触痛等,酷似流行性感冒。因上述感染中毒症状缺乏特异性,常致诊断困难。钩体病眼结膜充血,但不伴有明显畏光及分泌物。其肌肉疼痛以腓肠肌特别明显,伴有明显触痛。

本型可出现肝大,质软,有压痛,有时兼有脾大。王其南(1964)报告154例无黄疸病例中,有肝大者占30.1%。Beiman报告的150例(2例有黄疸)中15%有肝大,80例做血清转氨酶检查,约40%患者有轻度增高。退热后1～5日内的免疫期,有25%～70%的病例出现第二次(甚至有第三次)发热,称为后发热。但症状较第一次轻,热程1～2日,少数可达5日。

(四)黄疸出血型钩体病(Weil氏病)

亦称Weil氏综合征。钩体病的早期症状伴有黄疸、氮质血症、出血、神志变化。国外报道发病率占钩体病的5%～10%。国内报告20世纪60年代在重疫区可占钩体病的50%,有报道四川长乐山地区345例中占58.5%(1946),20世纪70年代下降至6%。报道在同地区确诊的400例中仅占6%(1971)。20世纪80年代比较少见,肺大出血型取而代之。

1.黄疸与肝功能损害

黄疸出现于病程的第4～8日,少数可于第2日开始,第10～14日达高峰。黄疸的深浅与病情轻重无绝对关系。深度黄疸者肝功能可正常或轻度异常。相反,有广泛出血和严重肾衰竭者可仅有中度黄疸。黄疸属于淤胆型,伴有皮肤瘙痒、相对缓脉、顽固呃逆等。肝脏轻、中度肿大,有触痛和叩击痛。脾大占15%～28%。肝损害并非是Weil氏病死亡的最大原因。仅少数严重病例才出现肝实质损害和肝性脑病。因肝功能衰竭死亡者占本型的14.18%。

2.出血

皮肤、黏膜可见瘀点、瘀斑,甚至皮下大片出血,口周和眼结膜尤甚。并可出现消化道、肺、泌尿道、肾上腺皮质出血而致死。周庆军报道因出血性休克死亡者占本型的17.14%。本型的肺出血不同于肺弥散性大出血型。后者发生较早,亦很少有其他脏器严重出血,呼吸困难,发绀发展迅速(数小时至24小时内),可不伴有黄疸和肾衰竭症状。

3.肾损害

肾衰竭是本型死亡的主要原因,周庆军报道为68.58%,国外为44%～67%。肾损害随黄疸发生,并且随黄疸加深,持续4～8日,甚至10日或更长,高峰在5～7日。出现少尿、无尿,可因尿毒症昏迷死亡。

4.其他

普遍有贫血,舌质干燥,舌苔黄厚,甚至焦黑。全身水肿或腹水,并发心肌炎、心内膜炎、心包炎,也易出现二重感染和真菌感染。

5.病程

本型持续至2周或3周后开始进入恢复期。尿量增加,黄疸消退,所有症状都有好转。恢复期为1～2周至2～3个月不等,深度黄疸者可延续数月。

其他临床类型为肺出血型、肾衰竭型、脑膜炎型等。

六、实验室检查

1.血、尿常规

白细胞总数多在$(10.0～15.0)×10^9/L$,中性粒细胞增高($85\%～95\%$),白细胞总数显著增高者死亡率高。红细胞可正常或不同程度减少,血小板减少常见。$70\%～80\%$患者尿液中早期即有少量蛋白、红、白细胞或管型,与肾损害程度成正比。

2.肝功能试验及血液生化检验

血胆红素于第3日后可直线上升,病程第10日左右达高峰,14日后逐渐下降,可持续较久。转氨酶正常或轻中度升高,很少超过正常的5倍,但碱性磷酸酶可超过5倍。血浆蛋白下降,清蛋白和球蛋白比例可出现倒置。$α_2$球蛋白显著增高,γ-球蛋白早期可上升。血清磷酸肌酸激酶(CPK)明显增加,与肌病有关。

3.肾功能测定

肾功能不全者,血中的非蛋白氮、尿素氮、肌酐均增高,二氧化碳结合力下降。

4.凝血检查

部分病例的出血时间、凝血酶原时间(PT)延长。有人认为凝血因子的改变与临床出血程度并无关系。

七、诊断

1.流行病史

在本病流行期或在疫区有疫水、土壤、动物内脏、排泄物等接触史者。

2.临床表现

有黄疸、出血、肾损害,起病常伴全身痛、结膜充血、淋巴结肿大。

3.实验室诊断

(1)血液或脑脊液钩体培养:在发病4日内接种含有兔血清的培养基,如用过青霉素治疗者,培养基内可加入适量的青霉素酶,阳性率达$30\%～50\%$。或将血接种于150g以内的豚鼠或仓鼠体内,阳性率达70%以上,但阳性结果需等待1周,培养4周无钩体生长即为阴性。尿在病程的第10天至第6周仍可能获得阳性发现。

（2）血清学诊断：①显微镜凝集试验：简称显凝试验，用标准活菌株做抗原，与待查的血清混合，在光镜下凝集效价达 1：400 或早、晚两份血清相比凝集效价增加 4 倍或以上者有诊断意义。本法具有群（型）特异性。②酶联免疫吸附试验（ELISA）：检查患者血中抗体，阳性率达79.3％，但易污染。其他方法尚有间接红细胞凝集试验、溶胶凝集抑制试验等方法。③病原学诊断：近年应用单克隆抗体技术、限制性内切酶分析法、钩体 DNA 特异核酸片段分子杂交方法进行钩体的分类，方法特异、准确，可作为快速诊断方法，但因实验要求较高，一般临床医院尚未广泛应用。

八、鉴别诊断

（一）流感伤寒型有肝（脾）肿大者，需与伤寒、疟疾鉴别

1.伤寒

突然起病伴有畏寒者少，寒战者更少，很少起病即有全身肌肉剧痛、病势沉重的感觉。眼结膜充血、腓肠肌压痛、淋巴结肿大者亦少见。

2.疟疾

起病畏寒、寒战、高热、全身压痛相似，但退热后全身即感轻松。疟疾很少眼结膜充血不退，腓肠肌压痛或患者不能站立、举步、两腿不能下蹲。腹股沟淋巴结肿大和有压痛者很少。

（二）黄疸出血型应与胆道感染、急性重症肝炎、溶血性黄疸鉴别

1.急性胆道感染

寒战、高热相似，胆绞痛亦可与钩体病的腹、背肌疼痛混淆（包括恶心、呕吐），皮肤瘀点也可与化脓性胆管炎引起的脓毒血症相混。但是全身肌痛，感到极度疲乏，尤其是眼结膜充血、腓肠肌压痛和尿检查异常者很少。

2.暴发性病毒性肝炎

①不像钩体病暴风骤雨式的起病；②很少有广泛的皮肤、黏膜瘀点、瘀斑和多脏器大出血；③两者虽可伴有肝、肾衰竭，但暴发性病毒性肝炎继发于肝脏，钩体病时肝、肾损害同时发生，甚至肾脏损害重于肝脏；④血清磷酸肌酸激酶（CPK）在钩体病明显升高，肝炎时正常；⑤病原学检查两者不同。

3.溶血性黄疸

迅速贫血，亦有轻度黄疸，尿呈红茶或酱油色，尿内血红蛋白阳性，非结合胆红素升高；发病前有吃蚕豆或某些药物史。

4.鱼胆、毒蕈、黄藤中毒

皆可出现肝、肾损害。有神智障碍、黄疸、肝功能和尿常规异常。但都缺乏钩体病的早期症状，详问有饮食或服药史，有利于鉴别诊断。

九、治疗

应强调"三早一就地"治疗原则，即早期发现、早期诊断、早期治疗、就地或就近治疗。

（一）一般治疗

对于病重患者，应绝对卧床休息，减少不必要的搬动。饮食以易消化、高热量为宜，并注意

酌情适量补充液体和电解质;高热给予物理降温或酌情给予解热镇痛药;加强病情观察与护理。

（二）病原治疗

针对钩体的病原学治疗是本病治疗的关键和根本措施,因此强调早期应用有效的抗生素。钩体对多种抗菌药物敏感,如青霉素、庆大霉素、第三代头孢菌素和喹诺酮类等。其中以青霉素为治疗钩体病首选药物,青霉素常用剂量为 40 万 U,每 6～8 小时肌内注射 1 次,疗程为 7 天或至退热后 3 天。对青霉素过敏者,可选用其他有效抗菌药物。

由于青霉素首剂后患者易发生赫氏反应,其表现为患者突然出现寒战、高热,头痛、全身痛,心率和呼吸加快,原有症状加重,部分患者出现体温骤降、四肢厥冷,一般持续 30 分钟至 1 小时,因可诱发肺弥散性出血,须高度重视。赫氏反应是一种青霉素治疗后加重反应,多在首剂青霉素后半小时至 4 小时发生(应注意与青霉素过敏反应相鉴别),是因为大量钩体被青霉素杀灭后释放毒素所致,当青霉素剂量较大时,容易发生,故用青霉素治疗钩体病时,宜首剂小剂量和分次给药。有人主张青霉素以小剂量肌内注射开始,首剂 5 万 U,4 小时后 10 万 U,渐过渡到每次 40 万 U;亦可采用静脉滴注给药方式,在单位时间内进入体内的青霉素量较小;或者在应用青霉素的同时静脉滴注氢化可的松 200mg,以避免赫氏反应。应注意的是,赫氏反应亦可发生于其他钩体敏感抗菌药物的治疗过程中。

（三）对症治疗

对于较重钩体病患者均宜常规给予镇静剂,如地西泮(又名安定)、苯巴比妥、异丙嗪或氯丙嗪,必要时 2～4 小时可重复一次。

1.赫氏反应

尽快使用镇静剂,以及静脉滴注或静脉注射氢化可的松。

2.肺出血型

尤其是肺弥散性出血型,及早加强镇静剂使用,及早给予足量的氢化可的松缓慢静脉注射,对严重者,每日用量可达 1 000～2 000mg。根据心率、心音情况,可给予强心药毛花苷丙。忌用升压药和慎用提高血容量的高渗溶液,补液不宜过快过多,以免加重出血。

3.黄疸出血型

加强护肝、解毒、止血等治疗,可参照病毒性肝炎的治疗。如有肾功能衰竭,可参照急性肾功能衰竭治疗。

（四）后发症治疗

1.后发热、反应性脑膜炎

一般采取简单对症治疗,短期即可缓解。

2.葡萄膜炎

可采用1%阿托品或10%新福林滴眼扩瞳,必要时可用肾上腺糖皮质激素治疗。

3.闭塞性脑动脉炎

大剂量青霉素联合肾上腺糖皮质激素治疗,辅以血管扩张药物等。

十、预防

(一)控制传染源

钩体病为人畜共患的自然疫源性疾病,因而控制传染源难度较大。一般以加强田间灭鼠和家畜(主要为猪)粪尿管理为主要措施。

(二)切断传播途径

1.改造疫源地

开沟排水,收割水稻前1周放干田中积水。防止洪水泛滥。

2.环境卫生和消毒

牲畜饲养场所、屠宰场等应搞好环境卫生和消毒工作。

3.注意防护

流行地区、流行季节,不要在池沼、水沟中捕鱼、游泳,减少不必要的疫水接触。工作需要时,可穿长筒橡皮靴,戴胶皮手套。

(三)保护易感人群

1.预防接种

在常年流行地区采用多价钩体菌苗接种,目前常用的钩体疫苗是一种灭活全菌疫苗。钩体菌苗在每年流行季节前半个月到1个月开始接种,前后注射2次,相隔半个月,当年保护率可达95%。

2.药物预防

对进入疫区短期工作的高危人群或在未进行菌苗预防注射的地区,突发钩体病流行时,作为应急预防措施,可口服多西环素,0.2g,每周1次。

第二节　回归热

回归热是由疏螺旋体属经体虱及蜱传播引起的急性虫媒传染病,由此分为虱传回归热(流行性回归热)及蜱传回归热(地方性回归热)。本病以周期性高热、全身疼痛及肝脾大为临床特点,黄疸及出血倾向可见于严重患者,近来国外报道蜱传回归热常伴发急性呼吸窘迫综合征(ARDS)。中华人民共和国成立以来我国虱传回归热已得到控制,今已罕见,但在我国新疆等地,蜱传回归热仍有发病。

一、病原学

1869年Obermeier在回归热患者血液中发现回归热螺旋体,1904年Ross等证实蜱传回归热也是由螺旋体感染引起,目前已知引起回归热的螺旋体均属于疏螺旋体属,又名包柔螺旋体属,抗原性各异。

回归热螺旋体是虱传唯一的病原体。而蜱传回归热可由多种不同的疏螺旋体引起,世界范围内报道的至少有 15 种疏螺旋体。常以媒介钝缘蜱属及其分布地域的不同而命名,如北美洲蜱传回归热的主要病原体赫姆斯包柔螺旋体,墨西哥包柔螺旋体,扁虱疏螺旋体又称帕克包柔螺旋体,在以色列回归热由波斯疏螺旋体引起、由软体蜱传播。在我国新疆南、北疆已发现的两种螺旋体分别为波斯螺旋体及拉氏疏螺旋体。中非有杜通疏螺旋体。疏螺旋体的抗原结构容易改变,如在印度曾分离出 9 种血清型的杜通疏螺旋体。随着分子生物学技术开展,目前对疏螺旋体有了进一步了解,如通过扩增鞭毛基因鉴定出疏螺旋体的另外 5 个种,还鉴定出赫姆斯疏螺旋体的 5 个株。

引起回归热的螺旋体长为 $8\sim20\mu m$,宽 $0.3\sim0.5\mu m$,有 $4\sim10$ 个不规则的浅粗螺旋。两端尖锐,可进行弯曲、旋转等螺旋运动,以横断分裂进行繁殖。革兰氏染色阴性,赖特或吉姆萨染色呈红色或紫红色,在含血液、血清或兔组织碎片的肉汤中进行厌氧培养可生长,可感染小白鼠、豚鼠等温血动物,有的蜱传回归热螺旋体还能在鸡胚内繁殖。引起回归热的螺旋体对热、干燥、多种化学消毒剂及四环素等抗菌药物敏感,耐低温,能在 $0℃$ 的凝固血块内存活 100 余天。此类螺旋体既含有特异性抗原,又有非特异性抗原。因与其他微生物有部分共同抗原,可引起交叉反应,如可与变形杆菌 OXk 株发生阳性凝集。螺旋体抗原易产生变异,在同一患者不同发热期中,所分离出的菌株抗原性即有差异。

二、流行病学

最早报道的回归热流行发生在 1739 年的都柏林。19 世纪以来全世界各大洲均有虱传回归热流行,尤以战争、饥荒时期多见。随着人类生活条件的改善和诊疗技术的进步,回归热的大流行已经罕见,但在非洲及我国新疆、山东等个别偏僻地域仍有地方性流行,例如,1993 年在苏丹、埃塞俄比亚等国的难民中有较广泛流行。

(一)传染源

患者是虱传回归热唯一的传染源。蜱传回归热主要传染源是啮齿类动物,故蜱传回归热属于自然疫源性疾病,而患者作为蜱传回归热传染源意义不大,作为钝缘蜱的供血动物,鼠类及牛、羊等家畜,狼、蝙蝠等野生动物均可作为传染源及储存宿主。此外,乳突钝缘蜱可将螺旋体经卵传代,且不同个体之间有互相叮咬现象,因此螺旋体可在蜱间垂直和水平传播。东非的杜通螺旋体可寄生于非洲钝缘蜱体内,而使蜱传回归热患者成为传染源。

(二)传播途径

1.虱传回归热

体虱为传播媒介,虱吸患者血液后,经过 $4\sim5$ 天病原体发育成熟,经消化道进入体腔,而不进入唾腺、卵巢及卵,在体液内可生存 20 余天。此时,体虱咬人并不传染螺旋体,若体虱被压碎,螺旋体由体腔内逸出,即可通过搔抓耳破损的皮肤或黏膜感染人体。

2.蜱传回归热

钝缘蜱是其传播媒介,蜱叮咬寄生有螺旋体的温血动物后,蜱体内螺旋体可从唾液排出,亦可经卵传代。当感染性蜱叮咬人或动物时,将大量螺旋体传入体内,可致此病。此外,蜱被挤碎后,螺旋体逸出,也可经损伤的皮肤黏膜侵入感染人体。在我国新疆地区蜱传回归热的主要传播媒介为乳突钝缘蜱及特突钝缘蜱。

回归热偶有经输血传染，受血者常在1周左右发病。患病孕妇可通过胎盘传染病原体导致胎儿感染。

（三）易感人群

人类对这两种回归热均普遍易感。好发于青壮年，病后免疫短暂，虱传回归热可维持2～6个月，而蜱传回归热免疫力可维持1年左右。可有2次以上发病，某些个体感染痊愈后17～23天又发生再次感染。两种回归热无交叉免疫性。外来人口因为无免疫力，在进入疫区时，常可发生暴发流行。

（四）季节性

虱传回归热发病有明显季节性，多在冬、春季，以3～5月为著。蜱传回归热发病以春、夏季（4～8月）为多。由体虱传染者，其唯一传染源是患者。软蜱传染者则以鼠类为主要传染源，故蜱传回归热属于自然疫源性疾病，常于夏季发生。

病原体分布于患者的血液及内脏中。在间歇期间，由于体内产生免疫球蛋白，使螺旋体凝集以至消灭，症状也消失，但仍有小量病原体潜伏在内脏中，逐渐繁殖可引起复发。复发数次后，产生了足够的免疫力，全部螺旋体被杀灭，症状才不再出现。

三、发病机制及病理生理

回归热的发热和中毒症状由螺旋体血症引起，反复发作及间歇与机体免疫反应和螺旋体体表抗原变异有关。螺旋体侵入皮肤黏膜后进入淋巴及血液循环，可在血液中繁殖，包柔螺旋体可自由通过血管内皮细胞。在无症状的间隔期，螺旋体聚集于肝、脾、骨髓以及中枢神经系统。潜伏期内无症状。免疫系统无法清除眼、脑、脑脊液中的螺旋体，故螺旋体可在这些组织中存在多年。在蜱叮咬处可有红斑、水疱、斑丘疹、硬结等皮损表现。当螺旋体繁殖达到每毫升血液中 $10^6 \sim 10^8$ 个时，引起寒战、高热、头痛等全身中毒症状。此时机体的免疫系统激活，主要是体液免疫，将螺旋体从血液中清除，高热急退，病情进入间歇期。在机体免疫压力下，少数螺旋体发生抗原变异，一般每 $10^3 \sim 10^4$ 个螺旋体会产生一个新的血清型的变异株，潜伏至肝、脾等脏器繁殖到一定数量后，再次入血引起毒血症状，由此反复发作呈一定周期性。直至机体产生的特异性抗体能完全清除病原体时，发作才告结束。在发作期间由于剧烈的免疫反应，补体系统及凝血系统可被激活，可引发休克甚至弥散性血管内凝血（DIC），可发生出血性皮疹甚至腔道大出血，部分患者出现重要脏器损害，溶血及肝脏损害出现黄疸及肝功能异常，有的患者甚至出现急性呼吸窘迫综合征（ARDS）。病理变化见于各重要脏器，脾最显著，表现为肿胀、梗死，坏死灶内有巨噬细胞、浆细胞及白细胞浸润，脾髓内单核-巨噬细胞增生，形成小脓肿。肝细胞变性坏死，肾浊肿，肺脑出血，弥散性心肌炎等。在血液、体液和脏器中可发现螺旋体。

四、临床表现

（一）虱传回归热

潜伏期2～14天，多为7～8天。少部分患者病初可有1～2天低热、头痛、乏力等前驱症状,绝大多数患者起病急骤、畏寒、寒战,继以高热,病程 1~2 天即可达 40℃以上,多呈稽留热,亦可为弛张热或间歇热。发热同时,伴较剧烈头痛,四肢肌肉及关节疼痛,恶心呕吐等。头痛及肌痛为本病最为突出的症状,肌肉稍加触压即疼痛难忍,尤以腓肠肌为著。此外,部分患者可有鼻出血。在高热期间还可出现谵妄、抽搐、神志不清等症状。严重患者可有呕血、黑便等出血症状。体格检查患者面部及结膜充血,皮肤少汗,四肢及躯干可见出血性皮疹。常见有轻度黄疸,半数以上的患者脾和肝脏肿大。亦可出现心律不齐、奔马律及心功能衰竭等体征。还可出现意识障碍和脑膜刺激症状以及 DIC。在发热期间还可见有腹痛、腹泻、口渴、口唇疱疹。孕妇可致流产。

高热持续 6~7 天多骤然下降,伴大汗而转入间歇期,此时患者除感虚弱外,其他症状均减退或消失。未经治疗的患者经 6~9 天间歇后,再发高热,症状复现。每次回归热发作,症状渐轻,时间渐短,而间歇期逐渐延长。约半数人仅复发 1 次,复发 3 次以上者仅占 1%~2%。

(二)蜱传回归热

潜伏期 2~15 天,多为 4~9 天。临床表现与虱传回归热基本相同,但较轻。多数患者在发病前数小时至 1 天可有周身不适等症状,继之急剧发病,恶寒战栗,体温很快升至 39℃伴有头痛、恶心、呕吐、全身酸痛等表现,有些患者腰痛甚重,亦可有较明显的腓肠肌疼痛。初次发作高热持续 1~2 天,少数可长达 4~6 天。退热时多伴有大汗,间歇期通常 2~10 天,可感软弱、头痛、食欲减退等。大多发作 3~9 次,随发作次数增加,发作期渐短,间歇期延长,症状减轻或不规则。可出现齿龈出血、黄疸等症状,但均少见。

发病前在蜱叮咬的局部有炎症改变,初为斑丘疹,刺口有出血或小水疱,伴痒感,局部淋巴结可肿大,至发病时则仅留色素沉着。肝、脾肿大较虱传回归热为少且缓慢。

五、并发症

可发生中毒性肝炎,患者可出现乏力、食欲减退、黄疸、肝大等肝炎症状,并伴有丙氨酸氨基转移酶(ALT)升高、胆红素升高等肝功能损害表现。支气管肺炎亦为常见并发症,患者可出现咳嗽、咳痰及呼吸困难症状,严重者可出现急性呼吸窘迫综合征(ARDS)。有的患者可并发肠出血、低血色素性贫血、面神经麻痹、虹膜睫状体炎、视神经萎缩、急性肾炎、心内膜炎及心力衰竭等。要注意的是,同其他螺旋体感染性疾病一样,部分患者在应用抗菌药物治疗过程中,可发生剧烈的赫氏反应,常发生在抗菌治疗后 4 小时内,突然出现严重畏寒、寒战、剧烈头痛、全身肌肉酸痛、体温升高、血压下降,外周血白细胞及血小板减少,不及时救治常危及生命。

六、实验检查

1.血尿常规检查

白细胞可高可低,多数升高,一般在(4~20)×10⁹/L(4 000~20 000/mm³),粒细胞偏高,嗜酸性粒细胞减少,血小板降低,但在退热后迅速恢复。蜱传回归热白细胞可正常,常伴血小板减少。尿检查常见蛋白质、管型,偶见红细胞。尿胆素大多增加。

2.凝血检查

大部分患者凝血及出血时间正常,严重肝损害及 DIC 者常有凝血酶原时间及部分凝血活酶时间延长。

3.肝肾功能

多数患者有 ALT 升高,肾损害者尿中可出现蛋白、红细胞及管型,甚至尿素氮及肌酐升高。

4.脑脊液

有颅内螺旋体感染患者,脑脊液压力可增高,浑浊,呈毛玻璃样,波氏试验(＋),糖下降,细胞数增多,多核细胞比例增高。

5.病原学检查

可取血液、脑脊液或骨髓液行螺旋体检查,发作期检出率相对较高,特别是对高度疑似患者,建议反复血液检查,有条件者可行浓集、增菌及动物接种试验,以提高检出率。暗视野镜检:血液及脑脊液在暗视野显微镜下寻找螺旋体;涂片:厚血片查找病原体,薄血片进一步鉴定;浓集厚染色:静脉血 4～5mL,3 000 转/分离心 20～30 分钟,取沉淀物染色镜检。动物接种:可在小白鼠及豚鼠腹腔注射患者血液 1～3mL,次日采血查找病原体。

6.血清学实验

约 10％的患者可有假阳性梅毒反应,大多数虱传回归热及 30％蜱传回归热患者可呈现 OXk 血清反应阳性。此外,蜱传回归热与 Lyme 病有交叉免疫反应。

七、诊断及鉴别诊断

主要依据为流行病学资料、临床表现及实验室检查。

流行病学史,如发病的特定季节、流行地区旅居史、体虱和蜱叮咬等流行病学资料,有助于判断分析;根据流行病学史,同时反复发作的寒战、高热等毒血症状,以及出血性皮疹、肝脾大、黄疸等典型临床表现,应高度怀疑本病。在高度疑似本病时,应涂厚薄血片或取脑脊液、骨髓液涂片,以瑞氏染色检查螺旋体,也可用黑底映光法检查活动螺旋体,若螺旋体阳性即可确诊。血清学反应可提供进一步诊断依据。在回归热缓解期血内查不到螺旋体,但如将患者血液注入小白鼠或豚鼠腹腔,3～5 天发病,可从其尾静脉血查见病原体即可明确诊断。

蜱传者的症状比虱传者为轻,在间歇期亦能查出螺旋体。两类回归热临床表现相似,但蜱传回归热多在春末、秋初季节流行和发病,而虱传回归热多在冬春寒冷季节;蜱传回归热多有蜱叮咬病史,确诊需要病原体鉴定。

本病早期临床表现并不典型,应与斑疹伤寒、钩体病、疟疾、伤寒、布鲁菌病、肾综合征出血热、败血症等其他感染性疾病鉴别。

1.斑疹伤寒

以发热头痛最为突出,8～9 天体温最高,多于 5 天出皮疹。立克次体凝集试验≥1：40 阳性,外斐反应 OX_{19}≥1：160 或双份血清效价递增 4 倍以上有诊断价值。

2.钩端螺旋体病

多发夏秋季,有疫水接触史。高热,常伴有腓肠肌压痛、淋巴结肿大、黄疸、出血等。特异性血清学检测阳性。

3.疟疾

有疫区居住及蚊子叮咬史,临床以寒战-高热-大汗-热退,规则地反复发作为特征,但恶性疟往往的临床表现常不典型,呈不规则发热,脾脏大,临床上易同其他发热疾病相混淆,血液或骨髓中查到疟原虫可资鉴别。

4.伤寒

常有不洁饮食史,缓慢起病,体温阶梯状上升,热程长,多稽留热,可有玫瑰疹,白细胞减少,尤以嗜酸性粒细胞减少为著。肥达反应阳性,血液或骨髓细菌培养阳性可明确诊断。

5.肾综合征出血热

以发热、出血、肾损害为特征,起病早期有类白血病反应,早期出现大量蛋白尿,临床以发热、少尿、低血压、多尿、恢复等五期经过为特点,可查血清相应病毒抗体以资鉴别。

6.败血症

常在原发感染灶基础上,出现寒战、高热,血培养可查见相应细菌。

7.细菌性心内膜炎

该病细菌侵入心内膜,在瓣膜形成赘生物,细菌可反复侵入血流,引起类似周期性寒战高热表现,新出现心脏杂音,及时反复血培养及心脏彩色超声检查有助于诊断。

八、治疗

(一)一般对症支持治疗

患者应严格卧床休息,予以高热量流质或半流质饮食,补充足量液体和维持电解质平衡,高热时物理降温,慎用发汗类药物降温,高热骤退时易发生虚脱及循环衰竭,应注意观察,及时处理。毒血症状严重时可给予肾上腺糖皮质激素。有出血倾向时可用全身止血药物。反复发作并全身状况差者,可予以氨基酸、白蛋白等支持,可酌情应用丙种球蛋白。注意保护肝肾功能,并发肺炎、ARDS者予以持续低流量吸氧,严重者呼吸机辅助治疗。有烦躁等神经系统症状时酌情予以镇静药对症处理。对虱传型回归热患者应采取隔离措施,并彻底灭虱,热退后需继续观察15天。

(二)抗菌药物治疗

本病抗菌药物首选四环素族抗菌药物,近年来国内外多用多西环素,首日200mg,后每日100mg,共治疗7～10天,疗效满意而不良反应少见。以往常用四环素,每日2g,分2～3次服用,持续5天,然后减半量,疗程7～10天。单剂四环素500mg或多西环素100mg也可获良好疗效。不能口服的患者,可静脉滴注四环素、红霉素、多西环素(100～200mg/d)。氯霉素、链霉素亦可应用,但疗效不及四环素族。7岁以下儿童及妊娠妇女禁服四环素,可用红霉素40mg/(kg·d),分3～4次口服,连服10天,亦有显效。

青霉素亦曾用于本病治疗,对虱传型有效,蜱传型有耐药株且该药不能杀灭脑内螺旋体,且青霉素起效慢、复发率高,目前已少用。青霉素水剂剂量为每次3万U/kg,每日肌内注射4次,连续4天以上,总量约60万U/kg或稍多或肌内注射普鲁卡因青霉素G 30万U,每日1次,连用10天。

抗生素应从小量开始,慎防因病原体分解过速而引起赫氏反应,该症多在治疗开始后 2 小时内发生,一般不超过 4 小时,发生率为 54%。该反应是由于螺旋体被杀灭后异性蛋白刺激机体产生大量细胞因子释放引起的,主要表现为发热、溶血和低血压。反应持续时间＜4 小时,因此抗菌药物治疗后应观察 12～24 小时。国外报道使用四环素治疗后更易出现赫氏反应。如有发生,可用糖皮质激素、强心及升压药物治疗。

除原来体质虚弱或年龄幼小者外,经过适当治疗一般可缩短病程及防止复发。但严重患儿必须住院观察,特别要避免静脉注药的严重反应。如患儿来院时已属发作晚期,宜先用支持疗法,等待体温下降之后给予特异治疗,可以避免严重反应。对高热及黄疸病例,一般在发热末期给予特效治疗时,退热更快,此时因体内已渐生抗体,更易退热。退热时出汗过多,应给予补液等对症处理。

九、预防

目前尚无有效的主动免疫方法,预防上主要针对回归热流行病学的几个环节开展。

(1)改善居住卫生条件,灭虱对控制虱传回归热的流行很重要。对虱传回归热患者要严格灭虱,隔离治疗至退热后 15 天(蜱传回归热罕见人群水平传播,因此没有隔离的必要)。灭虱可采用 10% 二二三(即 DDT)液体。如发现有体虱,宜速将衣裤换下,沸水中煮 30 分钟,即可将虱和虱卵杀死。对不宜煮沸的衣服,用 10% 二二三的滑石粉剂撒于衣裤内面,48 小时可杀死体虱,效力可维持 1 个月左右。或将衣服放入 1%～2% 二二三乳剂中浸泡,然后晒干,效力可维持 6 个月。被褥等也应同样处理。这些衣物在穿用前应用热水洗净以避免杀虫剂的毒性作用。敌敌畏(DDV)易使小儿中毒,以不用为好。接触者亦应彻底灭虱,必要时口服多西环素 100mg 预防发病。

(2)在住宅中消灭啮齿类动物、野外宿营时远离动物巢穴,可明显降低蜱传回归热的患病率。应避免居住环境中有松鼠或花狸鼠活动,处理啮齿类动物的尸体时应戴手套。此外,在疫区作业时应注意个人防护,对宿营居住环境定期杀虫灭鼠,防止蜱叮咬,必要时口服多西环素或四环素预防。灭蜱可用 0.5% 马拉硫磷或敌敌畏喷洒,灭鼠可用药物毒杀及捕打等方法,2.5% 的凯素灵涂剂或 0.5% 的凯素灵喷剂也有杀蜱作用,还可用 WS-1 型卫生灭蚊涂料涂墙或堵鼠洞杀蜱。

第三节　莱姆病

一、流行病学

(一)传染源

目前已查明 30 余种野生哺乳类动物(鼠、鹿、兔、狐、狼等)、40 多种鸟类及多种家畜(狗、牛、马等)可作为本病的贮存宿主。所有的传染源中,小鼠直接参与伯氏疏螺旋体生活周期,而且可以耐受高水平螺旋体血症,是本病的主要贮存宿主和主要传染源。我国以黑线姬鼠的感染率最高。患者仅在感染早期血液中存在伯氏疏螺旋体,故作为本病传染源的意义不大。海鸟和候鸟在远距离的传播上起重要作用。

(二)传播途径

莱姆病主要以蜱叮咬为媒介在宿主动物与宿主动物及人之间造成传播。动物间亦可通过尿液相互感染,甚至可传给密切接触的人,也可因蜱粪中螺旋体污染皮肤伤口而传播。但人之间是否可通过接触被感染体液而传染尚未证实。患者早期血中存在伯氏疏螺旋体,虽经常规处理并置血库4℃贮存48天,仍有传染性,故有输血传播的可能。无论是鼠还是莱姆病患者都可经胎盘传播。

(三)人群易感性

人对本病普遍易感,无年龄及性别差异。人体感染后可表现为临床上的莱姆病或无症状的隐性感染,两者的比例约为1∶1。无论显性或隐性感染,血清均可出现高滴度的特异性IgM和IgG抗体,当患者痊愈后血清抗体在体内可长期存在,但临床上仍可见重复感染,故认为特异性IgG抗体对人体无保护作用。

(四)流行特征

为全球性分布,遍及世界五大洲,但疫区相对集中,呈地方性流行,主要集中在有利于蜱生长繁衍的山区、林区、牧区。目前,世界上已有70多个国家报告发现该病,且发病率呈上升趋势,新的疫源地不断被发现。全世界每年发病人数在30万人左右。在美国,莱姆病已成为最常见的虫媒传染病。我国于1985年在黑龙江省海林县(沿今海林市)发现本病以来,已有23个省、自治区报告伯氏疏螺旋体感染病例。已证实18个省、市、自治区(黑龙江、吉林、辽宁、内蒙古、河北、北京、山东、新疆、江苏、安徽、宁夏、湖南、湖北、四川、重庆、贵州、福建、广东)存在本病的自然疫源地。主要流行地区是东北林区、内蒙古林区和西北林区。林区感染率为5%~10%,平原地区在5%以下。全年均可发病,但具有明显的季节性,多发生于温暖季节,6~10月呈季节高峰,以6月最为明显。这些特征与某些特定的蜱的种类、数量及其活动周期相关。青壮年居多,无明显的性别差异。发病与职业关系密切。室外工作人员患病的危险性较大。

二、分子生物学

伯氏疏螺旋体DNA以线形染色体、超螺旋环状质粒和线形质粒3种形式存在。其基因组独特之处是仅有1个rRNA基因操纵子,由单拷贝的16S基因和双拷贝的23S及5S组成。伯氏疏螺旋体含有100多种蛋白质,其中所含脂蛋白达50种。其中主要成分为外膜蛋白(Osp)A、OspB、OspC、OspD和41kD的鞭毛蛋白。OspA、B、C、D的基因位于质粒上,而编码鞭毛抗原的基因位于染色体上。OspA在蜱的体内表达量较高,但随着蜱的叮咬过程,OspA被来自宿主体内抗体阻断,不能从蜱的中肠向涎腺移行,其表达量逐渐减少,因此OspA抗体具有保护作用。OspC相对于OspA具有高度异质性和较强抗原性,能在感染后引起早期免疫反应。鞭毛蛋白具有强免疫原性,是伯氏疏螺旋体感染人体后最早诱导机体特异性免疫反应的菌体结构蛋白。鞭毛蛋白肽链的中央区域,其氨基酸组成及长度在各菌类之间差异很大,决定了各鞭毛蛋白之间复杂的抗原性差异，为种特异性抗原表达位点，可作为莱姆病早期血清学诊断的抗原标志。中国菌株的主要蛋白在不同地区和生物来源的菌株间存在很大的遗传异质性。中国菌株与美国菌株 B31 比较，不论是生化性质，还是基因组成都有差异。中国菌株基因分类显示：至少有 Borrelia Burgdorferi sensu stricto（5.81%）、Borrelia garinii（66.28%）和 Borrelia afzelii（23.26%）3 个基因种。基因种与临床表现有密切关系，Borrelia garinii 基因种与神经损伤，Borreliaafzelii 与皮肤损伤呈密切相关。

三、病因病理

（一）病原

莱姆病是由蜱传播的伯氏疏螺旋体引致的自然疫源性疾病。伯氏疏螺旋体是一个单细胞疏松盘绕的左旋螺旋体，有 3～10 个以上大而稀疏的螺旋，两端渐细，螺距为 1.8～2.4μm，长 10～40μm，宽 0.18～0.3μm。革兰氏染色阴性，姬姆萨染色呈蓝紫色。微嗜氧，属发酵型菌，最适生长温度为 33℃，在 BSK 培养基中生长。从动物标本新分离的菌株一般需 4 周才可在暗视显微镜下查到，镜下可见有数个疏螺旋，呈旋转、扭曲的方式活泼活动，能通过 0.22μm 的滤膜。伯氏疏螺旋体细胞结构由表层、外膜、鞭毛和原生质柱四部分构成。

（二）发病机制

莱姆病菌血症期短而且血液中菌量少，但可引起多器官损伤。伯氏疏螺旋体由媒介蜱叮咬时，随涎液进入宿主。经 3～32 天病原体在皮肤中由原发性浸润灶向外周迁移。在淋巴组织（局部淋巴结）中播散或经血液蔓延到各器官（如中枢神经系统、关节、心脏和肝、脾等）或其他部位皮肤。当病原体游走至皮肤表面则引发慢性游走性红斑。螺旋体能与广泛存在于细胞外基质中宿主的整联蛋白受体、玻基结合素、纤溶酶和基质的氨基葡聚糖结合，因此，对皮肤、神经、关节和房室结有特殊的亲和力。病原体在侵入各器官时因发生菌体附着可直接损害人体各器官细胞。螺旋体脂多酯具有内毒素的许多生物学活性，以非特异性激活单核细胞、巨噬细胞、滑膜纤维细胞、B 细胞和补体，并产生多种细胞因子（IL-1、TNF-α、IL-6 等）。病原体黏附在细胞外基质蛋白、内皮细胞和神经末梢上，并能诱导产生交叉反应抗体，并能活化与大血管闭塞发生有关的特异性 T 和 B 淋巴细胞，引起脑膜炎、脑炎和心脏受损。几乎所有患者都可检出循环免疫复合物，免疫复合物也可能参与组织损伤形成过程。另外 HLA-2、DR3 及 DR4 均与本病发生有关，故免疫遗传因素可能参与本病形成。

（三）病理解剖

1.皮肤病变

早期为非特异性的组织病理改变，可见受损皮肤血管充血，密集的表皮淋巴细胞浸润，还可见浆细胞、巨噬细胞，偶见嗜酸细胞。生发中心的出现有助于诊断。晚期细胞浸润以浆细胞为主，见于表皮和皮下脂肪。皮肤静脉扩张和内皮增生均较明显。

2.神经系统病变

主要为进行性脑脊髓炎和表现为轴索性脱髓鞘病变。关节病变：可见滑膜绒毛肥大，纤维蛋白沉着，单核细胞浸润等。

四、临床表现

本病潜伏期为 3～20 天,平均为 9 天。是多器官、多系统受累的炎性综合征,且患者可以某一器官或某一系统的反应为主。典型的莱姆病分为三期经过,各期可依次或重叠出现。

(一)第一期(局部皮肤损害期或早期)

莱姆病皮肤损害的三大特征是游走性红斑、慢性萎缩性肢端皮炎和淋巴细胞瘤。本期持续约 1 周左右,中毒症状明显,表现为头痛、畏寒、发热、骨骼和肌肉移行性疼痛、关节痛、明显乏力,易疲劳和嗜睡。60％～80％的患者在蜱虫叮咬处发生慢性游走性红斑或丘疹,为本期的特征性表现,数天或数周内向周围扩散形成一个大的圆形或椭圆形充血性皮损,外缘呈鲜红色,中心部渐趋苍白,有的中心部可引起坏死,周围皮肤有显著充血和皮肤变硬,局部灼热或痒、痛感。身体任何部位的皮肤均可发生红斑,多在身体近端或躯干,通常以腋下、大腿、腹部和腹股沟为常见,儿童多见于耳后发际。多数患者的红斑随着病情进展而逐渐增大,大约25％的患者不出现特征性的皮肤表现。红斑一般在 3～4 周内消退。半数患者在红斑消失时该处瘙痒并发生中度糠麸样皮肤脱屑,多数患者红斑消失后无痕迹,20％左右患者残存色素斑。本期可发生局部表浅淋巴结肿大及肝脾肿大等。

(二)第二期(感染播散期或中期)

本期特点是在发病 2～4 周后,出现神经和心血管系统损害。

本病在早期有皮肤受损表现时就可出现轻微的脑膜刺激症状,进入此期,15％～20％的患者可出现脑膜炎症状和体征,神经系统的损害以脑膜炎、脑炎、神经根炎、局部脑神经炎最常见。表现有头痛、呕吐、眼球痛、颈项强直及浆液性脑膜炎等。约 1/3 患者可出现明显的脑炎症状,表现为兴奋性升高、睡眠障碍、注意力不集中、谵妄等,脑电图常显示尖波。半数患者可发生脑神经病变,以面神经损害最为明显,表现为面肌不完全麻痹,病损部位麻木或刺痛,但无明显的感觉障碍。面神经损害在青少年多可完全恢复,而中老年常留后遗症。此外,还可使动眼神经、视神经、听神经受损,约 1/3 患者有周围神经损害。

在病后 5 周或更晚,约 8％患者可出现心血管系统症状,急性发病,主要表现为心音低钝、心动过速和房室传导阻滞,严重者可发生完全性房室传导阻滞。通常持续数天至 6 周,症状缓解、消失,但可反复发作。有些患者还可出现结膜炎、虹膜炎及全眼炎等眼病,以及节段性肌痛伴近端伸肌肿痛等深部肌炎的表现。

(三)第三期(持续感染期或晚期)

始于病后 2 个月或更晚,个别病例可发生在病后 2 年。此期的特点为关节损害,关节炎通常从一个关节或少数关节开始,受累的是大关节如膝、踝和肘关节,以关节肌肉僵硬、疼痛为常见症状。表现为关节肿胀、疼痛和活动受限。多数患者表现为反复发作的对称性多关节炎,在每次发作时可伴随体温升高和中毒症状等。在受累关节的滑膜液中,嗜酸性粒细胞及蛋白含量均升高,并可查出伯氏疏螺旋体。同时,神经系统病变继续加重,表现为痴呆、嗜睡、昏迷、共济失调及痉挛性下肢瘫痪,还可有格林-巴利综合征、肢体远端感觉异常或根性疼痛。局部皮肤病变处可有类似硬皮病改变,有的呈慢性萎缩性肢皮炎,手、腕、足或踝部皮肤呈紫红色或青紫色,伴皮肤萎缩。并可有肝、脾、淋巴结肿大,肝功能异常和间质性肾炎。还可见疏螺旋体淋巴细胞瘤,多发生在蜱叮咬处,常见于儿童耳郭或成人乳头、乳晕处,为直径 1～5cm 的蓝红色小结节或斑,伴牙痛和淋巴结肿大。本期病程长,可持续数月甚至 1 年以上。

五、辅助检查

(一)病原学检查

1.组织学染色

取患者病损皮肤、滑膜、淋巴结及脑脊液等标本,用暗视野显微镜或银染色法检查伯氏疏螺旋体,该法可快速做出病原学诊断,也可取游走性红斑周围皮肤做培养,需 1～2 个月。但由于患者血液中伯氏疏螺旋体数量少,螺旋体生长缓慢,检出率低。

2.PCR 检测

用此法检测血液及其他标本中的伯氏疏螺旋体 DNA,其敏感水平可达 2×10^{-4} pg。此法可替代莱姆病关节炎患者的培养。皮肤和尿标本的检出率高于脑脊液。

(二)血清学检查

1.免疫荧光(IFA)和 ELISA 法

检测血或脑脊液中的特异性抗体。通常特异性 IgM 抗体多在游走红斑发生后 2～4 周出现,6～8 周达高峰,多于 4～6 个月降至正常水平,特异性 IgG 抗体多在病后 6～8 周开始升高,4～6 个月达高峰,持续至数年以上。

2.免疫印迹法

其敏感度与特异性均优于上述血清学检查方法,适用于用 ELISA 法筛查结果可疑者。蛋白印迹标准:IgM 阳性(21-24KD、39KD、41KD 3 个蛋白带中有 2 个带呈阳性即可判为阳性)。IgG 阳性(18KD、21KD、28KD、30KD、39KD、41KD、45KD、58KD、66KD、93KD 10 个蛋白带中有 5 个带呈阳性即可判为阳性)。

六、诊断及鉴别诊断

(一)诊断

莱姆病的诊断有赖于对流行病学资料、临床表现和实验室检查结果的综合分析。①流行病学资料:近数日至数月曾到过疫区或有蜱叮咬史。②临床表现:早期皮损(慢性游走性红斑)有诊断价值。晚期出现神经、心脏和关节等受累。③实验室检查:从感染组织或体液分离到伯氏疏螺旋体或检出特异性抗体。可通过两步血清学诊断方法以提高诊断的特异性:IFA 法或 ELISA 法检出的阳性血清,再经 WB 法确定,如为阳性即可确诊。

(二)鉴别诊断

应与下列疾病鉴别:

1.鼠咬热

有发热、皮疹、多关节炎,并可累及心脏,易与本病混淆。可根据典型的游走性红斑、血培养等鉴别。

2.恙虫病

恙螨叮咬处的皮肤焦痂、溃疡,周围有红晕,并有发热、淋巴结肿大等。鉴别要点为:游走性红斑与焦痂、溃疡不同及血清学检测等。

3.风湿病

可有发热、环形红斑、关节炎及心脏受累等,依据抗溶血性链球菌"O"、C-反应蛋白、特异性血清学和病原学检查进行鉴别。

其他尚需与病毒性脑炎、脑膜炎、神经炎及真菌感染的皮肤病相鉴别。

七、治疗

莱姆病主要治疗目的是彻底清除病原微生物。莱姆病与其他螺旋体病一样,早期对抗生素治疗最敏感。但临床上难以证实病原体是否被彻底清除,而且在治疗后的较长一段时间内,患者常表现为一些症状持续存在。因此,抗生素治疗疗程尚无统一规定。这里将各研究报道的治疗经验进行综合归纳,仅提出治疗原则。

(一)病原治疗

早期及时给予口服抗生素治疗,即可使典型的游走性红斑迅速消失,也可以防止后期的主要并发症(心肌炎、脑膜炎或复发性关节炎)出现。因此,及时给予抗生素治疗尤为重要。对于伴有游走性红斑,而血清学检查阴性者或无临床症状,但血清学检查阳性者也建议给予抗生素治疗。对伯氏疏螺旋体敏感的抗生素有四环素、氨苄西林、头孢曲松、亚胺培南、青霉素 G 等。

1.第一期

成人:常采用多西环素 0.1g,每日口服 2 次;或红霉素 0.25g,每日口服 4 次。<9 岁以下儿童:阿莫西林每日 50mg/kg,分 4 次口服。对青霉素过敏者,用红霉素。疗程均为 10～21 天。治疗中须注意 6%～15% 的患者可发生赫氏反应。

2.第二期

无论是否伴有其他神经系统病变,患者出现脑膜炎就应静脉给予青霉素 G,每日 2 000 万 U 以上,疗程为 10 天。一般头痛和颈强直在治疗后第 2 天开始缓解,7～10 天消失。

3.第三期

晚期有严重心、神经或关节损害者,可应用青霉素 G 每日 2 000 万 U 静脉滴注,也可应用头孢曲松 2g,每天 1 次。疗程均为 14～21 天。

(二)对症治疗

患者宜卧床休息。注意补充必要的液体。对于有发热、皮损部位有疼痛者,可适当应用解热止痛药。高热及全身症状重者,可给予类固醇制剂。但对有关节损伤者,应避免关节腔内注射。患者伴有心肌炎,出现完全性房室传导阻滞时,可暂时应用起搏器至症状及心律改善。

八、并发症

主要有神经、心脏及关节并发症。

(1)神经系统受到损害时,可并发脑脊髓膜炎、脑炎、脑神经炎、运动和感觉神经炎,亦可发生舞蹈病、小脑共济失调、脊髓炎。晚期罕见慢性神经病变还有横贯性脊髓炎、弥散性感觉性轴突神经病和 CNS 髓鞘脱失性损害等。

（2）心脏广泛受累时，可出现急性心肌心包炎。

（3）关节有时损害侵蚀软骨和骨，可使关节致残。大关节受累时，有血管翳形成。

（4）部分患者可发生闭塞性动脉内膜炎。

（5）部分患者可发生眼部并发症，包括结膜炎、角膜炎、虹膜睫状体炎及视网膜血管炎等，甚至全眼炎而导致视力丧失。

九、预后

本病早期发现、及时抗病原治疗，其预后一般良好。能在感染播散期（即第二期）进行治疗，绝大多数能在 1 年或 1 年半内获痊愈。若在晚期或持续感染期进行治疗，大多数也能缓解，但偶有关节炎复发；也可能出现莱姆病后综合征，即患者经抗病原治疗后，螺旋体死亡残留细胞引起皮炎及自身免疫反应等表现。对有中枢神经系统严重损害者，少数可能留有后遗症或残疾。

第四节　梅毒

梅毒是一种慢性传染病，由梅毒螺旋体（TP）感染引起。主要经性接触和血液途径传播。可以侵犯皮肤、黏膜及多种组织器官，临床表现多种多样的，病程中有时呈无症状的潜伏状态。病原体可以通过胎盘传播引起流产、早产、死产和先天梅毒。

一、病原学

性病性梅毒由密螺旋体属中的致病亚种苍白密螺旋体苍白亚种引起。其他致病性螺旋体还包括苍白密螺旋体地方亚种，引起地方性梅毒。苍白密螺旋体极细亚种和品他密螺旋体分别引起雅司病和品他病。梅毒螺旋体结构复杂，不易着色，由 8～14 个螺旋构成，人工培养困难，通常需接种于家兔睾丸进行保存和传代。电镜下梅毒螺旋体的最外层为外膜，外膜内是胞质膜，两者之间是鞭毛。梅毒螺旋体属厌氧菌，离开人体生存困难。不耐热，对普通的消毒剂敏感，因此，煮沸、干燥、日光、肥皂水、普通消毒剂均可迅速将其杀灭。但其耐寒，4℃可存活 3 天，－78℃下数年仍可有传染性。

二、流行病学

梅毒是一个古老的疾病，在世界范围内广泛流行。其发生、发展及流行受自然因素和社会因素双重影响，尤以社会环境因素影响最为显著。据世界卫生组织估计全球每年新发的梅毒病例约 1200 万，90％发生在发展中国家。在许多发展中国家，先天梅毒是导致死胎、新生儿死亡的主要原因。我国在 1949 年以后，采取了强有力的综合防控策略，梅毒曾经一度销声匿迹，但近年梅毒的流行再度呈现上升势头。据资料显示,2008 年,我国平均每小时就有 1 个以上先天梅毒患儿出生,全年累计 9 480 例新生儿患有先天性梅毒。梅毒的防治面临严峻的挑战。同时,梅毒合并 HIV 感染带来的新问题也日益凸现。

(一)传染源

梅毒患者是本病唯一的传染源,梅毒螺旋体可存在于患者的皮损、血液、精液、乳汁和涎液中。未经治疗的患者在感染后 1～2 年传染性最强,随后病期越长,传染性越小。

(二)传播途径

(1)性接触传播:是梅毒的主要传播途径,约 95％的患者是通过性接触由皮肤、黏膜微小破损受感染。

(2)垂直传播:梅毒感染的孕妇在妊娠 4 个月后,梅毒螺旋体可通过胎盘及脐静脉由母体传染给胎儿,引起流产、早产、死产或先天梅毒。未经治疗的一期、早期潜伏和晚期潜伏梅毒,梅毒孕妇垂直传播的概率分别为 70％～100％、40％、10％。梅毒螺旋体还可经胎膜感染羊水后,再进入胎儿循环而使胎儿受到感染。

(3)梅毒产妇在分娩、哺乳时可使新生儿受到感染。

(4)通过血液途径可传染梅毒,少数也可通过接吻、接触污染物等途径受到感染。

(三)人群易感性

人群普遍易感。

三、发病机制与病理解剖

梅毒的致病性可能与其表面的黏多糖酶有关。梅毒螺旋体从完整的黏膜和擦伤的皮肤进入人体后,经数小时侵入附近淋巴结,2～3 天经血液循环播散全身。梅毒侵入人体后,经过 2～3 周潜伏期,即发生皮肤损害。

梅毒的发病与机体的免疫应答密切相关,如机体的免疫功能正常,则在梅毒的整个感染过程中以 Th1 应答为主,一方面可诱导炎性细胞因子如 TNF-α、IL-2 等释放,引起炎性病理损伤,另一方面,Th1 应答有利于病原体的清除,可出现早期损害的消退和无症状潜伏期感染。梅毒初期的组织学特征是单核细胞浸润,在感染的第 6 天,即有淋巴细胞浸润,13 天达高峰,随之巨噬细胞出现,病灶中浸润的淋巴细胞以 T 细胞为主,此时,梅毒螺旋体见于硬下疳中的上皮细胞间隙中,以及位于上皮细胞的内陷或吞噬体内或成纤维细胞、浆细胞、小的毛细血管内皮细胞之间及淋巴管和局部淋巴结中。由于免疫的作用,使梅毒螺旋体迅速地从病灶中消除,在感染的第 24 天后,免疫荧光检测未发现梅毒螺旋体的存在。螺旋体大部分被杀死,进入无症状的潜伏期,未被杀灭的螺旋体仍在机体内繁殖,经 6～8 周,大量螺旋体进入血液循环,向全身播散,引起皮肤黏膜、骨骼、眼等器官及神经系统受损。

梅毒螺旋体在许多组织中可以见到,如皮疹内、淋巴结、眼球的房水和脑脊液中,随着机体免疫应答反应的建立,产生大量的抗体,螺旋体又绝大部分被杀死,再进入潜伏状态,此时称为二期潜伏梅毒。这时临床虽无症状,但残存的螺旋体可有机会再繁殖,当机体免疫力下降时,螺旋体再次进入血液循环,发生二期复发梅毒。在抗生素问世之前,可以经历一次或多次全身或局部的皮肤黏膜复发,且 90% 的复发是在发病后第 1 年中。以后随着机体免疫的消长,病情活动与潜伏交替。当机体免疫力增强时,则使螺旋体变为颗粒形或球形。当免疫力下降时,螺旋体又侵犯体内一些部位而复发,如此不断反复,2 年后有 30%~40% 患者进入晚期梅毒。

上述过程在免疫功能异常的患者,特别是合并人免疫缺陷病毒(HIV)感染者,由于 HIV 感染导致机体免疫功能低下,合并 HIV 感染者梅毒的自然病程也随之改变,常出现皮损愈合延迟、神经梅毒发病率升高和早期神经梅毒治疗失败率增加。

四、临床表现

临床上根据传播途径的不同将梅毒分为后天(获得性)梅毒和先天(胎传)梅毒;按照病程的长短又可分为早期梅毒和晚期梅毒。

(一)获得性梅毒

1.一期梅毒

潜伏期平均 3~4 周,典型损害为硬下疳,起初在螺旋体侵入部位出现一红色小丘疹或硬结,以后表现为糜烂,形成浅溃疡,质硬,不痛,呈圆形或椭圆形,境界清楚,边缘整齐,呈堤状隆起,周围绕有暗红色浸润,有特征软骨样硬度,基底平坦,无脓液,表面附有类纤维蛋白薄膜,不易除去,稍加挤捏,可有少量浆液性渗出物,含有大量梅毒螺旋体,为重要传染源。硬下疳大多单发,亦可见有 2~3 个者。以上为典型的硬下疳。但如发生在原有的糜烂、裂伤或已糜烂的疱疹或龟头炎处,则硬下疳即呈现与此种原有损害相同形状,遇有此种情况应进行梅毒螺旋体检查。硬下疳由于性交感染,所以损害多发生在外阴部及性接触部位,男性多在龟头、冠状沟及系带附近,包皮内叶或阴茎、阴茎根部、尿道口或尿道内,后者易被误诊。硬下疳常合并包皮水肿。有的患者可在阴茎背部出现淋巴管炎,呈较硬的线状损害。女性硬下疳多见于大小阴唇、阴蒂、尿道口、阴阜,尤多见于子宫颈,易于漏诊。阴部外硬下疳多见于口唇、舌、扁桃体、乳房、眼睑、外耳。近年来,肛门及直肠部硬下疳亦不少见。此种硬下疳常伴有剧烈疼痛,排便困难,易出血。发生于直肠者易误诊为直肠癌。发于阴外部硬下疳常不典型,应进行梅毒螺旋体检查及基因诊断检测。典型硬下疳有下列特点:①损伤常为单个;②软骨样硬度;③不痛;④损伤表面清洁。

硬下疳出现 1~2 周,附近淋巴结肿大,其特点为不痛,皮表不红肿,不与周围组织粘连,不破溃,称为无痛性淋巴结炎。硬下疳如不治疗,经 3~4 周可以自愈。经有效治疗后可迅速愈合,遗留浅在性萎缩瘢痕。硬下疳发生 2~3 周,梅毒血清反应开始呈阳性。一期梅毒除发生硬下疳外,少数患者尚可在大阴唇、包皮或阴囊等处出现硬韧的水肿犹如象皮,称为硬性水肿。如患者同时感染由杜克雷嗜血杆菌引起的软下疳或由性病淋巴肉芽肿引起溃疡,则称为混合下疳。

一期梅毒的诊断依据:①有不洁性交史,潜伏期 3 周。②典型症状,如单个无痛的硬下疳,多发生在外生殖器。③实验室检查:PCR 检测梅毒螺旋体基因阳性或暗视野显微镜检查,硬下疳处取材查到梅毒螺旋体;梅毒血清试验阳性。此三项检查有一项阳性即可。

2.二期梅毒

是梅毒螺旋体经淋巴结进入血行引起全身广泛性损害。除引起皮肤损害外,尚可侵犯内脏及神经系统。为梅毒的泛发期。自硬下疳消失至二期梅毒疹出现前的时期,称为第二潜伏期。18%～32%的患者一、二期共存。

(1)二期梅毒以皮肤黏膜损害最为常见。

1)梅毒疹:一般发生在硬下疳消退后3～4周,即感染后9～12周。二期梅毒在发疹前可有流感样综合征(头痛,低热,四肢酸痛),持续3～5天,皮疹出后即消退。二期梅毒的皮肤损害可分为斑疹、丘疹及脓疱疹,后者已少见。斑疹,又称玫瑰疹(蔷薇疹),最多见。占二期梅毒70%～80%。斑疹为淡红色,大小不等,直径为0.5～1.0cm大小的圆形或椭圆形红斑,境界较清晰。压之褪色,各个独立,不相融合,对称发生,多先发于躯干,渐次延及四肢,可在数日内满布全身(一般颈、面发生者少)。发于掌跖者,可呈银屑病样鳞屑,基底呈肉红色,压之不褪色,有特征性。大约经数日或2～3周,皮疹颜色由淡红逐渐变为褐色、褐黄,最后消退。愈后可遗留色素沉着。应用抗梅毒药物治疗后可迅速消退。复发性斑疹通常发生于感染后2～4个月,亦有迟于6个月或1～2年者。皮损较早期发生者大,数目较少,呈局限性聚集排列,境界明显,多发于肢端如下肢、肩胛、前臂及肛周等处,经过时间较长,如不治疗,则消退后可反复再发,经过中可中央消退,边缘发展,形成环(环状玫瑰疹)。梅毒血清反应呈强阳性。PCR检测梅毒螺旋体DNA呈阳性反应。丘疹及斑丘疹,临床亦常见,占二期梅毒的40%左右。发生时间较斑疹稍迟。大丘疹直径为0.5～1cm,半球形浸润丘疹,表面光滑,暗褐色到铜红色,较久皮疹中心吸收,凹陷或出现脱屑,好发于躯干两侧、腹部、四肢屈侧、阴囊、大小阴唇、肛门、腹股沟等处,可有鳞屑,称丘疹鳞屑性梅毒疹或银屑病样梅毒疹,有较大的鳞屑斑片,鳞屑呈白色或不易剥离的痂皮,痂下有表浅糜烂,边缘红色晕带,似银屑病样。小丘疹发生较晚,在感染后1～2年发生,持续时间较长,呈圆锥状,为坚实的尖顶小丘疹,褐红,群集或苔藓样。脓疱疹可见于营养不良,体质衰弱者。皮疹大者有脓疱疮样,小者呈痘疮样或痤疮样。患者常伴有发热,全身不适等。

2)扁平湿疣:皮损初起时为表面湿润的扁平丘疹,随后扩大或融合成直径1～3cm的扁平斑块,基底宽,周围有暗红色浸润,表面糜烂,有少量渗液,常无自觉症状。扁平湿疣的好发部位通常是肛周、外生殖器、会阴、腹股沟及股内侧等部位。

3)黏膜损害:黏膜可单发,亦可与其他梅毒疹并发。常见的损害为黏膜白斑,好发于口腔或生殖器黏膜、肛门黏膜。发于肛门黏膜者,排便时疼痛,甚至可有出血。损害为圆形或椭圆形,境界清楚,表面糜烂,略高于黏膜面的灰白色或乳白色斑片,周围有暗红色浸润,大小如指甲盖或稍大,数目多少不等。可增大或相互融合成花环状。亦可发展成溃疡,溃疡基底常呈黑色薄膜,不易剥离,剥离后基底不平,且易出血。无自觉症,已形成溃疡者则感疼痛。黏膜白斑表面有大量梅毒螺旋体,传染性强。

4)梅毒性脱发:由于毛囊受梅毒性浸润所致,毛发区微细血管阻塞,供血不良引起,约10%二期梅毒患者可出现。表现为梅毒性斑秃或弥散性脱发,常见于颞部、顶部和枕部、眉毛、睫毛、胡须和阴毛亦有脱落现象。秃发局部存在梅毒螺旋体。梅毒性脱发不是永久性脱发,如及时进行治疗,头发可以在6～8周再生,甚至不治疗也可以再生。

(2)其他损害:累及骨骼系统可以引起关节炎、骨膜炎、骨髓炎、腱鞘炎及滑囊炎。其中骨膜炎最常见;累及指甲,出现甲沟炎、甲床炎及其他异常改变;累及眼部引起虹膜睫状体炎、视网膜炎;如累及神经系统,常无临床症状,称二期无临床症状神经梅毒。亦可出现梅毒性脑膜炎、脑血管及脑膜血管梅毒,出现头痛及相应的神经系统症状。

二期早发梅毒病程短,易治愈,预后较好,而二期复发梅毒病程较长,疗效及预后均不如早发梅毒。

3.三期梅毒

由于早期梅毒未经抗梅毒治疗或治疗时间不足或治疗不当,最早经过2年,最长达20年,通常为3～4年发生。好发于40～50岁。过度饮酒、吸烟,身体衰弱及患者有结核等慢性病者预后不良。

(1)皮肤黏膜损害:皮肤黏膜损害占晚期良性梅毒发生率的28.4%,多数在感染后3～10年发生。主要为结节性梅毒疹和梅毒性树胶肿。

1)结节性梅毒疹:多发生于感染后3～4年,损害好发于头部、肩部、背部及四肢伸侧。直径为0.3～1.0cm,呈簇状排列的浸润性结节,铜红色,表面光滑或附有薄鳞屑,质硬,患者无自觉症状,结节可变平吸收,留下小的萎缩斑,长期留有深褐色色素沉着。也可发生中心坏死,形成小脓肿,破溃后形成溃疡,形成结节性溃疡性梅毒疹,愈后留下浅瘢痕。瘢痕周围有色素沉着,萎缩处光滑而薄,在边缘可出现新损害。新旧皮疹此起彼伏,迁延数年。

2)树胶肿:在三期梅毒中多见,约占三期梅毒的61%,是破坏性最强的皮损,为深达皮下的硬结。初期较小,逐渐增大,坚硬,触之可活动,数目多少不定。开始颜色为正常皮色,随结节增大,颜色逐渐加深至紫红。结节容易坏死,可逐渐软化,破溃,流出树胶样分泌物,可形成特异的圆形、椭圆形、马蹄形溃疡,境界清楚,边缘整齐隆起如堤状,周围有褐红或暗红浸润,触之有硬感。常一端愈合,另一端仍蔓延如蛇行状。自觉症状轻微,如侵入骨及骨膜则感疼痛,以夜间为甚。可出现在全身各处,而以头面及小腿伸侧多见,病程长,由数月至数年或更久,愈后形成瘢痕,瘢痕绕有色素沉着带。树胶肿可侵及骨及软骨,骨损害多见于长管骨炎,可出现骨、骨膜炎。发生在头部者常破坏颅骨,发于上腭及鼻部者,可破坏硬腭及鼻骨,形成鼻部与上腭贯通。发于大血管附近者可侵蚀大血管,发生大出血。

(2)其他损害:三期梅毒可出现眼损害,如虹膜睫状体炎、视网膜炎、角膜炎等。心血管被累时,可发生单纯主动脉炎、主动脉瓣闭锁不全、主动脉瘤及冠状动脉心脏病等。亦可侵犯消化、呼吸及泌尿等系统,但无特异症状,可结合病史做相应有关检查。三期梅毒易侵犯神经系统,除临床上无变化,脑脊液检查有异常改变的无症状神经梅毒外,尚可出现脑膜血管梅毒、脑实质梅毒。三期梅毒也可发生局限性或弥散性脱发、甲沟炎。临床表现与二期梅毒相同。累及黏膜,主要见于口腔、舌等处,可发生结节疹或树胶肿。发于舌者可呈局限性单个树胶肿或弥散性树胶浸润,后者易发展成慢性间质性舌炎,呈深浅不等沟状舌,是一种癌前期病变,应严密观察,并给予足量抗梅毒治疗。有时病变表浅,舌乳头消失,红色光滑。舌损害无自觉症状,但吃过热或酸性食物则感疼痛。

(二)先天梅毒

先天梅毒由梅毒孕妇借血行通过胎盘传染于胎儿,故亦称胎传梅毒。通常约在怀孕4个月经胎盘传染,胎儿可死亡或流产。2岁以内为早期先天梅毒,超过2岁为晚期先天梅毒,特点是不发生硬下疳,早期病变较后天梅毒为重,晚期较轻,心血管受累少,骨骼和感官系统如眼、鼻受累多见。

1.早期先天梅毒

患儿多为早产儿,营养不良,生活力低下,体重轻,体格瘦小,皮肤苍白松弛,面如老人,常伴有轻微发热。

(1)皮肤黏膜损害:皮疹与后天二期梅毒略同,有斑疹、斑丘疹、丘疹、脓疱疹等。斑疹及斑丘疹发于臀部者常融合为暗红色浸润性斑块,表面可有落屑或略显湿润。在口周围者常呈脂溢性,周围有暗红色晕。发于肛围、外阴及四肢屈侧者常呈湿丘疹和扁平湿疣。脓疱疹多见于掌跖,脓疱如豌豆大小,基底呈暗红或铜红色浸润,破溃后呈糜烂面。湿丘疹、扁平湿疣及已破溃脓疱的糜烂面均有大量梅毒螺旋体。少数患者亦可发生松弛性大疱,亦称为梅毒性天疱疮,疱内有浆液脓性分泌物,基底有暗红色浸润,指甲可发生甲沟炎、甲床炎。亦可见有蛎壳疮或深脓疱疮损害。

(2)梅毒性鼻炎:下鼻甲肿胀,有脓性分泌物及痂皮,可堵塞鼻腔,可使患者呼吸及吮乳困难,为乳儿先天梅毒的特征之一。如继续发展可破坏鼻骨及硬腭,形成鞍鼻及硬腭穿孔。喉头及声带被侵犯,可发生声音嘶哑。

(3)骨损害:骨损伤在早期先天梅毒最常发生,梅毒性指炎造成弥散性梭形肿胀,累及一指或数指,有时伴有溃疡。骨髓炎常见,多发于长骨,其他有骨软骨炎、骨膜炎,疼痛,四肢不能活动,似肢体麻痹,故称梅毒性假瘫。

其他损害:可伴发全身淋巴结炎。稍长的幼儿梅毒皮损与后天复发梅毒类似,皮损大而数目多,常呈簇集状,扁平湿疣多见。黏膜亦可被累,少数病儿可发生树胶肿。内脏损害可见肝脾大,肾被侵可出现蛋白尿、管型、血尿、水肿等。此外,尚可见有睾丸炎及附睾炎,常合并阴囊水肿。眼损害有梅毒性脉络网炎、虹膜睫状体炎、视网膜炎、视神经炎等。神经系统亦可被累,可发生脑软化、脑水肿、癫痫样发作,脑脊髓液可出现病理改变。

2.晚期先天梅毒

一般在 5～8 岁开始发病,到 13～14 岁才有多种症状相继出现,晚发症状可于 20 岁左右才发生。晚期先天性梅毒主要侵犯皮肤、骨骼、牙、眼及神经等。

(1)皮肤黏膜梅毒:树胶肿多见,可引起上腭,鼻中隔穿孔,鞍鼻(鼻深塌陷,鼻头肥大翘起如同马鞍)。鞍鼻患者同时可见双眼间距离增宽,鼻孔外翻。鞍鼻一般在 7～8 岁出现,15～16 岁时明显。

(2)骨梅毒:骨膜炎多见。骨膜炎常累及胫管,并常限于此者,可引起骨前面肥厚隆起呈弓形,故称为佩刀胫(胫骨中部肥厚,向前凸出),关节积水,通常为两膝关节积液,轻度强直,不痛,具有特征性。

(3)眼梅毒:约 90％为间质性角膜炎,初起为明显的角膜周围炎,继之为特征性的弥散性角膜混浊,反复发作者可导致永久病变而失明。

(4)神经梅毒:常为无症状神经梅毒,发生者约半数。延至青春期发病者多见,以脑神经损害为主,尤其是听神经、视神经损害。少数出现幼年麻痹性痴呆、幼年脊髓痨等。

(5)标志性损害:①半月形门齿,其特点即恒齿的两个中门齿游离缘狭小,中央呈半月形缺陷,患齿短小,前后径增大,齿角钝圆,齿列不整。②桑葚齿,第一白齿形体较小,齿尖集中于咬合面中部,形如桑葚,称为桑葚齿。③角膜基质炎,晚期先天梅毒有 50% 可出现此种病变。多为双侧性,也可先发生于一侧,继而发生于另一侧。经过迟缓,病程较长,抗梅毒疗法难控制其进行,预后难定,患儿年龄较小,且身体健康较好,治疗充分者预后较好,否则可致盲。④神经性耳聋,系迷路被侵犯引起的迷路炎。多见于 15 岁以下患者,通常多侵两耳,发病突然,经过中时轻时重,可伴有头晕及耳鸣。抗梅毒治疗常不能抑制其发展,终致听力丧失。⑤胸锁关节增厚,胸骨与锁骨连接处发生骨疣所致。角膜间质炎,神经性耳聋以及半月形门齿三种特征如同时出现,称为哈钦森三联征。

先天潜伏梅毒:无临床症状,梅毒血清反应阳性为先天潜伏梅毒。

(三)潜伏梅毒

潜伏梅毒是指已被确诊为梅毒患者,在某一时期,皮肤、黏膜以及任何器官系统和脑脊液检查均无异常发现,物理检查、胸部 X 线均缺乏梅毒临床表现,脑脊液检查正常,而仅梅毒血清反应阳性者或有明确的梅毒感染史,从未发生任何临床表现者。称潜伏梅毒。既往的梅毒血清试验阴性结果和疾病史或接触史有助于确定潜伏梅毒的持续时间。感染时间 2 年以内为早期潜伏梅毒,2 年以上为晚期潜伏梅毒,另一类则为病期不明确的潜伏梅毒。潜伏梅毒不出现症状是因为机体自身免疫力强或因治疗而使螺旋体暂时被抑制,在潜伏梅毒期间,梅毒螺旋体仍间歇地出现在血液中,潜伏梅毒的孕妇可感染子宫内的胎儿。亦可因献血感染给受血者。

(四)梅毒合并 HIV 感染

近年来,出现了许多梅毒患者合并 HIV 感染的病例,改变了梅毒的临床病程。因为梅毒患者生殖器溃疡是获得及传播 HIV 感染的重要危险因素;而 HIV 可致脑膜病变,使梅毒螺旋体易穿过血脑屏障而引起神经梅毒。

因 HIV 感染,免疫受损,早期梅毒不出现皮肤损害,以及关节炎、肝炎和骨炎,实质可能正处于活动性梅毒阶段。由于免疫缺陷梅毒发展很快,可迅速发展到三期梅毒,甚至出现暴发。HIV 感染还可加快梅毒发展成为早期神经梅毒,在神经受累的梅毒病例中,青霉素疗效不佳。在 20 世纪 60 年代和 70 年代,用过青霉素正规治疗后再发生神经梅毒的病例很少见。但近几年来,合并 HIV 感染的梅毒患者发生急性脑膜炎,脑神经异常及脑血管意外。

五、实验室检查

早期梅毒应做梅毒螺旋体暗视野显微镜检查,以硬性下疳或扁平湿疣上的分泌物,在暗视野显微镜下检查出梅毒螺旋体;梅毒血清反应素试验(如 VDRL、USR 或 RPR 试验),必要时再做螺旋体抗原试验(如 FTA-ABS 或 TPHA 试验)。脑脊液检查,以除外神经梅毒,尤其无症状神经梅毒,早期梅毒即可有神经损害,二期梅毒有 35% 的患者脑脊液异常,因此要检查脑脊液。基因诊断检测,PCR 检测梅毒螺旋体 DNA。

六、治疗

(一)常用的驱梅药物

1.青霉素类

首选药物,常用苄星青霉素 G、水剂普鲁卡因青霉素 G、水剂青霉素 G。苄星青霉素不用于心血管梅毒。

2.头孢曲松钠

近年来证实为高效抗梅毒药物,青霉素过敏者可用其为优先替代治疗药物。

3.四环素类和红霉素类

疗效较青霉素差,可作为青霉素过敏者的替代治疗药物。

(二)治疗方案

1.早期梅毒(包括一期、二期梅毒及早期潜伏梅毒)

(1)苄星青霉素 G(长效西林)240 万 U,分两侧臀部肌内注射,每周 1 次,共 2～3 次。

(2)普鲁卡因青霉素 G 80 万 U/d,肌内注射,连续 10～15 天,总量 800 万～1 200 万 U。对青霉素过敏者可选用头孢曲松钠 1.0g/d 静脉滴注,连续 10～14 天;或盐酸四环素 500mg,4 次/天,口服,连服 15 天;多西环素 100mg,2 次/天,连服 15 天。

2.晚期梅毒(包括三期皮肤、黏膜、骨骼梅毒,晚期潜伏梅毒)及二期复发梅毒

(1)苄星青霉素 G(长效西林)240 万 U,分两侧臀部肌内注射,每周 1 次,共 3～4 次。

(2)普鲁卡因青霉素 G 80 万 U/d,肌内注射,连续 20 天。对青霉素过敏者可选用头孢曲松钠 1.0g/d 静脉滴注,连续 10～14 天;或盐酸四环素 500mg,4 次/天,口服,连服 30 天;多西环素 100mg,2 次/天,连服 30 天。

3.心血管梅毒

应住院治疗,如有心力衰竭,首先治疗心力衰竭,待心功能代偿时,从小剂量开始注射青霉素。先用水剂青霉素 G,首日 10 万 U,1 次/天,肌内注射;第 2 日 10 万 U,2 次/天,肌内注射;第 3 日 20 万 U,2 次/天,肌内注射。自第 4 日起按如下方案治疗(为避免吉海反应,可在青霉素注射前 1 天口服泼尼松 20mg/次,1 次/天,连续 3 天):普鲁卡因青霉素 G 80U/d,肌内注射,连续 15 天为 1 个疗程,共 2 个疗程,疗程间休药 2 周。青霉素过敏者用四环素 500mg,4 次/天,连服 30 天。

4.神经梅毒

应住院治疗,为避免治疗中产生吉海反应,在注射青霉素前 1 天口服泼尼松,每次 20mg,1 次/天,连续 3 天。先用水剂青霉素 G,每天 1 200 万～2 400 万 U/d,静脉点滴,连续 14 天。继之普鲁卡因青霉素 G,每天 240 万 U/d,肌内注射;同时口服丙磺舒每次 0.5g,4 次/天,共 10～14 天。必要时再用苄星青霉素 G,240 万 U,1 次/周,肌内注射,连续 3 周。

5.妊娠梅毒

普鲁卡因青霉素 G,80 万 U/d,肌内注射,连续 10 天。妊娠初 3 个月内,注射 1 个疗程,妊娠末 3 个月注射 1 个疗程。对青霉素过敏者,用红霉素治疗,每次 500mg,4 次/天,早期梅毒连服 15 天,二期复发及晚期梅毒连服 30 天。妊娠初 3 个月与妊娠末 3 个月各进行 1 个疗程(禁用四环素)。但其所生婴儿应用青霉素补治。

6.先天梅毒

(1)早期先天梅毒:2 岁以内脑脊液异常者选用水剂青霉素 G,5 万 U/kg,每日分 2～3 次静脉点滴,共 10～14 天;或普鲁卡因青霉素 G,每日 5 万 U/kg 体重,肌内注射,连续 10～14 天。脑脊液正常者用苄星青霉素 G,5 万 U/kg 体重,一次注射(分两侧臀肌)。如无条件检

查脑脊液者,可按脑脊液异常者治疗。

(2)晚期先天梅毒:2岁以上选用普鲁卡因青霉素G,每日5万U/kg体重,肌内注射,连续10天为1个疗程(不应超过成人剂量);或水剂青霉素G,5万U/kg体重,每日分4~6次静脉点滴,共10~14天。先天梅毒对青霉素过敏者可用红霉素治疗,每日7.5~12.5mg/kg体重,分4次服,连服30天。8岁以下儿童禁用四环素。

(三)注意事项

(1)梅毒治疗应该注意,梅毒诊断必须明确,治疗越早效果越好,剂量必须足够,疗程必须规则。

(2)应对传染源及性伴侣或性接触者同时进行检查和梅毒治疗。

(3)治疗后要定期随访,进行体格检查、血清学检查及影像学检查考核疗效。一般应坚持3年。第1年每3个月复查1次,第2年每半年复查1次,第3年年末复查1次;神经梅毒要同时每6个月1次进行脑脊液检查;妊娠梅毒在分娩前应每月复查1次;梅毒孕妇所生婴儿,应在出生后第1、2、3、6和12个月进行随访。

(4)复发患者的治疗应给予剂量加倍的治疗。

(5)防治吉海反应:梅毒患者在接受高效驱梅药物治疗时,由于梅毒螺旋体被迅速杀灭而释放出大量异种蛋白,引起机体发生的急性超敏反应称为吉海反应。一般在用药后数小时发生,表现为寒战、发热、头痛、呼吸及心率加快、全身不适以及原发疾病加重,严重时,心血管梅毒患者可发生主动脉破裂。在青霉素治疗前可选使用泼尼松预防吉海反应,同时青霉素可从小剂量开始,逐渐增加剂量。

七、预防

首先应加强卫生宣传教育,洁身自好。同时应采取以下预防措施:①对可疑患者均应进行预防检查,做梅毒血清试验,以便早期发现新患者并及时治疗;②发现梅毒患者必须进行隔离治疗,患者的衣物,如毛巾、衣服、剃刀、餐具、被褥等,要在医务人员指导下进行严格消毒,以杜绝传染源;③追踪患者的性伴侣,包括患者自报及医务人员随访,进行预防检查,追踪观察并进行必要的治疗,未治愈前配偶绝对禁止性生活;④对可疑患梅毒的孕妇,应及时给予预防性治疗,以防止将梅毒感染给胎儿,未婚男女患者经治愈后才能婚育。

第六章　医院感染管理

第一节　概述

一、我国医院感染管理简史

1958年,国内一名著名的医院管理专家在任职的一家大医院的医院管理工作总结中写道:"院内交叉感染较为严重。1956年与1957年全院共收急性传染病15种,其中误收入小儿科普通病室的如麻疹、水痘等急性传染病就有81例之多。两年内全院发生交叉感染共417例,呼吸系统占95.48%;其中流行性感冒占88.48%;其次为胃肠道传染病,以细菌性痢疾为主,共18例,另外传染性肝炎4例。1957年虽较1956年大为减少,但院内交叉感染仍不断发生。"说明在中华人民共和国成立初期已经有医院管理者开始认识医院感染,尽管当时主要是医院内交叉感染。

我国有组织的医院感染管理起步较晚,虽发展较快,但发展不平衡。1978—1986年为萌芽阶段,其特点是医院感染管理工作是自发、零散、初浅的,而且集中在发达城市有归国医务人员的大医院,多数停留在医院感染发病率及危险因素等的调查水平。

1986—1994年为起步阶段,在此阶段主要做了以下工作:

(1)卫生行政部门积极参与和领导全国的感染管理工作,成立了卫生部医政司医院感染管理协调小组,建立全国医院感染监测网,颁布有关医院感染的相关法律法规[1988年发布《消毒供应室验收标准》、推广使用一次性无菌医疗用品的文件、在等级医院评审中对医院感染管理提出具体要求、《医院感染管理规范(试行)》(1994年版)的颁布等],开展医院感染管理的现场监督、检查与调研等。

(2)医疗机构逐步建立医院感染管理组织(三级组织),成立医院感染管理委员会、医院感染管理科(办公室)、临床科室医院感染管理小组。

(3)开展医院感染预防与控制、管理专业知识的培训,医院感染管理专业队伍逐渐形成。如1989年建立全国医院感染监控管理培训基地(设在湖南湘雅医院)的培训,全国与地方学会的培训,部分大区(中南、华东)、省市(湖南、广东、四川、浙江等)的培训等。培训一批医院感染管理专职人员,同时部分医疗机构开展内部培训,提高医务人员的感染控制意识。1994年全国128所医院的调查:91%的医院开展了宣传教育与初级培训,58%的医院开展了全员教育,有些医院将医院感染知识作为岗前培训的常规内容。

(4)建立全国医院感染监控网,开展医院感染监测工作,了解医院感染的发病率、患病率、危险因素及其基本特性,通过及时反馈促进了医院感染知识的宣传与培训、促进了医院感染的控制与管理、为宏观管理提供了科学依据;监控网参加医院对内为样板,起到了重要的带头作用,对外为窗口。于1989年成立中华预防医学会医院感染控制学组,1991年成立医院感染控制分会,中国医院协会于1994年成立医院感染管理专业委员会,这些学会的成立极大地推动了全国感染控制与管理的学术交流。在此阶段学科得到较快发展,医院感染管理学逐步形成,出版了《医院感染学》《医院感染预防与控制规范》等专著,加强了与国际的交流,中国成为国际感染控制联盟的成员国。

1995—2002年为发展阶段,卫生行政部门加大对医院感染的管理力度(1995年、1999年、2001年的医院感染管理规范执行情况督查调研与表彰,对多起影响较大的医院感染暴发事件进行多次通报),1994年卫生部发布《医院感染管理规范(试行)》,2000年对规范做了修订再次发布。组织机构不断健全,专业队伍的结构发生变化、素质不断提高。医院感染监测逐步规范、资料的利用更加有效。医院感染的控制措施更加具体和有针对性,效果更加显著。

从2003年起我国医院感染管理进入快速提高阶段,经过SARS的痛苦洗礼,再一次暴露我国感染控制方面存在的一些问题,包括感染性职业暴露和医务人员防护方面存在的问题,同时也加快了医院感染法规的建设,加大了医院感染管理的力度。卫生行政部门、医疗机构和医务人员进一步重视医院感染控制,包括抗菌药物合理应用的管理。2006年卫生部以部长令形式颁布了《医院感染管理办法》,在卫生部卫生标准委员会下成立了医院感染控制标准专业委员会,开始制定医院感染控制标准;2009年发布《医院感染监测规范》、《医务人员手卫生规范》、《医院隔离技术规范》、《医院消毒供应中心管理规范》、《清洗消毒及灭菌技术操作规范》;2013年发布《医疗机构消毒技术规范》、《医院空气净化管理规范》,基本建立我国医院感染控制的标准体系,加强了国际的交流与合作,深化和加强了医院感染的科学研究。2012年卫生部印发《预防与控制医院感染行动计划(2012—2015年)》,2013年卫生部医院管理研究所成立了国家医院感染管理质量控制中心。

二、医院感染管理现状及任务

(一)医院感染管理任重而道远

医院感染是现代医学发展中的一大难题,不仅关系到患者安全,也关系着医务人员健康。随着医院诊疗技术的飞速发展,医院感染的特点也在不断地发生着变化,人口老龄化和疾病谱的变化,医院感染易感人群增加,如严重基础疾病患者增加,放射疗法、激素、免疫抑制剂的使用,恶性肿瘤患者的增加、器官移植、越来越多的侵入性操作等,增加了医院感染的危险因素。

医院感染已成为当今全球关注和研究的热点课题,患者安全受到全社会的高度重视,医院感染预防控制的理念和行动都发生了急剧改变。2005年10月WHO在日内瓦总部启动了全球患者安全联盟活动,活动的主题为"清洁的医疗护理更安全"。目前,世界人口已经超过75亿。如果对大多数国家每年住院人口保守估计,每年有5%的人住院,那么全世界将会有超过3.75亿人住院。如果其中5%发生医院感染(NI),至少会有1 800万住院患者遇到NI问题。

假设 NI 的死亡率为 10%，每年将有超过 180 万人死于 NI。中国是一个拥有 14.1 亿人口的发展中国家，人口占世界总人口的 18.6%，医疗卫生服务担负艰巨的任务。2006 年全国医院总数达到 19 246 所，承担了 14.71 亿人次的诊疗任务和 5 562 万人的住院患者的医疗工作。至 2012 年全国各类医疗机构诊疗人次达 68.95 亿，入院治疗人数达到了 1.79 亿；其中医院诊疗人次达到 25.48 亿，入院治疗人数达到 1.27 亿。医院感染预防与控制工作涉及面广，涉及人员多，对医院感染预防控制提出了更高的要求。随着医院感染监测的不断改进，医院感染总体发病率已从 8.6% 下降至 5%，但侵入性操作相关感染、手术相关感染不断增加，尤其是多重耐药菌引起的医院感染显著增加，医院感染暴发事件不断发生，造成的危害也不断升级。

医院感染病原体 90% 为条件致病菌。如军团菌通过空调机、水塔、淋浴喷头产生的气溶胶而引起呼吸道感染；凝固酶阴性葡萄球菌产生黏质，加强了对塑料和光滑表面的黏附力，成为人工植入物感染的常见菌株；由于抗菌药物的不合理使用，医院日益增多的耐药菌株中的耐甲氧西林金黄色葡萄球菌已占医院金黄色葡萄球菌的 40%～60%，还有耐青霉素肺炎链球菌、耐万古霉素肠球菌、耐氨苄西林流感嗜血杆菌、产生超广谱 β-内酰胺酶（ESBLs）和 AmpC（Bush Ⅰ型）酶的革兰阴性杆菌以及真菌等。免疫功能低下患者的病原谱较广，包括细菌、真菌、病毒、寄生虫等，如器官移植的患者和艾滋病患者易发生细菌、真菌、巨细胞病毒、弓形体、结核等感染。

医院感染病原体随时间而变迁，应用抗菌药物可发生二重感染；免疫功能低下程度的进展可以引发一些病原体的感染，如当 T 细胞亚群中的 CD4$^+$T 细胞＜200/mm^3 易发生肺孢子虫感染。2010 年全国细菌耐药监测 14 家医院 5 529 株克雷伯菌属耐药性显示，碳青霉烯类耐药的肺炎克雷伯菌达 8.8%。多重耐药菌或将成为我国医疗纠纷的焦点和元凶。特别是鲍曼不动杆菌已成为我国院内感染最重要的病原菌之一。鲍曼不动杆菌具有强大的获得耐药性和克隆传播的能力，多重耐药、广泛耐药、全耐药鲍曼不动杆菌呈世界性流行。因此，加强对医院感染的预防与控制工作，对保障患者安全、提高医疗质量、降低医疗费用具有重要的意义。

（二）医院感染预防与控制现状

1.医院感染预防控制的重要性认识不足

我们国家地域宽广，各地经济发展极不平衡。经济发达地区，医院感染控制逐步与国际接轨，医院感染管理者积极参加国际国内学术交流。而在经济落后地区，由于条件的限制，医院感染控制得不到足够的重视。管理层缺乏对医院感染控制重要性的认识，不了解目前医院感染管理的发展水平和进展，追求高精诊疗技术的发展，忽视医院感染预防措施的同步实施；医院感染防控基础设施配备不到位，如洗手池和（或）速干手消毒剂缺乏，建筑布局不合理等。有的医院对医院感染防控专职人员的培训不到位，他们不能外出学习和交流，无法了解本领域的新理念和发展趋势。对于临床医生的培训倾向于专业培训，注重治疗和诊断，而不重视对医院感染知识的培训，医务人员认识不到患者在住院期间、手术时、转入重症监护室后所面临的危险；普遍缺乏对侵入性操作可致相关感染的危险意识，如静脉导管、动脉导管、导尿管、气管内导管及其他医用装置的应用，增加了住院患者发生感染的危险性。手卫生执行力差。洗手可消除医务人员手上的暂居细菌，这是预防大多数医院感染（NI）的主要步骤，但大家不重视洗手和手部消毒，没有便捷的手卫生设施（洗手池、干手纸巾、快速手消毒剂），医院感染监控缺乏信息平台。医务人员感染防控意识不强,特别是临床医师轻预防、重治疗,错误地认为感染管理工作就是消毒隔离,是护士的事,是医院感染管理科的事。对医院感染管理的目的和意义缺乏正确理解,认为患者感染大多是疾病的并发症;对无菌操作、手卫生、消毒隔离等缺乏足够的认识,职业防护意识淡薄,甚至将国家和医院的规章制度视为强制性的外在压力,被动地执行。有些临床医生将大量使用抗菌药物视作预防和治疗感染的唯一手段,长时间、大剂量、高档次、多品种地滥用抗菌药物,导致多重耐药菌的出现。

社会经济状况决定了公众对医疗卫生保健的期望值。随着国民教育水平的不断提高,大多数患者对医疗服务保障有了更高的要求,由医院感染引起的医疗纠纷不断上升,这就要求我们高度重视科学规范的医院感染预防与控制,采取一系列有效的预防控制措施来防止医院感染的发生。

2.医院人文素质缺失,制度执行不力

孙思邈在《千金要方》中说:"人命至重,贵于千金,一方济之,德逾于此。"他提出的"大医精诚""智圆行方"等原则,成为后世医家坚守的行为准则。但是在今天,我们正面临深刻的社会转型期,人们的社会价值观、人生观不断地发生改变。近年来受市场经济的影响,人们价值观念日益多元化,整个社会的道德体系处于一个失衡和重构的过程中,不可避免地在医务人员的思想认识上有所反映。道德、良心、爱心是医务工作者最基本的要求,是医务人员行为规范的核心。但现在这种优良传统出现了断裂,以人为本,"以患者为中心"只不过是一句口号而已。现在的部分医务人员不把患者当"人",只看作疾病的载体、医疗技术施予的对象,是消费的主体和尽可能多赚钱的机会,乱开处方、滥用抗菌药物、滥用检查,诱导医疗消费。医院感染管理文化背景的苍白,甚至是空白,使医院感控工作缺乏社会及患者的知晓度及认可。没有文化背景及底蕴的医院感染学科难以营造工作氛围。

医院感染控制措施执行力的影响因素大多是管理层面的,是医院文化的重要组成部分。由于医院的执行文化不完善,医院感染防控工作得不到应有的重视,开展工作的难度较大,工作环境对专职人员造成的压力较大。医院感染防控专职人员的职称晋升等各种待遇问题不能很好地解决,使他们难以在医院感染防控领域规划职业生涯,久而久之就会造成他们对医院的总体规划和发展目标认同程度降低,工作的内在动力和主动性减少,凝聚力难以形成,同时也损害执行力。同样,感染管理科不能选择合适的人员来进行医院感染管理工作,也不能将员工落实医院感染防控措施和指导科室工作的能力作为评判的重要指标,未形成良好的执行力文化,包括良好的人才激励机制和良性竞争环境。

医院感染防控的关键是执行力,将每一项防控措施落实到位,可从根本上减少医院感染的发生,确保医疗安全和医患安全。通过主动干预措施,降低医院感染危险因素和发病,已成为当前国际感控领域的热点和重点。

3.医院感染监测体系建设缺乏统一性

1974 年,美国成立了世界上第一个全国医院感染监测系统(NNIS),负责收集感染监测资料,研究医院感染发病率、感染部位、危险因素、病原体及耐药性变化趋势。1986 年 NNIS 提出在全面综合性监测的基础上开展目标性监测,并在此基础上提出感染控制明确目标,到 2000 年已经有 315 所医院参加 NNIS。2005 年美国建立了国家健康护理安全网络(NHSN),

将原有资源进行整合,促进了医疗护理相关医院感染的国家数据库的建立。20世纪80年代开始,一些发达国家如英国、瑞典、日本、澳大利亚等医院感染管理组织也对医院感染进行了相应的监测研究。我国于1986年成立全国医院感染监测网,积累了大量的信息,但由于目前存在国内监测系统不统一,方法欠规范,信息采集不标准等问题,导致医院感染监测信息和科学性差和利用度低,院际、区域间很难进行信息比较与沟通,不利于医院感染学科的发展。

4.医院感染暴发不断发生

近年来,国内发生了多起严重的医院感染事件,不仅增加患者的痛苦,加重经济负担,甚至使许多患者付出生命的代价,在社会上影响恶劣,而且也妨碍了医院医疗工作的正常运转,对医疗机构也造成致命的打击。这些惨痛的教训不能不引起医务工作者的深思。1980—2009年30年间,国内公开报道的医院感染暴发事件共352起,感染人数7656人,病死341人,涉及全国31个省(地区)共303家医院。了解近年来国内发生的医院感染暴发重大事件,以期引起医疗界的高度重视,从中汲取教训,有效预防医院感染及其暴发事件的发生。

(1)因手术所致的感染暴发事件:全国范围内影响最为深刻的医院感染暴发事件是1998年4月至5月,深圳市妇女儿童医院发生的非结核分枝杆菌感染暴发事件。1998年4月3日至5月27日,共计剖腹产手术292例,发生感染166例,切口感染率为56.85%。给患者带来极大的痛苦和损害,造成重大经济损失,引起社会各界和国内外的强烈反响。此次感染是以龟型分枝杆菌为主的混合感染,感染原因是浸泡刀片和剪刀的戊二醛浓度配制错误,将新购进的浓度为1%的戊二醛当作有效浓度为20%的稀释200倍供有关科室使用,致使浸泡手术器械的戊二醛浓度仅为0.005%,错误使用长达半年之久。

2005年12月11日,安徽省宿州市市立医院发生10例接受白内障手术治疗的患者出现严重的眼球感染,感染病原体为铜绿假单胞菌。其中9名患者单侧眼球被摘除。经调查,该起恶性医疗损害事件是由于宿州市市立医院管理混乱,违法、违规与非医疗机构合作,严重违反诊疗技术规范,造成手术患者的医源性感染所致。该事件性质恶劣,后果严重,社会影响极坏。

(2)经空气、飞沫导致的医院感染暴发事件:1993沈阳市妇婴医院,由于一产妇感染柯萨奇B族病毒,通过空气传播,导致24名新生儿感染,13名死亡。2002—2003年国内SARS暴发流行,几个月波及世界32个国家和地区,累计病例8 422名,死亡919名,究其主要原因是医院患者经过飞沫排出病原体向医院工作人员、住院患者、探视者、社会传播。

(3)血液透析导致的丙型肝炎暴发事件:2008年12月至2009年1月,山西省太原公交公司职工医院、山西煤炭中心医院发生患者因血液透析感染丙肝的事件。太原公交公司职工医院6名患者投诉,反映在该院进行血液透析后感染丙肝。经调查,有47名患者在该医院进行血液透析,经检测47名患者中20名患者丙肝抗体阳性。20名丙肝阳性患者中有14名患者曾在山西煤炭中心医院进行血液透析。经对太原公交公司职工医院和山西煤炭中心医院的现场检查,两所医院违反了《医院感染管理办法》《血液透析器复用操作规范》,存在血液透析患者感染丙肝的隐患。

(4)新生儿感染暴发事件:2009年3月,天津市蓟县妇幼保健医院发生新生儿医院感染事件,6例重症感染患儿有5例死亡,其中3例患儿诊断为新生儿败血症,血培养结果均为阴沟肠杆菌阳性。该事件后果严重,造成不良的社会影响。

西安交通大学医学院第一附属医院新生儿科从 2008 年 8 月 28 日到 9 月 16 日期间共收治新生儿患者 94 名,其中有 9 名新生儿从 9 月 3 日开始发病,到 9 月 15 日先后死亡 8 例。经卫生部和陕西省联合专家组调查一致认为,8 名早产新生儿死亡系院内感染所致。这是一起严重的院内感染事故。

(5)辽宁东港市丙肝感染暴发事件:2013 年 1 月 28 日,群众举报,多名患者在东港市社保门诊部接受静脉曲张治疗后,疑似感染丙肝病毒。经调查,先后有 120 人在该门诊接受过治疗,这 120 人全部进行了血样样本检测,检出感染丙肝病毒 99 人,共用注射针头是导致集体感染的主要原因。辽宁省丹东东港市社会保险医疗门诊部内部管理混乱,是一起因严重违反诊疗规范和操作规程造成的重大群体性医院感染责任事故。

从这些不断发生的触目惊心的医院感染(NI)暴发事件调查结果来看,管理混乱、领导不重视、人员配备不到位、预防投入不足、搞形式主义应付检查等,是导致我国医院感染恶性暴发事件频繁、耐药菌泛滥的重要原因。临床医务人员不能及时发现与识别医院感染的暴发。发生感染暴发后,不能及时采取有效的控制措施或不知如何控制,不能及时向有关部门报告,延误最佳的感染控制时机;且不愿寻求外部支援,最后发展成为真正的感染暴发事件。对医院感染预防与控制工作缺乏认识,医院感染管理组织不健全,医院感染预防意识淡薄,防控制度形同虚设,消毒及诊疗措施不规范。

医院感染的暴发是不可回避的事实,我们必须引起重视,做好医院感染暴发的防范与调查处理,预防和控制 NI 需要全员协同参与,而不仅仅是医院感染管理专职人员的工作。

总之,医院感染管理不规范、领导不重视、人员配备不到位、预防投入不足、搞形式主义应付检查等,是导致我国医院感染发病率居高不下、恶性暴发事件频繁、耐药菌泛滥的重要原因。要想走出困境,破解我国医院感染管理的难题,这就需要我们转变院内感染控制的管理观念,把感染控制变为感染预防。通过主动干预,降低医院感染危险因素和发病,已成为当前国际感控领域的热点和重点。

(三)依法进行医院感染管理

医院感染管理是医院管理的重要部分,是保障医疗质量、保障患者安全的重要措施。近年相继出台了一系列有关医院感染预防与控制的法律法规和行业标准,如《中华人民共和国传染病防治法》《抗菌药物临床应用指导原则》《消毒管理办法》《内镜清洗消毒技术操作规范》《医疗机构口腔诊疗器械消毒技术操作规范》《医务人员艾滋病病毒职业暴露防护工作指导原则(试行)》《医院感染管理办法》《医院感染暴发报告及处置管理规范》《医院消毒供应中心管理规范》《医院消毒供应中心第 2 部分:清洗消毒及灭菌技术操作规范》《医院消毒供应中心第 3 部分:清洗消毒及灭菌效果监测标准》《医务人员手卫生规范》《医院隔离技术规范》《医院感染监测规范》《外科手术部位感染预防与控制技术指南(试行)》《导管相关血流感染预防与控制技术指南(试行)》《导尿管相关尿路感染预防与控制技术指南(试行)》《多重耐药菌医院感染预防与控制技术指南(试行)》《抗菌药物临床应用管理办法》,新修订了《消毒技术规范》等,依照法律法规和各项技术指南,进行医院感染的预防控制,全面落实防控措施,使医院感染发生的危险性降到最小,保障医疗安全和医务人员安全。

（四）重点部门重点环节感染预防控制

医院感染监测措施、监测项目直接涉及对医院感染的主动监测,用科学的态度和科学的方法,遵循循证医学的原则,设计感染控制方案,借鉴国外的、先进的医院感染防控措施,进行规范有效的医院感染预防与控制。在医院感染综合性监测的基础上开展医院感染目标性监测,开展有循证依据的感染控制,如预防手术部位感染措施,根据《外科手术部位感染预防与控制技术指南(试行)》,围手术期合理预防用抗菌药物、采用正确的方法准备手术区域皮肤(术前不建议刮除毛发,除非切口周围毛发影响手术操作)、手术期间的保温措施、控制血糖、缩短手术前住院时间、强制性的向公众报告手术切口感染率等减少手术部位感染。手术部位感染始终是制约外科手术治疗是否成功的一个主要因素。预防呼吸相关性肺部感染措施包括重危患者床头抬高 $30°\sim45°$、口腔护理等,及时评估患者病情,根据病情尽早撤机;预防导管相关血流感染措施包括无菌操作、最大的无菌屏障、手卫生,并对病情进行评估,及时拔出导管等,这些预防措施在不同的国家、不同的医院广泛开展,并取得了良好的医院感染预防效果。通过主动干预,降低医院感染危险和发病率。

美国医院感染控制效果研究(SENIC)结果表明,通过预防与控制措施的实施,1/3 的医院感染是可以预防的。例如:在医院最为常见的泌尿道感染,手术部位感染、呼吸机相关性肺炎、血管内导管相关性感染等医院感染,都与侵入性医疗器械或者侵入性操作有关,通过规范地实施无菌操作技术、保证侵入性医疗器械的灭菌以及限制插管留置时间等措施,可以有效地降低发生感染的危险性,减少医院感染。

（五）多学科合作进行医院感染预防控制

加强医院感染管理组织及队伍建设,医院感染管理是一门复杂的应用科学。医院感染涉及多学科多部门,医院感染的预防控制涉及流行病学、临床医学、传染病学、护理学、消毒学、微生物学、抗菌药物学等学科。因此,医院感染管理专业人员的知识应该是复合型的,不仅有纵向的专业知识,而且要有横向的背景知识。

医院感染的发生涉及患者从入院至出院这段时间内的每一个环节,如住院时间过长、滥用广谱抗菌药物、不遵循无菌技术原则及消毒隔离措施、不进行手部卫生、医院病区环境污染、医院消毒供应中心不达标、器械的清洗消毒或灭菌不合格等均可导致医院感染暴发。医院感染管理具有复杂性和艰巨性,因此多部门协作、全员参与是控制医院感染发生的重要手段,是医院感染预防与控制的发展趋势。做好医院感染防控工作,需要领导重视、专职人员积极努力,全院医务人员热心参与;提高医务人员的认识,转变院内感染控制的管理观念,把感染控制变为感染预防。

（六）开拓思路提高手卫生执行力

匈牙利医生艾格纳兹·菲利普·塞米尔维斯在 150 多年前就提出了洗手的重要性。他所做的有关产后败血症感染的经典研究现在已为广大医院流行病学专家所熟悉,而且也被认为是监督机制在医院内感染问题上的首次应用。塞米尔维斯通过分析他对产妇死亡率的监督数据,推测出了在接生以前进行过尸检的临床医生因其双手污染是导致产妇产后败血症的原因。后来,他设计了一项干预措施,即在接生之前用漂白粉溶液清洗双手,其结果产褥热发病率大幅下降。

2005年WHO患者安全联盟启动的第一个迎接全球患者安全挑战的活动主题是"清洁的医护更安全"。2009年WHO患者安全联盟进一步深化该主题,提出"拯救生命:从清洁双手做起"。我国卫生部于2009年颁布了《医务人员手卫生规范》,但是对这一规范的执行力普遍较差,除了医院手卫生设施不能满足需求、工作繁忙等原因外,主要是医务人员缺乏手卫生意识和习惯,忽视洗手的重要性,未完全掌握手卫生应遵循的原则和方法也是手卫生的依从性低的原因。国内研究资料显示,医务人员手卫生依从性为30.2%。医务人员操作后手卫生的依从性为40.4%,高于操作前的19.6%($P<0.01$)。我国医务人员手卫生执行状况亟待改善,提高手卫生执行率是一项系统工程,是我们医院感染工作的长期任务之一,应采取积极的全方位的干预措施提高手卫生依从性。手卫生为国际公认的防控医院感染的基本措施,应提高医院领导与医务人员的认识,教育是改变行为习惯的最佳、最有成效的方式,强化教育、警示并不断改进;制定科学的手卫生制度,将手卫生纳入科室质量考评的指标,科学推进手卫生,提供合适的手卫生条件,这些综合干预措施可提高手卫生依从性。

(七)新病原体与多重耐药菌感染的预防与控制

近年来,随着人口增长、国际贸易和旅游业的迅速发展,食物供应的全球化、生态环境的破坏、生物入侵、抗生素的广泛使用、微生物变异等因素促进了新病原微生物的出现,引起新的传染病。传染病可导致地区性的或国际性的公共卫生问题。医学的进步和现代生物学技术的发展和应用提高了人类发现和确定新病原微生物的能力。1981年首次发现的AIDS病病例,至2006年在全世界已有4600余万被感染者,95%以上发生在中低收入国家,且感染者每天以超过11 000人的速度在上升。中国疾控中心性病艾滋病防控中心发布的《2011年中国艾滋病疫情估计》报告显示,截至2011年年底,我国存活艾滋病病毒感染者和艾滋病患者预计在78万人,当年新发艾滋病病毒感染者4.8万人,死于艾滋病相关疾病者达2.8万人。

WHO提出:"全球警惕,采取行动,防范新出现的传染病。"在我国发生流行的新传染病有SARS、禽流感、艾滋病、肠出血性大肠杆菌O157:H7、O139霍乱、军团病、空肠弯曲菌肠炎、莱姆病、丙型肝炎、庚型肝炎、戊型肝炎、汉坦病毒、B组轮状病毒腹泻、巴尔通体感染等。还有一类疾病或综合征早已被认识,但一直没有确定其病原体,近年发现了这些病原体并予以确认,如T细胞淋巴瘤白血病、幽门螺杆菌消化性溃疡病、突发性玫瑰疹等,属于早已存在但其传染性既往未被认识,这些病原体对医院感染的预防控制带来新的挑战。

从细菌耐药性的发展史可以看出,在新的抗菌药物出现后,很快就会有一批耐药菌株产生,细菌耐药性的产生速度远比抗菌药物的研究开发速度快得多,目前抗菌药物的滥用导致超级细菌的感染不断发生。世界卫生组织提出"抵御耐药性!——今天不采取行动,明天就无药可用"。耐药菌的难题,远不止超级病菌(即新德里金属-β-内酰胺酶1,简称NDM-1)!

在全球范围内,多重耐药菌已成为导致患者发病及死亡的重要原因,常见多重耐药菌有耐甲氧西林金黄色葡萄球菌(MRSA)、耐万古霉素肠球菌(VRE)、产超广谱β-内酰胺酶(ESBLs)细菌、对碳青霉烯类抗菌药物耐药的肠杆菌科细菌(CRE)、碳青霉烯类耐药的鲍曼不动杆菌(CRAB)、多重耐药/泛耐药铜绿假单胞菌(MDR/PDR-PA)和多重耐药结核分枝杆菌等,其中鲍曼不动杆菌感染的诊治也越来越受到临床医生的重视。国、内外对鲍曼不动杆菌的关注度迅速增加,Pub Med近10年发表的关于鲍曼不动杆菌的学术文献数量为2069篇,其中后5年与前 5 年相比,增长近 3 倍。研究显示,鲍曼不动杆菌(Ab)在临床的分离率上升,对亚胺培南耐药率正逐年升高。临床分离的 Ab 耐药率较高,耐碳青霉烯类鲍曼不动杆菌(CRAb)仅对氨苄西林-舒巴坦及头孢哌酮-舒巴坦保持较高的敏感性。

抗菌药物的广泛使用,导致今天的腐物寄生菌(寄生存于人体的皮肤、黏膜、消化道及泌尿生殖道的正常菌群)就是明天的医院感染常见致病菌。借鉴国际抗菌药物管理经验,加强我国抗菌药物合理应用管理支撑体系建立,强化专业化管理如感染科的建设,指导抗菌药物合理应用,延缓和减少细菌耐药性的产生。

(八)职业暴露后血源性疾病传播

医务人员的职业暴露已成为医疗领域中一个重大的职业性问题,认识到医务人员皮肤暴露后感染血源性病原体是一种职业危险至少有一个世纪了。最早也是最具历史意义的病例是塞米尔维斯和他的同事科莱特斯卡,他们在维也纳医学院工作期间相继发生切伤,并且都死于链球菌导致的败血病。100 年后,医学文献中证实至少有 30 种不同的病原体或疾病可经皮肤刺伤传播。生物战或生物恐怖主义可能使用的病原体(如炭疽)也可能在医疗机构传播。医务人员在诊疗活动中存在锐器伤及血液、体液暴露及血源性传播疾病的风险,严重危害着医务人员的身心健康。我国医务人员面临着更为严峻的职业风险,其职业防护亟待重视。2003 年 SARS 的暴发流行严重地威胁着医务人员的健康,SARS 疫情的本质是感染控制问题。最初 SARS 的起因是社区感染,但随着疫情的发展,失控多数与医院感染密切相关。中国内地感染 SARS 累计 5327 例,其中医务人员感染高达 1 000 人左右,比例高达 20%。医院既是治疗 SARS 的场所,也成为最重要的疫情传播地。从此以后,医务人员职业暴露引起了管理层的关注。

由于工作性质所决定,医务人员不可避免地暴露在患者的血液、体液、分泌物等环境中,如注射、采血、手术、内镜操作、透析以及患者各类标本的采集、运送、检验等,使医务人员面临着较大的职业暴露风险。据相关研究表明,暴露 HIV 感染的血量为 $1.4\mu L$,而暴露 HBV 仅需 $0.4\mu L$;医务人员因一次暴露血液,可能感染 HBV 危险的概率为 6%~30%,感染 HCV 危险的概率为 0.4%~1.8%,感染 HIV 危险的概率为 0.29%。所以,医务人员在诊疗护理活动中遵循标准预防对降低职业暴露的危险性,维护自身健康具有重要的意义。

目前,血源性感染疾病已成为中国医务人员需要防范的第一大类感染性疾病。我国卫生部于 2011 年在北京、上海、辽宁、浙江、广东、四川、陕西等 7 个省市开展了职业暴露监测的试点工作,包括医务人员锐器伤基本现状的调查和医务人员血源性职业暴露案例信息网络直报。上海市医院感染质量控制中心于 2007 年建立了"医务人员血源性职业暴露监测系统",通过该系统可以在线报告医务人员血源性暴露情况,并可进行追踪管理,目前已推广到多个省市试用。对于血源性感染的预防,推行使用一次性注射器,输血前常规检测 HBV、HCV、HIV,便携式血糖仪使用一次性采血针等。但对医务人员的防护仍很落后。造成我国职业防护薄弱的原因,一方面是主观轻视:不仅缺少相关制度规范,硬件配备也严重不足,更为重要的是,医务人员普遍认识不足;另一方面,我们对一些硬件配置要求过度,流程方法要求过严,但这种严格的防护背后又缺乏科学的理论依据。中国职业防护的现状与中国医疗技术水平和经济发展水平越来越不相称。

(九)科研及学科体系的建设

加强医院感染学科研究,促进国际交流。医院感染预防控制的研究是推动医院感染管理学科发展的基础。近年来有关医院感染的研究非常活跃,进展迅速,如医院感染发病机理、医院感染流行病学研究、分子流行病学与分子微生物学研究、医院感染病原学研究、血源性传播疾病、多重耐药菌株研究与抗生素合理应用方法改进、医院感染监测方法;还增加了对新传染病在院内流行及生物武器的预防方法研究等。医院感染预防与控制理论研究以及技术研究,感染预防的创新观念"零宽容"。通过主动干预,降低医院感染危险因素和发病,已成为当前国际感控领域的热点和重点。目标性监测的理念,也将由关注"结果"监测转向关注"过程"监测,以此达到真正体现关口前移、落实感染预防的目的。

医院感染的成因非常复杂,涉及医学领域的多个学科,既有技术问题也有管理问题。因此,近20年间医院感染控制虽然有了快速地发展,也仅限于效仿和经验性管理与控制,而临床研究工作基本处于空白,管理上尚未形成一个完整的学科体系和管理体系,技术环节的控制方面所需要的医院感染管理的复合型专业人才也比较缺乏,大多数专家仅从其所熟悉的专业角度来看待医院感染控制问题,能够驾驭临床与管理、基础与实践、微生物与药理、流行病与预防控制的医院感染管理的复合型专家已成为稀有资源。为此,建立医院感染控制专业人才梯队,发展医院感染学科与建设,建立正确的感控理念,开展系统研究应成为今后医院感染控制发展的主要方向。

(十)医院感染监测信息平台建设

随着计算机网络管理系统在医疗领域不断地延伸与拓展,医院感染监测信息系统已成为医院感染控制系统必要的软件,是医院感染控制系统的重要组成部分,可提高医院感染检测管理工作效率,完善医疗质量管理控制体系。美国疾病控制与预防中心(CDC)有关医院内感染控制效果的研究揭示,实行有效的感染控制计划(包括医院内感染监督机制)的医院,与不实行此项工作的医院相比,在相关感染问题上已减少了32%。

医院感染监控管理信息系统,可以实现医院感染预警报告、医院感染前瞻性与动态监测,强化了过程监控与管理。医院感染监测的信息化建设为有效控制医院感染奠定了坚实的基础,目前医院管理进入了信息化、数字化的时代,医院感染的信息化管理将成为各医院提高医疗质量管理水平的一个重要组成部分。而医院感染信息监测平台的建立,将优化管理流程,提高工作效率,将医院感染监测的关口前移,为预防控制医院感染暴发事件提供及时准确的综合信息。

第二节　医疗废物管理

一、概述

医疗废物是指医疗卫生机构在医疗、预防、保健以及其他相关活动中产生的具有直接或者间接感染性、毒性以及其他危害性的废物。医疗废物包括医疗活动中产生的一切废物,如手术和包扎残余物,生物培养、动物实验残余物,化验检查残余物,传染性废物,废水处理污泥,废药物,废化学试剂、消毒剂,感光材料废物(如 X 线和 CT 检查中产生的废显影液及胶片)。医疗废物是高污染、高危险性的垃圾,虽然其产量仅占城市固体废物的 3%,但可能含有多种传染性病菌、病毒、化学污染物、针头锐器及放射性等有害物质,具有极大的危险性,必须严格处理与管理,应该控制收集、运送、储存和处理过程中可能发生传染性物质、有害化学物质的流散等,以确保居民健康和环境安全。国际上已将其列入控制危险废物越境转移及其处置的《巴塞尔公约》,我国的《国家危险废物名录》也将其列为头号危险废物。医疗废物如果处置不当,将对广大居民的身体健康和生命安全构成巨大威胁。

(一)医疗废物的分类

医疗废物分为感染性废物、损伤性废物、病理性废物、药物性废物和化学性废物五大类。感染性废物为携带病原微生物的具有引起感染性疾病传播危险的医疗废物;损伤性废物为能够损伤人体的废弃的医用锐器;病理性废物为人体废弃物或医学实验动物尸体等废物;药物性废物为过期、淘汰、变质或者被污染的废弃的药物;化学性废物为具有毒性、腐蚀性、易燃易爆性的废弃的化学物品。根据医疗废物材质的不同,感染性废物和损伤性废物又可分为塑料类、棉纤维类、玻璃类和其他材质类等组别,有利于按照材质进行无害化处置。

(二)医疗废物的理化特性

医疗废物不同的理化特性决定了其处置方法的不同。

1.医疗废物的物性与热解-焚烧特性

医疗废物的物性与热解-焚烧特性和医疗废物的处置密切相关,是医疗废物无害化处理的重要因素,也是保证全系统整体功能正常发挥的重要基础。一般来说,准确掌握医疗废物物性、热解特性和焚烧特性,对医疗废物无害化处置方案的规划,决定适宜的处置方式、配置设施和系统具有决定性作用。因此,评价废物的组成是非常重要的,国家与国家之间很不相同,且在同一国家的不同医院也是不同的。这与每家医院的性质、医疗废物管理政策、使用可重复使用的用品比例等有关。众所周知,医疗废物在焚烧处理时,被处理物的热值与焚烧结果好坏、处置成本费用高低有着密切的关系。热值高、含水量低的废物焚烧效果好,相同热值时,含水量越高,焚烧效果越差,为达到一定炉温加入的助燃剂越多。调查表明,在医疗废物分类中忽略了这一技术问题。在收集的废物中,存在数量不少的废液和被液体浸透的固体废物。由于废物总量不变,这类废物如采用非焚烧技术处理,不仅可提高焚烧的质量,也能有效节省焚烧的成本费用。

2.高分子材料废物的特性

高分子材料是以高分子化合物为基础的材料,是由相对分子质量较高的化合物构成的材料。高分子材料按来源分为天然、半合成(改性天然高分子材料)和合成高分子材料;按特性分为橡胶、纤维、塑料、高分子胶黏剂、高分子涂料和高分子复合材料等。用于一次性医疗器械和用品的材料主要是合成或半合成的高分子材料。

高分子聚合物通常安全无毒,但几乎所有的塑料制品都添加了一定成分的添加剂,使得塑料制品的可塑性和强度得到改善,从而满足塑料制品的各种使用性能,也导致了其水解和光解速率都非常缓慢,属于难降解有机污染物,在大气、降尘、生物、食品、水体和土壤等的污染以及河流底泥、城市污泥等介质中残留并可以在焚烧过程中产生大量的持久性有机污染物(POP)。适合于非焚烧技术处置。

高分子废物中的塑料废物主要有4种：聚乙烯、聚苯乙烯、聚氨酯和聚氯乙烯，其中以聚乙烯材料的塑料废物所占比例最大。

适合此类废物处置的非焚烧方法包括高温蒸汽处理技术、微波处理技术、等离子热解法和化学浸泡法。

3.玻璃材料的特性

在医疗废物中玻璃材料大约占8％，具有体积大、易碎伤人和价值低的特点。在压力蒸汽消毒过程中，瓶上有盖的容器不易被蒸汽穿透，消毒效果不佳，需做进一步的细分处理，可选择的处理方法包括用化学消毒剂浸泡、压力蒸汽消毒、微波等做前置消毒处理后，送玻璃制品厂熔炼再生利用。

4.金属材料的特性

金属材料在医疗废物中大约占2.5％，由于其比重大、体积小的特点，十分适合做现场处理。试验表明，压力蒸汽对金属材料的消毒效果稳定可靠，消毒后的医用金属废物可回收利用。

二、医疗废物的危害

在医疗卫生机构的医疗、预防、保健以及其他相关活动中可以产生大量的废物，其中85％的废物属于对人类、环境无危害的非危害性废物，非危害性废物可以视为生活废物而按照生活废物的处置方法进行处置。只有15％对人类及环境直接造成危害即为危害性废物。危害性废物则称为"医疗废物"，这类废物能对人类和环境造成很大影响。

（一）医疗废物的危害性

医疗废物的危害性体现在以下几方面：

（1）可以造成疾病的传播，此类医疗废物携带病原微生物，具有引起感染性疾病传播的危险，即感染性废物。

（2）可以造成人体损伤，同时可能导致感染性疾病传播危险的金属类锐器及玻璃类废物。

（3）可以造成人体毒性伤害的毒性药物废物、化学性废物、重金属废物。

（4）涉及伦理道德问题及国家相关政策的人体组织类废物。

（5）可以造成人体放射性危害的放射性废物。

（6）由于医疗废物处置不当造成环境污染，对人类和环境造成极大的危害。

（二）各类医疗废物的主要危害

1.感染性废物

以传播感染性疾病为主。被患者血液、体液、具有传染性的排泄物污染了的废弃器具和用品具有高度引发感染性疾病传播的危险。但接触废物不一定都会使人和动物受到传染，废物所含的病原体可以通过下列途径传染给人体：皮肤的裂口或切口吸收(注射)，黏膜吸收及罕见情况下由于吸入或摄取吸收。棉纤维类废物多为天然纤维类的一次性医疗用品，主要存在生物危害。

2.损伤性废物

以损伤性锐器为主,锐器不仅造成伤口或刺孔,而且会由已被污染锐器的媒介感染伤口。由于这种伤害和传播疾病的双重风险,锐器被列为危险废物。关注的主要疾病是可能通过媒介的皮下导入传播的传染病,如经血液传播的病毒感染。注射针头特别受到关注。这类锐器离开医院后,如不进行有效管理,也极有可能对废物处理处置人员和普通民众造成身体伤害,并进而引发相关疾病的发生。

3.药物性废物

涵盖多种多样的活性成分和各种制剂。根据其危害程度不同分为几类管理。

(1)一般性药物,对环境无明显危害,但要防止被不法再用,因此成批的过期药品应集中收回,统一处理。

(2)细胞毒性药物是一类可有效杀伤免疫细胞并抑制其增殖的药物,可用于抗恶性肿瘤,也用作免疫抑制剂。能作用于DNA(遗传物质),导致DNA损伤,包括致癌,诱变或致畸物质及某些抑制细胞增长的药物。因其有能力杀死或停止某些活细胞生长而用于癌症化疗,并且也更广泛地应用于器官移植和各种免疫性疾病。细胞毒性废物的主要危害是在药物的准备过程中和处理废弃药物的搬运和处置过程中对处置人员造成严重危害。接触的主要途径是吸入灰尘或烟雾,皮肤吸收和摄入毒害细胞(抗肿瘤)药物、化学品或废物偶然接触的食品或接触化疗患者的分泌物和排泄物。细胞毒性药物主要用于一些特殊部门,如肿瘤科和放射治疗单位,不过在医院其他部门和医院外的使用正在增加。此类毒性废物产生可以有几个来源,包括以下内容:在药物管理和药物制备的过程中污染的材料,如注射器、针头、仪表、药瓶、包装;过期的、剩余的、从病房返回的药品;其中可能包含潜在或有害的被管理的抑制细胞生长的药物或代谢物,如患者的尿液、粪便、呕吐物,这种毒性可以持续到用药后至少48小时,有时可以长达1周。

(3)疫苗和血液制品均是无菌的,对环境无危害,主要应防止该类过期产品不法再用。因此,对于过期的疫苗和血液制品要严格管理,以防流入社会,造成不良后果。

4.化学性废物

用于卫生保健机构的许多化学品是危险化学品(比如有毒、腐蚀性、易燃、活性的、对震动敏感的、毒害细胞或毒害基因的化学品)。在使用后或不再使用时(过期)即成为医疗废物。

毒性、腐蚀性和易燃易爆性的化学特点,决定着化学性医疗废物相比其他类别医疗废物更具危害性。显(定)影液属感光材料废物,含银、硼砂、酚化合物、苯化合物等,具有致畸、致癌、致突变危害。硫酸、盐酸等强酸溶液腐蚀性强,对上呼吸道有强烈刺激作用。甲醛易气化、易燃,其蒸气能刺激呼吸系统,液体与皮肤接触能使皮肤硬化甚至局部组织坏死。二甲苯对中枢和自主神经具有麻醉作用,并对黏膜有刺激作用。过氧乙酸易燃易爆、腐蚀性强,并有刺激性气味,直接排入下水管道,可腐蚀管道。戊二醛对皮肤、黏膜与呼吸道有刺激性,稳定性强且不易降解,排入水体可造成污染。由于操作不当、处置不严,容易造成医务人员职业损害,威胁健康;以液态存在,容易被忽视或未经安全处置直接排入城市污水管网,腐蚀管道,增加二次处理污水难度,排入江河湖泊,对人体健康和生态环境造成直接或间接危害。感光材料废物的直接排放还可造成贵金属资源的流失。

化学性医疗废物的毒性可能通过短期或长期暴露,以及包括灼伤在内的损伤产生作用。通过皮肤或黏膜吸收化学品和药品及因吸入或摄入而导致中毒。可能因易燃、腐蚀性或活性化学品与皮肤、眼或肺黏膜接触(如甲醛和其他易挥发化学品)而造成伤害。最常见的损伤是灼伤。

消毒剂构成一组特别重要的危险化学品,因为它们用量大而且往往有腐蚀性。另外,活性化学品可能形成毒性巨大的次级化合物。排入污水系统的化学残留物可能毒化生物污水处理设备的运作或水域自然生态体系。药品残余物可能具有同样的作用,因为它们包括抗菌药物及其他药物、汞等重金属、苯酚以及衍生物和其他消毒剂、防腐剂。

5.病理性废弃物

主要涉及伦理道德观念和国家相关政策的问题,废弃的人体组织、器官、肢体及胎盘应严格管理,妥善处理。要明确人体医疗废物的界定。

人体医疗废物是指由于医疗活动而脱离人体的无生命价值或者生理活性的器官、组织以及人体滋生物。人体医疗废物包括三部分,一是由于医疗活动而脱离人体的无生命价值或者生理活性的器官,胎盘即是;二是由于医疗活动而脱离人体的无生命价值或者生理活性的组织,如体液、血液等;三是由于医疗活动而脱离人体的无生命价值或者生理活性的孳生物,如肿块、肉瘤、结石、葡萄胎等。

按照《医疗废物管理条例》第2条规定,"本条例所称医疗废物,是指医疗卫生机构在医疗、预防、保健以及其他相关活动中产生的具有直接或者间接感染性、毒性以及其他危害性的废物。"因此,不管是胎死腹中还是出生后病亡的死婴都不属于"医疗废物"。卫生部规定医疗机构必须将胎儿遗体、婴儿遗体纳入遗体管理,依照《殡葬管理条例》的规定,进行妥善处置。严禁将胎儿遗体、婴儿遗体按医疗废物实施处置。

6.放射性废物

其具备独特性,因为它们造成伤害的途径既包括外部辐射(因接近或搬运),也包括摄入体内。伤害的程度取决于存在或摄入放射性物质的量及类型。放射性废物的射线量比较低,不会造成严重的伤害,但是接触所有程度的辐射都会带来某种程度的致癌风险。

放射性废物的常见组分、收集、处置及管理参照卫生部《GBZ133—2009 医用放射性废物的卫生防护管理》执行。

三、医疗废物交接、登记、转运制度

医疗废物具有感染性、毒性及其他危害性,必须强化医疗废物交接、登记和转运环节。

(一)医疗废物必须交给取得县级以上人民政府环境保护行政主管部门许可的医疗废物集中处置单位处置

(1)禁止医疗卫生机构工作人员转让、买卖医疗废物。

(2)各科室建立医疗废物分类处置、收集运送、交接、登记责任人。

(3)建立医疗废物交接登记本。登记内容:科室、日期、时间、废物来源与种类、重量和数量、交付者与接受者(院内收集运送人员)签名。

(4)收集运送人员到各临床科室或部门按规定收取已分类放置的医疗废物,并予以检查,防止生活垃圾中有医疗废物现象。

(5)收集运送人员与临床科室或部门做好双向交接登记。

(6)收集运送人员与临床科室或部门做收集时做到人不离车。

(7)收集运送人员每天从医疗废物产生地点将分类包装的医疗废物按照规定时间和路线,送至暂时储存地。

(8)收集运送人员在运送医疗废物时,应当防止造成包装物或容器破损和医疗废物的流失、泄漏和扩散,并防止医疗废物直接接触身体。

(9)登记资料至少保存3年。

(10)收集运送医疗废物的工具是:防止渗漏、散落的无锐角,易于装卸、清洁和消毒的封闭式专用车。

(11)每天运送工作结束后,应当对运送工具(车)及时进行2 000mg/L含氯消毒剂擦拭消毒并做好登记。

(12)每月对消毒后运送工具和操作人员手、围裙做微生物监测。

(二)医疗废弃物分类收集与暂时储存要求

(1)医疗废物必须与医院废物(生活垃圾)严格分开:临床各科室必须将医疗废物进行分类处理。医疗废物和医院废物(生活垃圾)必须分开,不得混装。医院废物(生活垃圾)内不能混有医疗废物。医疗废物禁止倒入生活垃圾内,不得随意在露天场所堆放。医疗废物必须装入有黄色警示标志及科室、年、月、日标识的包装袋和锐器盒内,在确保包装安全、密封无泄漏的情况下,待医院专职人员统一上门收集,运送。科室未按照以上要求做,专职人员有权拒收。

(2)有严密的封闭措施,设专(兼)职人员管理,防止非工作人员接触医疗废物;有防鼠、防蚊蝇、防蟑螂的安全措施;防止渗漏和雨水冲刷;易于清洁和消毒;避免阳光直射。

(3)设有明显的医疗废物警示标识和"禁止吸烟、饮食"的警示标识。

(4)医疗废物暂时储存的时间不得超过2天。

(5)医疗卫生机构应当将医疗废物交由取得县级以上人民政府环境保护行政主管部门许可的医疗废物集中处置单位处置,依照危险废物转移联单制度填写和保存转移联单。

(6)医疗卫生机构应当对医疗废物进行登记,登记内容应当包括医疗废物的来源、种类、重量或者数量、交接时间、最终去向以及经办人签名等项目。登记资料至少保存3年。

(7)医疗废物转交出去后,应当对暂时储存地点、设施及时进行清洁和消毒处理。

(8)禁止医疗卫生机构及其工作人员转让、买卖医疗废物。禁止在非收集、非暂时储存地点倾倒、堆放医疗废物,禁止将医疗废物混入其他废物和生活垃圾中。

四、医疗废物的管理

为规范医疗卫生机构对医疗废物的管理,有效预防和控制医疗废物对人体健康和环境产生的危害,2003年国务院颁布了《医疗废物管理条例》及一系列的配套文件。《医疗废物管理条例》从法规的高度确定了中国医疗废物分类管理的原则和集中处置方向,首次以法规的形式对医疗废物进行了界定,明确规定了医疗机构和医疗废物集中处置单位应当建立健全医疗废物管理责任制,其法定代表人为第一责任人。使我国医疗废物管理有了法律保障,推动了我国医疗废物管理的规范化进程。

国内外的实践经验表明,医疗废物管理是一项复杂的系统工程,应通盘考虑环境、社会、经济和技术等多种因素的影响,力争社会效益和经济效益的综合平衡;立法部门和卫生保健、环保、环卫等执法部门及社会监督部门要在明确划分责、权、利的基础上密切配合,发挥整体合力;对医疗废物的产生、收集、储存、运输、处理处置的实施全过程跟踪管理。

(一)医疗废物管理原则

根据医疗废物本身的特殊性及借鉴国内外的实践经验,对医疗废物的收集、储存、运输和处置要遵循的原则为:遵循全过程管理、源头分类收集、密闭运输和集中处置的原则,以达到医疗废物处理无害化、减量化和资源化的目的。

1.基本原则

(1)建立有效的医疗废物管理系统,在分类、收集、包装、转运、暂存和处置的整个过程中加强监管。

(2)加强一次性使用医疗器械和用品使用的管理,在保证医疗安全的前提下尽量使用可重复使用的医疗器械和用品。并在医疗废物分类、运送和存储过程中尽量减少包装产生的废物,在安全的前提下尽可能重复使用可利用的包装物,减少塑料包装物。

(3)选择使用无害化处置方法。

(4)在考虑公共卫生前提下,最大限度地提倡资源回收、再使用、再循环。

(5)密切关注科学知识和认知方面的技术进步和变化,采用已经试验成功的新技术、新措施,做好示范工作,替代已过时的不合理技术。

2.采用最佳可行技术(BAT)和最佳环境实践(BEP)处理医疗废物,减少POP排放

为了预防和减少POP的危害并最终将这类有毒化合物降低到环境和人类可接受的安全水平,2001年5月22日,世界各国政府参加的国际公约大会在瑞典召开,会后签署了《关于持久性有机污染物的斯德哥尔摩公约》。公约的核心内容之一是立即着手减少并最终消除首批12种有毒的持久性有机污染物其中包括人类无意生产的两种持久性有机污染物:多氯代二苯并-对二噁英(PCDDs)和多氯代代二苯并呋喃(PCDFs),公约附件C第二部分来源类别指出PCDDs、PCDFs、六氯代苯(HCB)、多氯联苯(PCB)这四类物质同为在涉及有机物质和氯的热处理过程中无意形成和排放的化学品,均系燃烧或化学反应不完全所致。医疗废物焚烧是重要排放源之一,采用最佳可行技术(BAT)和最佳环境实践(BEP)处理医疗废物,减少POP排放,是缔约方履行公约的重要工作之一。减少医疗废物对人类健康及环境带来的危害应从以下几方面着手:

(1)无害化:能进行产生地处置的医疗废物实行就地处置的原则,减少因转运带来的运输环节污染;所有的处置技术坚持最少污染物排放原则;必须科学地处置所有废物,认识到每种处置技术都有其不稳定性和局限性,终端监测和在线监测是必不可少的;经处置后的医疗废物对环境的综合影响应是最少的,在适当的范围内,如果处置成本的增加能明显减少POP的排

放,应充分考虑采用该类技术的可能性。另外要开发可降解的高分子材料产品,如聚乳酸、聚乙烯醇类高分子材料,同时不断开发能达到无害化处置各种医疗废物的方法。

(2)减量化:应该做到源头减量,即减少一次性医疗器械和用品的生产、采购和使用;减少包装用品的使用量,有些高端一次性医疗器械可重复使用;严格界定医疗废物与生活废物,杜绝生活废物进入医疗废物。减少化学性有害物质的使用。

1)合理使用一次性医疗卫生用品:要做到合理使用,首先应当选择合理、适度的医疗方案,其次是要认真评估一次性医疗用品在医疗方案中的作用和意义,做到必须用才用,可用可不用的坚决不用,鼓励医院建立一次性医疗用品控制指标。

2)改变过分依赖一次性医疗卫生用品的倾向:一次性医疗卫生用品的出现和应用固然是医疗技术进步的一个体现,也曾经为控制医院感染发挥一定的作用。但随着一次性医疗卫生用品在医院的大量使用,监控手段的滞后,事实上其控制医院感染作用大幅降低,同时医务人员中存在过分依赖一次性医疗卫生用品的倾向,使医院一次性医疗卫生用品的使用量日益剧增,甚至在有些医院成为医疗辅材的主要内容。因此,树立医务人员正确的无菌观,对减少一次性医疗卫生用品的使用有重大意义。

3)医疗卫生机构积极推行从源头减少化学品使用:调查结果显示,部分医疗卫生机构医学影像科使用数字放射成像技术替代传统模拟 X 线机成像,减少放射性胶片的使用,还能进一步提高成像质量;口腔科使用压力蒸汽灭菌消毒替代化学灭菌剂浸泡,消毒灭菌效果好,更经济高效;内镜器械消毒使用现制备现使用的流动酸性氧化电位水,相比戊二醛消毒液具有作用更快速、容易冲洗且无刺激性气味等优势;病理科硬脂酸和组织脱蜡透明液替代二甲苯用于组织标本透明、脱蜡,更简便、经济,避免了二甲苯对人体的危害及对环境的污染。

4)加强医院消毒供应中心功能和作用建设:医疗机构应加强消毒供应中心的建设,为其开展的医疗活动提供合格的消毒灭菌用品,是提升医院感染控制工作水平的主要技术保障。因此,加强医院消毒供应中心的作用建设,对控制医院感染的发生,减少一次性医疗卫生用品的使用量有重大的作用。

5)慎行侵入性诊疗行为以减少感染性废物的产生:医院医疗活动中应尽力选择非侵入性的新技术、新方法,在减少患者痛苦的同时,也减少了感染性废物的产生。

(3)资源化:

1)充分利用医疗废物的资源,将无污染的有利用价值的废物,进行适当的处理后回收利用,节约资源。

2)高端一次性医疗器械再重复使用。国内外对于"医疗用品"的含义已经很清楚。而对于一次性的含义国外有不同的解释,一般认为"一次性"是指产品一次性使用后即报废不再重复使用。比较特殊的观点认为"一次性"是指在医疗机构只能一次性使用,如果由工厂回收进行必要的处理后可以再重复使用而不违背一次性的原则。我国采取国务院《医疗器械监督管理条例》相关条款做出解释的方式来解决个别一次性使用医疗器械重复使用的问题。2005 年,我国卫生部《血液透析器复用操作规范》(卫医发〔2005〕330 号)首次明确血液透析器可以重复使用,并明确血液透析器是否可以重复使用由国家食品药品监督管理总局批准。2006 年,为了减轻群众就医负担,在一定程度上缓解群众"看病难、看病贵问题",卫生部又提出建议,"可以先选择几种目前临床常用的,复用时对医疗质量、医疗安全和耗材本身的性能无影响,经国家食品药品监督管理总局批准为一次性使用的高值耗材在部分大医院先行试点"。这些耗材包括:a.心血管介入治疗中应用的大头导管、超声导管、起搏电极;b.血液净化治疗中的血滤器和透析器;c.麻醉中应用的喉罩;d.心脏外科手术中应用的心脏稳定器等。而在这些高值耗材中多数都属于高分子材料,因此能够经过规范处理后再使用也是减少医疗废物产生的一个很好的途径。

(4)开展科学研究,开发无害化医用材料:采用非焚烧方法处置塑料类废物可以减少 POP 产生,但是,第一,不是所有的非焚烧技术都能处理塑料类医疗废物;第二,处理后的塑料类医疗废物仍需要进行终末处置(填埋)。研究表明塑料在自然界可存在数十年至一百多年而不分解,由此导致填埋地的彻底荒废毁坏。

解决这一问题的最好办法是研究开发可降解的高分子材料。可生物降解高分子材料是指在一定时间和一定条件下,能被微生物(细菌、真菌、藻类等)或其分泌物在酶或化学分解作用下发生降解的高分子材料。此类高分子包括淀粉、纤维素、蛋白质、聚糖、甲壳素等天然高分子,以及含有易被水解的酯键、醚键、氨酯键、酰胺键等合成高分子。生物降解高分子材料具有以下特点:易吸附水、含有敏感的化学基团、结晶度低、低相对分子质量、分子链线性化程度高和较大的比表面积等。目前生物降解型医用高分子材料已在临床上有所应用。其主要成分是聚乳酸、聚乙烯醇及改性的天然多糖和蛋白质等,在临床上主要用于暂时执行替换组织和器官的功能或做药物缓释系统和送达载体、可吸收性外科缝线、创伤敷料等。其特点是易降解,降解产物经代谢排出体外,对组织生长无影响,目前已成为医用高分子材料发展的方向。

(二)医疗卫生机构内部医疗废物管理

医疗机构内部医疗废物的管理是整个医疗废物管理的源头,是极其重要的一环,其管理水平的高低,直接影响到我国医疗废物的管理水平,直接体现医疗废物管理中的基本原则即减量化、无害化与资源化,因此我们必须重视和抓好这一环节。

1.医疗废物管理流程

医疗机构应执行《医疗废物管理条例》及其配套文件,按照国家法规的要求,以及各地区经济条件和医疗废物集中处置设施建立的情况,采取不同的处理流程,主要可归纳为以下两种方式:

(1)集中处置地区医疗废物管理流程:建立医疗废物集中处置中心的地区,应根据本地区的处置方法,制定具体的分类收集清单。医疗机构应根据分类清单制定医疗废物的管理流程。医疗废物的管理流程为:使用后废弃的医疗废物在产生地分类收集,并按照不同类别的要求,分别置于相应的医疗废物包装容器,由专人收集、交接、登记并运送到医疗废物暂存地暂存,定时交医疗废物集中处置中心处置并做好交接登记,资料保存 3 年。

1)医疗废物的分类:根据国家的法规,医疗废物主要分为 5 类,包括感染性废物、病理性废物、损伤性废物、药物性废物和化学性废物,含汞类废物被划归在此类废物中。

在医疗机构中主要为感染性废物,其次为损伤性废物和病理性废物,药物性废物和化学性废物的量相对较少。

医疗废物产生部门按照上述原则,将医疗废物放置于相应的医疗废物袋内,锐器放置于防穿刺的锐器盒或容器内,但由于分类知识、分类标志与标识的缺乏,常易致放置错误,如将感染性废物放于生活垃圾中或将锐器放置于感染性废物袋中。因此要加强培训,严格按照国家医疗废物包装要求,规范收集包装。

目前各地的处置方法不同且方法单一,不能按照完全相同的方法分类,为使分类与处置相衔接,各地应按照自己的处置方法制定分类收集清单。

2)医疗机构内专人收集、交接、登记:医疗废物产生部门按照有关要求做好分类后,每天或达到包装袋 3/4 满时,封口打扎,交由医疗废物院内转运人员进行收集,并在收集、交接时做好登记,登记项目包括日期、科室,以及医疗废物的种类、重量或数量及交接双方签名等内容。

3)医疗机构医疗废物暂存地暂存:医疗废物由专门部门的人员收集后,按照规定的路线与时间,送到医院指定的暂存地进行暂存。暂存地应制定相关的管理制度,配备相应的设施,包括上下水设施、消毒设施、病理性废物的保存设施和医疗废物暂存地管理人员的卫生设施等。暂存地应按照《医疗废物管理条例》的要求规范建设。

4)医疗机构与集中处置单位的交接与登记:医疗机构应当将医疗废物交由取得县级以上人民政府环境保护行政主管部门许可的医疗废物集中处置单位处置,依照危险废物转移联单制度填写和保存转移联单。医疗卫生机构应当对医疗废物进行登记,登记内容应当包括医疗废物的来源、种类、重量或者数量、交接时间、最终去向以及经办人签名等项目。登记资料至少保存 3 年。

(2)分散处置地区管理流程:

1)没有建立医疗废物集中处置中心的地区,其医疗废物的处理流程基本同已经建立集中处置中心的地区,其基本处理流程如下:

使用后废弃的医疗废物——使用者根据分类的要求进行分类,并按照不同类别的要求,分别置于相应的医疗废物包装容器中——医疗机构内专人收集、交接、登记——送至医疗机构医疗废物处置地登记并进行处置,登记资料保存 3 年。

从上述流程可以看出,前面的步骤与已经建立医疗废物集中处置中心的处理流程是相同的,只是在最后两步不同,医疗废物分散处置地区其医疗废物的处置多数是由产生单位根据其自身的条件,采取相应的处置措施,如采取医院自建的焚烧炉进行焚烧,对于没有焚烧炉的基层医疗机构则采取简单的焚烧或自认为安全的地方填埋或是先浸泡消毒后填埋。

2)目前有些地区开始尝试分级管理集中处置的管理流程,使边远地区分散的医疗废物产生点产生的医疗废物全部集中处置,解决了边远地区自行处置医疗废物所带来的危害。基本管理流程如下:

A.政府牵头,环保局、卫生局、物价局、财政局、发改委、国资局联合制定《医疗废物集中处置管理办法》,明确了医疗废物监管工作的职责分工、责任强化,院内由卫生牵头负责,院外由环保负责、医疗废物处置厂由国资局、财政局和发改委负责,医疗废物收费、收费标准、政策出台由物价局牵头负责。重点解决了医疗废物单由卫生独家负责的局面,采取政府主导、各部门协助的工作模式。一是减轻了卫生部门的压力;二是有利于各项优惠政策的出台;三是各司其职的工作模式,加大了监管工作力度,有利于各级各类医疗机构的积极参与。

B.对县以下乡镇卫生院、村卫生所、个体医疗机构医疗废物集中处置工作的主要做法是以县为行政区域,由县级卫生行政部门主牵头,采取市场运作加公司运作的方式,即:每个县由县级卫生行政部门指定专人专班负责回收,回收公司每个县设一个办事处设定一个账号,以县为单位建立一个标准的医疗废物暂存转移间,统一使用回收公司发票、回收联单。医疗机构所产生的医疗废物实行村、个体诊所交到乡镇卫生院,乡镇卫生院集中交到县暂存转运间,县暂存转运间交到市医疗废物处置中心的三级监管和网格化管理转运模式。实行层层把关,专人负责。收费由县级卫生行政部门指定专人或专班负责,个体诊所、村卫生室按规定标准交乡镇,乡镇办加上本机构床位 1.1 元标准由卫生行政部门指定专人或专班交到县设置的指定账号,回收处置厂按总费用 50% 标准返回到专人专班,作为专班或专人医疗废物人员运输费用的支出和各项其他开支,使所有各级各类医疗机构医疗废物全部进入医疗废物处置中心。

C.强化监管,规范管理,加大违法案件的查处力度。

2.医疗机构内部医疗废物管理体系

目前我国医疗机构医疗废物的处理已经建立了一套管理机制,包括建立医疗机构医疗废物管理小组、制定医疗废物管理相关部门的职责、制定医疗废物管理的有关规章制度、定期开展医疗废物管理知识的培训和开展医疗废物管理的监督、检查与反馈等,这套管理体系对保障医疗机构医疗废物的规范化管理起到了积极的作用。

(1)成立医疗机构医疗废物管理小组:医疗机构医疗废物的管理涉及面广,包括行政部门、临床各科、医技科室、研究室、后勤部门、物业公司等部门,在医疗废物分类时,需要广大医务人员参与和支持,在医疗机构内部医疗废物管理的各流程中,需要进行各部门之间的协调,因此要做好该项工作,必须有一个领导机构,兼具管理和业务职能。

医疗卫生机构应当建立健全医疗废物管理责任制,其法定代表人或者主要负责人为第一责任人,切实履行职责,确保医疗废物的安全管理。医疗废物管理小组的组长为医疗机构的负责人或主管医疗的副院长,其成员一般包括医务部门、护理部门、感染管理科、总务后勤、科研部门、物业公司等部门的负责人。

医疗废物管理小组对医疗机构医疗废物的管理、重大事情的决策方面起到了重要作用,但是有些医疗机构的管理小组是名存实亡。

(2)明确医疗废物管理相关部门的职责:医疗废物的管理涉及面广,有关部门的职责必须明确,才能把好医疗废物管理环节的每一个关口,做好医疗废物的分类、交接、转运与暂存等工作,并防止医疗废物的流失。

1)医疗废物管理小组的职责:负责对全院医疗废物处理的领导、协调与管理,制定全院医疗废物管理的方针政策,召开会议,解决有关问题。

负责医疗废物突发事件的组织、协调与处理工作。

负责医疗废物管理重大事件的决策等。

2)医疗废物管理相关部门的职责:医疗废物管理涉及医院感染管理科、总务后勤部门、医务部门、护理部门、医疗废物产生部门等。

医院感染管理科主要负责全院医疗废物的监督、检查、培训与技术指导。

总务后勤部门主要具体负责医疗废物分类收集、运送、暂时储存及医疗废物泄漏时的应急处理等各项工作。

医务、护理、科研部门主要负责组织医务人员、科研人员进行医疗废物管理知识的培训,发生医疗废物泄漏或突发事件时,配合医疗废物管理小组开展调查与处置工作。

医疗废物产生部门包括各临床科室、各研究室与实验室、各医技科室等所有产生医疗废物的部门,其主要职责为严格按照要求做好医疗废物的分类,严格按要求送指定地点暂存,并做好交接登记工作(实行三联单制度)和资料的保存。

(3)制定医疗废物管理的各项规章制度:医疗机构医疗废物的管理牵涉医疗机构的许多部门和广大的医务人员,是一项复杂的系统工程,因此我们要做好医疗废物的管理,必须根据国家的相关法律、法规,结合医院的具体实际情况,制定医疗废物管理的各项规章制度,做到用制度约束、规范人的行为。制定的制度应既有科学性,同时又具有可操作性,使医疗废物的管理规范化,便于监督与管理。

医疗机构内部医疗废物管理的规章制度主要有:

1)医疗机构内部医疗废物管理制度:主要包括医疗废物管理的基本要求,医疗废物管理有关部门的职责及医疗废物管理的具体措施等。

2)医疗机构内部医疗废物分类制度:医疗机构制定的医疗废物分类制度,一般包括医疗废物的分类及其监督、检查与培训等。医疗机构根据其自身的特点,制定详细的医疗废物分类目录,发放到医疗废物的产生部门,各产生部门严格按照分类目录的要求,做好医疗废物的分类工作。

3)医疗机构内部医疗废物行政处罚制度:为了加强医疗机构内部医疗废物的监督、检查与管理,各医疗机构根据国家的有关规定,结合本单位的具体情况,制定医疗机构内部医疗废物行政处罚制度,并具体实施。

4)医疗机构内部医疗废物管理流程:各医疗机构的地理位置、布局和各部门的分工不同,其医疗废物的管理流程则有所不同,因此各医疗机构会根据其自身的情况制定其医疗废物管理的流程。

3.开展医疗废物管理的培训

医疗机构内部医疗废物的管理,近年来逐步受到重视,尤其是 2003 年传染性非典型肺炎流行暴发后及国家颁布《医疗废物管理条例》及其配套文件,中国各省、市、自治区的各级卫生行政部门对医疗机构内部医疗废物的管理高度重视,针对不同级别的医疗机构举办了各种类型的医疗废物管理培训班、学习班。国家医院感染管理与控制的专业学术组织也协助卫生行政部门,针对医疗废物管理开展相应的培训。医疗机构则根据工作需要,对医疗废物管理与处置工作中不同部门的人员按职责进行了大量的培训,如临床医务人员和护理人员重点进行医疗废物分类与收集要求的培训;保洁人员重点进行分类收集、包装要求、运送路线、遗撒处理的培训;医疗废物管理人员进行周转收集要求、暂存站的管理与转运交接的培训;所有医务人员均接受医疗废物管理中的职业防护和应急预案的培训。

培训的方式多种多样,有采取集中培训,也有采取制作小宣传册、宣传画、光盘等形式,如某些医疗机构根据其医疗废物的分类与运送特点制作了印有医疗废物院内收集、运输流程与路线、联系电话与管理责任人等的宣传画,张贴在医疗废物收集与暂存地,起到了良好的宣传与告示作用。如天津市环保局和卫生局合作，将天津市儿童医院作为试点，制作了医疗废物处理方式光盘发至每个医疗单位作为宣传、培训手段。

（三）开展医疗废物管理的监督、检查与反馈

医疗机构内部医疗废物的管理，除了有组织的保障、明确的职责、完善的管理制度、扎实的培训宣传外，必须对医疗废物管理的各个环节定期进行监督、检查，并把监督、检查的结果及时向有关人员反馈，根据需要在不同范围内进行公示。同时通过监督和检查以评价各项规章制度、各部门职责的落实情况和培训与宣传的效果，以及医疗废物管理措施的绩效等。

医疗机构内部医疗废物的监督、检查多由感染管理科进行，监督、检查与反馈定期进行，监督、检查的方式也多种多样，如普查、抽查。有些医疗机构是由多个医疗废物管理相关部门联合进行监督、检查，这样更有利于医疗废物管理工作的及时沟通和发现问题时的及时协调与解决。

在医疗废物管理的监督、检查中，很多医疗机构对医疗废物管理工作中发现的问题，还制定了相应的管理措施或制度，如医疗机构内部医疗废物管理的行政处罚办法，这些措施对加强医疗机构内部医疗废物的管理和防止医疗废物的流失起到了非常重要的作用。

五、医疗废物管理中的职业安全与突发应急事件处置

（一）医疗废物管理中的职业安全

（1）医疗卫生机构应当对本机构工作人员进行培训，提高全体工作人员对医疗废物管理工作的认识。对从事医疗废物分类收集、运送、暂时储存、处置等工作的人员和管理人员，进行相关法律和专业技术、安全防护以及紧急处理等知识的培训。

（2）医疗废物相关工作人员和管理人员应当达到以下要求：

1）掌握国家相关法律、法规、规章和有关规范性文件的规定，熟悉本机构制定的医疗废物管理的规章制度、工作流程和各项工作要求。

2）掌握医疗废物分类收集、运送、暂时储存的正确方法和操作程序。

3）掌握医疗废物分类中的安全知识、专业技术、职业卫生安全防护等知识。

4）掌握在医疗废物分类收集、运送、暂时储存及处置过程中预防被医疗废物刺伤、擦伤等伤害的措施及发生后的处理措施。

5）掌握发生医疗废物流失、泄漏、扩散和意外事故情况时的紧急处理措施。

（3）医疗卫生机构应当根据接触医疗废物种类及风险大小的不同，采取适宜、有效的职业卫生防护措施，为机构内从事医疗废物分类收集、运送、暂时储存和处置等工作的人员和管理人员配备必要的防护用品，定期进行健康检查，必要时对有关人员进行免疫接种，防止其受到健康损害。

（4）医疗卫生机构的工作人员在工作中发生被医疗废物刺伤、擦伤等伤害时，应当采取相应的处理措施，并及时报告机构内的相关部门。

（二）医疗废物管理中突发应急事件的处置

（1）医疗卫生机构应当制订医疗废物管理应急预案，防止医疗废物处置过程中突发应急事

件的发生,如有发生妥善处置。

(2)医疗卫生机构发生医疗废物流失、泄漏、扩散和意外事故时,应当按照以下要求及时采取紧急处理措施:

1)确定流失、泄漏、扩散的医疗废物的类别、数量、发生时间、影响范围及严重程度。

2)组织有关人员尽快按照应急方案,对发生医疗废物泄漏、扩散的现场进行处理。

3)对被医疗废物污染的区域进行处理时,应当尽可能减少对患者、医务人员、其他现场人员及环境的影响。

4)采取适当的安全处置措施,对泄漏物及受污染的区域、物品进行消毒或者其他无害化处置,必要时封锁污染区域,以防扩大污染。

5)对感染性废物污染区域进行消毒时,消毒工作从污染最轻区域向污染最严重区域进行,对可能被污染的所有使用过的工具也应当进行消毒。

6)工作人员应当做好卫生安全防护后进行工作。

7)处理工作结束后,医疗卫生机构应当对事件的起因进行调查,并采取有效的防范措施预防类似事件的发生。

8)医疗卫生机构发生医疗废物流失、泄漏、扩散时,应当在 48 小时内向所在地的县级人民政府卫生行政主管部门、环境保护行政主管部门报告。调查处理工作结束后,医疗卫生机构应当将调查处理结果向所在地的县级人民政府卫生行政主管部门、环境保护行政主管部门报告。

9)医疗卫生机构发生因医疗废物管理不当导致 1 人以上死亡或者 3 人以上健康损害,需要对致患者员提供医疗救护和现场救援的重大事故时,应当在 24 小时内向所在地的县级人民政府卫生行政主管部门、环境保护行政主管部门报告,并根据《医疗废物管理条例》的规定,采取相应的紧急处理措施。

第三节 重点部门医院感染管理

一、门诊医院感染的预防与控制

医院门诊是医院的窗口和缩影,是医院工作的重要组成部分,直接承担着来院就医者的诊断、治疗、预防和保健任务。在医疗工作中,除一小部分病情较重或复杂者需住院治疗外,绝大多数患者均在门诊进行诊治,因此与住院患者相比,门诊医疗具有患者流量大、随机性强、层次不一、病情各异、病种复杂的特点,各类急慢性感染性疾病,流行病甚至烈性传染病患者均在一般患者中间,同时候诊就医,所以患者之间、患者与健康人员之间的交叉感染机会始终存在。因此,加强医院感染的预防控制是医院门诊管理工作的一项重要任务。

(一)门诊就诊流程及人员流动特点

门诊患者就诊一般要经过一个共同的流程,即分诊挂号、候诊、就诊、划价、收费和取药,并且要多次排队。如患者需要做有关的医技科室检查或治疗,则排队次数更多。其中挂号手续比较简单,但在时间和人流方面都比较集中;候诊和就诊一般多采用分科设置,分散到各科室;而划价收费取药则等候时间较长,人员流动也较集中,尤其二、三级综合医院实行中西药房分开设置,即中西药分开划价,从而又增加了患者的排队次数和等候时间。因此从患者就诊而言,分开划价、收费和取药是门诊人流组织上的重点。

来医院门诊就医的人员结构也比较复杂,除老、弱、残、儿外,就诊者所患的基础疾病不同,体质不同,年龄不同,就诊目的不同,有的患感染性疾患,有的患传染性疾病,有的是预防接种的,有的是询医问药的,也有的是健康查体的。由于在医院这个特殊的社会环境中,病原体相对集中,如何组织好就诊者的流动,缩短在医院停留时间,减少交叉感染的环节是十分重要的。

(二)门诊医院感染的预防及对策

1.门诊的布局合理

门诊各科诊室的布局应从便于患者诊治,便于患者的疏散,尽量缩短就诊流程,减少往返途中感染机会的原则出发。

门诊大厅的挂号、取药、划价、收费、咨询等窗口的位置一定要适宜。候诊与主要干线要分清,避免出入交通与等候人流集散混杂、相互干扰。厅内光线及通风要达到医疗及卫生学要求。

各科室布局最好为尽端形式,防止患者在各科室间穿行,减少交叉感染机会,内、外、妇、产科等门诊量较大的科室不宜靠得太近,避免患者过于集中。对有特殊要求的儿科、产科、外科、急诊等科室,应尽量布置在低层。

针对儿童抵抗力差的特点,儿科应设在门诊的盲端,除了单独预诊、候诊、取药、注射、化验外,还应单独设立出入口,以减少与成年人相互感染的机会。

产科诊室也应与妇科分开,因为产科门诊主要对健康产妇进行产前、产后的检查或人流手术,所以应尽量减少孕妇与其他患者聚集的机会,分开候诊和就诊是减少交叉感染的重要措施之一。

在内科就诊区,消化科、呼吸科的患者应在相对独立的区域内就诊。尽可能与其他内科患者分开,因为消化科常有各型肝炎患者,呼吸科常有结核病患者,采取分开候诊和就诊的措施,对控制医院感染是非常必要的。

医技科室的布局以方便患者,有利于为患者服务的原则,避免交通上的干扰,减少患者与患者、患者与医务人员之间的交叉感染。

2.加强门诊人员流动的组织

根据门诊医疗人流量大、运输频繁,洁污交互出入的特点,在建筑设计和医疗活动组织上,一切从方便患者、方便医疗出发,使患者能够在最短时间、最短距离、最快速度顺利地到达就诊或治疗科室,避免往返迂回。有资料显示:在大型综合医院的患者看病时间为 16 分钟左右,而因在挂号、咨询、候诊、划价、交费、化验、取药的时间远远大于就诊时间。在这个过程中人流密度高,空气中的微粒、灰尘、气溶胶、人表皮细胞等可通过谈话、咳嗽、喷嚏、皮屑脱落向周围空气大量散发,因此门诊人流的组织在控制医院感染中有特别重要的意义。

(1)合理安排出入口位置:二、三级综合医院应设一般出入口,如急诊出入口、儿科出入口、产科出入口、肠道及肝炎等传染病出入口,避免各类人员混杂在一起,增加感染机会。而且对于肠道、肝炎等传染性疾病,除要单独设科外,还要单独设挂号、化验、收费、取药和厕所等设施,避免长途送检和人流穿行造成流动感染。一级医院可只设一个出入口或设急诊出入口、儿科出入口,便于管理。

(2)简化就诊流程:开展计算机信息管理,实行处方内部传递,划价、收费、取药一次性办理,最大限度地减少患者在医院内的流动和等候时间。日本学者以每名门诊患者初诊占用诊疗时间为 15 分钟,复诊超过 7 分钟,编制门诊诊疗时间表,并提出每名患者的等候时间应限制在 30 分钟之内。

(3)分散人流:开展预约挂号,有计划地分散来院就诊人流;实行分科就诊,防止患者在各临床科室间穿行,以减少交叉感染机会。

(4)建立预诊室或预诊台:预诊制度的建立可使传染病患者控制在挂号前或候诊、就诊前。儿科门诊要设立预诊室和隔离室,其他临床科室应设立预诊台。患者就诊时首先由预诊护士接诊,并根据患者病情分诊至不同诊室。如发现传染病要及时与医师联系并立即转诊或指定地点隔离治疗,杜绝与其他患者接触。凡疑诊或确诊为传染病的诊室及患者所用过的物品均要做终末消毒;对确诊传染病的患者要做好登记并及时填写传染病卡片,报区疾病控制中心及卫生行政管理部门。

预诊台应定期擦拭消毒,预诊护士接触患者的物品或化验单等,应洗手或用速干手消毒剂消毒,以避免病原菌的传播。

3.加强重点部的管理

(1)门诊采血室、注射室:门诊采血室、注射室是患者诊断、治疗疾病的前沿,采血室是待诊患者集中的地方,注射室多是感染性患者集中的地方。同时这部分患者在此停留过程中均要接受介入性操作,因此门诊采血室、注射室预防和控制医院感染是非常重要的。

1)采血室和注射室的设置,要有足够的空间和面积。避免高峰期人员密集导致空气质量超标,影响操作质量。

2)保持门诊采血室、注射室的整洁,每日工作前半小时,除进行开窗通风或进行常规空气消毒外,还应进行室内地面、桌面的清洁消毒工作。

3)工作人员一律穿工作服,戴好口罩、帽子和手套,操作护士禁止戴戒指。

4)操作前各项物品应按一人、一巾、一带、一针、一消毒预先备齐,并放在固定位置上。一次性注射器、输液器的小包装应随用随开,严禁预先开包,取血后及时将针头置于锐器盒内,给前一患者操作完,应及时进行手消毒后再进行下一次操作。

对于止血带的处理,有学者做过调查,高压灭菌后与清洁干燥后的细菌污染率均为零,且止血带为低度危险物品,只接触正常皮肤,目前尚无使用止血带引起医院感染的报道,因此可以认为止血带一般使用需清洁、干燥,感染患者用后应消毒处理。这样不仅减少浪费,还可延长止血带的使用寿命。

5)护士在操作中一定要思想集中,严格执行无菌技术规范和各项操作规程。

6)工作完毕后要及时清理工作台,用高效消毒剂擦拭,开窗通风半小时或用紫外线照射 1 小时,规范处理医疗废物。

（2）门诊化验室：主要负责门诊患者的血、尿、便三大常规。在每日就诊患者中约有15％的患者需要陆续集中在门诊化验室取耳血、指血或等候尿便常规化验。因此，加强门诊化验室的管理也是预防医院感染的重要环节。

1）室内除了保持干燥整洁外，每日工作前要常规进行空气消毒，工作台面应按常规用高效消毒剂擦拭。

2）门诊化验室的工作人员，工作服、帽子、口罩必须穿戴整齐，必要时戴手套。

3）必须使用有卫生许可证的一次性采血针，采血针的外包装必须随用随打，用后的采血针放入防刺、防漏的锐器盒内，按医疗废物处理。

4）化验后的血、便标本，放入医疗废物袋；尿排入下水道。

5）手写化验单也应尽可能地进行消毒，如使用紫外线票证消毒器、臭氧消毒器，以免病原菌污染化验单，再经工作人员及患者的手造成疾病的传播。

（3）门诊手术室：目前二、三级综合医院均开展不同范围门诊手术，既方便了部分患者就医（尤其是儿科患者），同时又降低了医疗费用。门诊手术是指在局麻下完成的手术，术后患者即可回家。在美国，50％手术在门诊进行，除开展一些在局麻或阻滞麻醉下完成的小手术外，像一些腹腔镜下胆囊摘除术、白内障手术、关节镜手术、结肠镜手术等一些新技术的开展也在门诊进行。据国外统计，现在门诊手术例数每年以5％的比例递增，我国现每年门诊手术例数也在增加，但手术范围主要在眼科、耳鼻咽喉科、口腔科、妇产科、手和足部位以及包皮环切、淋巴结活检等方面。随着门诊手术的增加，术后感染控制问题变得尤为重要，尤其是切口部位的感染。虽有因术后细菌污染切口引起，但多数感染还是因术中细菌进入伤口所致手术部位感染。因此，门诊手术室医院感染控制工作同样重要。

1）门诊手术室的环境管理：门诊手术室的无菌环境要求同住院手术室，医院感染控制人员必须保证门诊手术室的无菌条件和安全使用。

A.手术室应严格区分洁净区、清洁区和污染区，凡进入手术室的人和物不允许直接从污染区未经净化就进入洁净区。流程要合理，避免人、物逆流造成交叉感染。

B.门诊手术室的设置至少两间，即清洁手术间和污染手术间，清洁手术间只安排无菌手术。对于有菌手术、感染性手术均应安排在污染手术间进行，术中用过的各种敷料，各种废弃物装入医疗垃圾袋内封闭运送。

C.凡参加手术的医务人员必须更换手术室专用的鞋、帽、口罩、衣服等。严格遵守更衣制度。手术人员还应严格遵守外科手消毒及其他无菌制度。

D.手术患者应嘱其术前沐浴，进入手术室前必须更换清洁的鞋、帽及衣裤。

E.定期进行室内空气和物体表面的清洁卫生和消毒。

2）工作人员的健康管理：医护人员在照顾患者时，面临自身健康受到威胁，美国每年有8700名医护人员在进行医护工作时患上乙型肝炎，200人因此死亡。医护人员患病后又可以传染给患者，因此维护医护人员的健康是十分重要的。对新来的医护人员进行体检；对长期工作的医护人员进行查体和注射乙型肝炎疫苗；对于患有各类传染性疾病、呼吸道感染或患有外伤的医护人员，应暂时调离手术室；在工作中避免医护人员被带病毒的患者血液污染。

3）医院感染发病情况的报告：医院感染控制人员应定期监测门诊手术患者的医院感染和

传染病的发病情况,及时向上级有关部门报告。

4)手术切口的观察:在门诊手术的感染控制中,最困难的问题可能是切口感染资料的收集。1992 年,Holtz 和 Wenzel 分析有关术后切口感染的 12 篇文章,其术后切口感染率差别很大,最低为 2.5％,高的达 22.3％,他们认为如果不把出院后的感染数计算在内,统计出的感染率比实际值低 50％。尽管分析门诊手术的感染率困难重重,但不能因此而放弃这一努力。

(4)导管室:导管室的环境卫生和工作人员的要求与手术室一样,具体措施参照手术室管理执行。

一次性导管不得重复使用,可以重复使用的导管必须按照要求达到灭菌水平。

4.常用诊疗器械的消毒

门诊常用的诊疗器械如听诊器、血压计袖套、诊锤等具有使用频繁、持续使用的特点,但其消毒往往不能引起应有的重视,这些诊疗器械使用后如果消毒不彻底,对患者和医务人员都是一个造成感染的潜在危险因素。

对于门诊常用诊疗器械的消毒处理程序,应根据所能造成感染的危险性加以分类,即高度危险性的物品(与破损的皮肤或黏膜密切接触或插入体内无菌部位的物品),中度危险性物品(与健康皮肤或黏膜密切接触的器械)和低度危险性的物品(与患者接触不密切的物品)。

高度危险性的物品包括所有的外科器械、动静脉和尿道插管,也包括进入体内无菌组织的各种内镜如关节镜、腹腔镜、膀胱镜等。这些物品均应灭菌处理,首选压力蒸汽灭菌,如果物品不耐高压、高温,可用环氧乙烷或过氧化氢气体等离子体低温灭菌法灭菌。

中度危险性的物品包括:①直接或间接与完整黏膜接触的物品(呼吸器、麻醉机、胃镜、支气管纤维镜、压舌板和口腔科部分器械等),这类物品因消毒不规范或患者自身免疫能力低下,所引起的感染现象正在引起重视。②直接或间接接触完整皮肤的物品(体温计、血压计袖带、听诊器等),这类物品与前类物品相比造成感染的机会相对少些,但美国 Stem Licht 就血压计袖套上的细菌污染情况曾做过调查。从不同医院的 ICU、手术室、麻醉后监护室的 80 名患者使用的血压计袖套表面取样,其结果表明菌落阳性率为 98％,其中整形医院取样 17 例,100％有细菌生长,致病菌占 71％;肿瘤医院取样 23 例,100％有细菌生长,致病菌占 80％;对于反复交叉使用的套袖取样,92％有致病菌。因此,常用诊疗器械在控制医院感染上是值得重视的一个传染源。不同患者反复使用同一诊疗器械,可明显地引起细菌的移植,给血压计袖套进行有效的消毒处理,可使细菌数明显减少,一般血压计袖套应保持清洁干燥即可,如果感染患者用后需要消毒处理。

与患者不直接接触的物品,如工作台地板、墙壁、家具等,危险性很低。因此,只按常规清洁即可。

5.加强肠道门诊的管理

根据卫生部的规定,二级以上综合医院都需设立肠道门诊,以便及时控制痢疾、霍乱、伤寒等肠道传染病。尤其是夏季霍乱病,一旦发现要严格控制以防蔓延。肠道门诊要有单独的挂号、诊室、观察室、抢救室、化验室、收费、取药、治疗室、污洗室、厕所、医师更浴室等设施,患者就诊后直接离院,避免到其他科室串行。

6.开展医院感染知识宣教

各医院的医院感染管理科除定期或不定期地举办医师、护士、技术员、医学生、后勤人员和卫生员参加的有关医院感染知识培训外,还要通过录像、录音、宣传手册、宣传板报等多种形式,向门诊患者及其家属开展医院感染知识的宣教活动,使更多的人了解医院感染的预防和控制,增加患者的防病意识,以便更好地配合医院所开展的各项预防和控制医院感染的措施。

二、急诊科医院感染的预防与控制

(一)概述

急诊科是全院医疗服务体系的一个重要组成部分,是对急性病(高热、急腹症)、慢性病急性发作、急性外伤、急性中毒、心脏病、大出血等临床各种危、急、重症患者进行抢救与观察处理的中心。由于急诊科患者具有流动量大、随机性强、病情各异、病情复杂的特点,各种急性感染性疾病可能混在一般患者中间,交叉感染的机会始终存在。有资料报道某大型综合性教学医院的急诊内科,在2000年1月至2002年12月两年间接诊的1 892例急诊患者中,有413例发生医院感染,医院感染发病率为21.8%。因此,加强急诊科医院感染管理是医院感染预防与控制的重要组成部分。

(二)急诊科医院感染管理工作中的问题

急诊科人员流动量大,病种多而复杂,且多为病情紧急、危重、需要及时诊疗或抢救的患者,就诊流程因病情而异。

急诊科医院感染的潜在因素较多,容易引起医院感染的发生,主要存在如下问题:

(1)急诊科的建筑布局、流程不符合卫生学要求:急诊科的污染和清洁路线不分,出入口安排不当,布局不合理等均可导致病原菌广泛传播,在急诊科的布局中,清创室或小型手术室、观察室和急诊ICU是存在医院感染隐患的主要场所。

急诊手术患者多为创伤外科手术,患者在无术前准备的情况下进入手术室,由于空间有限,污染清创术与相对无菌手术常在同一手术室进行,增加了交叉感染的概率。急诊患者就诊大多是不可预计的,随时就诊的可能性大,接台手术的间隔时间较短,使空气中病原微生物、尘埃增多,空气污染严重。有时急诊患者及其家属异常焦急的情绪会影响医务人员,使他们在手术中的无菌观念削弱,这些无疑会增加医院感染的概率。

在急诊观察室里病种繁多,患者流量大,陪伴人员进出多,而空间有限,因此容易发生交叉感染。ICU中急诊抢救患者多病情危重、生命体征不稳定,部分患者伴有意识障碍,甚至出现呼吸、心跳停止,在抢救患者过程中对患者进行气管插管、气管切开、留置导尿管、深静脉置管等紧急抢救技术操作时,往往忽视防治继发感染或者采取预防措施不合理,成为接受侵入性操作患者感染明显增高的主要原因。

(2)医院感染管理制度执行不严:急诊科各类仪器设备使用频繁,侵入性操作使用一次性医疗用品繁多,因个别医务人员责任心不强、无菌观念淡薄、各项技术操作不规范、不能严格执行无菌技术和消毒隔离制度等,是造成急诊科医院感染发生增多的主要原因之一。

(3)医务人员手卫生的依从性不高:医护人员手携带的细菌与医院感染密切相关。急诊环境由于其开放式的管理,24小时全天候工作,患者病情复杂,危重患者及陪护人员多,各种潜在感染和带菌者情况不明,加上医护人员的工作量大,导致医护人员的手更加容易被污染。

急诊科洗手设施简陋,手拧式水龙头易造成洗手后的二次污染,而洗手用品的不合理配置也难以保证洗手效果,如临床洗手用肥皂多数放在洗手池旁,常处于潮湿状态,而潮湿的肥皂为细菌提供了良好的生存条件。有报道表明,急诊科医护人员常用的听诊器可能是洗手后医护人员手再污染的一个重要因素,其平均含菌量明显高于手的含菌量。

(4)急诊科预检分诊制度落实不够:急诊科部分病员病情危重、无家属陪伴等,给分诊工作带来了很大的实际困难。在急诊患者中还有一部分为传染病患者,早期症状不明显,不容易识别,极易造成医源性感染的发生。

(5)侵袭性医疗器械使用日益广泛:来急诊科救治的患者入院时,基础疾病多为危重疾病,许多患者入院后需要进行侵入性诊断与治疗操作,如气管插管、呼吸机应用、静脉穿刺、导尿、插管洗胃、内镜检查、胸腔和腹腔穿刺等。侵入性操作容易损伤患者的天然保护屏障,导致医院感染的发生。

(6)抗菌药物使用不合理:广谱高效抗菌药物的广泛使用是造成急诊科患者发生医院感染的重要原因之一,有时因急于预防与控制危重患者的感染,往往盲目服从于患者及其家属的要求,部分医师常常使用广谱高效抗菌药物,容易使细菌产生耐药性或者造成患者菌群失调,甚至真菌感染。

(7)医疗废物管理不规范:急诊科患者较多,难以进行彻底的消毒处理,致使医院感染菌株较为集中。在抢救过程中若不重视医疗废物分类,锐器未及时放入锐器盒,可能对工作人员造成不必要的伤害。患者的排泄物、分泌物及被污染的物品未经消毒处理即倒入下水道,使传染病蔓延,并可直接或间接地污染水源、食品、便器等用物及手,均可能造成二次污染和职业暴露的发生。

(三)医院感染的预防与控制

急诊科由于患者流动量大、病情复杂等特点,存在交叉感染的风险较大。因此,急诊科医院感染管理应从布局流程、规章制度、环境物品的消毒灭菌、人员培训、职业防护、抗菌药物合理应用等方面入手,切实做好医院感染的预防与控制工作。

1.布局合理,流程符合卫生学要求

医院感染建筑布局直接与医院的工作流程相关,而评价工作流程合理性的重要指标是看其建筑布局能否满足医疗工作的卫生标准,其建筑在发生医院感染的过程中能否有利于采取有效措施控制传播途径,以避免因建筑布局设计上存在的缺陷导致医院感染的播散。为此,在急诊科的改建与扩建工程中,医院感染管理委员会应当结合国家的相关标准对基本设施和工作流程进行审查,避免盲目性、随意性,给以后的医疗活动和医院感染管理带来不便。

急诊科的设置应与医院级别、功能和任务相适应,一级医院设急诊室,二、三级医院独立设置急诊科。急诊科为一级科室,是门诊的重要组成部分,应设在门诊的近处,并有明显的路标和标识,以方便和引导患者就诊。急诊科应明亮通风,候诊区宽敞,就诊流程便捷通畅,建筑格局和设施应符合医院感染管理的要求。儿科急诊应根据儿童的特点,提供适合患儿的就诊环境。

急诊科应设医疗区和支持区，二者应合理布局，有利于缩短急诊检查和抢救半径。其中医疗区包括分诊处、就诊室、治疗室、处置室、抢救室和观察室，有条件的可设急诊手术室和急诊监护室；支持区包括挂号、各类辅助检查部门、药房、收费和安全保卫等部门。

急诊科入口应通畅，设有无障碍通道，方便轮椅、平车出入，并设有救护车通道和专用停靠处；有条件的可分设急诊患者和救护车出入通道。急诊科应根据患者流量和专业特点设置观察床，收住需要留院观察的患者，观察床的数量以医院床位数 2‰～3‰ 为宜。患者留观时间原则上不超过 72 小时。急诊科应设有专门传呼（电话、传呼、对讲机）装置。有条件的医院可建立急诊临床信息系统，为医疗、护理、感染控制、医技、保障等部门及时提供信息。

急诊诊室应靠近急诊区入口处，因有时有担架出入，外加陪同人员，诊室的大小可稍大些。诊室的数量在大型综合性医院的急诊科中，除了设有内外科诊室外，还可设有妇产科、五官科等各科诊室，可根据医院的实际需要与人力条件而定。在一般综合性医院中，可只设内外科诊室，小型医院可考虑一间大的诊室，兼作急诊室，对患者做临时处置。

急诊抢救室的位置应设在邻近急诊入口，门朝向大厅，便于将危重患者直接推至室内。急诊科抢救室应设置一定数量的抢救床，每床占地面积以 $14\sim16m^2$ 为宜。

急诊观察室是收治一时不能确诊病情而需要医学观察的患者。观察室是急诊室的主要组成部分，近年由于医院床位紧张，急诊科观察床位增加明显、十分拥挤。卫生部明确规定急诊科观察床的数量按医院总床位数量的 5‰ 设立。大观察室内一般设 4 床或 6 床，并单独设立隔离床或隔离观察室，以便于接纳需要隔离的或危重患者。治疗室位置一般应靠近观察室或诊室，以便于抢救患者。

2.人员、物品的管理

（1）人员的管理：急诊科应配备足够数量，受过专门训练，掌握急诊医学的基本理论、基础知识和基本操作技能，具备独立工作能力的医护人员，且专业技术人员应相对固定，以防人员不足和流动性大，各种操作不到位而致医院感染的发生。

（2）物品的管理：急诊科的仪器设备及药品配置应齐全，并确保处于备用状态，以确保急诊救治工作及时有效开展。

3.医院感染的预防与控制措施

（1）建立健全医院感染管理组织：根据国家卫生行政部门有关医院感染管理的具体要求，结合急诊科的工作特点，应成立由急诊科主任、护士长、监控医生和监控护士组成的医院感染监控小组，明确责任，认真履行职责。急诊科主任作为第一责任人，全面负责本科室医院感染管理的各项工作，制定医院感染相关管理制度，并组织实施；对医院感染病例及感染环节进行监测，采取有效措施，降低医院感染发病率；发现医院感染散发病例时，24 小时内报告；发现医院感染暴发时，及时报告医院感染管理部门，并积极协助调查，采取控制措施；监督指导本科室医务人员执行无菌操作技术规程和消毒隔离制度以及抗菌药物的合理应用；组织本科室进行医院感染预防控制知识培训，负责本科室医务人员的职业防护和医疗废物的管理工作等。

（2）制定并落实医院感染管理的规章制度：制度是管理的基础与保证，医院感染管理工作更是如此。遵循《医院感染管理办法》及相关法律法规的要求，结合急诊科的工作实际情况，制定相应的医院感染管理规章制度，如各类人员在医院感染管理工作中的职责，消毒隔离制度等,严格执行医院感染防控的各项制度,包括医院感染病例监测、报告,医院感染暴发及突发事件的监测、报告、调查与控制制度,一次性使用无菌医疗用品的管理制度,医务人员职业卫生防护制度,手卫生制度,无菌操作技术规范,抗菌药物合理应用管理制度,医疗废物的管理制度等。严格实行预检分诊制度,在重大抢救时,特别是突发公共卫生事件,及时报告医院感染管理部门,启动相应的医院感染处置预案,以提高医疗质量,保障患者和医务人员的安全。

(3)加强继续教育,提高医务人员医院感染的防控水平:由于现代医学科学技术的迅猛发展,各种新的急救仪器的广泛使用,使得急诊医学面临的医院感染防控较一般病房更为复杂、艰巨,加之急诊医学的特性,很多情况不容仔细准备,更增加了患者感染的风险。因此必须通过培训,使我们广大的急诊工作者时刻牢记在诊疗的同时,应注意医院感染的防控。

(4)严格无菌观念,做好消毒工作:急诊科应当建立健全消毒制度,开展消毒知识与技术的培训,使医务人员掌握消毒与灭菌的基本知识。同时严格执行国家有关规范、标准和规定,使用合格的消毒与灭菌物品,并定期开展消毒与灭菌效果监测。

(5)加强医务人员手卫生工作,提高医务人员手卫生依从性:手卫生是预防和控制医院感染、保障患者和医务人员安全最重要、最简单、最有效、最经济的措施,而手卫生工作对急诊科尤为重要。因此,应定期对急诊科工作人员开展手卫生知识培训,掌握必要的手卫生知识、正确的手卫生方法,保证洗手与手消毒达到规定的要求。同时应按照《医务人员手卫生规范》的要求,为急诊科配备非手触式水龙头开关的洗手池,充足的速干手消毒剂、干手纸巾等手卫生设施,为提高医务人员手卫生的依从性提供必要条件,使医务人员能严格按照洗手与手消毒指征、手卫生方法认真洗手或者手消毒。

(6)合理应用抗菌药物,避免和减少细菌耐药性的产生:急诊科应根据自身的特点,包括本院、本地区急诊科收治患者常见感染、常见病原体及其对抗菌药物的敏感性,结合卫生部(现卫健委)颁布的《抗菌药物临床应用指导原则》和《卫生部办公厅关于进一步加强抗菌药物临床应用管理的通知》精神,制定适合本院急诊科特点的临床抗菌药物应用制度,并根据病原体的变迁和抗菌药物敏感性的变化,适时进行修改与调整,以达到合理使用抗菌药物、降低细菌耐药性的目的。

同时应高度重视 MDRO 的医院感染预防与控制工作,因急诊科是 MDRO 包括 MRSA、VRE、产 ESBLs 的细菌和 MDRAB 等聚集的场所,我们应针对 MDRO 医院感染监测、控制的各个环节,制定并落实 MDRO 医院感染管理的规章制度和有关技术操作规范,采取有效措施,预防和控制 MDRO 传播。另外应加强对上述耐药菌感染的监测,及时发现、早期诊断MDRO 感染患者和定植患者,并根据监测结果指导临床对 MDRO 医院感染的控制工作,保障医疗安全。

(7)树立标准预防理念,积极采取有效隔离措施:急诊科医务人员不仅长期、大量、频繁地接触各种病原微生物,而且还频繁地接触各种化学药品及使用各种锐器,这些都增加了患感染性疾病的风险。2003 年 SARS 的暴发,导致许多急诊科医务人员在救治 SARS 患者的工作中发生感染,甚至付出了宝贵的生命。因此,应根据国家的相关法规,制定医院急诊科医务人员的职业卫生防护制度,并认真落实;提供合格和充足的防护用品,定期进行培训,充分掌握医院感染"标准预防"的基本原则和具体措施,并能根据情况在必要时采取适当的额外预防措施,确保急诊科医务人员的职业安全。

三、手术室医院感染管理

手术室是外科系统进行手术治疗与护理的专业场所,各种高危操作相对集中,如接受麻醉、留置导尿管、气道插管、手术过程可能失血、植入人工装置等,外科手术部位感染(SSI)是外科领域中常见的严重并发症,有效控制感染的发生是手术成败的关键之一。在美国,每年有30亿美元花费在外科感染上,而一例伤口感染要额外花费 3 089 美元和延长 6.5 天住院时间。据 WHO 调查,手术室空气中的含菌量与切口感染发生率呈正相关。美国 CDC 的一项调查指出,手术室空气中浮游菌数在 $700\sim1800CFU/m^3$,就有发生经空气传播所致感染的危险性,当降至 $180CFU/m^3$ 以下则感染的危险性就大为降低。清洁、明净、宽敞的手术室可为净化空气提供有利条件,而单纯依靠紫外线或化学消毒剂等处理手术室空气,只能起到暂时性清洁效果。手术过程中人的行为和仪器、药物的使用会不断污染空气,采用空气洁净技术(主要是层流洁净技术),通过回风和稀释作用,可使室内空气始终维持一定的洁净水平。目前国内手术室基本分为两种:普通手术室和洁净手术室,因此必须对手术室采用合理的建筑布局和功能划分,加强空气净化,对工作人员的各项操作尤其是无菌技术进行规范化、制度化、流程化管理,完善感染控制技术,以减少外科手术部位感染的发生。

(一)手术室建筑设计与布局

手术室是为患者施行手术治疗、诊断以及抢救危重患者的重要场所。手术室工作质量直接影响着手术效果和患者的预后,甚至关系到患者的生命安危。手术室的设计思路是强调细菌控制的综合措施,以最大限度地减少感染风险,体现卫生学、临床医学、微生物学和医院管理学的内涵,满足医学技术的进步,并对医院其他现代化要素的发展起到保障作用。因此,手术室布局必须合理,设计人性化、具有先进功能的手术室将成为现代化医院建筑的重要标准之一。

1.普通手术室建筑设计

不同等级或专科医院的手术室应根据医院的实际情况与需求,确定手术室的位置、手术室的房间数量与设置,充分合理利用卫生资源。

(1)手术室的位置要求:手术室应设在安静、清洁,便于和相关科室联络的位置。以低平建筑为主的医院,应选择在侧翼;以高层建筑为主体的医院,宜选择主楼的中间层。手术室的位置还应满足与器械供应室、技术层一体化的要求。手术室与供应室实现一体化管理,有利于加强手术器械的管理,简化工作流程。在设计建造手术室时,应尽量将手术室设计在供应室、技术层的上下楼层之间,尽可能形成垂直联系,楼层之间应设有内部电梯或物流系统;由于功能科室工作联系的需要,除考虑手术室与重症监护和治疗部门的联系外,还应注意其与急诊部及检验科室的联系。遵循原则为宜靠近手术科室、血库、影像诊断科、实验诊断科、病理诊断科等,必要时与相关科室设有便捷的信息通道和物流通道;宜远离锅炉房、修理室、污水污物处理站等,以避免污染,减少噪声。手术室的朝向应避开风口,以减少室内尘埃密度和空气污染,同时应避免阳光直接照射对手术灯光效果的影响。

手术室应设三条出入路线,一是工作人员出入路线;二是患者出入路线;三是器械敷料等循环供应路线,设专用电梯,供运送物品、接送患者及手术室工作人员使用,尽量做到隔离,避免交叉感染。

(2)手术室应设有的房间:

1)卫生通过用房:包括换鞋处、更衣室、淋浴间、风淋室等。

2)手术用房:包括普通手术间、层流净化手术间、负压手术间等。

3)手术辅助用房:包括刷手间、麻醉准备室、复苏室等。

4)消毒供应用房:包括消毒间、供应室、器械室、敷料室、器械洗涤间等。

5)实验诊断用房:包括 X 线、内镜、病理、超声等检查室。

6)教学用房:包括手术观察台、闭路电视示教室等。

7)办公用房:包括医护办公室、医护值班室等。

8)其他辅助用房:包括打包间、库房、污物间、换车间、家属谈话间等。

(3)手术室房间面积和数量的确定:手术间的面积应根据手术大小和各种手术设备仪器所需空间而定。一般大手术以每间 $30\sim40m^2$ 为宜;中小手术间面积以 $20\sim30m^2$ 为宜;用作心脏体外循环手术、器官移植手术的手术间需要 $60m^2$ 左右。

估算用房数量的方法有两种:一是根据手术科室的床位数,按(20~25):1 的比例确定手术用房数,然后根据手术用房数确定手术辅助用房、消毒供应用房及其他用房数。二是根据手术的次数来确定手术间的数量:①每 100 个病床设计 2 个手术间的判断标准似乎最为普遍;②日本的小林氏指出使用这样的公式:一般情况下的手术室,手术间的数量=床位数/100×(1.5~1.8);特殊的、需要大量手术室的时候,手术间的数量=床位数/100×(1.9~2.4);③更详细的算法为手术间的数量=$B\times365/T\times1/W\times1/N$。

B:需要手术的总床位数(包括外科、妇产科、五官科等)。

T:平均住院天数。

W:手术间全年工作天数。

N:平均每个手术室每日手术次数。

有资料披露,德国专家认为6~8间手术室是比较理想的合理范围,在瑞典有的主张8~10间,也有的主张5~6间,挪威专家则认为手术室不应当超过12间。

(4)手术室设置要求:

1)手术室墙面建筑要求:应选用光滑、少缝、抗菌、易清洁、易消毒、耐腐蚀、保温、隔声、防火、耐用的材料;地面宜采用抗静电塑胶地板,具有弹性、防滑、抗菌、抗酸碱腐蚀、保温、隔声、防火、抗静电、撞击声小、易刷洗的特点,还可减轻手术人员的脚部疲劳;不设地漏,墙面与地面、天花板交界处呈弧形,防积尘埃;有冷暖气调节及空气置换设备,室温保持在 $22\sim25℃$,相对湿度以 $40\%\sim60\%$ 为宜,噪声不大于 $40\sim50dB$;走廊宽度应不小于 2.5m;刷手间宜分散分布,以便清洁手后能最短距离进入手术间,减少二次手污染;建有消防通道及火警感应装置,走廊及辅助间应备有灭火器;冷热水及高压蒸汽应有充分保证;利用单独系统或与送风系统连锁的装置,控制排放消毒气体和麻醉废气。

2)手术间室内建筑要求：手术室的净高宜为 2.8~3.0m，颜色选用浅绿、淡蓝色，以消除术者的视觉疲劳。门的净宽不宜小于 1.4m，采用电动悬挂式自动感应门，应设有自动延时关闭装置，具有移动轻、隔声、坚固、密闭、耐用等特点，并可维护房间的正压或负压，门上开玻璃小窗，利于观察和采光；可设前、后门，前门通向内走廊，后门通向外走廊，不设边门。采用双层固定密闭玻璃窗，与墙面取平，避免积灰，两层玻璃之间可安有电控或手摇的百叶帘。旋转吊塔和墙上分别安装一式两套的氩气、二氧化碳、笑气(一氧化二氮)、压缩空气、氧气的管道和负压吸引等终端接口(每个终端要有明显标志，有不同颜色区分)，总电源线，中央吸引及气体管道等装置都应设在墙内。

3)手术室设备要求：随着医学科技的发展，更人性化的先进设施逐步进入手术室。便捷的手术转运床，转运带在开启后可自动加温，具有安全、稳定、保暖的特点，且一定程度上可起到预防交叉感染的作用；电视教学系统便于随时了解手术进程以及教学示范，并有利于控制参观人员，保证室内空气质量。手术室室内照明灯一般为安装在天花板上的日光灯或白炽灯，要求光线分布均匀、不易导致眼睛疲劳，利于手术的进行；手术灯的要求是必须无影、光线均匀而集中、没有反光、可以调节焦距、不产生大量热量的冷光源灯，光源首选外形设计简单、流畅、表面平整无死角、易清洁消毒、全密封外壳的无影灯，并可在灯盘中央安装高分辨率摄像系统。手术室应有双相供电设施，有足够的电源插座，加盖密封并有防火花装置，手术间地面有导电设备。手术床应设计合理、稳定性好、床垫舒适，床体采用高质量不锈钢，耐高温、耐腐蚀，易操作、清洁、消毒，整床可透光；有条件者可安装传呼及计算机系统，如 PACS 移动工作机，直接与放射科电脑联网，以便调取患者的影像学资料；安装其他弱电系统如广播音乐装置、足够的信息网口、图像转播系统、保安摄像系统等。根据手术需要，手术室设置专用保温柜、保冷柜、冷冻柜，使手术过程中使用的生理盐水、药品、盖被，在手术前进行处理，以保证在手术过程中使用方便。

2.洁净手术室建筑设计

生物净化控制的对象主要是空气中有生命的微粒、细菌、病毒及载体气溶胶。创建生物洁净手术室(简称：洁净手术室)是外科手术发展的需要，其功能性质要求建筑设计符合《医院洁净手术部建筑技术规范》。此种手术室设置净化空调系统，对空气中的生物粒子和非生物粒子均可加以控制，达到一定的生物洁净标准。

洁污分开：手术间、刷手间及无菌物品存放间等都布置在手术室内走廊的周围，内走廊或厅仅供工作人员及无菌器械和敷料进出，在手术室外围设清洁走廊，供患者及污染器械和敷料进出，这样的人、物流线安排避免了交叉污染。

(1)手术室洁净原理和技术：引起手术感染的途径大致有三种，即直接接触感染、患者自身的感染和浮游于空气中的病菌落入伤口而引起的感染。据有关资料报道：25%的伤口感染是由浮游于空气中的病菌所引起的，包括病房、换药室和手术室多个环节，因此要注意控制带菌者出入无菌空间。手术室洁净措施就是要消除浮游于空气中的细菌，减少由此引起的术后感染。其方法有：控制浮游粒子发生量；迅速有效地排除室内已发生的游浮粒子；有效阻止室外粒子进入室内。

(2)洁净手术室标准:洁净手术室建筑布局要符合《医院洁净手术部建筑技术规范》的要求。根据每立方米中粒径大于或等于 0.5μm 空气灰尘粒子数的多少,洁净手术室可分为 5 级、6 级、7 级和 8.5 级 4 种。数字越高,净化级别越低。洁净手术室的用房分级标准见表 6-1,洁净辅助用房分级标准见表 6-2。

表 6-1　医院洁净手术室用房的分级标准

洁净用房等级	空气洁净度级别		沉降法(浮游法)细菌最大平均浓度		用途
	手术区	周边区	手术区	周边区	
Ⅰ	5 级	6 级	0.2CFU/(30min·φ90皿)(5CFU/m³)	0.4CFU/(30min·φ90皿)(10CFU/m³)	假体植入、某些大型器官移植、手术部位感染可直接危及生命及生活质量等手术
Ⅱ	6 级	7 级	0.75CFU/(30min·φ90皿)(25CFU/m³)	1.5CFU/(30min·φ90皿)(50CFU/m³)	涉及深部组织及生命主要器官的大型手术
Ⅲ	7 级	8 级	2CFU/(30min·φ90皿)(75CFU/m³)	4CFU/(30min·φ90皿)(150CFU/m³)	其他外科手术
Ⅳ	8.5 级		6CFU/(30min·φ90皿)		感染和重度污染手术

注:浮游法的细菌最大平均浓度采用括号内数值。细菌浓度是直接所测的结果,不是沉降法和浮游法互相换算的结果。眼科专用手术周边区洁净度级别比手术区可低 2 级。

表 6-2　洁净辅助用房的分级标准

洁净用房等级	沉降法(浮游法)细菌最大平均浓度	空气洁净度级别
Ⅰ	局部集中送风区域:0.2CFU/(30min·φ90皿);其他区域:0.4个/(30min·φ90皿)	局部 5 级,其他区域 6 级
Ⅱ	1.5CFU/(30min·φ90皿)	7 级
Ⅲ	4CFU/(30min·φ90皿)	8 级
Ⅳ	6CFU/(30min·φ90皿)	8.5 级

各级医院应以洁净度 7 级洁净手术室为主,大型医院洁净度 5 级手术室一般不要超过两间。据调查 80% 以上的手术可在洁净度 8.5 级或 7 级洁净手术室内进行,因此不必把大量的财力用在投资大、使用效率低的 5 级层流洁净手术室建设中。通常一个三级甲等综合性医院洁净手术室数量以 10~12 间为宜;一个二级甲等综合性医院洁净手术室数量以 6~8 间为宜,洁净手术室数量不宜过多,关键在于提高手术室使用率。

(3)洁净手术室平面设置:洁净手术部必须分为洁净区与非洁净区。两区之间必须设缓冲间或传递窗。Ⅰ、Ⅱ级洁净手术室应处于手术部内干扰最小的区域。洁净区内按对空气洁净度级别的不同要求分区,不同区之间宜设置分区隔断门。根据医院具体平面,在尽端布置、中心布置、侧向布置及环状布置等形式中选取洁净手术部的适宜布局;选取合适的通道形式。洁净手术部人、物用电梯不应设在洁净区。当只能设在洁净区时,出口处必须设缓冲间。换车处、负压洁净手术室和产生严重污染的房间应设缓冲间。缓冲间的面积不小于 3m²,其洁净度级别与洁净度高的一侧同级,但不应高过 6 级。每 2～4 间洁净手术室应单独设立 1 间刷手间,刷手间不应设门;也可设在洁净走廊内。

3.手术室布局与功能划分

随着装潢材料的现代化,仪器设备的先进化,手术室的布局也更趋合理化,功能划分明确。

(1)普通手术室:就整体而言,我国医院的手术室,以条状三通道式为多,国外医院则提出了中心岛式、多通道式等多种布局形式。对此各国的看法不尽相同,但原则都是:以明确划分洁污区等方法来改善与保证手术室环境,并以此促进提高工作效率。

1)布局:对于单个手术室单元,欧洲一些国家如英国、瑞典,习惯上在手术室与走廊间布置若干前室,分别用作麻醉间、术后通过间等,其认为以此可提高工作效率,便于监督,虽然需要占用较大的面积,但工作环境较佳;相反,美国、日本及我国则习惯于手术室边上直接与走道联系。反对设前室的专家认为:设计麻醉室需要布置两套麻醉管线,增加投资,而且具有患者在麻醉状态下移动不安全,以及前室占用面积较大的缺点。

2)手术室分区:手术室须严格划分为限制区、半限制区和非限制区。如将限制区与非限制区分设在不同楼层的两个部分,可以彻底进行卫生学隔离,但需配备两套设施,增加工作人员,管理不便;如在同一楼层的不同段设限制区和非限制区,中间由半限制区过渡,设备共用,这种设计管理较方便。各区域间应有明显标志。

A.限制区包括:无菌手术间、洗手间、无菌物品存放室、贮药室等。

B.半限制区包括:急诊手术间或污染手术间、器械敷料准备室、麻醉准备室、消毒室等。

C.非限制区包括:更衣室、石膏室、标本间、污物处理间、麻醉复苏室和护士办公室、医护人员休息室、餐厅、手术患者家属休息室等,值班室和护士办公室应设在入口处。

3)手术间分类:按手术有菌或无菌的程度,手术间可划分成以下五类。

A.Ⅰ类手术间:即无菌净化手术间,主要接受颅脑、心脏、脏器移植等手术。

B.Ⅱ类手术间:即无菌手术间,主要接受脾切除手术、闭合性骨折切开复位术、眼内手术、甲状腺切除术等无菌手术。

C.Ⅲ类手术间:即有菌手术间,接受胃、胆囊、肝、阑尾、肾、肺等部位的手术。

D.Ⅳ类手术间:即感染手术间,主要接受阑尾穿孔手术、脓肿切开引流等手术。

E.Ⅴ类手术间:即特殊感染手术间,主要接受铜绿假单胞菌、结核性脓肿、气性坏疽杆菌、破伤风杆菌等感染的手术。

由于专科手术往往需要配置专门的设备及器械,因此可以按不同专科将手术间划分为普外、骨科、妇产科、脑外科、心胸外科、泌尿外科、五官科、腔镜外科等手术间,并做相对固定。

(2)洁净手术室:创建生物洁净手术室(简称:洁净手术室)是外科手术发展的需要,近年来国内医院逐渐采用。此种手术室设置净化空调系统,对空气中的生物粒子和非生物粒子,以及温湿度、尘埃、细菌、有害气体浓度和气流分布均可加以控制,保证室内人员所需的新风量和室内合理的气流流向,并维持整个手术室合适的压力梯度分布及定向流动,达到一定的生物洁净标准,创造理想的手术环境,降低手术感染率,提高手术质量。

1)基本布局:洁净手术部内部平面和通道设计必须符合功能流程短捷、洁污流线分明并便于疏散的原则。有效地组织空气净化系统,满足空气洁净要求。高级别的手术间应设在手术室的尽端或干扰最小的区域。

A.采取单通道布局,应具备污物可就地消毒和包装的条件,将手术后的污物经就地初步处理后,可进入洁净通道。

B.采取多通道布局,应达到人和物均可分流的条件,当平面和面积允许时,多通道更有利于分区,减少人、物流量和交叉污染。

C.采取洁、污双通道布局,可将医务人员、术前患者、洁净物品供应的洁净路线与术后患者、器械、敷料、污物等污染路线分开。

D.中间通道宜为洁净走廊,并有净化设施,而外廊宜为清洁走廊。

E.设置要求同普通手术室。

2)净化空调系统:是建立整个洁净手术部保障体系的重要一环。普通的空调系统尤其是其中热湿交换设备,常常是滋菌积尘的良好场所,而净化空调系统可通过控制室内细菌的浓度,来防止在手术过程中伤口感染,提高手术质量。具有以下特点:

A.系统清洁、干燥、易清洗,将送风空气中所有的微生物粒子清除掉,确保送风空气的洁净和无菌。

B.采取有效的除菌、防菌和抗菌的综合措施,防止系统中出现二次污染,使室内达到无菌无尘。

C.保证不同区域之间及整个手术部合理的气流流向和压力分布。

D.满足不同区域所需的温度(21～25℃)和湿度(30％～60％),实施湿度优先控制,以抑制细菌繁殖,降低人体发菌量,兼顾内部人员的舒适感。

E.排出并处理室内废气和有害气体,在保持室内良好空气品质的同时,防止对外部环境的污染,有条件者可进行热回收。

可以根据手术量和手术需要选用集中式空调系统、分散式空调系统或半集中式空调系统,但前提是不能影响整个手术部有序的梯度压力分布,同时不宜采用走廊回风,以免引起交叉感染。

(3)负压手术室:负压手术室的空气洁净系统通过调节送风与排风量之间的差值,并结合送回风动态控制来实现。使室内的空气压力低于室外,形成压力差,迫使空气自室外向室内流动,使室内污染空气通过回风口的高效过滤器排出室外,排风口应远离人群和通风窗口的安全地带,有效控制了室内污染空气对外界环境的影响。主要功能:可阻止携带含气溶胶病毒的空气泄入附近区域,可稀释手术间内的有害气溶胶以保护医护人员免受感染。

1)建筑布局要求:负压手术室应位于手术室的一端,尽可能自成一区,有独立入口,方便封闭隔离;应设缓冲间,减少开门时对手术室负压的影响。新风口和排风口要有一定距离,严防排风口空气泄漏,导致送风口的空气污染。回风应选用下回风方式,对特殊性传染病应能切换到全排风、全新风。排风入口需安装低阻高效过滤器,确保环境不受污染。

2)适用范围:负压手术室主要适用于由污染气溶胶、飞沫核通过呼吸道传播的传染病,如肺结核、SARS、禽流感、麻疹、水痘等;特殊感染手术及病原体毒力抗力较强者,可造成周围环境严重污染,如铜绿假单胞菌感染伤口、气性坏疽、破伤风患者的手术等或患者不能经过卫生处理的急救手术。

（二）手术室工作人员

手术室与病房不同的结构、功能、性质特点，决定了其自身的特殊性，要求如下：

（1）制定手术室的各项规章制度、工作流程、操作规范及人员的岗位职责。

（2）进入手术室必须遵守手术室的着装要求和行为规范，并严格执行各项无菌操作，防止术后感染的发生。

（3）医院手术室的管理人员、所有的工作人员和实施手术的医师，应当具备手术部医院感染预防与控制及环境卫生学管理方面的知识，接受相关医院感染管理知识的培训，严格执行有关制度和规范。

（4）医院手术室环境的卫生学管理，应是建筑布局符合合理功能流程和洁污区域分开的原则。各个区域应有明显的标志，区域间避免交叉污染。

（5）严格按照标准预防原则并根据致病微生物的传播途径采取相应的隔离措施，为传染病患者或者其他需要隔离的患者实施手术时，应当遵循《传染病防治法》有关规定。

（6）加强医务人员的防护和手术后物品、环境的消毒工作。

（7）重视清洁队伍的管理。应开展上岗培训和定期培训，建立一支稳定的清洁队伍，制定标准化操作规程，配备足够保洁人员，加强督促检查。

（三）手术室医院感染管理

过去一直认为空气传播（菌尘传播）是手术室获得性感染的主要传播途径，但大量研究表明，菌尘传播只是途径之一，接触传播仍然是术后感染的主要传播方式，包括：手术人员和患者所携带的细菌透过潮湿的衣被、巾单等直接或间接传入手术室；使用未经彻底灭菌或在手术中被污染的器械、敷料、用品；空腔脏器切开后，细菌直接渗出或经手术者的手、器械、纱布垫、冲洗液等污染手术野。因此，除改善手术室设施、严格遵守各种规章制度外，必须全面加强日常管理，防患于未然。

1.加强手术室环境质量控制

（1）物体表面：遵循先清洁、再消毒的原则，应有序进行，由上而下，由周边区域到中央区域，由相对清洁、轻度污染到重度污染。墙面、地面、天花板、桌面、电话、仪器设备等所有室内物品表面，应定时做湿式清洁，无明显污染时可采用清洁、消毒"一步法"完成的产品；遇有血液、体液等污染时，发生可见污染或疑似污染应及时清洁、消毒；对于少量的溅污，可先清洁再消毒或使用消毒湿巾直接擦拭；对于大量（＞10mL）的溅污，先用可吸附材料覆盖，消毒剂作用30分钟，再清洁消毒；当天手术结束应对手术台及周边至少1～1.5m范围的物表进行清洁消毒，彻底清洁消毒所有地面、物表、2m以下的墙壁；每周做终末消毒（包括无影灯、手术床）；清洁用具应有不同使用区域的标志，使用后洗净、消毒、晾干。

（2）空气。

层流洁净空气净化设施采样：

1）采样时间：采用洁净技术净化空气的房间在洁净系统自净30分钟后于从事医疗活动前采样。

2）采样方法：

A.当天领取新鲜透亮、无污染的血平皿。

B.待采样房间自净 30 分钟后,垫无菌巾或无菌纸,采样时将平皿盖打开,扣放于平皿旁,暴露 30 分钟后盖上平皿盖及时送检,防止污染。化验单标签贴于血平皿下侧。

C.采样点布置:手术区,距离地面 0～0.8m 高的平面;周边区,地面或不高于地面 0.8m 的任意高度上。避开进出风口。

D.Ⅰ级洁净手术室:手术区百级区(5 级)5 点,周边 8 点即两边各 2 点;Ⅱ～Ⅲ级洁净手术室手术区千级、万级(6～7 级)3 点,周边 6 点,长边内 2 点,短边内 1 点;Ⅳ级洁净手术室及分散布置送风口的洁净室(负压手术室),测点数＝$\sqrt{\text{面积平方米数}}$,布点。

E.设置 2 次空白对照。第 1 次对用于检测的培养皿做对比试验,每批一个对照皿。第 2 次是在检测时,每室一个对照皿,对操作过程做对照试验:模拟操作过程,但培养皿打开后应立即封盖。两次对照结果都必须为阴性。整个操作过程应符合无菌操作要求。

F.采样频率:每月采样一次,Ⅰ级、Ⅱ级洁净手术室一季度全覆盖,Ⅲ级、Ⅳ级洁净手术室及无菌物品存放室半年全覆盖。

3)检测方法:采样后应立即置于 37℃条件下培养 24 小时,然后计数生长的菌落数。单个房间取所有平皿菌落数的平均值,四舍五入进入小数点后一位。

2.加强手术室物品质量控制

(1)清洁物品:除无菌物品外,所有手术室内的物品,无论是否与患者直接接触,都必须保持清洁。包括:患者推车和手术床单位应每日更换,医用气体钢瓶外套每周更换,患者保暖用品(如暖被、肩垫、脚套等)一人一换,体位垫每月更换,如有污染随时更换。进入手术室的物品、仪器设备应去除外包装、彻底清洁后方可进入。术中尽量减少抖动,不使用易产生棉絮的物品。使用后的污衣单直接包装。尽量避免使用致地板着色的物品,定期打蜡,清洁保护。不常用仪器不放手术间,壁柜物品尽可能量少,手术结束清洁后补充。术后医护人员对用物进行适当整理。

(2)无菌物品:多与患者直接接触,其质量的保证是降低伤口感染的前提。

1)消毒与灭菌:根据器械、敷料、内镜等物品的性质,选择合适的清洗消毒灭菌方法,并监测灭菌效果,合格后方可使用,如有疑问,弃之不用;规范一次性物品的采购及使用,发现包装、质量、安全性等问题时,保留物品,并及时向采购部门、医院感染控制办公室报告。

2)无菌物品的存放:无菌与非无菌物品应分开分室放置。无菌物品应存放于洁净的存放架上,放置时按有效期排放,从上到下,从左到右,从前到后。专室专用,专人负责,限制无关人员出入;一次性物品与包布类物品分别存放;软式内镜应垂直挂起在清洁、干燥、通风、温度适宜的房间橱柜内,可拆卸的部件要单独存放,以使内镜的各管道和管道开口持续充分干燥。

3)无菌物品的使用:使用前必须再次确认其有效期;无菌持物钳干燥保存、一人一用;外用冲洗溶液现开现用,未用完者于手术结束后弃去。

(3)外来器械:主要是指外单位(厂家)带到医院手术室临时使用的手术器械,如骨关节置换器械、内固定器械、各种动力系统等。它是在普通手术器械基础上增加的局部专项操作器械,这类器械具有手术针对性强、组织创伤小、省时、高效、预后好等特点。由于器械更新快、价格高,一般医院不作为常规配置,多采用临时借用,目前这类器械主要用于骨科手术。

1)手术室严格控制使用外来手术器械,由使用科室向医务处提出申请,征得手术室同意后方可使用。

2) 使用前, 器械公司应对手术医生、手术室护士进行专业培训, 以掌握器械的基本性能、使用方法及维护。

3) 厂商人员原则上不允许进入手术室, 如必须进行现场指导时, 需经手术室人员同意方可进入。

4) 外来手术器械须在手术前一天 16:00 以前送至消毒供应中心, 并与手术室供应室护士共同清点签名, 经清洗、检查、包装、灭菌处理流程后, 才能进入手术室使用。凡不能按时送到的, 取消当天手术。使用后送至消毒供应中心处理, 公司核对无误后及时取走。

5) 消毒供应中心将消毒后的器械送至手术室, 注明科室、床号、器械名称等, 以便手术室使用。

6) 对于使用频率较高的外来器械可固定存放于消毒供应中心, 如需使用, 应提前一天进行消毒。原则上手术室不保管和存储公司器械。

外来骨科手术器械管理需重视每个细节, 包括器械的准入、接收、灭菌及术前、术中、术后的管理, 以保证外来器械的安全性及正确性。加强手术器械管理的规范化、制度化、法律化, 有效保证植入式医疗器械的安全, 保障手术患者的健康, 保证手术质量, 有效降低医院感染率。

(4) 医疗废物: 分类收集、运输、存放, 专人负责, 遵循原则, 防止污染扩散和传播感染性疾病。

3.加强手术室操作技术质量控制

手术操作是控制伤口感染率的关键, 而控制感染又是一个全过程控制的概念, 一般的消毒灭菌措施只是提供了起点控制, 在此后的整个手术过程中, 随着人员的活动、操作的进行, 无菌技术应贯穿其中直至结束, 并进入下一个循环。

(1) 全过程无菌: 采用一系列规范的"预防"措施, 切断所有污染途径, 控制整个手术过程, 阻止细菌等进入人体, 达到患者受损伤最小的结果。过去只是单纯地达到"患者不感染"的结果, 往往是细菌已经进入并损伤人体, 再靠药物去控制感染, 所采取的多数是一些补救措施, 其实药物只是一种辅助手段。

(2) 无菌技术: 根据医院内获得性感染的定义, 以及随着消毒隔离观念的进步, 现代意义上的"无菌技术", 除了"无菌状态对待患者"的传统概念和操作外, 还应包括使工作人员免于"菌群"干扰的技术理念, 从而也避免了工作人员成为新的"传染源"。

手术者要穿戴帽子、口罩、衣、裤、鞋、防护眼镜和其他隔离措施; 以手术巾来创造一个灭菌区; 灭菌区的一切东西必须保持无菌; 所有送往灭菌区的物品的开启、分发和转送应保持其灭菌性和完整性; 灭菌区必须不断接受监测与维护; 所有人在灭菌区内或周围移动, 均要注意维持灭菌区的完整性; 基本灭菌操作规划及步骤要写成文字, 每年审查, 并迅速予以实施。

4.加强麻醉操作技术质量控制

作为麻醉师, 在保障患者麻醉过程安全的同时, 应随时保持麻醉区域的整洁, 并严格实施无菌操作。

(1) 操作前认真洗手, 必要时外科洗手、戴无菌手套, 严格执行各项无菌操作。

(2) 麻醉仪器设备保持清洁, 螺纹管、气囊、面罩、喉镜等予以高水平消毒, 但心胸外科需灭菌;遇污染手术时使用一次性螺纹管,使用后按医疗废物处置;遇呼吸道传染性疾病时加用细菌过滤器,并于术后进行麻醉机消毒。

(3)最好采用一次性气管内插管,否则必须严格清洗灭菌。

(4)气管内润滑剂应分装在小型灭菌容器内,一人一用,避免交叉感染。

(5)使用的注射器、吸痰管等一人一用,所用药液以小包装为好,剩余药液于术后弃去。

(6)正确计算出入量,严格掌握异体输血指征,提倡自体输血。

(7)遇有特殊感染患者时,应配合实施各项隔离措施。

5.加强感染性手术质量控制

感染手术包括脓肿切开引流、开放性骨折、烧伤、胰腺清创等手术,手术部位已有感染形成,以及一些特殊化验指标异常患者的手术。对于择期感染手术,手术室护士应从术前、术中、术后三个阶段做到全面护理,而对于急诊手术,除手术通知单上应注明感染情况外,尤其要注意手术过程中规范操作,术后正确处理用物及环境。

(1)术前访视,充分准备:尤其注意异常化验指标,如 HBV(全套)、HIV、HCV、梅毒螺旋体抗体、谷丙转氨酶、谷草转氨酶等;手术部位有无感染性病灶;有无传染性疾病,如甲肝、乙肝、活动性结核、艾滋病、禽流感等及其隔离情况,合理安排。

(2)规范操作,加强防范

1)推车:遇到艾滋病、外渗引流物较多(尤其是铜绿假单胞菌感染)、有皮肤感染性疾病等的情况时,可使用一次性床单,用后焚毁;推车用消毒液擦拭。

2)手术房间:放于专用污染手术房间内进行,如为空气传播者,应在负压手术室内进行,也可在其他手术结束后进行;室外设置醒目的隔离标志牌,限制人员进出。

3)用物:尽可能选择一次性用物。

4)工作人员:做好个人防护,注意防止锐利器械对自己及他人造成伤害,佩戴护目镜、手套、防护性口罩;已有感染的工作人员不应参与手术。

5)人员流动:除术前做好充分准备外,术中所需的其他物品由室外专门的护士提供,尽量减少进出房间的次数;谢绝参观。

6)门户管理:关闭窗户,进出时随手关门。

7)手术操作:严格无菌操作,必要时可重新刷手,更换手术衣和手套,包括器械。

8)用药:遵医嘱合理使用抗菌药物。

(3)正确分类,合理处置:手术完毕,将所有物品在手术间内进行分类后方可出手术室,并根据不同的感染性质,相应做好术后的消毒处理,包括室内空气,注意个人防护。

6.加强洁净手术室质量控制

除全体工作人员应掌握一定的相关知识外,设专职感染监控护士,负责手术室环境、物体表面及手术人员手培养的监测、结果分析、资料储存及信息上报工作,联络、协调相关部门,参与教学和咨询,并参与感染控制的研究。

(1)严格管理人流、物流:

1)严格控制人员进出:根据监测证实,手术室浮游菌降落的数量在手术过程中有明显变化,其特点为:手术开始时细菌降落量最大,结束时又出现一个峰值。因此,手术人员及参观者进入手术室后,迅速到指定位置,尽量减少人员走动;不可互串手术间;一台手术参观人员不超过3人,开展特殊手术,可设录像转播进行参观学习,特殊感染手术拒绝参观;患有呼吸道感染、疖、痈或手部有破溃的医务人员不得参与手术和进入手术室;手术间内禁止从事与本次手术无关的任何活动,如叠单、做敷料等。

2)严格着装管理要求:进入手术室的工作人员必须按规定穿戴手术室所备的衣、裤、鞋、帽、口罩等,避免大声交谈、打喷嚏,离开时将衣物放在指定位置;所穿衣物材料以不脱纤维、不落尘为宜;手术患者一律贴身穿干净病号服,由交换车接送,戴隔离帽。

3)限制手术台上翻动患者:患者术前一日尽可能沐浴,进入手术室前应脱去鞋袜,换穿清洁衣裤并戴帽子。手术前脱去衣裤,减少患者在手术台上的翻动,有必要翻动患者盖被时尽量轻柔,在安置完患者手术体位后方可开启无菌包,以免带菌漂浮物沉降于无菌区内。有条件的医院,可在准备室内对患者进行麻醉后再推入手术室。

4)严格管制手术间门户:随手关门,严禁术中门户敞开;按专科相对固定手术间,所用物品定位放置,减少进出手术间的次数。

5)严格分离洁、污流线:设立手术室工作人员通道、手术患者通道洁净物品和污物通道。将医护人员、患者以及洁净物品作为洁净流线;手术后器械、敷料、污物等作为污物流线,严格区分,以保证洁净手术室空气的洁净度及手术流程的需要。

6)划分无菌、急诊和感染手术间:急诊手术间在手术室的最外边;感染手术间靠近污物通道,有侧门、缓冲间,以便于隔离和消毒;接台手术应先做无菌手术再做感染手术;特殊感染手术必须在感染手术间施行。

(2)强化卫生清洁管理:保持清洁、无害是保证手术室内空气洁净的最基本、最重要的常规措施,洁净手术室的一切清洁工作必须采用湿式打扫,并在净化空调系统运行期间进行。手术间无影灯、手术床、器械车、壁柜表面及地面应在每天手术前、后用消毒液、清水各擦拭1次,每周进行彻底清洁1次,使用的清洁工具不宜使用易掉纤维的织物材料制作。设备、物品进入洁净手术室前,应安装完毕、擦拭干净。手术人员隔离鞋每日用消毒液清洗消毒1次。每月对洁净手术室空气、物体表面、手术人员的手进行细菌培养,每月对空气灰尘粒子数、噪声检测1次,并将结果记录备案。

(3)净化程序的管理:术前1小时将净化空调机调至低速运行状态,术前30分钟将开关调至高速运行状态,术毕再调回低速运行状态,以进行室内卫生清洁工作。接台手术时,手术室自净20~30分钟;一般感染手术(如化脓性感染、外伤性清创等)术后房间自净2小时;空气传播性疾病(如气性坏疽、破伤风、传染性非典型肺炎等)术后房间自净6小时,并连续三次空气培养合格后方可使用。若长时间不用的手术间,使用前除做好风口等处的清洁工作外,应提前开机3小时。应急手术间、限制区内走廊的净化空调机24小时处于低速运行状态,以备急诊手术和空气保洁。在进行臭氧空气消毒前,应关闭各手术间独立的净化空调机,以免臭氧排出,降低消毒效果。每日三次监测手术室温、湿度。实行动态控制,设置专职工程人员负责手术进行中的计算机动态监控。

(4)过滤器的维护(表6-3):

1)新风机组每日检查一次,保持内部干净;粗效滤网每两天清洗一次;粗效过滤器1~2个月更换;中效过滤器 3 个月更换;亚高效过滤器每年更换。

2)高效过滤器每年检查一次,当阻力超过设计初阻力 160Pa 或已使用 3 年以上时予以更换。

3)非排风机组中的中效、高效过滤器每年更换,如遇特殊感染手术,每一例术后换下过滤器密封运出、焚烧处理。

4)吊顶送风天花每月检查并清洁内面。

5)回风口过滤器每周清洗,每年更换,如遇一般感染手术,术后用消毒液消毒并彻底清洗,而遇特殊感染手术,则密封运出、焚烧处理,并用消毒液擦拭回风口内外。

表 6-3　洁净手术部净化空调系统的维护保养

内容	周期
检查、清洁机组内表面	2 周
检查皮带松紧程度	2 周
粗效过滤器	
清洗或清理	阻力已超过额定初阻力 60Pa 1～2 个月
更换	清洗 3 次后
中效过滤器更换	阻力已超过额定初阻力 80Pa 3～4 个月
亚高效过滤器更换	阻力已超过额定初阻力 100Pa 1 年以上
高效过滤器	阻力已超过额定初阻力 160Pa 3 年或根据更换报警通知
高效送风口送风罩清洁	4 周
室内回风口过滤网清洗	1 周
空调机组灭菌灯表面擦洗	2 周
箱门、壁板密封检查	1 周
供水管上过滤器检查、清洗	2 周
电气设备	
日常检查	每天
全面安全检查	1 周
加湿系统检查	1 周

7.负压手术室管理

(1)空气净化系统应在手术前 30 分钟开启,其风速、压力、相对湿度等指标应达到手术等级要求。

(2)负压手术室内壁柜、各种设备表面的消毒应在开机前和手术结束后进行,净化系统应连续运行到清洁、消毒工作完成后,才能进行连台手术;实施病原体不同的手术或需正负压转换时,术后手术间必须彻底消毒,并在转换后的第 1 台手术前进行环境微生物检测,使手术室达到规定的标准。

(3)负压手术室按照Ⅳ级洁净用房要求,实行环境污染控制指标日常动态及压差运行动态监测,并有监测数据记录。

(4)进入负压手术室工作人员应按照疾病的传播途径和病原体的毒力,采取适宜的防护措施,手术时站于顶棚送风口下主流区内,防止污染空气排放流向站位,以保护医务人员免受感染。

(5)过滤器和空调冷凝水处理方法:回风口高效过滤器每半年更换1次或每次特殊性传染病手术后更换,换下的过滤器放入医疗废弃物包装袋进行焚毁处理,空调冷凝水经消毒后排放。

(6)负压手术室保洁用具固定专用,用后需消毒晾干后备用。术中产生的医疗废物严格按照《医疗废物管理办法》处理。

四、消毒供应中心(CSSD)

消毒供应中心(室)是医院内承担各科室所有重复使用诊疗器械、器具和物品清洗、消毒、灭菌以及灭菌物品供应的部门。消毒供应中心(室)无论规模大小,其工作直接影响着医疗质量、患者和医护人员的安全,与医院感染有着密切的关系。

消毒供应中心(室)应采取集中管理的方式,对所有需要消毒或灭菌后重复使用的诊疗器械、器具和物品由CSSD回收,集中清洗、消毒、灭菌和供应。内镜、口腔诊疗器械的清洗消毒,可以依据卫生部有关的规定进行处理,也可集中由CSSD统一清洗、消毒。外来医疗器械应按照《医院消毒供应中心第2部分:清洗消毒及灭菌技术操作规范(WS310.2—2016》的规定由CSSD统一清洗、消毒、灭菌。应建立健全岗位职责、操作规程、消毒隔离、质量管理、监测、设备管理、器械管理(包括外来医疗器械)及职业安全防护等管理制度和突发事件的应急预案。

消毒供应中心(室)应建立质量管理追溯制度,完善质量控制过程的相关记录,保证供应的物品安全。

(一)建筑设计与布局

消毒供应中心(室)合理的建筑与布局是减少医院感染的重要措施,是消毒供应的保障,是提高工作质量和效率的重要前提。

1.建筑设计

医院CSSD的新建、扩建和改建,应遵循医院感染预防与控制的原则,遵守国家法律法规对医院建筑和职业防护的相关要求,进行充分论证。CSSD宜接近手术室、产房和临床科室或与手术室有物品直接传递专用通道,不宜建在地下室或半地下室。周围环境应清洁、无污染源,区域相对独立;内部通风、采光良好。建筑面积应符合医院建设方面的有关规定,并兼顾未来发展规划的需要。建筑布局应分为辅助区域和工作区域。辅助区域包括工作人员更衣室、值班室、办公室、休息室、卫生间等。工作区域包括去污区、检查、包装及灭菌区(含独立的敷料制备或包装间)和无菌物品存放区。若采用消毒供应中心管理模式,与手术室之间建立直接的通路,以提高工作的效率。

2.布局

消毒供应中心(室)内部布局应符合物流、人流、气流洁污分开的消毒隔离管理原则。建筑面积应与医院的规模相适应,并适当考虑医院的发展。

工作区域严格按"三区制"划分,即去污区和检查、包装及灭菌区以及无菌物品存放区,三区物品由污到洁,不交叉、不逆流;空气流向由洁到污;去污区保持相对负压,包装及灭菌区保持相对正压。平面设计应有利于消毒供应中心实现"由污到洁"的单向工作流程,不得出现洁污交叉和物品逆流。去污区与检查、包装及灭菌区之间应设立缓冲区,便于工作人员的流动,缓冲区内应设有洗手、更衣设施;去污区与检查、包装及灭菌区之间的物品交接,应通过双门互锁传递箱或传递窗完成。生活区应与工作区域分开,成为相对独立的区域。

工作区域温度、相对湿度、机械通风的换气次数应符合表6-4的要求;照明宜符合表6-5的要求。

表 6-4　工作区域温度、相对湿度及机械通风换气次数要求

工作区域	温度(℃)	相对湿度(%)	换气次数(次/小时)
去污区	16～21	30～60	≥10
检查、包装及灭菌区	20～23	30～60	10
无菌物品存放区	低于24	低于70	4～10

表 6-5　工作区域照明要求

工作面/功能	最低照度(lx)	平均照度(lx)	最高照度(lx)
普通检查	500	750	1 000
精细检查	1 000	1 500	2 000
清洗池	500	750	1 000
普通工作区域	200	300	500
无菌物品存放区域	200	300	500

配合消毒供应中心(室)工作流程,应设立污染物品回收通道、清洁物品接收通道、无菌物品发放通道和工作人员出入通道。

3.工作区域设计与材料要求

(1)去污区、检查、包装及灭菌区和无菌物品存放区之间应设实际屏障。

(2)去污区与检查、包装及灭菌区之间应设洁、污物品传递通道;并分别设人员出入缓冲间(带)。

(3)缓冲间(带)应设洗手设施,采用非手触式水龙头开关。无菌物品存放区内不应设洗手池。

(4)检查、包装及灭菌区的专用洁具间应采用封闭式设计。

(5)工作区域的天花板、墙壁应无裂隙,不落尘,便于清洗和消毒;地面与墙面踢脚及所有阴角均应为弧形设计;电源插座应采用防水安全型;地面应防滑、易清洗、耐腐蚀;地漏应采用防返溢式;污水应集中至医院污水处理系统。

4.设备、设施

(1)清洗消毒设备及设施医院应根据CSSD的规模、任务及工作量,合理配置清洗消毒设备及配套设施。设备、设施应符合国家相关标准或规定。

1)应配有污物回收器具、分类台、手工清洗池、压力水枪、压力气枪、超声清洗装置、干燥设备及相应清洗用品等。

2)应配备机械清洗消毒设备。

(2)检查、包装设备:应配有带光源放大镜的器械检查台、包装台、器械柜、敷料柜、包装材料切割机、医用热封机及清洁物品装载设备等。

(3)灭菌设备及设施:应配有压力蒸汽灭菌器,无菌物品装、卸载设备等。根据需要配备灭菌蒸汽发生器、干热灭菌和低温灭菌装置。各类灭菌设备应符合国家相关标准,并设有配套的辅助设备。

(4)储存、发放设施:应配备无菌物品存放设施及运送器具等。

(5)防护用品:

1)根据工作岗位的不同需要,应配备相应的个人防护用品,包括圆帽、口罩、隔离衣或防水围裙、手套、专用鞋、护目镜、面罩等。

2)去污区应配置洗眼装置。

5.工作流程

(1)消毒供应中心(室)的工作流程包括无菌物品生产供应流程和一次性医疗用品供应流程。

(2)无菌物品生产供应流程包括:污染物品的回收、分类、清洗消毒、配置包装、灭菌处理、无菌存放、发放。

(3)一次性物品供应流程包括:物品采购、审核验收、储存、发放。

(二)消毒供应中心工作人员要求

医院应根据 CSSD 的工作量及各岗位需求,科学、合理配置具有执业资格的护士、消毒员和其他工作人员。CSSD 的工作人员应当接受与其岗位职责相应的岗位培训,正确掌握以下知识与技能:各类诊疗器械、器具和物品的清洗、消毒、灭菌的知识与技能;相关清洗、消毒、灭菌设备的操作规程;职业安全防护原则和方法;医院感染预防与控制的相关知识;建立 CSSD 工作人员的继续教育制度,根据专业进展开展培训,更新知识。

(三)清洗、消毒及灭菌的管理与监测

灭菌是指用化学或物理的方法杀灭或清除传播媒介上一切微生物,使之达到灭菌保证水平。正确、有效的灭菌方法是保证无菌物品质量的关键环节之一,也是消毒供应中心的重要工作内容。

1.消毒灭菌效果的影响因素

微生物的数量和定位,微生物的固有抵抗力,消毒、灭菌剂的浓度或效力,理化因素(如温度、pH、相对湿度、水的硬度),有机物和无机物,暴露持续时间和生物膜(即黏附于物质表面的微生物群,有细胞外多聚物基质包裹,生物膜中的微生物与人体接触时会释放出细菌)等。

2.清洗

就是用水和清洁剂将器械物品上有机物、无机物和微生物尽可能地降低到比较安全的水平。器械物品在灭菌前必须首先清洗,彻底清洗是保证消毒灭菌成功的关键。

(1)清洗步骤:包括冲洗、洗涤、漂洗、终末漂洗 4 个步骤。

(2)清洗方法:根据器械物品材质、结构、污染度选择清洗方法,清洗的常用方法包括手工清洗、机械清洗和超声波清洗。

1)手工清洗:对于无机械清洗设备或器械物品本身不耐热、不耐水及结构精密、复杂的器械,如各类内镜、电子光学器械、精细手术器械等可采用手工清洗或采用手工清洗与机械清洗相结合的方法。

手工清洗时须控制水温 15～30℃;需有专门的清洗槽、清洗刷、清洁剂和清洗空间;刷洗时应在水面下操作避免水的泼溅和气溶胶的形成。手工清洗完毕后先用自来水漂洗,最后用纯水漂洗,并添加专用水溶性器械润滑剂,不能使用液状石蜡等非水溶性润滑剂进行器械保养和润滑,以免影响以后的灭菌效果。漂洗完毕后,应尽快使器械物品干燥,通常金属类器械可采用机械烘干,温度为 70～90℃,时间 15～20 分钟;耐高温的塑胶类器械如呼吸机管路等也可采用机械烘干,温度为 70～90℃,时间 30～40 分钟;不适用高温干燥的器械,可采用 95％乙醇擦拭干燥。不得采用放置在空气中自然干燥的方法。

手工清洗操作时工作人员需注意自身防护:穿防水衣服或穿围裙和袖套;帽子完全遮盖头发;戴厚的橡胶手套;戴面罩以保护眼、鼻、口黏膜。

2)机械清洗:对于耐热、耐湿的器械物品可采用机械清洗方法。机械清洗程序包括预洗、主洗、漂洗、消毒和干燥五个阶段,器械物品可达到中等水平消毒效果。

A.预洗阶段:主要功能为去除器械表面的污渍。时间为 1 分钟,水温控制在 30℃左右,以防止蛋白质凝固。

B.主洗阶段:器械去污清洗过程。时间约为 3 分钟左右,水温为 55～60℃,加入清洁剂清洗,若使用酶清洁剂则温度适当调低,以防止酶活性降低,并在 60℃左右维持 2～3 分钟使清洁剂充分发挥作用。

C.漂洗阶段:去除器械上的清洁剂和污渍,达到良好的清洗效果。漂洗阶段的水温不低于65℃,时间约为 1 分钟左右。如主洗阶段使用碱性清洁剂,在这个阶段中必须加入酸性中和剂,以避免碱性清洁剂对器械的腐蚀。

D.终末漂洗:提高器械洁净度,添加器械润滑养护剂,完成器械消毒。时间约为 5 分钟左右,消毒温度在 90℃,保持 1 分钟,达到中等水平消毒。干燥阶段:器械干燥。干燥温度 80～90℃,时间 15～20 分钟。

3)超声波清洗:对于一些外形结构复杂、含有细小内腔的器械可采用超声波清洗。超声波清洗主要原理是由超声波发生器发出的高频振荡信号,通过换能器转换成高频机械振荡而传播到介质——清洗溶剂中,利用超声波在液体中的空化作用及直进流作用,使附在器械上的污垢松动分离,从而达到清洁的目的。超声波清洗前必须先手工初步清洗,以去除大的污染物。在使用超声波清洗之前,应先让机器运转 5～10 分钟以排除水中的空气;超声清洗时间通常不超过 10 分钟。在超声清洗过程中加入酶清洁剂可提高清洗的效果;因声波振动会造成精细尖锐器械尖锐部位的磨损,故精细尖锐器械不宜使用超声清洗。

(3)注意事项:清洗前应避免污物变干,尽量缩短清洗前的时间;保证每次清洗彻底,以免污物凝固影响清洗效果和损坏器械物品;清洗过程中应将器械完全拆开,特别是复杂的组合器械;一般情况下先清洗后消毒,但必须注意自身保护,避免污物与身体的直接接触,因条件所限和其他原因不能很好地做到自身防护应先消毒后清洗。

(4)清洁剂:是指以去污为目的,由表面活性剂和辅助成分组成的化学制品,具有增强和提高清洗的效能。用于医疗器械的清洁剂应具有对器械材料有良好的清洁效果,有较强的生物降解性能,不残留,不产生新污渍,不影响器械的质量,对人体无毒性等特性。

使用时应根据器械的污染种类、器械的材质选择合适的清洁剂:酶清洗剂主要用于污染较重,尤其是有机物污染、物品结构复杂表面不光滑物品的清洗,适宜作用温度为 30～40℃,接触水后 2～3 小时活性降低;pH＜7 的清洁剂主要用于无机污物的清洗如硬水垢;pH＞7 的清洁剂主要用于有机污物如血、脂肪和粪便的清洗;金属器械主要选择弱碱性洗涤剂。

(5)水质要求:不同的清洗消毒方法对水质的要求有所不同,在物品清洗消毒过程中常用的水包括自来水、软化水或纯水。水源水应符合生活饮用水卫生标准,纯水电导率应小于 5μs/cm(25℃)。

3.检查保养与包装

(1)检查保养:检查包括清洗质量的检查和器械功能的检查。

1)清洗质量的检查:应采用目测或使用带光源的放大镜对干燥后的每件器械、器具和物品进行检查。器械表面及其关节、齿牙处应光洁,无血渍、污渍、水垢等残留物质和锈斑;功能完好,无损毁。

2)器械功能的检查:包括器械功能的完好性、关节的灵活性、齿端的咬合性以及对合功能是否良好;锐利器械应测试其锋利度;组合器械应检查配件与螺钉是否齐全、有无松脱现象等。

3)清洗质量不合格的,应重新处理;有锈迹,应除锈;器械功能损毁或锈蚀严重,应及时维修或报废。

4)带电源器械应进行绝缘性能等安全性检查。

5)应使用润滑剂进行器械保养。医疗器械润滑剂是指采用水溶性物质,其成分符合药典要求,与人体组织有好的相容性,用于医疗器械时不会破坏金属材料的透气性、机械性及其他性能。不应使用液状石蜡等非水溶性的产品作为润滑剂。

(2)包装:

1)包装材料:应有利于灭菌过程中物品内部空气的排出和无菌剂的穿透,并能屏蔽细菌,防止灭菌后的再污染,有效保持灭菌物品的无菌状态,便于传送,且无毒、无易脱落微粒、不发生化学反应。常用的包装材料包括全棉布、无纺布、复合材料(一般由聚酯、聚丙烯层透明薄膜与特殊纸张复合而成)、硬质容器等;无纺布、复合材料必须经过国家相关行政部门批准后使用;包装材料使用前应在温度 18～22℃、相对湿度 35％～70％条件下放置 2 小时;新棉布应洗涤去浆后再使用;反复使用的包装材料和容器,应经清洗后才可再次使用;硬质容器的使用与操作,应遵循生产厂家的使用说明或指导手册。灭菌物品包装分为闭合式包装和密封式包装。手术器械采用闭合式包装方法,应由 2 层包装材料分 2 次包装。密闭式包装如使用纸袋、纸塑袋等材料,可使用一层,适用于单独包装的器械。

2)包装原则:包装层数不少于两层,大小应适合被包装物品;灭菌包不易过大,下排气压力蒸汽灭菌器的物品包,体积不得超过 30cm×30cm×25cm,预真空和脉动真空压力蒸汽灭菌器的物品包,体积不得超过 30cm×30cm×50cm,干热灭菌物品包,体积不得超过 10cm×10cm×20cm;金属器械包的重量不超过 7kg,敷料包重量不超过 5kg;器械与敷料应分室包装;盘、盆、碗等器皿,宜单独包装;有盖的器皿应开盖,摆放的器皿间应用吸湿布、纱布或医用吸水纸隔开;管腔类物品应盘绕放置,保持管腔通畅;精细器械、锐器等应采取保护措施。物品应分类包装,金属类与布料类不可混合在一起;盘、盆、碗等器皿类物品,尽量单个包装;若必须多个包装在一起时,所用器皿的开口应朝向一个方向,器皿间用吸湿巾纱布或医用吸水纸隔开,以利蒸汽渗入;灭菌物品能拆卸的必须拆卸,必须暴露物品的各个表面(如剪刀和血管钳必须充分撑开)以利于灭菌因子接触所有物体表面;有盖容器,应将盖打开,开口向下或侧放;包装松紧合适,无菌包的灭菌标记(化学指示胶带)应贴在封口处。纸塑包装包内器械距包装袋封口处≥2～5cm,封口宽度应≥6mm;纸塑袋不宜装载过重的器械,因其容纳、发散凝结水的能力有限,否则易致过量的凝结水滞留于袋内;不可在两端封口以内的纸面打印、书写,以免破坏纸面,影响有效的细菌隔离性。

4.灭菌方法与管理

医院消毒供应中心常用的灭菌方法有:物理灭菌法、化学灭菌法。物理灭菌法主要有:压力蒸汽灭菌、干热灭菌。化学灭菌法主要有:低温环氧乙烷和过氧化氢低温等离子体灭菌。

(1)灭菌装载:

1)装载量:下排气、预真空压力蒸汽灭菌器的装载量分别不得超过柜室容积的 80% 和90%,预真空和脉动真空压力蒸汽灭菌器的装载量分别不得小于柜室容积的 10% 和 5%。

2)装载时物品不要堆放,应使用专用灭菌架或篮筐;各类器械应按要求摆放,器械类包应平放,盆盘碗类物品应当斜放或倒立,织物类物品应竖放,玻璃瓶等底部无孔的器皿类物品应倒立或侧放;灭菌包内容器开口应一致,以利于蒸汽进入和空气排出;灭菌包之间应间隔一定距离(≥2.5cm),以利于蒸汽置换空气。

3)尽量将同类物品一起灭菌,如果不同类物品必须同时灭菌,织物类物品应放置在上层,金属器械类物品放置在下层,以防止冷凝水流到下层物品上。使用下排气灭菌器时,较大的不易灭菌的包放上层,较易灭菌的小包放下层。

4)物品不能接触灭菌器的内壁及门,以防止吸入过多的冷凝水。

5)纸塑包装的装载要求:a.压力蒸汽灭菌:纸塑包装的物品应当纸面向下放置在篮筐内,不能叠放;也可以将物品竖直或倾斜放置,物品间要有间隙,必要时使用架子;将盆盘碗等器皿的开口朝向纸面。b.环氧乙烷灭菌:物品放置应与排气方向垂直,纸面对塑面依次放置;物品装载不可过密,保持一定的间隙,以利于环氧乙烷气体的透入和空气的排出。

(2)灭菌后的处理:

1)灭菌物品取出后放置于远离空调或冷空气入口的地方,待冷却后再从搁架上取下。

2)物品在完全冷却前,不要放到金属或冷的表面上,防止产生冷凝水。冷却过程中的物品不要用手触碰。

3)检查灭菌包干燥情况,如果包装外表或胶带的表面上有明显的水滴或湿迹,应该被视为湿包即灭菌失败。

4)检查化学指示胶带是否达到已灭菌的色泽,未达要求的或有疑点者,不可作为无菌包。

5)检查包装的完整性,若有破损不可作为无菌包使用。

6)已灭菌的物品,不得与未灭菌物品混放;灭菌包掉地或误放不洁处,均视为污染,不得送往无菌物品储存区。

7)记录灭菌物品种类、数量、灭菌器编号、锅次、灭菌程序、灭菌温度、灭菌时间、灭菌日期、操作者并归档。

5.无菌物品的储存与发放

(1)灭菌物品储存:

1)无菌物品存放室应洁净通风干燥。温度应为18~22℃,相对湿度应在35%~68%。

2)无菌物品应存放于洁净的橱柜内或存放架上。

3)无菌物品存放架(柜)必须离地20~25cm,距天花板50cm,离墙5~10cm。

4)无菌物品储存要求:根据物品分类放置,位置固定,标志清晰。

5)无菌物品按有效期排列:从上到下、从左到右、从前到后。

无菌物品储存的有效期受包装材料、封口的严密性、储存环境等诸多因素影响。棉布包装材料,一般建议在温度24℃以下、湿度低于70%的环境中,有效期为14天,梅雨季节为7天;使用一次性医用皱纹纸、医用无纺布包装的无菌物品,有效期宜为6个月;使用一次性纸塑袋包装的无菌物品,有效期宜为6个月。硬质容器包装的无菌物品,有效期宜为6个月。

6)若无菌物品一旦落地、与潮湿物接触、包装松散或筛孔未闭,一律作为污染包处理。

(2)无菌物品发放:

1)根据各临床科室物品申领单进行无菌物品配备。

2)无菌物品必须装放在专用封闭式运送车或容器里进行发放。

3)发放无菌物品应定时并按规定线路进行,遵循先进先出的原则。发放时应确认无菌物品的有效性。植入物及植入性手术器械在生物监测合格后方可发放。

4)发放无菌物品和回收污染物品的过程应做到洁污分开。

5)记录发放物品日期、科室、物品名称、规格、数量、发放者、接收者等内容。

6)发放记录应具有可追溯性,应记录一次性使用无菌物品出库日期、名称、规格、数量、生产厂家、生产批号、灭菌日期、失效日期等。

7)发放及回收物品的运送车、容器等工具应每日清洁,清毒后存放。

8)从无菌物品存放区发出的物品不能再退回存放区,必须重新消毒灭菌。

9)到期无菌物品须从存放区取出,需重新进行清洗包装和灭菌处理。

(3)一次性无菌物品使用管理:

1)一次性无菌物品必须由设备部门统一集中采购,使用部门不得自行采购。

2)一次性无菌物品必须是证件齐全(三证)的合格品。

3)入库前检查物品外包装包括:标志清楚;包装清洁,没有污渍、水渍、霉变;包装没有破损、变形。

4)入库时检查并记录入库日期以及产品的名称、规格、数量、检验合格证、生产批号、灭菌日期、失效日期、生产厂家等。

5)存放库应环境清洁、通风干燥。

6)存放架必须离地 20～25cm,距天花板 50cm,离墙 5cm。以大包装形式存放。

7)一次性无菌物品应分类放置,位置固定、标志清晰。按失效日期顺序放置和发放。

8)发放时记录发送物品日期、科室、物品名称、规格、数量、发物人、接收人等。

9)定时进行物品盘点并记录,做到收发一致。

10)如发现产品不合格或质量有疑问,应立即停止发放和使用,并通知相关部门。

第四节　护理管理与医院感染

医院感染学是研究医院感染发生、发展、控制和管理的一门科学。而医院感染管理是依据医院感染的发生、发展的客观规律,使用现代化管理理论,对医院感染控制的各个环节实施科学的决策、计划、监测和控制的一种活动。医院感染管理贯穿于护理管理的全过程,现行的医院感染控制的关键措施,如消毒灭菌、隔离技术、无菌技术操作等是护理工作的基础,因此,护理管理在医院感染预防控制中具有自身的特殊性与重要性,护理质量管理是医院感染管理的重要组成部分,是医院感染预防控制的核心。近代护理学创始人南丁格尔是医院感染预防与控制的先驱者,其于 1856 年创办世界第一所正式的护士学校,提出"最重要的,医院不能给患者带来伤害"。南丁格尔通过加强护理管理手段,积极倡导改善医院环境,切断医院内各种传播因素、传播途径,积极预防感染发生并防止感染扩散,最大限度地降低医院感染发病率,促进患者康复。

因此,加强对护理程序、护理技术与医院感染的发生规律研究,以及它们之间的相互关系的研究探索,是护理工作者和医院感染管理工作者的共同目标。

一、护理管理与医院感染管理

医院感染预防与控制和护理工作密切相关,国外有专家认为,没有预防感染的护理,就无法推动和贯彻医院感染工作,这充分说明了护理管理在医院感染管理中的重要性。医院感染管理是一个复杂的系统工程,护理管理则是该系统的重要一环,它的运行状况会直接影响整个医院感染管理的质量与水平。护理的本质:从广义角度来说,是增进和保持健康,预防疾病,有利于疾病的早期发现、早期诊断、早期治疗,通过护理调养达到康复。从狭义角度来说,就是以患者为中心,为患者提供全面的、系统的、整体的护理。

护理管理是医院管理的重要组成部分,在预防和控制医院感染的全过程中,护理管理起着决定性的作用。护理人员和护理管理者是预防和控制医院感染的主力。从患者入院到出院的每一环节都离不开护士的管理,护士接触患者最密切。护士在为患者治疗、护理过程中,任何一项操作都是一种医院感染的危险因素。因此在医院感染预防和控制中,护理管理系统起着决定性的作用。医院感染预防措施的具体实施者是护理人员,护理管理与医院感染控制存在着交叉管理。医院感染的预防与控制往往取决于护理措施的落实。因此,加强护理管理和文化修养,规范执行各项护理技术及手卫生规范是避免医源性感染的主要措施。

1853—1856年克里米亚战争,由于当时的战地医院条件非常恶劣,南丁格尔带领护理人员等通过加强清洁卫生、隔离、病房通风、戴手套、加强伤员营养、清洗伤员伤口、改善环境卫生等措施,使战士的死亡率由42%下降到2.2%。自19世纪中叶南丁格尔倡导科学护理以来,清洁、消毒、灭菌、无菌操作和隔离技术等日益为护理界所重视。人们通过大量的临床实践认识到,严格执行消毒灭菌原则、无菌技术操作,正确运用隔离技术和护理管理制度是预防医源性感染的重要手段。

(一)护理管理与医院感染预防

俗话说"三分治疗,七分护理",这句至理名言是对医疗实践的科学总结,说明了护理工作在疾病治疗中的重要性。医院感染的预防和控制贯穿于护理活动的全过程,涉及护理工作的诸多方面,WHO通过调查提出了有效控制医院感染的关键措施,即消毒、灭菌、无菌操作,实际上这些都是护理工作的基础。

任何护理工作都离不开消毒、灭菌和隔离技术。曾有报道,由于直肠体温表擦拭不干净,消毒不彻底,造成新生儿沙门菌感染迅速扩散,6周内就有25例新生儿感染。经过实行隔离患儿、彻底消毒体温计和停止直肠测温(改用腋表)等综合管理和护理措施,才得以控制。国外有研究报告表明,因点眼药造成感染的发病率可高达44%,点眼药除可导致铜绿假单胞菌传播外,还会引起黄杆菌污染。

大量的事实充分说明,预防感染的措施首先涉及护理人员,护理人员是预防感染的主力。欧美各国多数医院管理机构都认为,没有医院感染监控护士,就无法推动和贯彻预防医院感染的各种措施。我国大量流行病学调查资料分析证明,医院护理管理工作做得好,医院的感染管理工作也就做得好。所以,把预防医院感染工作列入护理工作的议事日程,作为护理质量控制的必要指标来抓,是摆在护理管理者面前的一个亟待解决的重要课题,也是全体护理管理者应有的职责。护士长是科室护理的管理者,也是科室医院感染工作的领导者。

(二)护理工作存在的问题

1.医院感染知识缺乏

护理人员对医院感染监测及预防控制相关知识缺乏。我国现行的护理在校教育对院内感染监控相关知识的学习涉及较少,而毕业后继续教育又没有将其作为护理学科的重点科目,所以目前部分护理人员还缺乏与之相应的知识和技能,造成相关理论不扎实、基本概念不清晰、常用物品清洁消毒技术不熟练以及缺乏对职业暴露危险性的认识。

2.对医院感染管理缺乏足够的认识

部分护士长及护理人员总认为医院感染管理是感染管理科的工作,主要是对感染预防控制的"内涵"质量管理认识肤浅,对工作缺陷带来的危害认识不足,因此在管理上还缺乏力度。近年来医院感染监控的质量虽然有了明显提高,但不同地区、不同医院的感染预防控制发展不平衡。

3.医院消毒隔离所需设施不健全

如住院患者没有卫生处置设施,缺乏洗手池及洗手、干手设施;消毒供应中心布局不合理,缺乏合格的消毒灭菌器械。职业防护用品配备不当,不能达到有效的防护。

4.护士数量配备不足

县级以下基层卫生院护士缺编严重,护士缺编使护士只注重完成打针、输液、发药等治疗性工作,而对消毒、隔离、手卫生、标准预防措施、口腔护理等医院感染干预措施及制度的落实不到位。因此应加强护理组织领导,建立合理有效的管理体系,配备足够的人员及设施,有效地实施医院感染预防控制。

二、加强护理管理成效、预防医院感染

医院感染管理是一个复杂的系统工程,护理管理是该系统的重要子系统,护理子系统的运行状况会直接影响整个医院感染管理质量与水平。为实现预防和控制医院感染的大目标,护理系统应主动和独立地制定出行之有效的管理制度和预防措施。

(一)健全组织机构,提高护理管理水平

建立健全组织机构及各项规章制度是降低医院感染的重要途径。做好预防医院感染工作,主要取决于行之有效的规章制度。在医院感染管理委员会的指导下,组成医院感染管理护理监控系统及指挥系统,由护理部与各病区护士长及兼职的院内感染监控护士组成三级管理系统。明确职责,制订计划,提出相应的具体工作要求及措施,负责医院感染的预防及监测,它既是护理人员质量评定的标准和检查组考核成绩评比的依据,又是预防医院感染的重要保障。依照《医院感染管理办法》和有关国家的法律法规,完善和落实各项规章制度是搞好医院感染管理的重要保证。医院感染预防控制工作取决于行之有效的规章制度。在制定各项规章制度时,必须要注意结合医院的实际情况,使规章制度切实可行;各项规章制度必须根据医院的发展变化和科学技术的发展,在执行过程中不断修正和完善。

(二)充分发挥护理管理作用

护士长是科室质量管理的关键,也是医院感染预防与控制措施执行力的关键。医院感染管理委员会及护理部应加强各科室护士长对医院感染预防控制工作的认识及管理。医院感染监控工作能否有效地提高,护士长起着决定性的作用。医院感染管理几乎渗透到护理工作的每一个环节、每一项技术操作、每一项护理措施及需要护理的每一个患者中,甚至医疗废物的分类及管理。因此,护理管理的力度是控制医院感染的有效措施。护士长作为科室的管理者,实施和督促科室人员遵守预防医院感染的各项护理措施。护士长和监控护士的思想作风、业务技术和组织管理能力与医院感染发生率有着密切关系。因此,医院感染管理科和护理部必须加强对他们的教育。

(三)落实医院感染预防控制措施的重点环节

医院重点部门的患者的免疫防御功能都存在不同程度的损伤或缺陷。医院环境中病原体种类多、人员密集,增加了患者的感染机会。特别是高龄、婴幼儿及其他严重疾病或机体免疫功能降低或受损的患者,是医院感染的高危人群。针对高危人群,任何护理操作都要严格执行操作规范及操作流程,尽量减少介入性操作,护士护理患者前后要认真洗手或消毒剂擦手,同时要保持室内环境清洁、空气新鲜。

医院感染重点科室、重点环节,如ICU、供应室、血液透析室、手术室等,应根据各专科情

况,建筑布局,洁、污流程设计和设备等符合医院感染管理要求,使无菌区、清洁区、半污染区、污染区分布合理,区与区之间有实际屏障,人流、物流保证不逆行。手术室、骨髓移植病房等安置空气净化装置。配备充足的手卫生设施,医务人员配备小包装的手消毒剂,可随时随地擦手,减少污染,预防因医务人员手传播耐药菌的感染。制定适合各部门实际工作的感染管理预防控制制度,实施医院感染预防控制指南(手术部位感染、呼吸机相关性肺炎、导管相关性血流感染、留置导尿管相关尿路感染),并进行督促检查及依从性监测,确保预防措施落实到位。通过重点管理促进医院感染综合预防措施的实施,逐步达到科学化、规范化管理,保障患者和医务人员的健康安全。

(四)重视护理操作依从性监测,提高护理质量

危重患者护理过程监测,如危重患者床头抬高 30°口腔护理措施实施依从性监测、血管导管护理过程监测、导尿管护理过程监测等。监测内容:血管导管护理规范的遵守情况;数据以标准化的形式进行记录;在导管插入或对导管进行护理前后是否进行了手部卫生;导管插入部位皮肤消毒是否正确、是否有消毒纱布或聚氨酯敷料覆盖;对导管插入日期以及最近一次导管给药方式的更改是否做了记录;是否做到每 48 小时更换纱布敷料或者每 7 天更换半透膜敷料,并对更换时间进行记录等。用所监测的数据说话,使医院感染的各项工作预防控制措施持续地处于良好的运行状态,使每个护理人员认真执行各项护理操作技术规范,用有限的资源获得最大的预防控制感染效果。

(五)加强教育和培训,强化控制感染意识

加强护理人员医院感染知识的培训,是提高医院感染预防控制水平的基本保证,随着新传染病的出现和新医疗技术的应用,医院感染不断发生,同时也会影响到医院工作人员的健康。医务人员特别是护理人员对医院感染知识的掌握有限。针对护理人员对感染管理重要性认识不足,缺乏系统的医院感染管理知识和消毒灭菌知识,必须加强对全院护理人员进行医院感染知识的培训教育,把医院感染知识培训纳入护理业务学习计划之中。医院感染科每年应采取多种形式的医院感染知识培训,举办医院感染学习培训,组织专题学习讲座、知识竞赛、海报、宣传栏、观看录像等方式进行全员培训。使护理人员掌握医院感染管理的法律法规及相关医院感染预防控制技术指南、多重耐药菌医院感染预防与控制、医务人员安全及暴露后的处理措施。强化多重耐药菌感染危险因素、流行病学以及预防与控制措施等知识,使医务人员重视多重耐药菌医院感染预防与控制,有效地实施多重耐药菌感染预防控制措施。

通过学习教育使护理人员掌握医院感染的相关法律、法规、规章制度及基础理论、基本知识、基本技能,正确执行各项医院感染管理规章制度及措施,最大限度地减少医院感染发生,保障医疗安全和患者安全。

(六)落实岗位职责,保证各项措施的顺利实施

预防和控制医院感染是涉及全体医务人员的系统工程,护理人员是该项工程的主力军。从入院患者的合理安排一直到离院患者的终末处置,任何一个环节疏忽都有可能造成医院感染的发生。必须明确各级护理人员职责,把医院感染控制工作落实到每个班次、每个护士、每个护理操作环节。在管理上,护理部着重抓病房管理、医疗用品的消毒与灭菌、隔离与无菌技术以及危重患者的护理及侵入性操作管理,按照护理操作程序和质量标准进行操作,如留置导

尿、静脉留置针、呼吸机等操作标准,并强化护士训练,使护士操作正规化、过程规范化。注意个人防护,防止职业暴露。预防针刺伤,护士由于经常与注射器等锐利器械接触,易发生针刺伤。据有关资料统计,每年约有100万例意外针刺伤的发生,有20多种血源性传染病可通过针刺伤传染。所以,在操作时要严格按照操作规程,对用后的一次性注射器、输液器等锐利物品应按要求处理好,并充分认识针刺伤的危险性。

(七)建立长效监督机制,持续质量改进

医院感染管理与护理质量管理是紧密相连的。没有管理,就谈不上质量。质量管理分环节质量和终末质量。终末质量是目标,环节质量是基础,二者相辅相成,缺一不可。把医院感染预防与控制工作纳入医疗护理质量评价中。护理部抓环节质量为主,把医院感染控制纳入月质量检查内容,制定具体的考评细则;医院感染科以抓终末质量为重点,采取随机检查与定期监测相结合的办法,并将检查、监测结果及时反馈给各科室,发现问题及时提出整改措施,由护理部督促实施,再由医院感染管理科进行效果评价,做到每周有检查、每月有监测、每季有分析,并以医院感染质量检查通报的形式下发到各个科室,使全院各个部门都能了解医院感染管理信息及其发展动态。

总之,护理管理和医院感染管理关系密切。护理部与医院感染管理科的通力协作是护理管理在预防医院感染管理中走向科学化、规范化的桥梁,护理部应该充分发挥管理职能,把预防感染工作贯穿于护理管理的始终,本着以质量管理为核心、技术管理为重点、组织管理为保证的原则,充分发挥护理管理在医院感染控制中的协同作用,运用现代管理和质控手段,利用和结合 PDCA 循环,评价和提高护理管理效果,从而有效地预防和控制医院感染的发生,提高医疗护理质量。

第五节 医院感染暴发的调查与处理

医院感染暴发在医院内不常发生,其感染病例占整个医院感染病例的 $1\% \sim 5\%$,但是一旦发生,则对社会、医院和患者造成巨大的损失和影响。如 2003 年 SARS 医院感染的暴发,导致某些科室甚至整个医院被迫关闭,社会反响强烈。又如 2008 年发生在西安某医院的严重医院感染事件,9 名新生儿发病,其中 8 例死亡的悲剧,给医疗领域造成巨大影响,为此卫生部将此事向全国通报。因此,如何做好医院感染暴发的早期发现与识别、及时报告和及时采取有效的治疗与控制措施,是医院感染防控的重要工作,不仅对提高医疗质量、保障患者安全具有重要意义,同时对医院的信誉和社会的稳定都将产生重要的影响。

一、概述

要做好医院感染暴发的早期发现与识别,首要问题是确定医院感染暴发的定义,在 2006 年卫生部颁布的《医院感染管理办法》中规定,医院感染暴发"是指在医疗机构或其科室的患者中,短时间内发生 3 例以上同种同源感染病例的现象"。为了进一步规范医院感染暴发报告和

处置的管理工作,最大限度地降低医院感染对患者造成的危害,保障医疗安全,卫生部和国家中医药管理局在 2009 年 7 月又颁布了《医院感染暴发报告及处置管理规范》,在该规范中除了要求进一步做好医院感染暴发的报告与处理外,增加了对"疑似医院感染暴发"的报告与处置要求,并明确了"疑似医院感染暴发"的定义,在该文件中规定:疑似医院感染暴发"是指在医疗机构或其科室的患者中,短时间内出现 3 例以上临床征候群相似、怀疑有共同感染源的感染病例;或者 3 例以上怀疑有共同感染源或感染途径的感染病例现象"。

在实际工作中,医院感染暴发较《医院感染管理办法》中规定的情形要更为复杂和多样,如表现为感染总发病率增加、某种特定感染性疾病发病率增加或某种特定微生物感染发病率增加。这与社区传染病暴发不同,传染病暴发通常是由同种病原体引起的某一传染病发病率增加,而医院感染暴发可由同一病原体或多种病原体所致,更强调感染途径或流行因素的一致性。医院感染暴发通常有下述几种表现形式:

(1)同种病原体所致医院感染暴发:由同种病原体引起,但感染部位等可不相同,如为呼吸道感染,也可为手术切口、血液、泌尿道等部位的感染。如临床常见的 MRSA 医院感染暴发就是较典型的例子,还有 2006 年冬季至 2007 年春季发生在北京某些大医院的诺如病毒医院感染暴发。这类暴发就是《医院感染管理办法》中规定的那一类。

(2)同一医疗机构总感染发病率上升:医院感染暴发表现为在某一科室或某医疗机构,医院感染总发病率与上年的同期或常规发病率比较有明显增加,经统计学分析有显著差异。发生感染的类型、感染的部位、引起感染的病原体可相同也可不同。如消毒供应中心压力蒸汽灭菌不合格时,同一批灭菌物品会引起不同科室患者不同部位的感染,且感染的病原体可能不同。

(3)同一感染部位发病率增加:感染暴发集中发生在患者的相同部位,如手术切口、注射部位等,引起感染的病原体可相同也可不同。如 1998 年发生在某妇儿医院手术切口的龟分枝杆菌感染,在 298 例手术患者中发生了 166 例感染,罹患率高达 56%;又如某医院外科发生手术后切口感染暴发,在 69 例乳腺手术中发生 5 例感染,罹患率为 7.2%,远较平时不到 0.5% 的发病率高出许多倍,而引起此次感染的病原体为金黄色葡萄球菌和铜绿假单胞菌。

医院感染暴发可局限在某个科室,也可发展到整个医院、局部地区、全国甚至累及全球,如 2003 年 SARS 在全球医院内的暴发。

二、医院感染暴发的报告及管理

(一)医院感染暴发的报告

当某部门或医疗机构出现医院感染暴发时,应及时向医院有关领导和上级主管部门报告,《医院感染管理办法》和《医院感染暴发报告及处置管理规范》中明确规定:

(1)医疗机构经调查证实发生以下情形时,应于 12 小时内向所在地的县级地方人民政府卫生行政部门报告,并同时向所在地疾病预防控制机构报告:①5 例以上疑似医院感染暴发。②3 例以上医院感染暴发。

(2)省级卫生行政部门接到报告后组织专家进行调查,确认发生以下情形的,应当于 24 小时内上报至卫生部(现卫健委):①5例以上医院感染暴发。②由于医院感染暴发直接导致患者死亡。③由于医院感染暴发导致3人以上人身损害后果。

(3)医院发生以下情形时,应当按照《国家突发公共卫生事件相关信息报告管理工作规范(试行)》的要求,在2小时内向所在地县级卫生行政部门报告,并同时向所在地疾病预防控制机构报告。所在地的县级卫生行政部门确认后,应当在2小时内逐级上报至省级卫生行政部门。省级卫生行政部门进行调查,确认发生以下情形的,应当在2小时内上报至卫生部(现卫健委):①10例以上的医院感染暴发。②发生特殊病原体或者新发病原体的医院感染。③可能造成重大公共影响或者严重后果的医院感染。

(4)医疗机构发生的医院感染属于法定传染病的,应当按照《中华人民共和国传染病防治法》和《国家突发公共卫生事件应急预案》的规定进行报告和处理。当病房出现医院感染暴发趋势时,应及时电话报告感染管理科及医院的管理部门。

医院感染暴发报告的内容包括:医院感染暴发发生的时间和地点、感染初步诊断、累计感染人数、感染者目前健康状况、感染者主要临床症候群、疑似或者确认病原体、感染源、感染途径及事件原因分析、相关危险因素、主要检测结果、采取的控制措施、事件的初步结果等。

(二)医院感染暴发的管理

医院感染暴发的管理非常重要,它能使对暴发的控制得到有力、科学的指导与支持,是暴发控制工作有条不紊地进行的基础与前提。《医院感染管理办法》对医疗机构和不同部门与人员的职责明确规定如下:

(1)医院感染管理委员会应研究并制定本医院发生医院感染暴发及出现不明原因传染性疾病或者特殊病原体感染病例等事件时的控制预案。

(2)医院感染管理部门应对医院感染暴发事件进行报告和调查分析,提出控制措施并协调、组织有关部门进行处理。

(3)医疗机构应当及时发现医院感染病例和医院感染暴发,分析感染源、感染途径,采取有效的处理和控制措施,积极救治患者。

(4)医疗机构发生医院感染暴发时,所在地的CDC应协助调查,查找感染源、感染途径、感染因素,采取控制措施,防止感染源的传播和感染范围的扩大。

三、医院感染暴发的特点

医院感染暴发与社会传染病暴发相比,具有以下特点:

(1)医院感染暴发必备3个基本环节:感染源、感染途径和易感人群,缺少其中任一环节,医院感染暴发会自动终止。

(2)医院感染暴发的病例数相差较大:不同类型的感染暴发,发生的病例数可相差较大。在大流行时,可出现很多病例,如2003年SARS暴发,发生了大量的医院感染病例,仅在某市175例的SARS感染患者中165例为医院感染。也可仅有数例,如在某医院的ICU出现4例铜绿假单胞菌感染,表明有医院感染暴发或存在暴发趋势,需积极采取措施开展调查。

(3)流行过程可长可短:当引起暴发的因素消失快时,暴发可仅持续数小时,如由于医院食堂某餐供应的食物不洁导致的感染性腹泻,如果发现控制及时,流行会很快结束;若引起感染的某因素长期存在而又未被及时发现时,暴发可持续较长时间甚至数个月。

(4)暴发波及范围可大可小:医院感染暴发可以是局部性,如局限在某科室或某医院,如某医院 ICU 发生耐甲氧西林金黄色葡萄球菌感染的暴发;也可以波及整个地区甚至全国,如2006 年由诺如病毒引起的腹泻在某些大城市多家医院中的暴发。

(5)暴发感染具有多样性的特点:医院感染暴发可为不同部位的感染暴发,如手术切口部位感染暴发、与呼吸机使用有关的呼吸道感染的暴发;也可为单一病因引起的同一感染暴发,还可以是同一病原体引起的不同部位的感染。

(6)病原体:引起医院感染暴发的病原体多为条件致病菌,如大肠埃希菌,也有传染病病原体引起医院感染暴发;引起暴发的病原体可为同一病原体,也可为不同病原体。

(7)复杂性:由于医源性因素的多样性与复杂性,引起医院感染暴发的因素很复杂,在进行调查和分析时要认真仔细,才能真正发现引起暴发的原因。

(8)可预防性:医院感染暴发大多为外源性感染,有明确的传播方式,多数属于可预防性感染。

四、医院感染暴发的发现与识别

(一)医院感染暴发的发现

医院感染暴发的早期发现对及时采取措施控制其传播、降低罹患率具有十分重要的意义。早期发现方法主要有以下三点:

(1)医院感染监测:监测是发现医院感染暴发的有效方法。当医院感染的发病率较平时或上个月或上年同期明显增高,并经统计学分析具有显著性意义($P < 0.05$),或医院感染在其一病区出现聚集现象时,则可能存在医院感染的暴发,应及时进行调查。

(2)临床医师、护士的日常诊疗工作:医务人员在日常的诊疗、护理工作中发现医院感染病例增多的现象,应意识到是否存在医院感染暴发的可能,应及时向科主任与感染管理部门报告,以便及时进行调查。

(3)临床微生物实验室的检验报告:当临床微生物室在病原体培养、分离的工作中发现某种感染的病原体增多或分离到特殊的病原体或新病原体,均应警惕有医院感染暴发的发生或聚集性感染发生的趋势。

(二)医院感染暴发的识别

在做好发现医院感染暴发的同时,应认真甄别是否真的存在医院感染暴发,下列情况易导致暴发假象:

(1)医院感染监测系统的改变:医院感染监测系统的改变可以导致暴发假象的发生,如医院感染的定义、监测方法、发现医院感染病例的方法等的改变,可导致医院感染病例数发生较大的变化,从而产生医院感染暴发的假象。

(2)实验室方法的改变:如引进新的方法或对原有检验方法的改进,提高了病原体检测的敏感性,使临床上分离出的病原体较以前增加,使人产生暴发的假象。

（3）标本被污染：标本在收集、运输和实验室处理的过程中的任何一个环节都有可能被污染，使某一分离出的病原体增多，产生一种暴发的假象。要识别这种假象，需要结合临床表现综合考虑，如临床表现与实验室结果不符，则应考虑是污染所致。

五、医院感染暴发的调查与分析

医院感染暴发的调查，与普通传染病暴发的调查具有相似性，但由于医院感染有其自身的特点，因此又有其特殊性。不同的医院感染暴发事件的特点不尽相同，因此其调查方法与步骤也不一致，但一般包括以下几点：

（一）核实诊断

对怀疑患有医院感染的病例进行确诊，确诊的依据主要是临床资料、实验室检查和流行病学信息，应综合分析这些资料，做出正确的判断。在核实诊断时，我们应明确规定医院感染病例的定义。定义病例的方法如下：

（1）根据感染患者的临床症状和体征确定病例定义，常用于病原体不明时。根据感染症状和体征确定病例的定义，可将不同病原体引起的具有相同临床表现的患者纳入调查范围。

（2）根据病原体确定病例的定义，如果已经知道引起医院感染暴发的病原体，我们可根据暴发事件的特点，确定不同的感染病例定义，如一起由 MRSA 引起的医院感染暴发，Haley 和 Bregman 确定的病例定义为"任何由 MRSA 引起的医院感染"，通过调查表明，工作人员过少和患者过于拥挤是引起这次感染流行的主要因素。

在制定感染病例定义时我们应注意，充分考虑临床上的轻症病例和不典型病例，这对调查结果具有重要的影响。

确诊感染病例对调查十分重要，其影响调查方向和处理方法。在进行病例的确诊时，应以大多数病例的临床表现（如感染部位、症状和体征）为依据，并结合流行病学特征（病例发生的时间和患者群体）以及细菌学或血清学结果。

（二）证实暴发

根据确诊病例，在流行范围内计算医院感染的罹患率，若医院感染的罹患率显著高于该科室、病房、医院或某一地区历年医院感染一般发病率水平（$P < 0.05$），则证实有医院感染暴发。

（三）提出初步假设

在收集和初步分析首批暴发病例原始资料的同时，我们应查阅和参考有关文献资料，并提出引起本次感染暴发的感染源和感染途径的假设。建立假设是进一步调查的基础，对整个调查过程具有指导作用，因此假设是否正确对调查影响很大。

（四）确定调查目标

医院感染暴发调查的目标是查明感染的性质、发生的范围、程度和可能的原因。

（1）调查感染发生的性质：包括调查感染发生的种类及其诊断，是否属于医院感染，所涉及病原体的种类及其特性（致病力、对抗菌药物的敏感性），感染传染性的大小。

（2）调查感染发生的范围、程度和可能原因：调查人员应详细了解感染发生的病例数，首例病例发生的时间、病例发生的时间顺序，以前有无类似现象的发生；病例的分布，其他病房有无类似病例的发生；病例主要集中发生在哪类患者，其特点包括年龄、基础疾病、发病前有无特殊诊疗操作或处理等。

根据医院感染发生的性质、范围和程度，可推测暴发的原因。

（五）现场调查

现场调查主要包括调查病例、查明感染源及感染途径、采集标本、采取应急的治疗与控制措施等。

（1）病例调查：应制定统一的调查表进行医院感染病例调查，逐项登记有关资料。调查内容一般包括：①患者的一般资料：包括姓名、年龄、性别、病历号、入院日期和入院诊断等。②感染发生情况：如感染日期、临床症状、体征、感染部位、病原体培养及其他相关检查结果。③患者的地区分布：如科室、房间号和床号。④手术患者应详细记录手术间号、手术时间、是否为接台手术、手术者及麻醉师、所用手术器械的情况等。⑤患者接受的特殊诊疗操作：如使用的各种导管，动、静脉插管，呼吸机的使用，内镜检查等。⑥患者使用药物的情况：包括局部用药，如使用眼药水、伤口清洗液、膀胱冲洗液等。

在进行感染病例调查时，应同时对相同地区、同时期处于相同条件下那些未发病的患者按照同样的内容进行调查，这对查明感染发生的原因十分重要。

（2）采集标本及进行检验：采集标本包括采集医院感染病例标本、可疑感染源标本和感染媒介物标本。病例标本以感染部位标本为主；可疑感染源标本包括可疑携带者和环境储菌所标本；感染媒介物标本包括医务人员手、鼻咽部标本，各种诊疗器械，药液，一次性使用无菌医疗用品及各种与患者密切接触的可疑生活用品等。对患者的密切接触者如陪护人员，必要时也应进行采样。

对分离到的病原体应进行鉴定和药敏试验，有条件的单位应进行进一步的分析，如质粒分型和 DNA 序列分析，这对感染患者的治疗、分析暴发的性质、感染的控制和预防具有重要意义。

（3）收集其他有关资料：应调查医院感染暴发期间同期的住院患者人数，以便计算罹患率；此类感染既往的发生情况，该感染病原体以往的分离率，本院其他科室类似感染的发生情况，以及暴发期间人员的流动和环境的改变等。

（六）调查分析与总结

对调查工作中获得的所有资料，应及时进行整理分析，为判定暴发的性质提供科学依据。但在资料分析前，应对资料进行有效的审核，保证资料的质量，以免产生误导。资料的分析一般包括下述几方面：

（1）临床资料的分析：根据病例资料，统计本次暴发病例的主要症状、体征出现的频率，以分析感染暴发的临床类型。一般在同源暴发中，临床类型一致。

（2）流行病学资料的分析：

1）感染的时间分布：以感染的病例数为纵轴，以发病时间为横轴来描述感染的流行曲线。通过对流行曲线的分析，可判断病原体的感染方式和流行开始的时间。医院感染暴发常见的流行曲线有下述几种：

A.一次性同源暴发:在感染的流行过程中,如果全部病例均在该病的最长和最短潜伏期内出现,则该次流行为一次同源感染。其特点是病例数增加快,迅速达到高峰,然后下降快。

B.人与人接触传播:患者或携带者作为感染源,病原体通过直接或间接接触感染疾病。其特点是首例感染患者出现后,病例数缓慢增加,高峰平坦,下降也较缓慢。

C.同源暴露后继发人与人接触传播:该种流行曲线的特点是第一峰为"同源暴露"所致,继之发生人与人之间的接触传播,高峰平坦,增加与下降均较缓慢。

D.间歇传播:病原体在一段时间内不断从同一感染源播教,其特点是病例数散在分布于整个流行期间。

2)感染的地区分布:将感染病例按发生感染时所在的病室、病区进行发病数统计,或按病例来自不同的手术室或手术因素统计,计算罹患率进行比较;从病例的分布特点,发现感染高发区,根据高发区与普通区之间的差异特点,发现感染流行的因素。

3)感染的人群分布:将感染病例按年龄、性别、基础疾病、接受某种侵入性操作、手术危险因素、所用药物、某种特殊的治疗措施等进行分组,分别计算各组的罹患率,根据罹患率的高低可以发现高危人群。发现高危人群是形成病因假设及制定感染控制措施的基础。

4)病例对照研究:将发生医院感染的病例组与未感染的对照组进行暴露因素的比较,如果两组之间的差异具有统计学意义,即可初步确定该感染暴发的流行因素。此方法是验证感染暴发因素假设常用的方法。

5)定群研究:比较暴露于某因素的人群与未暴露于该因素的人群感染发病率的高低,得出两组之间感染发病率的差异,并计算相对危险性,找出感染暴发的高危因素。如在一次乙型肝炎医院感染流行事件中,Polish 等提出,糖尿病患者使用的某种侵入性操作可能是感染的流行因素。他们对流行期间 60 例住院的糖尿病患者进行定群研究,采过指血的患者为一组,未采指血为对照组,结果发现病例组的发病率明显高于对照组($P=0.08$),证实采指血是引起本次乙型肝炎流行的危险因素。

(3)实验室资料的分析:调查者对可疑感染源进行采样培养,如果检出的病原体与暴发菌株相同,则可证实假设,不需进行流行病学研究,直接对感染源采取措施可终止感染的暴发。但在多数情况下,原始资料不足以提示感染源的存在,这时则应进行流行病学研究(病例对照研究和定群研究),以便识别可能的感染源和感染途径,然后再对假设的感染源采集标本进行病原学研究,为证实假设提供有力的证据。

(4)总结报告:在医院感染暴发调查分析中,最终目的是发现引起暴发的因素,因此在调查工作中应认真进行总结并写出报告。报告的内容一般包括感染暴发的程度、范围和结果;调查的进展和感染控制的情况;人力、物力和财力等方面的支持,采取的重大临时措施如关闭病房甚至关闭医院等重大举措;暴发控制措施的效果与事件的结局;经验教训;薄弱环节和不足等。

六、医院感染暴发的控制措施及效果评价

当医院感染暴发时,采取的控制措施越早越好,但要注意在采取控制措施前应及时留取各种标本。每次医院感染暴发事件,其感染源、感染途径、感染因素和易感人群都不尽相同,因

此,应根据所掌握和推测可能的原因,采取有针对性的措施。医院感染暴发的控制措施一般包括以下几方面:

(1)加强感染源的管理:当引起感染暴发的病原体毒力大、传染性强如 MRSA 感染,或为不明原因的病原体引起的感染如 2003 年初期 SARS 流行时,在采取积极治疗措施的同时,应及时隔离感染患者,以预防其他患者和医务人员发生感染。

(2)切断传播途径:由于医院感染的暴发多数为外源性感染所致,因此可通过加强消毒,包括加强医疗用品的灭菌、环境物品的清洁消毒、医务人员的无菌操作和手卫生、一次性使用无菌医疗用品的管理、消毒药械的管理等措施,控制暴发的发生与蔓延。

(3)保护易感人群:对抵抗力低下的人群可采取保护性的隔离措施,或对密切接触者实行预防接种等。

(4)其他控制措施:包括加强医院感染的监测,及时发现医院感染暴发的趋势、采取控制措施、总结和反馈临床上分离的病原体及其对抗菌药物的敏感性,加强临床上抗菌药物的管理,尤其是某些特殊抗菌药物的应用等。

总之,具体情况应具体分析,应根据每次医院感染暴发的特点,采取有针对性的措施,并对控制措施的效果进行评价。如果在采取控制措施后,暴发没有得到控制或下降缓慢,说明采取的措施不当或是措施未得到有效的落实或是假设错误,应重新审视。在医院感染暴发终止前,调查者不应停止调查,应继续收集有关资料进行总结分析,直到无继发病例的发生或医院感染罹患率降至散在发病率水平。

第七章 医院感染监测与防控

第一节 医院感染监测

一、医院感染监测内容与方法

医院感染监测是长期、系统、连续地收集、分析医院感染在一定人群中的发生、分布及影响因素,并将监测结果报送和反馈给有关部门和科室,为医院感染的预防、控制和管理提供科学依据。医院感染监测是医院感染管理和控制中一项经常持续性的工作,因此,要有一个长期的监测计划。

(一)医院感染监测的目的

(1)减少医院感染的危险因素,充分利用监测过程取得预期的结果,控制医院感染,不断提高医疗质量。

(2)提供医院感染的本底率,建立医院的医院感染发病率基线。

(3)鉴别医院感染暴发,一旦确定散发基线,可以据此判断暴发流行。需要注意的是,暴发流行的鉴别不只是依据常规监测资料,也要依靠临床和微生物实验室的资料。

(4)利用调查资料说服医务人员遵守感染控制规范与指南,用监测资料说话,增强临床医务人员和其他医院工作人员(包括管理者)有关医院感染和细菌耐药的警觉,可以使医务人员理解并易于接受推荐的预防措施,降低医院感染率。

(5)评价控制措施,满足管理者的需要。监测可以发现新的预防措施的不足,发现患者护理过程中需要改进的地方,调整和修改感染控制规范。

(6)为医院在医院感染方面受到的指控辩护。完整的监测资料能反映医院感染存在与否,以及是否违反相关的法律、法规和操作规范。

(二)医院感染监测内容

1.医院感染监测的项目

(1)医院感染发病率监测:全院的医院感染发病率监测;各科的医院感染发病率监测;医院感染部位发病率监测;医院感染危险因素监测。

(2)医院感染患病率监测:全院的医院感染患病率监测;各科的医院感染患病率监测;医院感染部位患病率监测;医院感染危险因素监测。

(3)医院感染目标性监测:ICU监测、NICU监测、外科手术部位感染监测、泌尿道插管相关泌尿道感染监测、动静脉插管相关血流感染监测、呼吸机相关肺部感染监测。

(4)医院感染暴发流行监测:医院感染暴发流行的原因、感染源、传播途径等。

(5)医院感染卫生学监测:消毒、灭菌效果监测;空气、物体表面、工作人员的细菌学监测;血液透析系统监测;污水排放卫生学监测;一次性医疗卫生用品监测。

(6)医务人员医院感染职业暴露监测。

(7)细菌耐药性监测和多重耐药菌感染监测。

(8)医院感染过程指标的监测:如手卫生依从性监测、围术期抗菌药物预防性应用、感染患者送细菌培养情况等。

2.医院感染监测的类型

一般来讲,医院感染监测按监测对象和目的不同分为全面性综合监测和目标性监测两个基本类型。对于新建医院或未开展医院感染监测的医院首先要开展全面综合性监测;对于已开展全面综合性监测达到3年的医院,应以目标性监测为主。

(1)全面综合性监测:是对全院所有患者和工作人员,医院感染及其有关的因素进行的监测。目的是了解全院医院感染的情况,通过监测可以看出各科室、病房的感染率,各感染部位的感染率,各种感染的易感因素,病原体及其耐药性以及增加医院感染的各种因素。全面综合性监测还必须对全院各类人员进行职业暴露相关的监测,如血液、体液暴露等。全面综合性监测主要有发病率调查和现患率调查两种方法。

(2)目标性监测:是对监测事件确定明确的目标,然后开展监测工作以达到既定的目标。目标的评价指标可以是发病率、病死率、可预防率等,针对重点部门、重点人群、重点环节开展医院感染监测。

(三)医院感染监测方法

首先应制订医院感染的监测计划。监测计划是开展任何监测项目的基础,监测计划应包括监测目的、受监测人群(患者和病房)、监测内容、计算指标、感染类型和病例的定义、调查项目的定义、监测频率和持续时间、资料收集的方法、人员的配备及人员的培训、资料分析方法(特别是对危险因素进行分层分析)、信息的反馈方式,以及如何分配资源、争取监测必备的其他条件如计算机和信息系统等。

医院感染每个项目的监测设计和实施虽然是不同的,但必须遵循正确的流行病学调查原则。制订监测计划至关重要,每一个医院必须最大限度地利用资源,达到确定的目标。

1.确定监测目标人群

每个医疗机构服务的人群不同,所面对的危险因素也不一样,对监测单位情况进行评估,确定监测的目标人群,能使资源合理地分配到关键人群,提高和改进对目标人群的服务。

监测单位评价的内容:该医疗机构所服务患者的类型是什么;最常见的疾病诊断是什么;最常开展的手术或侵袭性操作是什么;最常见的治疗或服务是什么;哪类患者增加负担和(或)费用;预算是否集中于特殊的人群;是否有社区卫生保健;哪类患者感染的概率会增加及其他严重后果的危险性。根据监测单位的评估情况,针对其主要问题环节,结合已选的结果或过程,对重点危险人群进行监测。

2.选择监测结果或过程的指标

结果是指医疗或操作所产生的结果,结果可以是负面的(如感染、受伤、延长住院时间),也可以是正面的(如患者满意)。过程是指为达到结果所采取的一系列步骤,如疫苗接种、标准预防、围术期预防性使用抗菌药物以及为达到某种结果而必须遵守的一些制度。监测计划中所选择的结果和过程应是对目标人群影响最大的一些结果和过程。根据发病率、死亡率、医疗费用或其他参数来最终做出决定。

3.明确监测定义

任何一个监测系统,对监测项目都必须规定准确的定义,包括结果和过程、危险人群和危险因素等,准确的定义对加强监测信息的一致性、准确性和重复性都有非常重要的意义。

4.收集监测资料

监测资料的收集应由经过培训和有经验的人员来完成,监测人员应获取适当的信息资料,并在整个过程中使用相同的方法和做好完整的记录。资料的来源既可以是报表资料,也可以是报告单和现场调查资料。现场调查资料既有以患者为基础的信息,包括查房、医疗护理记录、实验与影像学报告、与医护人员交流讨论病例;也有病原学实验室的检查结果,包括临床微生物学、免疫学及细菌耐药性报告。

5.监测资料的分析

监测信息通常以数据或图表形式表示,比例、比率或发病率最常用。必须注意在分析整个过程中应使用合适的计算方法。

6.危险因素分层分析

研究人群常缺乏相似性,在年龄、性别、基础疾病的严重程度或其他因素等的构成不同,这种不同需要对研究人群按相似的特点进行分组,这种分组通常称分层。

7.监测资料的应用与反馈

监测结果应向提供监测资料和能改进及影响医疗质量的人员反馈。监测资料的分析应定时进行,以保证能及时反馈信息。

8.评价监测系统

各医院的医院感染监测系统包括两个层面的医院感染监测,即各科室的临床医务人员应向专职人员报告医院感染病例,医院感染专职人员监测医院感染情况。

监测系统的评价应包括以下几个方面:

(1)有用性:评价监测系统是否有用,要看它能否反映医院感染的变化,能否确定优先重点防治的感染,能否对改进监测系统的工作和资源分配做出相应的决策。

(2)成本:包括资料的收集、分析及反馈所需的直接成本和间接成本,并进行成本-效益分析。

(3)代表性:可以通过调查随机样本或部分监测人群的结果与整体人群的情况进行比较,以了解监测系统的代表性。

(4)及时性:是指发生疾病或死亡与医院感染管理机构得到报告,确定暴发到执行控制措施之间的时间差大小,时间差越小,及时性越强。

(5)简单性:监测方法应该简单,便于执行,成本低廉,能提供有用的信息。

(6)灵活性:表现在监测系统能根据需要增加新病种或新内容的程度。

(7)易接受性:是人们愿意执行监测,及时提供正确资料的程度。易接受性取决于对监测工作重要性的认识及现场调查方法的可接受性和对敏感问题的保密性。

(8)准确性:是指监测结果与实际结果符合的程度,是指将医院感染患者与非医院感染患者正确区分的能力。准确性主要通过敏感度和特异性体现。敏感度是指监测系统能测出真正医院感染事件的能力。特异性是测量监测系统测出真正非医院感染事件的概率。

二、医院感染病例监测

我国医院感染监测系统始于1986年,在卫生部医政司的领导下,在12个省、市、自治区内的26家医院进行重点科室的全面监测工作。于1989年扩大为全国性的感染监测网络,参加医院159所,至2010年全国有740所医院参加全国医院感染监测网。

(一)医院感染监测程序

1.制订医院感染监测计划,明确监测目标

首先应制订和完善详细的、具有可操作性的医院感染监测计划,明确医院各主管部门和医务人员职责(很重要)。计划应包含监测项目、数据的收集、整理分析及原始记录、监测信息反馈等可行性的行动方案。计划是保证医院感染监测顺利实施的关键。

2.发挥监测网络成员的作用

利用各种机会进行宣传、培养临床参与医院感染监测的意识,让他们掌握和理解医院感染的定义和监测技术。

3.标准统一、监测系统规范

有效的评估必须基于标准化的定义和监测系统。通过标准化方法对数据进行采集、分析和说明,从而提供高质量、可比较的数据来增加监测的价值。诊疗操作流程的标准化也是很关键的环节,使收集的数据准确。如手术部位感染监测,应有统一标准的切口分泌物采集送检流程。提高诊断的准确性,使监测效率、监测数据具有重要的信息和意义,而不只是一个数据。

4.确认监测的目标人群

目标性监测的选择,根据医院感染综合性监测情况,可重点选定重点区域(如ICU);重点患者或特定的感染部位,如手术部位感染监测、导管相关血流感染监测;高危人群,如移植患者;特殊治疗如透析患者等。

5.人员的培训与沟通

每开展一项目标性监测,应对参与项目监测科室的医护人员进行培训,正确掌握感染的诊断标准,以及正确采集标本的方法及流程。将医院感染监测方案及标准操作流程等资料进行广泛宣传教育,以利于监测工作顺利进行,收集的信息准确真实,数据可靠。最重要的是,医院感染管理专职人员要做到脑勤、腿勤、手勤、口勤,经常深入临床一线帮助临床发现问题、分析问题、提供解决问题的方法,应牢牢记住:我们医院感染专职人员是临床的合作伙伴!

监测的目的绝对不是仅得出感染率!必须关注诊疗全过程,通过监测普及医院感染知识。真实可靠的医院感染率,会使全院医务人员都关注医院感染的预防与控制,规范执行医院感的预防措施。

(二)医院感染监测方法

从广义角度讲,凡是涉及医院感染的环节和因素,都应用前瞻性监测方法进行监测。具体来说,从影响医院感染的主要方面,应对医院感染发病率、医源性传播因素、抗菌药物的应用和病原微生物的变化等方面进行监测。前瞻性监测与回顾性调查一样,都属于医院感染监测的具体方法。

1.前瞻性调查

医院感染病例前瞻性监测,是通过实时收集感染发生的资料,研究其中的一种或多种危险因素与感染或患者死亡的关联,有动态观察特点,避免了回顾性调查容易遗忘、疏漏某些重要信息的缺点,保证收集信息的及时性、完整性和准确性,以便及时采取控制措施。前瞻性监测是主动的,患者入院后即处在医院感染专职(兼职)人员的监测下,这样调查的结果比较准确。可以随时了解其医院感染的危险因素、感染的发生及流行病学特征及实施干预措施。适用于对重点部门、重点部位、重点人群进行医院感染监测,如手术部位感染监测、ICU监测等。

2.回顾性调查

是指患者出院后对其住院病历进行查阅,了解其是否发生感染及感染的因素,对发生医院感染的病例进行登记并统计分析,调查全依赖住院病历记录,处于被动地位,信息滞后,且监测资料的准确性全依赖于医生的病历记录,不能及时发现医院感染的发生,不能及时发现医院感染的暴发流行,数据的准确性不够,给感染的预防控制带来困难。回顾性调查适用于对医院感染历史事件的调查,而不宜用于医院感染预防。因此,医院感染监测规范推荐采用前瞻性调查,不推荐回顾性调查方法。

(三)医院感染发病率监测

1.监测人群

住院患者(监测手术部位感染发病率时可包括出院后一定时期内的患者)和医务人员,这是医院感染监测的重要内容。通过医院感染发病率的监测,可掌握医院整体发病水平,预测医院感染的流行趋势,防止医院感染暴发的出现。

2.监测方法

采用主动监测(前瞻性监测),感染控制专职人员主动、持续地对被监测人群的医院感染发生情况进行跟踪观察与记录;医院各科室建立医院感染报告制度,临床医生及时报告医院感染病例;专职人员定期去微生物室和临床了解患者医院感染发生情况。医院感染资料包括患者的临床症状、体征和实验室检查结果等基础信息。

3.资料来源

(1)微生物室的检验结果报告:这是很重要的资料,医院感染感控人员和微生物实验室建立良好的合作关系,实验室及时主动地报告检验结果。此外,医院感染专职人员应定期(最好每天或者隔天)去微生物室获取微生物检验报告。需要注意的是,单凭微生物检验结果不足以确定是否为医院感染,因为有时可能是标本污染所致,应根据临床表现结合细菌培养结果来综合判断。

(2)感控人员查房:主管医生主动报告感染病历及医院感染监测系统提示感染的患者,医院感染专职人员每天去各病区巡查,同医生、护士交流了解是否有新的医院感染病例发生,重点查看发热患者、使用抗菌药物患者、隔离患者、抵抗力低下者以及进行侵入性操作的患者。

4.资料分析

医院感染发病率是指一定时间内处于同期危险人群中新发医院感染病例的频率。医院感染例次发病率是指一定时间内处于同期危险人群中新发医院感染部位的频率。

(1)医院感染发病率:

$$医院感染(例次)发病率=\frac{同期新发医院感染病例(例次)数}{观察期间危险人群人数}\times100\%$$

注:观察危险人群人数以同期出院人数替代。

(2)日医院感染发病率:

$$日医院感染(例次)发病率=\frac{观察期间新发医院感染病例(例次)数}{同期住院患者住院日总数}\times1\,000‰$$

对于监测结果应按月进行总结和反馈,结合历史同期和上个月医院感染发病率资料,对资料进行总结分析,提出监测中发现的问题,报告医院感染管理委员会并向临床科室反馈监测结果和分析建议。

三、医院感染目标性监测

目标性监测应根据各自关注的对象、医院常见病种、不同资源优势选择目标。目标性监测采用前瞻性调查的方法,缩小了监测范围,集中有限的资源用于重点部门和重点环节的监测。既包括了医院感染的主要高危人群,又包括了医院感染的主要高危因素,也是目前大多数发达国家医院感染监测的主要内容和干预点,具有一定的代表性。目标性监测理念由关注"结果"的监测逐步转向"过程"的监测。

在开展两年以上全院综合性医院感染监测的基础上,开展目标性监测,根据全面综合性监测结果,选择并确定监测项目,将有限的人力、财力资源用在最需要解决的问题上。强调过程监控,有利于及时采取干预措施,并对干预措施及时进行效果评价。

(一)目标性监测特征

注重过程监控,准确高效,针对性强,但不能发现其他患者的感染。

(二)监测目标的选择设定

目标要把握以下几点:容易发生医院感染的高危患者,容易发生医院感染的高危操作,容易发生医院感染的高危科室,已知具有可控的危险因素,有可行的干预措施。常见的医院感染目标性监测内容见表7-1。

表7-1 常见的医院感染目标性监测内容

重点部门目标性监测:主要有 ICU、心胸外科病房、新生儿病房等
特殊人群目标性监测:主要是新生儿、移植患者、血液净化患者等
特殊操作目标性监测:主要包括手术部位感染、静脉置管相关感染、呼吸机相关性肺炎、泌尿道插管相关感染等

细菌耐药性感染监测:MRSA,VRE,泛耐药鲍曼不动杆菌,产超广谱β-内酰胺酶(ESBL)菌:肺炎克雷伯菌、大肠埃希菌等,应根据医院常见病种、不同资源优势选择监测目标	

(三)医院感染预防与控制措施依从性监测

依从性监测体现在对感控组合措施的执行上。2011 年美国卫生与公共服务部(HHS)提出了预防医疗保健相关感染(HAI)国家行动计划九大目标,见表 7-2。

表 7-2 预防医疗保健相关感染(HAI)行动计划九大目标进展概况(2011 年)

分类	来源	国家 5 年预防目标	2013 年有望实现的目标
血液感染	NHSA	降低 50%	是
遵守中央静脉插管指南	NHSA	100%遵守	是
住院患者艰难梭菌感染	HCUP	降低 30%	不
艰难梭菌感染	NHSA	降低 30%	数据不足
尿路感染	NHSA	降低 25%	是
MRSA 侵入感染(人群)	EIP	降低 50%	是
MRSA 菌血症(医院)	NHSA	降低 25%	数据不足
手术切口感染	NHSA	降低 25%	是
手术护理改进项目措施	SCIP	95%遵守	是

2012 年 9 月 25 日,我国卫生部《预防与控制医院感染行动计划(2012—2015 年)》发布,到 2015 年,100%的三级医院、60%的地市级二级医院和 30%的县级二级医院的重症医学科(监护病房)、手术部(室)、血液透析中心(室)、新生儿室、消毒供应中心等医院感染重点部门的建筑布局、人员配备、质量安全管理等达到国家有关要求。外科手术部位感染、导管相关血流感染、导尿管相关尿路感染及呼吸机相关性肺炎等专项发生率进一步降低。推进医院感染预防与控制工作科学、规范、可持续发展,适应社会经济的发展和医学科学技术的进步,最大限度地降低医院感染发生率,这是感控工作的核心任务。我们的任何工作,必须围绕此核心任务展开。逐步实现医院感染防控措施的科学化、专业化、精细化、规范化,加强医院感染专业队伍建设,提升专业技术能力,实施科学、有效地监控,及时反馈监测信息,持续改进医院感染管理工作,满足人民群众的健康服务需求。

(1)手术部位预防措施依从性监测,如清洁手术预防用抗菌药物、合适的备皮(去除毛发)方式方法、术中保温措施、术后血糖控制等措施。

(2)呼吸机相关性肺炎预防措施(VAP)依从性监测,如口腔护理、床头抬高 30°~45°、评估尽早拔除气管插管等。

(3)导管相关血流感染预防措施依从性监测,如最大无菌屏障、插管理由、皮肤消毒、插管前手卫生、最佳插管部位、每日拔管评估等。

(4)导尿管相关尿路感染(CA-UTI)预防措施依从性监测,如监测以循证为基础的 CA-UTI 护理要素的依从性。

(5)医务人员锐器伤及经血传播疾病发病率的监测,锐器伤是医护人员最易发生的职业暴露。中国台湾某医院 3 年统计数据表明,80%血液或体液暴露缘于锐器损伤。其中血液或体液暴露人群中护士比例高达 60.6%,位居首位。职业暴露不仅引起皮肤黏膜的损伤,最主要的危害是感染 HIV、HBV、HCV 等血源性疾病。

四、医院感染现患率调查

现患率调查又称横断面调查,是利用普查或抽样调查的方法,搜集一个特定时间内实际处于一定危险人群中医院感染实际病例的资料(包括以往发病至调查时尚未愈的旧病例)。现患率调查由于是短时间的前瞻性调查,不易漏掉病例,可以全面了解医院感染的情况,了解抗菌药物使用状况及细菌耐药情况,用于评价医院感染控制效果及控制措施。

医院感染现患率调查由医院感染专职、兼职人员和经过培训的医务人员组成各调查小组,确定调查时间、调查范围、调查人群后,统一培训。高质量的现患率调查能够反映医院的感染情况、危险因素、主要存在的问题等情况;可作为实施目标性监测的重要手段来了解医院感染的全面情况,针对不同人群、不同就诊部门,分析医院感染高危因素,面对主要风险与问题,有助于采取针对性的预防控制措施。

通过全院医务人员的调查参与,提高全体医务人员的医院感染监控意识和感控知识技能。多次调查可以判断医院感染的长期趋势以及医院感染部位、多发因素、高危人群,并用于评价医院感染的控制效果。

(一)调查前的准备工作

(1)向医院领导汇报,并与相关职能科室医务处、护理部协调,争取全方位的支持。

(2)在调查开始前 1 周,向相关临床科室发出调查通知,说明调查目的及有关注意事项,要求各科对本科住院患者完善各项检查;特别是本病区感染病例的各项检查和病历书写。

(3)组建调查小组:按每 50 位患者配备 1 名专职调查人员,调查小组由医院感染控制专职人员、病区各组主管医师和病区医院感染兼职医生、监控护士组成。

(4)培训:调查小组成员调查前应集中培训,包括调查方案、医院感染诊断标准、抗菌药物合理应用管理、调查内容及表格项目的填写说明等。

(二)调查程序与方法

(1)调查范围及对象:调查日 0:00～24:00 全院所有住院患者。包括调查当日出院、转科、死亡的患者,不包括入院时间≤24 小时的患者。

(2)到患者床旁以询问和体检的方式进行调查,每一患者至少 3 分钟。

(3)每一住院患者均应进行调查并由调查者填写《医院感染现患率调查——个案登记表》。

(4)感染判断与诊断标准:床旁调查结果应与病历调查结果相结合。按诊断标准确定是否为感染,再确定是医院感染还是社区感染。医院感染诊断标准按照卫生部《医院感染诊断标准(试行)》(卫医发[2001]2 号)。

(5)病原学检查:注意追踪病原学检查结果,包括调查当天还没有报告结果而日后有本次感染的检验结果应补上。

(6)特别关注的项目:体温记录、抗菌药物使用、病原学报告、住院时间、病情严重、免疫功能和接受侵入性操作等,应注意询问方法与技巧。

(三)评价指标

医院感染现患率:是指在一定时期内,处于一定危险人群中实际感染病例(包括以往发病至调查时尚未愈的旧病例)的百分率。计算方法如下:

$$感染现患率=\frac{同期存在的新旧医院感染病例(例次)数}{观察期间实际调查的住院患者人数}×100\%$$

$$实查率=\frac{实际调查住院患者人数}{应调查患者人数}×100\%$$

(四)现患率调查资料的分析和应用

1.初步了解医院感染情况

对于未建立监测系统的医院,现患率调查是了解该院医院感染情况的有用办法之一。

2.了解医院感染的长期趋势

在一个医院反复进行现患率调查,可以看出医院感染的流行病学趋势,如医院感染的高发科室、感染部位、病原学送检率、抗菌药物合理应用及病原体的变化等。但应注意的是现患率调查资料的连续性相对较差。

3.医院感染监测效果评价

现患率调查可以用来检查医院感染监测系统效果。现患率调查中医院感染诊断标准与医院感染发病率监测诊断标准一致。根据调查目的对原始调查资料进行整理分析,针对医院感染发生高危因素以及医院感染管理中存在的问题寻找发生原因,及时进行干预并对干预措施适时地修正。

五、外科手术部位感染(SSI)目标性监测

手术部位感染(SSI)是医院感染目标性监测的重点项目之一。手术部位感染的发生和治疗始终是制约外科手术治疗是否成功的一个因素。尽管对手术部位感染的预防控制措施持续改进,但手术部位感染率依然有较高的发生率,手术部位感染相关的发病与死亡所导致的经济损失巨大,其中感染患者的住院日延长是导致经济损失的主要原因。

(一)外科手术部位切口分类

根据外科手术切口部位微生物污染情况,将外科手术切口分为四类:即清洁切口、清洁-污染切口、污染切口、感染切口。

1.Ⅰ类

清洁切口:手术未进入感染炎症区,未进入呼吸道、消化道、泌尿生殖道及口咽部位。

2.Ⅱ类

清洁-污染切口:手术进入呼吸道、消化道、泌尿生殖道及口咽部位,但不伴有明显的污染。

3.Ⅲ类

污染切口:手术进入急性炎症但未化脓区域,开放性创伤手术,胃肠道、尿路、胆道内容物及体液有大量溢出污染,术中有明显污染(如开胸心脏按压)。

4.Ⅳ类

感染切口:有失活组织的陈旧性创伤手术,已有临床感染或脏器穿孔的手术。

(二)外科手术部位感染的判断标准

外科手术部位感染分为切口浅部组织感染、切口深部组织感染和器官/腔隙感染。

1.切口浅部组织感染

手术后30天以内发生的仅累及切口皮肤或者皮下组织的感染,并符合下列条件之一:

(1)切口浅部组织有化脓性液体。

(2)从切口浅部组织的液体或者组织中培养出病原体。

(3)具有感染的症状或者体征,包括局部发红、肿胀、发热、疼痛和触痛,外科医师开放的切口浅层组织。

下列情形不属于切口浅部组织感染:①针眼处脓点(仅限于缝线通过处的轻微炎症和少许分泌物)。②外阴切开术或包皮环切术部位或肛门周围手术部位感染。③感染的烧伤创面,以及溶痂的Ⅱ、Ⅲ度烧伤创面。

2.切口深部组织感染

无植入物者手术后30天以内、有植入物者手术后1年以内发生的累及深部软组织(如筋膜和肌层)的感染,并符合下列条件之一:

(1)从切口深部引流或穿刺出脓液,但脓液不是来自器官/腔隙部分。

(2)切口深部组织自行裂开或者由外科医师开放的切口。同时,患者具有感染的症状或者体征,包括局部发热、肿胀及疼痛。

(3)经直接检查、再次手术探查、病理学或者影像学检查,发现切口深部组织脓肿或者其他感染证据。

同时累及切口浅部组织和深部组织的感染归为切口深部组织感染;经切口引流所致器官/腔隙感染,无须再次手术归为深部组织感染。

3.器官/腔隙感染

无植入物者手术后30天以内、有植入物者手术后1年以内发生的累及术中解剖部位(如器官或者腔隙)的感染,并符合下列条件之一:

(1)器官或者腔隙穿刺引流或穿刺出脓液。

(2)从器官或者腔隙的分泌物或组织中培养分离出致病菌。

(3)经直接检查、再次手术、病理学或者影像学检查,发现器官或者腔隙脓肿或者其他器官或者腔隙感染的证据。

说明:①创口包括外科手术切口和意外伤害所致伤口,为避免混乱,不用"创口感染"一词,与伤口有关的感染参见皮肤软组织感染的诊断标准。②临床和(或)有关检查显示典型的手术部位感染,即使细菌培养阴性,亦可以诊断。③手术切口浅部和深部均有感染时,仅需报告深部感染。④经切口引流所致器官(或腔隙)感染,不须再次手术者,应视为深部切口感染。⑤切口缝合针眼处有轻微炎症和少许分泌物,不属于切口感染。⑥切口脂肪液化,液体清亮,不属于切口感染。⑦局限性的刺伤切口感染不算外科切口感染,应根据其深度纳入皮肤软组织感染。⑧外阴切开术切口感染应计在皮肤软组织感染中。

（三）手术危险指数评分

不同类型的外科手术感染风险是不同的，影响手术部位感染的危险因素主要是手术时间、切口类型、手术患者的基础疾病。为了使具有不同危险因素的手术部位感染具有可比性，手术过程有不同的危险数值，分值越高，说明手术部位感染的危险性越大。

手术患者基础疾病评分见表7-3。

表 7-3 美国麻醉学会（ASA）病情估计分级表

分级	分值	标准
Ⅰ级	1	正常健康。除局部病变外，无周身性疾病。如周身情况良好的腹股沟疝
Ⅱ级	2	有轻度或中度的周身疾病。如轻度糖尿病和贫血，新生儿和80岁以上老年人
Ⅲ级	3	有严重的周身性疾病，日常活动受限，但未丧失工作能力。如重症糖尿病
Ⅳ级	4	有生命危险的严重周身性疾病，已丧失工作能力
Ⅴ级	5	病情危笃，又属紧急抢救手术，生命难以维持的濒死患者。如主动脉瘤破裂等

将手术时间、切口类型、手术患者的基础疾病给予评分，所得分数相加就是监测手术的危险指数，分值为0～3分，共4个等级。最低危险指数为0分，最高为3分（手术危险指数评分见表7-4）。

表 7-4 手术患者危险因素的评分标准

危险因素	评分标准	分值
手术时间（h）	≤75 百分位	0
	>75 百分位	1
切口清洁度	清洁、清洁-污染	0
	污染	1
ASA 评分	Ⅰ、Ⅱ	0
	Ⅲ、Ⅳ、Ⅴ	1

（四）外科手术部位感染（SSI）监测程序

1.监测方法

SSI监测方法很重要，它可以保证数据的准确可靠，能够用于评估。主动性和预防性的监测方法（前瞻性监测）是基于患者监测，对所有可能发生SSI的患者的数据都需要收集，并且进行跟踪监测，从而发现其中哪些患者会发生SSI。准备监测前对相关医务人员进行教育和培训，明确职责和任务，正确掌握外科手术部位感染的判定标准及正确采集手术部位感染标本的方法。

2.监测对象

监测主要针对经常性的手术和（或）感染可能性大的手术，这些手术也最能从监测中获益。对手术进行分类，选出准备监测的手术。如胆囊切除术，胆管手术，结肠、直肠切除术，阑尾切除术，子宫切除术，剖宫产术，乳房切除术，全髋关节置换术，疝修补手术等。

（五）手术部位感染评价指标

1.手术部位感染率

$$手术部位感染率=\frac{观察期间内某种手术患者手术部位感染数}{观察期间内某种手术患者数}\times100\%$$

2.不同危险指数手术部位感染率

$$某危险指数手术部位感染率=\frac{指定手术该危险指数患者手术部位感染数}{指定手术某危险指数患者的手术数}\times100\%$$

3.外科手术医生感染专率与调整

由于每位手术医生、手术患者的医院感染的危险因素不同,这些危险因素影响感染的概率,因此必须进行危险因素调整后才能进行相互间的比较,进行危险因素调整时主要考虑手术患者的状态（ASA 评分）、手术时间的长短及切口类型。

（1）外科医师感染专率：

$$某外科手术医生感染专率=\frac{某医生在该时期手术部位感染患者数}{某医生在某时期时行的手术患者数}\times100\%$$

（2）不同危险指数等级的外科医师感染专率：

$$\frac{不同危险指数等级}{医生感染专率（\%）}=\frac{该医师不同危险指数等级患者手术部位感染例数}{某医师不同危险指数等级患者手术数}\times100\%$$

（3）平均危险指数等级：

$$平均危险指数等级：\frac{\sum（危险指数等级\times手术例数）}{手术例数总和}$$

（4）医生调整感染专率：

$$医师调整感染专率（\%）=\frac{某医师的感染专率}{某医师的平均危险指数等级}$$

第二节　呼吸系统医院感染预防与控制

呼吸系统医院感染包括上、下呼吸道感染及胸膜腔感染,以下呼吸道感染最常见。近年来由于鼻胃管、气管插管的广泛应用,发病率有增加的趋势。由于严格的无菌技术与医疗条件的不断改善,胸膜腔医院感染的机会减少。重症监护病房（ICU）、内科（呼吸、血液、神经）、外科（脑外、胸外、心外）等科室呼吸系统医院感染发病率较高。

一、感染源

（一）内源性感染

由口咽部或胃肠道的定植或增殖菌引起。多见于机械通气最初 4 日内的患者及有呼吸道基础疾病的患者,因长期使用抗菌药物致菌群失调者,胃液 pH 升至 4 以上者。一般认为短期使用相对窄谱抗菌药物可望预防这种感染。

(二)外源性感染

(1)医疗器械未严格消毒,特别是氧气湿化瓶、呼吸机管路和湿化瓶、湿化水未严格消毒,吸痰操作用物未一用一换一消毒等。

(2)对呼吸道感染患者未采取有效消毒隔离措施,使其成为感染源。

二、易感因素

(一)内源性感染

(1)基础疾病:慢性消耗性疾病,如慢性肺部疾病、脑血管病、糖尿病、血液病、肿瘤等。据报道原发病越严重,革兰阴性杆菌定植率越高,呼吸系统医院感染的发生机会越大。

(2)意识障碍:是呼吸系统内源性医院感染发生的主要危险因素。据报道70%的意识障碍者可将口咽分泌物误吸至下呼吸道,占各种危险因素的18.6%。

(3)免疫功能受损:使用免疫抑制剂或激素、化疗、放疗,使免疫力低下,呼吸系统条件致病菌增殖。

(4)长期住院和平卧:长期住院的重患者特别是使用呼吸机的患者,长期平卧易导致胃食管反流而致呼吸系统医院感染。

(5)使用抗酸剂或 H_2 受体拮抗剂:改变胃液 pH,胃内细菌特别是革兰阴性杆菌过度生长,经食管、咽部可移行至下呼吸道致肺部感染。有报道西咪替丁的使用是呼吸系统医院感染发生及死亡的重要危险因素。

(6)其他:年龄(>60岁)、吸烟、低蛋白血症、抗菌药物的不合理使用等。

(二)外源性感染

(1)外科手术:发生率约为17.5%,尤其是脑部及上腹部手术后发生呼吸系统医院感染的概率比其他部位手术更高。发病机制主要为,手术后患者对微生物正常吞噬功能及呼吸道清除机制不全,细菌容易进入并存留于下呼吸道。

(2)气管插管、切开、鼻胃管留置:气道局部损伤及干燥使气管黏膜纤毛清除功能降低。气管插管可将口腔及上呼吸道的细菌直接带入下呼吸道而发生呼吸系统医院感染。

(3)呼吸系统治疗性仪器的使用:如呼吸机、氧气吸入、超声雾化装置等。这些治疗性仪器,特别是仪器上湿化瓶、雾化器、连接管等的不彻底消毒,引起医源性交叉感染。

(4)ICU病房或呼吸科病房:感染患者消毒隔离措施不到位。

三、预防与控制措施

(一)减少或消除口咽部和胃肠道病原菌的定植与吸入,防止内源性感染的发生

(1)加强气管内插管或气管切开护理,正确掌握吸痰操作。采用可抽吸三腔气管套管阻止口咽部细菌吸入使呼吸机相关性肺炎(VAP)减少50%。

(2)对患者采取半卧位,特别对使用呼吸机者及长期卧床患者,以防止胃肠液反流。有报道呼吸机相关性肺炎的发生率仰卧位为23%、半卧位为5%。

(3)重视患者的口、鼻、皮肤和饮食的清洁卫生,对重症患者做好口腔护理。

（4）使用呼吸机的患者,尽早拔管或改进导管的生物材料,可减少或消除导管表面生物膜的形成。

（5）合理使用抗菌药物,在致病菌体外药敏指导下针对性用药。

（6）提倡应用硫糖铝防治消化道应激性溃疡。

（7）实施胃肠营养时,尽量减少误吸。如果将喂养管直接置入空肠,可避免胃肠道反流。

（8）对高危易感患者采用选择性消化道去污染（SDD）,通过应用胃肠道不吸收的抗菌药物杀灭胃肠道条件致病菌,避免其移行或易位。常用抗菌药物为妥布霉素、多黏菌素 E、两性霉素 B。由于 SDD 是预防性用药,易产生耐药性,故目前不作为呼吸系统医院感染的常规预防用药。

（二）切断外源性感染传播途径

（1）严格执行手卫生措施,接触患者黏膜或呼吸道分泌物时戴手套,手套一用一换。

（2）加强对共用医疗仪器的消毒灭菌,如呼吸机、纤维支气管镜、雾化器等。呼吸机管道每周 1～2 次更换消毒。

（3）至少每日 2 次开窗通风,每次 30 分钟,通风条件不好、人员密度高的地方可安装强力排风设施、循环风紫外线或静电吸附装置,遇特殊感染患者可采用紫外线或臭氧进行空气终末消毒。

（4）对呼吸系统感染患者采取必要的隔离措施。

（三）改善宿主状况,提高免疫力

（1）术前采用各种方法去除患者呼吸道分泌物,术后指导和协助患者正确翻身、拍背、咳嗽并尽早下床活动,控制影响患者咳嗽的疼痛。

（2）拔除气管导管或解除气囊前,将导管气囊以上的气道分泌物清除干净。

（3）营养支持疗法,对重症患者必要时可使用免疫球蛋白、集落刺激因子、干扰素等以提高机体免疫功能。

（4）对免疫力低下患者采取保护性隔离措施。

附:呼吸机相关性肺炎

1.概述

ICU 获得性肺炎中最常见的类型之一是呼吸机相关性肺炎（VAP）。VAP 通常是指机械通气 48 小时后及停用机械通气去除人工气道 48 小时之内发生的医院内获得性肺炎。国外报道,VAP 发病率为 6%～52% 或(1.6～52.7 例/1 000 机械通气日),病死率为 14%～50%;若病原菌是多重耐药菌或泛耐药菌,病死率可达 76%,归因死亡率为 20%～30%。在我国,VAP 发病率为 4.7%～55.8% 或(8.4～49.3 例/1 000 机械通气日),病死率为 19.4%～51.6%。VAP 导致机械通气时间延长 5.4～14.5 天,ICU 滞留时间延长 6.1～17.6 天,住院时间延长 11～12.5 天。在美国,VAP 导致住院费用增加超过 4 000 美元/每次住院。

二、致病菌

根据发病时间,可将 VAP 分为早发 VAP 和晚发 VAP。早发 VAP 发生在机械通气≤

4天,主要由对大部分抗菌药物敏感的病原菌(如对甲氧西林敏感的金黄色葡萄球菌、肺炎链球菌等)引起;晚发VAP发生在机械通气≥5天,主要由多重耐药菌或泛耐药菌[如铜绿假单胞菌、鲍曼不动杆菌、甲氧西林耐药的金黄色葡萄球菌(MRSA)]引起。

三、发病机制及危险因素

VAP的发病机制主要与口咽部分泌物大量吸入和被污染的气溶胶吸入有关。约有10%的健康人口咽部有革兰阴性杆菌定居,而住院和应激状态可增加细菌的定居。口咽部革兰阴性杆菌定植与病情严重程度相关,且随住院时间延长而增加。Johanson等报道中度病情者口咽部革兰阴性杆菌定植率为16%~35%,重症病例则增至57%~73%。年龄亦影响口咽部革兰阴性杆菌定植,老年人尤为显著。其他的相关因素还有抗生素应用、胃液反流、大手术、基础疾病、内环境紊乱、糖尿病、酸中毒等。建立人工气道(气道插管或气管切开)及机械通气的患者,口咽部与下呼吸道的屏障直接受到损害,口咽部分泌物经气管内壁与导管气囊间隙进入呼吸道,损伤气管纤毛上皮细胞及其纤毛运动。插管提供了细菌进入下呼吸道的机会,同时又成为细菌繁殖的场所。细菌可在插管表面形成生物被膜,从而保护细菌不受抗菌药物或宿主防御的作用。有研究认为,积聚的细菌可因通气气流、插管操作、吸痰而脱落,阻塞下呼吸道,导致肺炎。细菌亦可在呼吸机管道内定植形成凝集物进入下呼吸道。这些机制均可明显增加VAP的发生率。重复气管插管患者再次插管时,在口咽部及胃腔内定植的革兰阴性杆菌更易进入下呼吸道。一般认为使用呼吸机<24小时者很少发生VAP,而超过4天者VAP的发生率则明显增加。可见人工气道、机械通气与VAP密切相关。

气溶胶吸入(指极小的液体或固体微粒悬浮于空气中)主要是因为串联于呼吸机上的雾化装置、吸引管、气管插管、呼吸机管道等被污染,这些雾粒可成为带菌颗粒。较大雾粒(>5μm)常沉积于鼻咽部和气管,较小雾粒(<5μm)则可直接到达细支气管和肺泡而引起VAP。带菌的呼吸机管道冷凝水倒流入患者气道也可以引起细菌的直接种植。此外,受污染的雾化器除对使用患者直接造成危害外,尚可污染病室空气成为患者间交叉感染的来源。据测试雾化器产生的雾粒可由呼气活瓣散发至10m以外处。

胃肠道定植菌逆行与吸入也是VAP的发病机制之一。近年研究表明胃肠道是内源性感染致病菌的主要来源,胃肠道是革兰阴性杆菌最主要的定植场所,胃腔内细菌的逆行则是口咽部致病菌定植的重要途径。正常胃液pH为1.0,胃腔细菌很少。当胃液pH≥4.0时,微生物可在胃中大量繁殖,在高龄、营养不良、胃酸缺乏、肠梗阻及上消化道疾病,以及接受胃肠营养、止酸剂和H_2受体阻滞剂预防治疗的患者尤为常见。机械通气前及期间多种广谱抗生素的应用,可改变患者正常微生物的寄生,杀灭了敏感的非致病菌,致病菌随之大量繁殖,而ICU的患者病情重、免疫功能常常下降或抑制,不能有效清除过度繁殖的致病菌,使VAP发生机会增加,细菌耐药性发生改变。

此外,医务人员的手在护理、操作、吸痰引流时未做到严格的消毒隔离措施,手上的细菌可以直接被带入患者的气道内,种植于下呼吸道引起VAP。

四、VAP 的预防控制措施

呼吸机相关性肺炎（VAP）发病率高，病死率亦居高不下，治疗困难。加强预防可能是控制该病流行、降低病死率的重要措施。许多研究证实，采取相应的呼吸机集束干预策略，部分 VAP 是可以避免的。

（一）呼吸机集束（综合）干预策略

研究显示，实施呼吸机集束干预策略能平均减低 VAP 发生率的 45%。综合集束干预策略是近年 ICU 内的专业新名词。即一系列有循证基础的治疗及护理措施。需要强调的是，在临床工作中一定要对所选择的患者持续地执行集束干预策略里面的每一项措施，而不是间断地执行或只选择其中一两项措施来执行，只有这样才能真正施行综合干预。否则违背了集束干预策略的精神，所执行的措施也不会产生明显的成效。有专家指出，这些循证指南若同时施行，较单独地执行有着更好的效果。呼吸机集束干预策略主要包括抬高床头、镇静休假、消化道溃疡的预防、深静脉栓塞的预防等。有学者报道通过一系列综合干预措施后，VAP 年发病率从 2005 年的 24.57/1 000 通气日下降至 2009 年的 5.34/1 000 通气日，表明综合干预措施实施后，VAP 的发病率下降了 78.3%。

1.抬高床头

将患者的床头抬高 30°～45°，以防止患者因平卧时产生呕吐及误吸。抬高床头的另外一个好处是改善患者的通气功能。床头抬高后，患者肺部功能及残余容量增大，有利于通气，而对于已经脱机的患者，抬高床头会令其较容易进行自主式呼吸。研究显示，床头抬高 30°～45° 的患者确诊 VAP 的占 5%；而床头平放患者确诊 VAP 的占 23%。结果显示，抬高床头后 VAP 的发生率明显降低。

2.镇静休假

有人称镇静休假为"每天唤醒"计划，是指每日暂停使用镇静药及试行脱机和拔管。因为越早脱机，VAP 产生的机会就会减少，但应避免无计划地拔管和重插管。对一些心肺系统功能都稳定的患者，可以每天试行早上暂停镇静药，试行脱机和拔管，若能成功脱机便进行拔管，若不能成功脱机，应该再继续应用原来的镇静药及继续通气，次日再做尝试。这样做的目的是尽早停止使用呼吸机，减少罹患 VAP 的风险。但在执行时，护士要加强患者的观察，以减轻患者的不适症状，如疼痛、躁动、焦虑及意外拔管等风险。研究显示，采用镇静休假措施，患者使用呼吸机的平均日数由原来的 7.3 天减少到 4.9 天（$P=0.004$）。

3.消化道溃疡的预防

如若不能适当地进行消化道溃疡的预防，则危重病患者就会出现消化道溃疡、消化道出血、消化道缺血坏死、消化道感染等。这些并发症都会延长患者使用呼吸机的天数及住院天数。

预防和治疗应激相关性上消化道出血，常用药物有抗酸剂、H_2 受体拮抗剂和硫糖铝。抗酸剂可以提高胃腔内 pH 值，H_2 受体拮抗剂亦能提高胃腔 pH 值，而硫糖铝为胃黏膜保护剂，不影响胃腔内 pH 值。

4.深静脉栓塞的预防

危重病患者假若得不到适当的深静脉栓塞预防,出现深静脉栓塞及肺栓塞的机会可能会增加。这些都会延长患者使用呼吸机的天数及住院时间,而患上VAP的机会亦会相应增加。虽然没有研究显示深静脉栓塞预防能直接减低VAP,但把深静脉栓塞的预防措施与其他呼吸机措施一起应用时,患者VAP的发生率会明显下降。

5.预防细菌定植的措施

(1)口腔护理:定时进行口腔卫生护理,至少每6～8小时一次,尤其对经口气管插管的患者,宜使用含有0.12%～2%氯己定的消毒剂漱口,口腔黏膜、牙齿擦拭或冲洗。洗必泰溶液可以控制牙菌斑上细菌的生长。临床研究表明,用洗必泰漱口,祛除口咽部污染可以显著降低心脏手术患者呼吸机相关性肺炎的发病率,对抗菌药物耐药菌的局部定居及由其导致的呼吸机相关性肺炎也十分有效。洗必泰溶液漱口简单可行、费用不高,对高危患者应使用。

(2)避免用生理盐水冲洗气管插管:专家建议,应避免在吸痰前用生理盐水或任何溶液经气管插管冲注入肺部,因为这样会把气管插管内壁的生物膜(包括口腔分泌物及细菌)冲进肺部,增加发生VAP的风险。有研究显示,采用生理盐水冲洗气管插管,不但不能稀释痰液,反而使患者血氧饱和度下降,血压及心率加快,颅内压升高,发生VAP的风险增大。建议应采取其他措施稀释痰液,如使用呼吸道加湿及雾化器,以及使用化痰药物等。

6.预防误吸的措施

(1)控制气管插管气囊压力:患者的气管插管气囊上方可能积聚痰液及细菌,若气管插管的气囊压力不足,积聚在气囊上方(即声门下)的痰液及细菌便会在柔软的气囊旁,经气管滑下至肺部,增加发生VAP的风险。专家建议把气管插管的气囊压力保持在25～30cmH$_2$O,以防声门下分泌物下滑至肺部。但当气囊压超过25cmH$_2$O时,护士要观察患者在这个时候是否有气管内壁受损及坏死的风险。

(2)声门下吸痰:为了避免声门下分泌物积聚,专家建议插管超过3天的患者都应该采用声门下吸痰,以清除声门下分泌物。研究显示,采用声门下吸痰管连续性把声门下分泌物吸走,使VAP的发生率降低50%。

(3)监护胃部残余容量:防止因为胃部过度膨胀所产生的呕吐和误吸。要有效预防误吸,首先不能让患者胃内潴留大量食物。实施肠内营养时,应避免胃过度膨胀,建议采用滴注泵进行连续性小容量喂饲或采用远端超过幽门的鼻饲管,注意控制容量和输注速度,避免任何时候胃部的容量太大。胃部残余容量每4小时若超过200mL,会增加呕吐及误吸的风险。当条件许可时应尽早拔除鼻饲管。

7.其他预防措施

(1)正确的手部卫生:保持手部卫生是最基本、最有效减低交叉感染的措施。最有效的方法当然是洗手,但如果手部没有明显污渍,可以用手部消毒液进行擦手。无论洗手或擦手,应在以下五种情况下进行:接触患者前,接触患者后,接触患者的物品后,为患者进行有创操作前,接触患者的血液或体液后。

(2)呼吸机管道的更换:呼吸机的管道也会产生细菌定植。呼吸机管道的污染是VAP病原体的重要来源。这主要是医务人员在常规更换呼吸机管道时,污染了管道系统,从而传播来源于其他患者或医务人员的病原体。频繁更换(如每天更换)呼吸机管道不会降低 VAP 的发生率。研究发现,每隔 7 天更换呼吸机管道跟每隔 2 天更换呼吸机管道在感染率上没有分别。所以,现在建议无论采用重复使用的或一次性的呼吸机管道,7 天更换一次。

(3)患者体位:定时(如每 2～4 小时)为患者翻身,不但可以预防压疮,亦可能会因为增加肺部引流而降低 VAP 的发生率。患者翻身或改变体位前,应先清除呼吸机管路集水杯中的冷凝水,避免冷凝水流入气管插管和呼吸机管路上的湿化器或雾化器内。清除冷凝水时呼吸机管路应保持密闭。冷凝水应倾倒进入下水道,避免污染室内环境和物品。

(4)定时抽吸气道分泌物:当转运患者、改变患者体位或插管位置、气道有分泌物积聚时,应及时吸引气道分泌物。吸引气道分泌物时,应遵循无菌原则,每次吸痰应更换吸痰管,先吸气管内,再吸口鼻处,每次吸引应充分。

(5)吸痰系统:临床上采用传统的开放式吸痰系统或者封闭式的吸痰系统。研究显示,采用开放式或封闭式的吸痰管在 VAP 的发生率上没有明显分别。对于部分多重耐药菌或泛耐药菌如 MRSA、MDR/PDR-AB、CRE 的感染或定植,以及疑似有传染性的呼吸道感染患者,宜采用密闭式吸痰管,以减低飞沫传播的风险。封闭式吸痰系统的更换时间依据吸痰管的堵塞情况而定。

(6)加湿系统:加湿系统包括加热加湿器及湿热交换器(HME)。应在呼吸机管路中常规应用气道湿化装置,不应常规使用微量泵持续泵入湿化液进行湿化。加热湿化器的湿化用水应为无菌水。使用湿热交换器可减少或避免冷凝水形成。湿热交换器的更换频率不宜短于 48 小时,除非有明显的污染或功能出现障碍。研究显示,采用湿热交换器(HME)会使 VAP 的发生率减低。

(7)患者及病原体携带者的隔离:对多重耐药菌如甲氧西林耐药金黄色葡萄球菌(MR-SA)、多重耐药或泛耐药鲍曼不动杆菌(MDR/PDR-AB)、耐碳青霉烯肠杆菌科细菌(CRE)等感染或定植的患者,应采取接触隔离措施。对免疫力极度低下的患者采取保护性隔离措施。

预防 VAP 干预措施成功实施的最重要因素是 ICU 的整个团队一定要通力合作,严格地、持续地执行呼吸机综合干预治疗及护理措施。

(二)监测管理

(1)应开展呼吸机相关性肺炎的培训教育及目标性监测,包括发病率、危险因素和常见病原体等,定期对监测资料进行分析、总结和反馈。

(2)应定期开展呼吸机相关性肺炎预防与控制措施的依从性监测、分析和反馈,并对干预效果进行评价采取持续质量改进措施。

(3)不宜常规进行空气、物体表面等环境微生物监测,但洁净病房应按照国家相关规定进行相应指标的监测。

(4)出现疑似医院感染暴发时,应进行目标性微生物监测,追踪确定传染源,并评价预防控制措施的效果。

第三节 外科手术部位感染预防与控制

手术部位感染是 100 多年前外科医师所面临的三大困难问题之一。不同手术部位医院感染发生率不尽相同,且存在很大差异。

一、感染源

(一)内源性感染

患者的皮肤、口腔、消化道、呼吸道、泌尿生殖道中存在正常菌群,可通过手术直接污染手术部位,也可通过淋巴管、血液循环系统播散至手术部位造成感染。手术部位的微小破口会增加细菌的繁殖与寄生。

(二)外源性感染

1.手术组人员

(1)手术组人员的手:手术组人员的手经过各种正规的洗手消毒法仅能使手上的细菌数下降 11.1%,一旦手套损坏,污染的手即成为感染源,其中指甲往往是重要的储菌源。

(2)手术组人员的头发:头发中携带的金黄色葡萄球菌成为手术部位感染的来源。

(3)手术组人员的上呼吸道:主刀人员术中说话、咳嗽、喷嚏;口罩佩戴方法错误时,手术人员呼吸道的正常菌群或致病菌将进入患者体内。

(4)手术组人员的无菌操作:围术期无菌操作不到位,致手术部位被污染。

2.环境

(1)空气:手术中人的行为会不断污染空气,尘埃粒子成为细菌的附着物。

(2)仪器、手术器材、敷料、药液等:手术中使用的一切物品均应无菌,如果消毒灭菌不到位或物品被污染,将直接引起手术部位感染。

二、易感因素

(一)年龄

婴幼儿和高龄患者易发生手术部位感染,随着生活水平提高与医疗技术的发展,接受手术的此类患者越来越多。

(二)营养状况

营养不良者,特别是低蛋白血症的患者,手术切口愈合慢,易发生手术部位感染。肥胖者影响手术暴露,延长手术时间,且腹壁脂肪影响手术切口愈合,易发生脂肪液化。

(三)基础疾病

若干研究表明严重基础疾病的患者易发生手术部位感染,如恶性肿瘤、糖尿病、慢性肾炎、低体温症等。

(四)特殊治疗

类固醇或免疫抑制剂的使用可增加患者对感染的易感性,并可掩盖感染。有文献报道使用类固醇或免疫抑制剂后,手术部位感染增加 3 倍。

(五)远离手术部位的感染灶

可通过血液循环或淋巴管系统造成手术部位感染,故原发感染的治疗与控制极为重要。

(六)手术切口类型

随切口污染程度加重,手术部位感染率也增加。

(七)手术区皮肤的准备

尽可能不要清除毛发,如果需要清除毛发,在手术前马上清除,最好用剪刀。剃刀会刮伤皮肤,为细菌菌落聚集创造了微生态环境(表 7-5)。

表 7-5　不同备皮方法与手术部位感染发生率比较

备皮方法	手术部位感染发生率(%)
手术前超过 24 小时使用剃刀	>20.0
手术前 24 小时内使用剃刀	7.1
手术前夜使用剃刀清除毛发	5.6
手术前立即使用剃刀	3.1
手术前立即使用剪刀清除毛发	1.8
手术前不清除毛发或者使用脱毛剂	0.6

(八)手术时间

白天手术的手术部位感染率低于夜间。随着手术持续时间的延长,手术部位感染率也呈上升趋势。其原因为:随着手术持续时间的延长,手术部位细菌数增加,手术操作及无菌操作精确度下降,手术部位周围组织抵抗力下降,麻醉药用量增多。

(九)术中患者体温控制

术中低体温可使氧摄入降低,损害中性粒细胞的杀菌能力,从而减少胶原蛋白的沉积致手术切口愈合延迟,如表 7-6。

表 7-6　200 名结肠直肠手术患者实验

方法	手术部位感染率
对照组-常规术中加温护理(保持 34.7℃的平均温度直到送入 PACU)	19%
实验组-积极加温(平均温度为 36.6℃)	6%
	$P=0.009$

(十)手术衣和消毒盖布

材质的选用极为重要,如果为不透气、不防渗透的材质,手术过程中医务人员与患者的汗使局部细菌增殖,并可通过渗透污染手术部位。

三、手术部位感染预防控制措施

(一)术前准备

1.手术室环境

手术室空气中的微生物可成为导致手术部位感染致病菌的重要来源。高效空气过滤器

(HEPA)可提供最好的环境,层流系统可能会起一定的作用,但与 HEPA 过滤相比,层流系统对于预防 SSI 发生的效果甚微。严格控制进入手术室的人员,并减少不必要的走动和谈笑是降低空气中细菌数量的必要措施。

外科手术部位污染的一个重要来源为破损的外科手套。佩戴无菌手套在预防手术部位感染的作用已被广泛认可,近年来又有新的研究证实此点,并强调使用双指示型手套(双层手套)能够更有效地预防手术部位感染。双指示型手套更易于发现术中是否发生手套破损,如果术中手套破损,及时更换手套。

2.术前正确的皮肤准备(去除毛发)

(1)去除毛发:与应用脱毛剂、剪刀去毛或不从手术部位去毛相比,用剃刀去除毛发,手术部位感染危险升高 10 倍。美国 SSI 预防指南强烈建议在手术前即刻剪除毛发。术前刮除手术部位的毛发与应用脱发剂或不刮除毛发相比,发生 SSI 的危险显著增加,建议去毛术前不要刮除毛发,除非在切口周围并影响手术操作。如果需要皮肤准备,应在手术开始前进行,最好使用电动推刀(或剪毛器剪除),废除刀片剃毛,防止皮肤划伤。用剃刀剃毛时手术切口感染率为5.6%,而使用脱毛剂脱毛或不去毛时手术切口感染率为 0.6%。

1983 年美国一项前瞻性随机临床研究的结果,剃刀剃毛者总体感染率为 4.6%,而剪毛者为 2.5%,术晨剪毛者感染率最低,为 1.8%。如果毛发进入伤口中,那么就可导致伤口感染增加,这种观点看起来似乎符合逻辑。但是,所有证据表明不去除毛发时感染发生率最低。但是到目前为止,我们的外科医生具体执行的力度并不理想,很多医生仍然按照传统做法(刀片刮毛)进行备皮。因此,观念的更新非常重要,这需要所有外科医生改变观念,并从制度上改变,护理部常规配备电动备皮器。

(2)皮肤消毒:酒精、洗必泰、碘伏、碘酒等均可作为术前皮肤消毒剂。酒精与洗必泰复合制剂或酒精与碘伏复合制剂涂抹手术切口部位形成的屏障作用持久。手术部位使用碘伏-酒精或洗必泰-酒精制剂目前是最佳的选择。用洗必泰-酒精复合消毒制剂擦手 2~3 分钟可最大程度地减少皮肤的细菌量。在进行手术之前,患者皮肤上的细菌数量应该尽可能达到最低。

术前使用杀菌剂、消毒剂沐浴可减少皮肤的细菌数量,但与降低 SSI 的发生率没有明确关系。术前洗必泰沐浴可减少手术部位表面的细菌,但伤口感染率并没有明显降低,术前洗必泰沐浴较使用聚维酮碘或肥皂和水更能够减少手术切口部位的微生物数量。用浸有洗必泰的布擦拭手术部位较单纯沐浴的效果更佳。尽管有数据反复表明,洗必泰沐浴可降低手术部位的表面细菌量,但最近的荟萃分析结果表明,洗必泰沐浴对手术部位感染率的降低效果并不十分显著。

3.手术皮肤贴膜

含有消毒剂的皮肤贴膜的使用,在过去认为没有优势,但目前认为使用抗菌手术贴膜能否减少手术部位的感染率,取决于贴膜的成分、皮肤准备情况以及贴膜与伤口边缘皮肤的黏附性。其中贴膜技术是关键。先使用酒精,再使用碘伏溶液消毒皮肤,待其风干,再贴膜,可以达到最好的贴合程度。贴膜时必须加压以激活膜上的压力敏感性胶水。正确使用皮肤贴膜以防止切口皮肤边缘掀起,皮肤表面的微生物引起的伤口污染就不会发生。

4.缩短术前住院时间(<3天)

尽量缩短患者术前住院时间,减少革兰阴性杆菌在患者体内的定植。择期手术患者应当尽可能待手术部位以外感染治愈后再行手术。

5.保证手术器械的无菌

手术器械的清洗、包装、灭菌过程的质量是关键。

(二)降低污染的影响(抗菌)

1.缝线

缝线是导致手术部位感染的重要原因之一。1957年,一项实验研究发现,人皮下组织中植入丝线可使感染发生率增加10 000倍。编织缝线如丝线可使得导致感染所需的细菌数量降低10 000倍之多。使用单纤维缝线造成感染的可能性要明显低于多纤维缝线,由于细菌对单纤维缝线的生物黏附降低,而且吞噬细胞能够触及缝线上或缝线间的细菌。连续缝合较间断缝合感染率更低,可能因为缝合处坏死组织减少,张力分布更均匀,伤口残留的缝线材料减少。

2.组织损伤与异物

过度的组织损伤和异物会增加切口感染率。电刀可增加术后感染的危险,专家们的共识是,电刀应该主要用于止住出血点而不是用于所有切口。多层缝合去除所有潜在无效腔,对于预防污染伤口的切口感染是非常有效的。另外,手术技巧是预防切口感染的一个关键因素,使用抗生素和其他任何方法都不能完全弥补外科手术技巧问题。娴熟的手术操作是预防手术部位感染的关键。

3.引流

引流通常用于清除伤口或体腔多余的体液和血液。正确放置引流,尽量选择远离手术切口部位进行置管引流,确保引流充分。应用闭合引流的SSI发生率低于开放引流。闭合式引流有助于将液体从大的潜在无效腔排除,但闭合式引流本身并不能预防感染。

4.局部使用抗菌药物

局部使用抗菌药物对预防术后切口感染具有明显效果。局部用药的效果与全身用药相当,可显著降低感染发生,局部使用抗菌药物可有效预防切口感染,同时全身用药和局部用药可能具有叠加效应,但如果使用同种药物叠加效果会被减弱。与切口封闭时单次冲洗相比,整个手术过程为局部用药效果最好,但尚未确定最有效的用药间隔时间。可通过将抗菌药物注入切口、闭合切口维持以及使用缓释材料(如生物降解材料不需后续去除)来保证局部较高的抗菌药物浓度。

5.全身预防性应用抗菌药物

围手术期预防性全身使用抗菌药物是目前最重要的预防伤口感染的方法之一。除万古霉素和氟喹诺酮外,最佳给药时机为切皮前30~60分钟。抗菌药物预防应该是短暂的且只限于手术范围内。预防用药原则是清洁手术一般不需预防性使用抗生素,当手术范围大、持续时间长(超过该类手术的特定时间)、手术涉及重要脏器、异物植入术、有感染高危因素者,根据《外科手术部位感染预防和控制技术指南》使用预防性抗菌药物,24小时内停用抗生素,根据手术种类、手术部位感染最可能的病原体以及SSI部位感染预防控制指南的推荐合理地选择抗菌药物品种。

由于头孢菌素类的广谱和低毒性,它们是手术预防中最常用的抗菌药物。头孢菌素可快速进入伤口,因此最有效的用药时机为切皮前30分钟。长效抗菌药物如万古霉素和氟喹诺酮应该在切皮前1~2小时给药。手术超过3小时只要操作继续就应该每3~4小时给一次抗生素或术中出血超过1 500mL应重复给药。切口没有被污染时,大多数情况下关闭切口后再给予抗生素没有益处。

(三)机体防御机制的改善

1.术中保温

低体温损害了机体正常的生理和免疫功能,免疫机制不能有效杀菌,使得切口感染率发生增加,低体温切口感染率为正常体温的3倍。更多研究表明,在预防切口感染方面,体温过高(40℃)可能比正常体温更有益,因为大量重要的免疫反应机制增强。目前手术保温工作并不理想,因此,提高认识,重视保温措施,调高空调温度,手术过程中可使用保温毯,冲洗胸、腹腔时用37℃的生理盐水等方法保温。这些措施不需要大的代价就可以完成。

2.吸氧

一些研究表明,吸入的氧分压从30%提高到80%后,增加了切口处的氧分压,增强了杀菌能力。吞噬细胞,尤其是中性白细胞杀灭微生物需要氧化过程的参与,当组织氧分压低于20~40mmHg时,中性白细胞杀灭细菌的能力迅速丧失。因此,切口氧分压降低增加感染的发生率和感染的严重程度。外科伤口组织的氧分压(PaO_2 10~55mmHg)明显低于正常组织(65 ± 7mmHg),在感染伤口中有时可低至0mmHg。实验动物中,切口感染率与组织氧分压呈负相关,且该效果具有时间依赖性,与抗菌药物的效应相似。氧气与抗菌药物具有相加效应。切口部位皮下氧分压低可降低中性白细胞的抗菌功能,建议在关闭切口后应持续吸氧至少2小时。

3.血糖控制

高血糖是导致手术部位感染的一个危险因素,而且是独立因素。高血糖损伤了大量的宿主免疫反应,血糖水平增高,切口的感染率也随之增高。使用胰岛素治疗后,有发生低血糖的危险,需要密切监控。血糖控制目标是低于10mmol/L。

4.输血和输液

围手术期输入含有白细胞的异体血制品是发生术后感染的一个明确的危险因素。术后输血会增加感染率,且输血和感染率呈剂量相关性。输血几乎影响了免疫功能的每个环节,最主要的是巨噬细胞功能,因此,在围手术期输血要慎重,尽可能减少或避免输血。术中输入过量晶体液,可降低切口处含氧量,从而增加感染率和感染的严重程度。因此,术中限制性补液比自由补液更有益。

5.戒烟

吸烟对术后恢复危害性很大,吸烟可以使伤口愈合速度减慢,可能会增加SSI的发生危险。吸烟通过多种机理,增加了手术切口的感染率,比如血管收缩会降低组织氧分压。尽管戒烟似乎可以降低切口感染率,但戒烟的最佳时间尚不明确,有数据表明,戒烟至少4周才有效。

(四)术后管理

(1)规范护理操作,尤其是给气管切开或气管插管的患者吸痰时注意无菌操作;每次评估各类导管是否需继续保留，并及时拔除各类导管。

（2）接触患者手术部位、更换切口敷料前后进行手卫生。为患者更换切口敷料时，严格遵守无菌技术操作原则及换药流程。

（3）术后保持引流通畅，根据病情尽早为患者拔除引流管。定时观察患者手术切口部位情况，有分泌物时应及时采样送检。

第四节　导管相关性血流感染预防与控制

导管相关血流感染（简称 CRBSI）是指带有血管内导管或者拔除血管内导管 48 小时内的患者出现菌血症或真菌血症，并伴有发热（＞38℃）、寒战或低血压等感染表现，除血管导管外没有其他明确的感染源。实验室微生物学检查显示：外周静脉血培养细菌或真菌阳性或者从导管段和外周血培养出相同种类、相同药敏结果的致病菌。

血管内留置导管的广泛应用尤其是中心静脉导管（CVC）是抢救危重患者的必需通道，广泛用于输液、输血、药物治疗、肠道外营养、中心静脉压监测、血液透析和心血管疾病的介入诊治等，为临床抢救工作带来快捷和方便，但随之而来的中心静脉导管相关性血流感染（CLABSI）不容忽视。

一、流行病学

（一）血流感染发病率

美国每年重症监护病房的中心静脉置管日（在指定时间内特定人群中所有患者暴露于中心静脉插管的总天数）总计 1 500 万日，导管相关性血流感染的发生率为 4％～8％，说明医院内这种感染的发生率有很大差异。关于 CRBSI 有很多不同的研究。各种类型导管的血行感染发生率不同，以千导管留置日来统计，从（2.9～11.3）/1 000 导管日不等。ICU 中每年发生的 CRBSI 约为 8 万例，而在整个医院范围内，预计每年发生的病例数可高达 25 万例。多项分析显示，由于 CRBSI 可导致发病率的升高和医疗费用的增长，其花费非常惊人，造成经济损失超过 90 亿美元，死亡人数超过 3 万人，超过美国总死亡人数的 1％，发展中国家 CRBSI 的发病率是美国的 3～4 倍。

我国研究显示，各种类型导管的血流感染发生率不同，以千导管留置日来统计，从（1.22～11.3）/1 000 导管日不等。国内对 CRBSI 感染率的报道结果差异较大。发生血流感染率较高的分别为切开留置的周围静脉导管及带钢针的周围静脉导管，而经皮下置入静脉输液及中长周围静脉导管的感染率较低。根据研究报道，动静脉插管相关血流感染率为 1.25％～14.00％，日感染率为 1.22‰～16.57‰；黄絮等报道，某三甲医院重症监护病房（ICU）监测 1 526 例患者，血流感染的发病率为 4.2％。有调研显示，中心静脉导管相关性血流感染（CRBSI）的发病率为 2.3‰，长期留置隧道式带套囊透析导管发生感染率最高，周围静脉留置针发生感染率最低。导管相关性血流感染不仅与导管类型有关，还与医院规模、置管位置及导管留置时间有关。

(二)感染病原体

患者导管置入部位周围皮肤及医务人员手部皮肤是病原菌的主要来源。在美国,至少2/3的导管相关性血流感染病例是由葡萄球菌引起的(凝固酶阴性葡萄球菌和金黄色葡萄球菌)。此外,1/4的感染是由革兰阴性菌及念珠菌所致,尤其是长期置留导管者。国内研究报道,引起血流感染的主要病原体以革兰阳性细菌占优势,但相比之下,真菌感染有一定的上升趋势,且多为条件致病菌。病原菌呈现一定的变迁趋势。有研究显示,2006—2010年最常见的分离病原菌依次为大肠埃希菌、凝固酶阴性葡萄球菌、金黄色葡萄球菌、肺炎克雷伯菌、铜绿假单胞。而全国细菌耐药检测网(Mohnarin)2011年细菌耐药性监测显示,来源于血液的革兰氏阳性球菌占50.0%,革兰阴性菌占49.8%。常见的病原菌为凝固酶阴性葡萄球菌、大肠埃希菌、克雷伯菌、金黄色葡萄球菌和肠球菌及鲍曼不动杆菌。表皮葡萄球菌感染主要是由于皮肤污染引起,约占导管相关性血流感染(CRBSI)的30%。金黄色葡萄球菌曾是CRBSI最常见的病原菌,目前约占院内血流感染的13.4%。2010年医院感染横断面调查显示,引起血流感染前几位的病原体依次为大肠埃希菌、表皮葡萄球菌、金黄色葡萄球菌、其他葡萄球菌、鲍曼不动杆菌和铜绿假单胞菌等。

(三)病死率

病原菌的种类与病死率有一定的相关性,金黄色葡萄球菌引起的导管相关性血流感染的死亡率高达8.2%。凝固酶阴性的葡萄球菌所致的导管相关性血流感染的死亡率较低,约为0.7%。真菌所致导管相关性血流感染的死亡率国内外尚无统计数据。

二、发病机制

导管相关性血流感染的病原体类型可直接反映感染的发病机理。导致感染的病原体可能是多源性的,包括插入导管部位周围的皮肤、污染的导管套管、无菌操作不规范、其他部位感染的血液播散。皮肤菌群可以在导管外表面繁殖,然后沿皮下迁移至血管内段,进而导致血流感染。长期置留导管的则需要多次操作,因而导管套管可能受到污染,病原菌来自医务人员的手,随后沿导管内表面迁移至导管的血管内段,从而导致感染。

导管相关性血流感染与导管周围生物膜的形成有关。生物膜是由宿主及细菌因子共同组成,宿主因素包括血小板、黏蛋白、纤维蛋白原、纤维蛋白,上述物质可以和某些病原体如金黄色葡萄球菌、念珠菌等表面的不同受体结合形成生物膜。细菌因子则指细菌分泌的纤维多糖。生物膜可抵抗宿主的免疫防御及吞噬作用,削弱抗菌药物的穿透力或抗菌剂的作用,同时是潜在的感染源。

三、CRBSI 预防与控制措施

中心静脉导管集束干预策略是指执行一系列有循证基础的治疗及护理措施,预防导管相关性血流感染,主要措施包括教育培训、手部卫生及无菌操作、穿刺导管时提供最大无菌屏障、使用洗必泰消毒皮肤、选择最理想的置管位置及每日检查患者是否需要保留导管等。

（一）人员的培训与配备

（1）对进行插管和维护操作的相关医务人员进行培训和教育，使他们明确插管指征、熟练掌握相关操作规程，正确操作和维护程序及实施血管内导管相关性血流感染的最佳感染预防措施。经过严格的培训和主动教育，强化标准化的无菌操作等干预措施可显著降低CRBSI的发生率和病死率。

（2）建立专业化的、固定的医疗护理队伍，确保ICU医护人员的配置水准，提高对静脉置管患者的专业护理质量。定期评估施行血管内导管置入术及其护理的相关人员对指南的知晓度和依从性，提高操作技能水平、技术熟练程度、无菌操作的依从性，以确保导管应用的安全性。

（二）导管及插管部位选择

血管内导管类型多样，可从不同角度进行分类。根据置入血管类型分为周围静脉导管、中心静脉导管、动脉导管，根据留置时间分为临时或短期导管、长期导管，根据穿刺部位分为周围静脉导管、经外周中心静脉导管（PICC）、锁骨下静脉导管、股静脉导管、颈内静脉导管，根据导管是否存在皮下隧道分为皮下隧道式导管和非皮下隧道式导管，根据导管长度分为长导管、中长导管和短导管。

非隧道式中心静脉导管经皮穿刺进入中心静脉（锁骨下、颈内、股静脉）。导管型号对细菌定植有一定的危险性，导管越粗，细菌定植率越高。分析原因：由于越粗的导管对穿刺点皮肤的创伤越大，皮肤正常菌群和条件致病菌入侵定植的概率就越大，导致机体发生血流感染的可能性就越高。因此，置管时应选择合适的导管型号。

导管穿刺部位的选择应当充分考虑置管的安全性和适用性，最大限度地避免置管感染、损伤等相关并发症的发生。

1.外周静脉导管

对于成人，应选择上肢部位进行插管。下肢外周静脉穿刺点发生感染的危险高于上肢血管，手部发生静脉炎的危险小于腕部和前臂血管。对于儿童，可选择上肢、下肢或头皮（新生儿）部位进行插管。应根据插管目的、预计使用的时间、已知感染和非感染并发症（如静脉炎和皮下渗漏）、插管操作者的个人经验等因素，合理选择导管种类。避免在给药或输液时使用钢针，以防止液体外渗时发生组织坏死。每日评估插管部位情况，当患者出现静脉炎（红肿、热、痛或可触及静脉索）、感染或导管功能障碍时，应及时拔除外周静脉置管。

2.中心静脉导管（CVC）

在选择置管部位前，须权衡降低感染并发症和增加机械损伤并发症（如气胸、刺入锁骨下动脉、锁骨下静脉裂伤、锁骨下静脉狭窄、血胸、血栓形成、空气栓塞、置管错位）的利弊。

对于成人，避免选择股静脉作为穿刺点。当对成人进行非隧道式中心静脉置管操作时，应选择锁骨下静脉以减少感染风险。对于血液透析或终末期肾病患者，应避免选择锁骨下静脉部位，以防锁骨下静脉狭窄。股静脉导管的感染发生率和并发症远高于颈内静脉和锁骨下静脉，并且股静脉和颈内静脉较锁骨下静脉导管置入点细菌定植发生更早，增加了CRBSI的风险。须接受长期透析的慢性肾衰竭患者，应采用造瘘或植入等方式而非CVC。如果条件允许，应在超声引导下进行中心静脉置管，以减少反复插管试探次数以及机械损伤。如有可能，应尽早拔除所有血管内导管。紧急情况下施行插管未能严格遵循无菌要求时应尽快（48小时内）更换导管。

3.在选择穿刺部位时应兼顾导管的用途和留置时间

如果拟留置导管的时间短于5～7天，颈内静脉因其并发症的发生率最低而适宜选择，但是应用超过5～7天的导管，考虑选择锁骨下静脉，其具有相对低的感染率。需要长时间留置并主要用于静脉营养时应考虑选择PICC（外周静脉穿刺置入上腔中心静脉），因其感染率相对较低。

（三）手卫生和无菌操作

（1）导管置入、更换、查看、触诊、调整或更换敷料前后均应清洁双手，即使戴手套，也应注意手部清洁，严格执行手卫生程序，可以用传统的皂液和水洗手或者用酒精擦手液。

（2）对插管部位进行消毒处理后，尽量避免接触穿刺点皮肤。皮肤消毒待干后，再进行置管操作。置管过程中手套污染或破损应当立即更换。

（3）在进行插管和维护操作时须无菌操作。

（4）更换导丝操作时，在接触新导管前，应更换无菌手套。

（5）进行动脉导管、中心静脉导管置管时，必须戴无菌手套。

（6）更换敷料时，戴清洁或无菌手套。

（7）在放置CVC或更换导丝时，应进行最大无菌屏障措施，包括戴帽子、口罩、无菌手套，穿无菌手术衣，患者全身覆盖无菌布。

（四）插管部位皮肤准备

在进行周围静脉置管前，采用消毒剂（70％乙醇、碘酊、聚维酮碘或葡萄糖酸氯己定）进行清洁皮肤；在进行中心静脉置管、周围动脉置管和更换敷料前，应用含氯己定（洗必泰）浓度超过0.5％的酒精溶液进行皮肤消毒。若患者禁忌使用氯己定，则可选用碘酒、聚维酮碘（碘伏）或75％酒精。在进行插管时应保证皮肤表面的消毒剂已干燥后再进行插管。

（五）插管部位敷料的应用

（1）穿刺术野的覆盖保护一般可使用无菌纱布或无菌透明、半透明敷料覆盖插管部位。

（2）对于高热、出汗、穿刺点出血、渗出的患者应当首选无菌纱布覆盖。

（3）如果纱布或敷料出现潮湿、松动、可见污染时应当立即更换。对于成年患者，至少1周更换1次敷料，纱布则需2天更换一次。

（4）除透析导管外，不要在插管部位使用抗菌膏或霜，因其可能促进真菌感染及抗菌药物耐药。

（5）告知置管患者在沐浴或擦身时，应当注意保护导管，不要把导管淋湿或浸入水中。在做好防护措施后（如导管与接口用防透水覆盖），可进行淋浴。

（6）覆盖于隧道或植入式CVC部位的透明敷料更换不应频于每周1次（除非敷料变脏或松弛），直至插入部位愈合。

（7）避免常规更换中心静脉置管作为预防感染的手段；怀疑患者发生导管相关感染或当周围静脉导管出现静脉炎（皮温升高，触痛，皮肤发红，触及静脉条索），应当立即拔除。必要时应当进行导管尖端的微生物培养。

(8)医务人员应当每天对保留导管的必要性进行评估,不需要时应当尽早拔除导管。

(9)抗菌/消毒剂涂层导管和套囊。

若采用综合措施仍不能降低 CLABSI 的发生率,则推荐对预计导管留置＞5 天的患者使用氯己定/磺胺嘧啶银或米诺环素/利福平包被的 CVC。

ICU 专职人员培训教育、手卫生、使用最大无菌屏障措施、置管时使用含氯己定浓度超过 0.5％的酒精溶液进行皮肤消毒、导管及其他侵入型器械的正确选择、导管及时拔除、日常隔离防护等操作规程都是重症监护室(ICU)有效降低导管相关性血流感染的综合措施。

第五节　导尿管相关性尿路感染预防与控制

一、概述

1.定义

导尿管相关性尿路感染(CA-UTI)主要是指患者留置导尿管后或者拔除导尿管 48 小时内发生的泌尿系统感染。根据感染部位的不同分为上尿路感染和下尿路感染:上尿路感染主要是肾盂肾炎,下尿路感染主要是膀胱炎、尿道炎。

导尿管相关性无症状性菌尿症(CA-ASB)是指患者虽然没有症状,但在 1 周内有内镜检查或导尿管置入,尿液培养革兰氏阳性球菌菌落数≥10^4CFU/mL,革兰阴性杆菌菌落数≥10^5CFU/mL,应当诊断为导尿管相关性无症状性菌尿症(CA-ASB)。

医院 CA-UTI 几乎是专有的器械相关性感染,且绝大部分患者无尿路感染相应的症状或体征。导管相关性菌尿症是全球范围内最常见的卫生保健相关感染,约占美国每年医院感染的 40％。在医院有 28％的患者留置了导尿管。一项研究发现,留置导尿管的患者中有 31％被不适当地插入了导尿管。另一研究发现,所有保留尿管天数有 36％是不必要的。

2.CA-UTI 流行病学

(1)发病率:导尿管相关性尿路感染(CA-UTI)是全球范围内最常见的医院相关感染,约占美国每年医院感染的 40％。有 80％～90％的医院获得性泌尿道感染由导尿管引起。如留置导尿管少于 1 周或 1 周的患者,UTI 的发生率为 10％～40％,长期留置导尿管(≥30 天)的患者 UTI 的发病率为 100％。

我国相关研究资料显示,导尿管相关性尿路感染率为 1.10％～53.8％,日感染率为 1.13‰～26.4‰,说明 CA-UTI 的发生率在不同的地区或不同的医院有明显的不同。有学者对 485 例留置导尿管病例调查显示,平均感染发生率为 53.8％,平均每 1 000 床位日发生感染 26.4 例。导尿管留置时间与感染的发生密切相关,在对 87 例留置导尿管的患者的监测结果显示,留置导尿管后 3 天尿路感染率为 20.7％,7 天后感染率为 26.8％,14 天后尿路感染率为 31.3％。

CA-UTI 的发生与插管方法、导尿管留置时间、导尿管的维护、膀胱冲洗等密切相关。研究显示,引流袋更换时间与发生菌尿有显著差异($P<0.01$)。每3天更换引流袋,菌尿发生率明显低于每天更换引流袋;每天更换引流袋,菌尿阳性率为20.83%;3天以上更换引流袋,菌尿阳性率为零。膀胱冲洗与非冲洗菌尿发生率有明显差异($P<0.05$),每天用抗菌药物冲洗膀胱,菌尿阳性率为21.74%;不进行膀胱冲洗,菌尿阳性率为3.23%。留置尿管时间与菌尿发生率有显著差异($P<0.01$),留置导尿管第4天,菌尿阳性率为2.13%;留置导尿管第7天,菌尿阳性率为21.28%。膀胱冲洗没有预防尿路感染的作用;相反,有增加感染的可能。

(2)病原学:引起导尿管相关性尿路感染的病原菌以革兰阴性杆菌为主,耐药性日渐突出。美国研究显示,大肠杆菌是导尿相关的医院内UTI中最普遍常见的细菌,约占26%,肠球菌占16%,铜绿假单胞菌占12%,念珠菌属占9%,肺炎克雷伯菌占6%,肠杆菌属占6%。在医院的重症监护病房里,念珠菌属在医院内UTI中占较大的比例(25.9%),接着依次是大肠杆菌(18.9%)、肠球菌(13%)、铜绿假单胞菌(11%)、肠杆菌属(6%)。我国众多研究结果与美国数据基本相符,导尿管相关性尿路感染主要病原菌依次为大肠埃希菌(35.8%～45.7%)、屎肠球菌(8.6%～10.9%)、粪肠球菌(8%～9.3%)、白假丝酵母菌(6.2%～13.5%)、肺炎克雷伯菌(7.3%～8.3%)、铜绿假单胞菌(4.3%～5.7%)。大肠杆菌是引起CA-UTI的首位致病菌,革兰阳性菌以屎肠球菌和粪肠球菌为主。随着念珠菌属和肠球菌报告的增加,引起医院内导尿管相关性尿路感染的病原体也发生了变化。目前念珠菌属是术后重症患者尿标本中最普遍的病原菌。国内报道真菌感染占6.2%～13.5%,抗菌药物使用引起菌群失调容易导致尿路感染。

3.感染途径及因素

人体泌尿系统有一套自身的完整的防御机制,正常情况下膀胱内是无菌的。导尿管的使用在某种程度上损伤了泌尿系统的正常防御机制。留置导尿管是细菌侵入的途径:①插导尿管时细菌进入膀胱;②尿道周围或肛门周围的细菌沿着导尿管-黏膜接触面(导尿管外表面)迁移进入膀胱;③违反无菌操作规程,导管护理后细菌从集尿袋沿着导管内腔表面上行进入膀胱。

大多数导尿管相关的UTI是由于会阴区的病原体从外腔迁移或导尿管护理操作异常使病原体从内腔迁移进入膀胱引起感染。15%的导管相关性泌尿道感染源自外源性因素,如导尿管系统污染、护理人员污染的手、插入导尿管或维护导尿管过程中违反操作规程、应用消毒不达标的设施等而引起感染。而导尿管长时间留置尿道内,又破坏了尿道的正常生理功能,从而削弱了尿道黏膜对细菌的抵抗力,影响膀胱对细菌的冲刷作用,致使细菌容易逆行至泌尿系统生长繁殖引起感染。

生物膜的形成被认为是导管相关性UTI发病的重要机理。细菌一旦进入泌尿道,尿中病原体附着至导尿管表面、增殖并开始分泌细胞外多糖,与尿中的盐和蛋白质组成细菌复合物并形成一个生物膜,它保护微生物不受抗菌剂、杀菌剂和宿主屏障的清除。目前已有能减少生物膜形成的较新技术,减少细菌和真菌的黏附,或抑制已黏附到导管的微生物的生长。

4.临床特点

导尿管相关性尿路感染不仅是病原体在尿道和膀胱黏膜的定植和炎症反应,还可发生逆行感染引起肾盂肾炎、前列腺炎、附睾炎和精囊炎。大部分患者医院内尿路感染在临床上多呈良性经过,无明显的临床症状,导尿管拔除后可自行痊愈。

在美国,导管相关性尿路感染的报道多为 CA-ASB,医院内尿路感染患者中有 65%～75% 是无症状菌尿。约 30% 的患者有临床症状和体征,如尿频、尿急和尿痛等膀胱刺激征,除局部症状外还表现为发热、腰痛及肋脊角叩痛、耻骨上方疼痛或压痛等。导尿管相关性尿路感染如不及时控制,细菌入侵血液系统引起菌血症。医院患者中,导尿管相关性菌尿症为医院血流感染的最常见原因之一,约 15% 的医院血流感染源于尿路。尿培养不能预测 CA-UTI,在留置导尿的患者中,大肠埃希菌是最常见的细菌,约占 35.62%。

大量前瞻性调查研究证实,导尿管相关性尿路感染(CA-UTI)的发生与留置导尿管的时间长、导管护理的违规操作导致导尿管系统污染、女性、老年人等密切相关。女性尿道短,尿道口暴露,易发生上行性感染。女性应用导尿管后发生 UTI 的概率是男性的 2 倍。女性尿道周围区域的菌群也是十分重要的,尿道周围的菌群是重要的潜在性致病菌。留置导尿管时间的长短是导尿管相关性尿路感染最重要的危险因素。

CA-UTI 的症状和体征包括发热、寒战、意识改变、不适、无诱因昏睡、腰痛、肋脊角叩痛、急性血尿、盆腔不适,已拔除导尿管的患者可有排尿困难、尿频、耻骨上方疼痛或压痛。

5.导尿管相关性尿路感染的诊断标准

CA-UTI 的诊断标准为留置导尿管、耻骨上方导尿管或间歇导尿的患者出现 UTI 相应的症状、体征,且无其他原因可以解释,并且尿检白细胞男性 ≥5 个/高倍视野,女性 ≥10 个/高倍视野。在临床诊断的基础上,符合以下条件之一可确诊:

(1)清洁中段尿或者导尿留取尿液(非留置导尿)培养革兰氏阳性球菌菌落数 ≥10^4CFU/mL,革兰阴性杆菌菌落数 ≥10^5CFU/mL。

(2)耻骨联合上膀胱穿刺留取尿液培养的细菌菌落数 ≥10^3CFU/mL。

(3)新鲜尿液标本经离心应用显微镜检查,在每 30 个视野中有半数视野见到细菌。

(4)经手术、病理学或者影像学检查,有尿路感染证据的。

2009 年美国感染病学会制订的导尿管相关性尿路感染的诊断、预防和治疗指南,不推荐筛查 CA-ASB,除非进行研究以评价干预措施对降低 CA-ASB 或 CA-UTI 的效果。对于留置导尿管的患者,仅有脓尿不能诊断为导管相关性菌尿症或 CA-UTI;有症状但无脓尿的患者,提示诊断并非 CA-UTI;脓尿伴 CA-ASB 并非进行抗菌治疗的指征。

二、感染源

女性尿道距肛门较近,其病原主要来源于肛门部位的细菌。男性多以交叉感染为主。

三、易感因素

1.泌尿系统的侵入性操作

膀胱镜检查、留置导尿等,其中长期留置导尿是泌尿系统医院感染的主要诱因。与留置导尿有关的易感因素有:

(1)尿管的材质:使用橡胶导尿管的患者其泌尿道感染的发生率远远高于使用硅胶导尿管

者。有研究证明,橡胶导管引发尿道炎占 22%,而硅胶导管仅为 2%,橡胶导管对黏膜刺激性大,质地较硬,在置尿管的过程中,易造成尿道黏膜损伤,容易引起尿道炎症;硅胶导管组织相容性好,刺激性小,适于较长时间留置。

(2)尿管的固定方式:尿管的固定与泌尿道感染发生率关系密切。目前临床上普遍使用的是双腔气囊导尿管,而气囊导尿管固定不当时会自行脱出造成感染。

(3)集尿袋位置及更换时间:尿袋内尿液因位置过高导致尿液反流等是造成感染的原因之一,同时据报道,每周更换一次集尿袋时,1 周内尿培养阳性率为 0,10 天尿培养阳性率为 31.25%;而每天更换一次集尿袋时,1 周内尿培养阳性率为 6.90%,10 天尿培养阳性率为 72.41%。故不提倡过于频繁地更换集尿袋。

(4)尿管留置时间:留置尿管持续时间是发生导尿管相关性菌尿的最重要危险因素。院内泌尿道感染与留置尿管的时间有直接的关系,留置时间越长,感染率越高。有资料报道,插管当日菌尿发生率为 0,第 3 天菌尿发生率为 26.7%,第 7 天菌尿发生率为 66.7%,第 10 天菌尿发生率高达 93.3%,可见随着留置尿管持续时间的延长,菌尿的感染发生率也持续增长。

(5)无菌操作情况:正常情况下,泌尿系统是一个无菌环境。但有些医护工作者由于无菌观念不强,在对患者进行操作时,会因为违反无菌原则而将细菌带入尿路,引起泌尿道感染,给患者带来不必要的痛苦。如操作前未有效洗手,对尿道口及其周围皮肤进行消毒时顺序颠倒,拔管前不做消毒处理等,均属于违规操作。

(6)抗菌药物的使用:许多文献指出,医院感染是医院内耐药的致病菌群和抗菌药物作用力在时间和空间上的高度密集而发生的感染,使用广谱抗菌药物已列为医院感染 10 项危险因素之一。某院调查结果显示,医院感染中留置尿管患者优势菌株为真菌(25%)和大肠埃希菌(21.2%),而非留置尿管者为大肠埃希菌(39.5%)和表皮葡萄球菌(11.8%),真菌比较有显著统计学差异性($P<0.01$)。真菌的产生与抗菌药物不恰当应用密切相关,并且广谱抗菌药物的应用可加重真菌感染,因此合理使用抗菌药物十分重要。

2.泌尿系统疾病因素

尿路结石、泌尿系统先天畸形、输尿管逆流、尿路梗阻、血尿、腹部手术损伤泌尿系统等。

3.其他

女性患者、慢性消耗性疾病、长期使用糖皮质激素或免疫抑制剂。长期住院、全身衰弱、休克等患者,泌尿道感染的发生率增加,可能与尿道局部有不同程度的缺血、免疫功能低下有关。男性尿道长而弯曲,发生泌尿道感染相对较晚,若一旦发生又不如女性患者易于控制。

四、预防与控制措施

(1)严格掌握导尿指征。待手术者术前训练床上解便,避免术后因解尿体位改变而发生尿潴留。当发生尿潴留时,尽可能采用听流水声、用热水敷膀胱与外阴等方法解决。

(2)医生在行腹部手术时应尽量避免损伤膀胱、输尿管。但行妇科手术的患者如果年轻时曾行剖宫产术,腹腔内往往有组织粘连,分离输尿管时难度增加,易损伤泌尿系统组织,故提倡自然分娩势在必行。

(3)加强原发疾病的治疗,对于糖尿病患者、使用免疫抑制剂患者、入院时有血尿患者更应加强防护,严格无菌操作,做好会阴护理。

(4)尿常规检查中有红细胞,说明泌尿系统已有损伤,防御功能已有所下降,并且血液是细菌的良好培养基,所以入院时尿常规中有红细胞的患者易发生泌尿系统感染,此危险因素仅次于留置导尿。故对于此类患者应加强宣教,请他们注意个人卫生,多饮水。

(5)糖尿病患者易发生尿潴留,且糖尿中容易有细菌繁殖。对于此类患者需积极控制血糖。

(6)接受器官移植的患者需使用大量免疫抑制剂,致使机体免疫功能下降,容易导致获得性感染。随着移植技术的发展,各类移植手术越来越多,移植患者的医院内感染问题也显得越来越突出,泌尿系统感染就是其中的一种。对于此类患者应加强保护性隔离,做好个人卫生及防护工作。

(7)制定培训教育制度及措施,使医务人员掌握导尿管留置的指征、插管和护理的技术、停用策略和更换的指征。开展目标性监测,定期将 CA-UTI 监测数据和资料反馈给医师和护士,可降低 CA-UTI 的风险。最有效地减少导管相关性菌尿症的方式是避免不必要的导尿管留置,并尽早拔除导尿管。一些研究显示,早期拔除导尿管能减少 40.0% 的泌尿系感染。导尿管相关性尿路感染的方式主要为逆行性感染。医务人员应当针对危险因素,加强导尿管相关性尿路感染的预防与控制工作。

(8)限制不必要的导尿管留置,留置导尿管必须有明确的指征。长时间留置导尿是 CA-UTI 最重要的危险因素。严格掌握留置导尿管的指征,对医务人员进行教育,并定期评估执行情况。

(9)停止使用导尿管,每天评估留置导尿管的必要性,不需要时尽早拔除导尿管,尽可能缩短留置导尿管的时间,以降低导管相关性菌尿症和 CA-UTI 的风险。对长期留置导尿管的患者,拔除导尿管时,应当训练膀胱功能。

(10)采用密闭式引流装置。告知患者留置导尿管的目的,配合要点和置管后的注意事项。保持尿液引流装置密闭、通畅和完整,活动或搬运时夹闭引流管,防止尿液逆流。使用个人专用的收集容器并及时清空集尿袋中的尿液。清空集尿袋中的尿液时,要遵循无菌操作原则,避免集尿袋的出口触碰到收集容器。

(11)根据患者年龄、性别、尿道等情况选择合适大小、材质等的导尿管,最大限度地减少尿道损伤和尿路感染。严格遵循无菌操作技术原则留置导尿管,动作轻柔,避免损伤尿道黏膜。严格执行手卫生规范,戴无菌手套实施导尿及导尿管的护理。

(12)插导尿管前充分消毒尿道口,防止污染。要使用皮肤黏膜消毒剂棉球消毒尿道口及其周围皮肤黏膜,棉球不能重复使用。对于男性患者先洗净包皮及冠状沟,然后自尿道口、龟头向外旋转擦拭消毒。对于女性患者先按照由上至下、由内向外的原则清洗外阴,然后清洗并消毒尿道口、前庭、两侧大小阴唇,最后清洗会阴和肛门。

(13)留置导尿管的替换方法:如果男性患者有留置导尿管指征且膀胱残余尿量极小,安全套导尿管可以代替短期和长期导尿管,以减少无认知障碍患者的导管相关性菌尿症。间歇导尿可替换长期导尿或短期导尿以减少导管相关性菌尿症和 CA-UTI 的发生。耻骨上方导尿可作为短期导尿的替换方式,以减少导管相关性菌尿症和 CA-UTI 的发生。

(14)留置导尿管的患者,不应当常规使用含消毒剂或抗菌药物的溶液进行膀胱冲洗或灌注以预防尿路感染。每天用抗菌药物冲洗膀胱,菌尿阳性率为21.74%;不进行膀胱冲洗,菌尿阳性率为3.23%。不推荐每日使用碘伏或抗菌药膏等清洁尿道口以减少尿路感染的发生。目前没有足够证据证明常规清洁尿道口是否可以降低CA-UTI的风险。

(15)对短期或长期导尿,包括进行外科手术的患者,不推荐常规全身应用抗菌药物以减少导管相关性菌尿症或CA-UTI的发生,因可能导致选择性耐药。

(16)长期留置导尿管的患者,不宜频繁更换导尿管。没有充分证据表明更换尿管可以预防尿路感染。若导尿管阻塞或不慎脱出时,以及留置导尿装置的无菌性和密闭性被破坏时,应当立即更换导尿管。或更换频率为导尿管1次/2周,普通集尿袋2次/周,精密集尿袋1次/周。

(17)留取小量尿标本进行微生物病原学检测时,应当消毒导尿管后,使用无菌注射器抽取标本送检。留取大量尿标本时(此法不能用于普通细菌和真菌学检查),可以从集尿袋中采集,避免打开导尿管和集尿袋的接口。

第六节 重要病原体医院感染预防与控制

一、多重耐药菌医院感染

抗菌药物的过度使用,使细菌产生耐药性,使一些原本很容易治愈的细菌性感染发展成为难治的耐药菌感染,使得未来细菌感染的治疗陷入了一个两难的境地。这不能不引起医务人员和社会各界的重视。控制细菌耐药已经成为世界各国的共识,而控制细菌耐药的措施包括新型抗菌药物的研究与开发、抗菌药物的合理使用、感染性疾病诊断水平的提升、全社会合理用药意识的增强。大量的研究与调查表明,合理应用抗菌药物,减少不必要的药物使用,缓解细菌耐药的选择性压力,对控制耐药具有非常重要的价值,是十分有效的措施。

(一)多重耐药基本概念

1.定义

(1)细菌耐药性:细菌耐药性又称抗药性,是指细菌多次与抗菌药物接触后,对药物的敏感性减小甚至消失,致使抗菌药物对细菌的疗效降低甚至无效。耐药性根据其发生原因可分为获得耐药性和天然耐药性。

(2)天然耐药性:天然耐药也叫固有耐药,是指某一细菌对某种抗菌药物的天然耐药性,是由细菌的种属特性所决定的。如肠道杆菌对青霉素的耐药,这种耐药性代代相传,这种耐药性的基因编码位于病原微生物的染色体上。

(3)获得耐药性:获得耐药性多由质粒介导,也可由染色体介导,当微生物接触抗菌药以后,通过改变自身的代谢途径,使其能避免被药物抑制或杀灭,而获得外源性耐药基因是大多数细菌产生耐药性的原因。

(4)多重耐药(MDR):多重耐药是指对临床使用的三类或三类以上(每类中的1种或1种以上)的抗菌药物不敏感。三类是指β-内酰胺类、喹诺酮类、大环内酯类、四环素类、氨基糖苷类、林可霉素类等这些类中的3类,而不是每一类中的3种药物。

（5）泛耐药（XDR）：只对 1～2 类抗菌药物敏感，对临床上几乎所有类抗生素耐药。比如泛耐不动杆菌，对氨基糖苷、青霉素、头孢菌素、碳青酶烯类、四环素类、氟喹诺酮及磺胺类等耐药。

（6）全耐药（PDR）：指对目前所有代表性抗菌药物均不敏感，如全耐药鲍曼不动杆菌给临床抗感染治疗带来了极大的困难和挑战。

（7）整合子：整合子是细菌基因组中的可移动遗传物质，携带位点特异性重组系统组分，可将许多耐药基因盒整合在一起，从而形成多重耐药。整合子是细菌，尤其是革兰阴性菌多重耐药迅速发展的主要原因。

2.流行病学

近年来，多重耐药菌已经成为医院感染重要的病原菌。多重耐药菌通过医护人员尤其是医务人员的手接触，细菌在患者间交叉寄生造成耐药菌株在医院内的传播，以及随后通过宿主患者的转移，耐药菌在医院间甚至社区进行传播。有 30%～40%的耐药菌感染是通过医务人员的手引起的接触感染，20%～25%来自选择抗生素的压力，20%～25%是社区获得性病原体，20%来自其他或未知原因。许多因素可引起患者感染 MDRO 危险性增加，主要感染类型包括泌尿道感染、外科手术部位感染、医院获得性肺炎、导管相关性血流感染等。多重耐药菌感染的特点是复杂性和难治性。多重耐药菌的种类和数量仍在迅速增加；多重耐药菌引起的医院感染导致患者病死率明显增加，耐药菌感染病死率为 11.7%，而一般感染病死率为5.4%；医疗费用急剧上升，耐药菌感染住院患者的治疗费用较敏感者高 3 倍以上，住院总费用则高 3.75 倍；每年由于耐药菌感染损失数百亿元，相关病死人数近 50 万。

（二）重要的多重耐药菌（MDRO）

在全球范围内，ESKAPE[Enterococcus faecium（屎肠球菌）、Staphylococcus aureus（金黄色葡萄球菌）、Klebsiellapneumonia（肺炎克雷伯菌）、Acinetobacter baumannii（鲍曼不动杆菌）、Pseudomonas aeruginosa（铜绿假单胞菌）、Enterobacter species（肠杆菌）]耐药已成为导致患者发病及死亡的重要原因，其中鲍曼不动杆菌感染的诊治也越来越受到临床医生的重视。

1.MRSA

（1）定义：MRSA 耐甲氧西林金黄色葡萄球菌是最多见的耐药菌之一。只要是耐甲氧西林金黄色葡萄球菌（MRSA）就可以定义为 MDRO。

（2）流行病学：MRSA 成为世界范围内引起医院内感染首要的病原菌，可以引起皮肤软组织感染、心内膜炎、肺炎、血流感染及骨感染、毒性休克综合征（TSS）等。由于 MRSA 的高发病率和高死亡率，已被列为三大最难治疗的感染性疾病之首。MRSA 自 1961 年英国首次发现至今遍布全球，成为严重的公共卫生问题，对人类健康造成严重的威胁。1999—2003 年美国 ICU 病房 MRSA 的检出率由 50%上升至 59.5%，部分地区高达 64%。在亚洲地区 MRSA 检出率也在上升，1986—2001 年中国台湾地区检出率从 26%增加到 77%，2005 年我国 5 家教学医院 MRSA 发生率平均为 51.3%，部分地方高达 78.4%。Mohnarin 2011 年度卫生部全国细菌耐药监测网资料显示，MRSA 检出率为 50.5%。MRSA 传播几乎总是通过直接或间接与MRSA 感染患者接触所致。

MRSA 对所有 β-内酰胺类抗生素和某些氨基糖苷类抗生素、红霉素、氯霉素、四环素和林可霉素耐药，对万古霉素和替考拉宁则极少耐药。随着医院获得性 MRSA 和社区 MRSA 的不断出现并引致死性疾病,特别近年来,在日本和美国等地,甚至出现对万古霉素中介(VISA)或耐药(VRSA)的金黄色葡萄球菌,因此许多文献将金黄色葡萄球菌称为"超级细菌"。

2.耐万古霉素肠球菌(VRE)

(1)定义:VRE 肠球菌在使用糖肽类抗菌药物(万古霉素)的治疗过程中,其自身代谢和结构发生改变,使细菌对糖肽类(万古霉素)抗菌药物敏感性下降,甚至出现敏感性完全丧失。万古霉素属于多肽类抗生素。来自东方链霉菌或土壤丝菌属的糖肽类抗生素,20世纪90年代以来一直被国际抗生素专家誉为"人类对付顽固性耐药菌株的最后一道防线"。

(2)流行病学:

1)VRE 对万古霉素耐药初见于1988年,目前肠球菌耐药率逐年增加,已在全世界范围内流行。美国研究显示,它是医院感染中的第三大常见病原菌,现在一些医院超过 20%的肠球菌感染对万古霉素耐药。随着耐万古霉素肠球菌(VRE)在欧洲大陆的出现,糖肽类耐药株已经在世界范围内广泛地传播。耐药谱愈来愈广泛,表现为高水平耐青霉素,高水平耐氨基糖苷类及耐万古霉素,屎肠球菌比粪肠球菌要严重得多。屎肠球菌对各种抗生素的耐药率均高于粪肠球菌,但对万古霉素耐药率粪肠球菌高于屎肠球菌。碳青霉素烯类对肠球菌属作用较差,尤其对屎肠球菌及其他肠球菌属。

2)VRE 临床感染的绝大多数是血流感染,屎肠球菌是医院血流感染的第三大重要病原菌。美国1999年有17%的肠球菌分离株对万古霉素耐药。超过80%耐万古霉素的分离株来自血流感染。在欧洲、拉丁美洲和加拿大发现耐万古霉素的分离株低于1%。1997年从41家美国医院收集到的血流感染的屎肠球菌有50%耐万古霉素。

我国 Mohnarin 2011年 ICU 细菌耐药性监测显示,屎肠球菌和粪肠球菌对万古霉素耐药率分别为5.1%和0.5%。

3)易感人群:VRE 感染发生在医院最危重的患者身上,VRE 感染的危险因素包括留院时间的长短,与患者接触的程度,存在鼻饲和基础疾病,包括癌症、肝移植和重症监护病房(ICU)的患者。过度使用抗生素会抑制厌氧菌生长或促进 VRE 过度生长,也是一个危险因素。

3.鲍曼不动杆菌(AB)

(1)定义:

1)MDR-AB:多重耐药鲍曼不动杆菌。是指对下列五类抗菌药物中至少三类抗菌药物耐药的菌株,包括:抗假单胞菌头孢菌素、抗假单胞菌碳青霉烯类抗生素、含有 β-内酰胺酶抑制剂的复合制剂(包括哌拉西林/他唑巴坦、头孢哌酮/舒巴坦、氨苄西林/舒巴坦)、氟喹诺酮类抗菌药物、氨基糖苷类抗生素。

2)XDR-AB:广泛耐药是指仅1～2种对其感染治疗有效的抗菌药物[主要是替加环素和(或)多黏菌素]敏感的菌株。

3)PDR-AB:全耐药指对目前所能获得的潜在的有抗不动杆菌活性的抗菌药物(包括多黏菌素、替加环素)均耐药的菌株。

(2)流行病学:美国 NNIS 监测结果显示,鲍曼不动杆菌的分离率在非发酵菌中占第2位。2010年中国 CHINET 细菌耐药性监测网数据显示,我国10省市14家教学医院鲍曼不动杆菌占临床分离革兰阴性菌的16.11%,仅次于大肠埃希菌与肺炎克雷伯菌。有学者报道,2011

年全国细菌耐药监测显示 ICU 鲍曼不动杆菌的分离率为 21.9％，上升至首位。鲍曼不动杆菌已成为我国院内感染特别是医院获得性肺炎（HAP），尤其是呼吸机相关性肺炎（VAP）重要的致病菌之一。鲍曼不动杆菌具有在体外长期存活的能力，易造成克隆播散。

鲍曼不动杆菌耐药情况日趋严重，鲍曼不动杆菌的耐药性存在地区和医院差异，临床医生应了解当地尤其是所在医院耐药监测的结果。

鲍曼不动杆菌感染常见于危重患者，常伴有其他细菌和（或）真菌的感染。长时间住院、入住监护室、接受机械通气、侵入性操作、抗菌药物暴露以及严重基础疾病都是高危因素等。鲍曼不动杆菌感染患者病死率高，但目前缺乏其归因病死率的大规模临床研究。

4.铜绿假单胞菌（PA）

（1）定义：

1）MDR-PA：多重耐药的铜绿假单胞菌是指对五类抗菌药物中至少三类抗菌药物耐药的菌株，包括：头孢菌素类（头孢他啶、头孢吡肟）、碳青霉烯类抗生素、含有 β-内酰胺酶抑制剂的复合制剂（包括哌拉西林/他唑巴坦、头孢哌酮/舒巴坦、氨苄西林/舒巴坦）、氟喹诺酮类抗菌药物、氨基糖苷类抗生素。

2）XDR-PA：泛耐药的铜绿假单胞菌，仅有 1～2 种对其感染治疗有效的抗菌药物［主要是替加环素和（或）多黏菌素］敏感的菌株。

3）PDR-PA：全耐药的铜绿假单胞菌，对目前所有的抗菌药物均耐药的菌株。

（2）流行病学：文细毛等报道 2010 年全国医院感染横断面调查显示，铜绿假单胞菌的分离率约占 17.17％，居病原体首位。全国各医院泛耐药铜绿假单胞菌的检出率平均为 1.7％。

目前临床上发现的耐碳青霉烯类的铜绿假单胞菌大多是多重耐药菌株，不但对碳青霉烯类和其他的 β-内酰胺类耐药，而且还对氟喹诺酮类和氨基糖苷类等抗菌药物耐药。多重耐药铜绿假单胞菌感染是临床抗感染治疗的难点之一。耐药机理主要是细菌外膜通透性下降、多重耐药外排泵高表达及产生碳青霉烯水解酶。碳青霉烯水解酶是指所有能明显水解碳青霉烯类药物的 β-内酰胺酶。

5.产 ESBLs 肠杆菌科细菌

（1）定义：

1）β-内酰胺酶：是指细菌产生的能水解 β-内酰胺类抗菌药物的灭活酶，是细菌对 β-内酰胺类抗菌药物耐药的主要机理。也是当前肠杆菌科细菌重要的耐药问题。

2）超广谱 β-内酰胺酶（ESBLs）：细菌在持续的各种 β-内酰胺类抗菌药物的选择压力下，被诱导产生活跃的及不断变异的 β-内酰胺酶，扩展了其耐受头孢他啶、头孢噻肟、头孢吡肟等第 3 代及第 4 代头孢菌素，以及氨曲南等单环 β-内酰胺类抗菌药物的能力，这些新的 β-内酰胺酶被称为 ESBLs。引起临床感染的产 β-内酰胺酶细菌依次为肺炎克雷伯菌、铜绿假单胞菌、大肠埃希菌、阴沟肠杆菌等。

（2）产 ESBLs 细菌感染的流行病学：自 1982 年在英格兰首先发现产 ESBLs 克雷伯菌后，产 ESBLs 细菌的流行在世界各地广泛报道。随着广谱头孢菌素在临床上的广泛应用，在不到 20 年的时间里，由于 ESBLs 基因成分靠质粒介导传播和产 ESBLs 菌株无性繁殖传播的原因，ESBLs 已经在大肠埃希菌、肺炎克雷伯菌、肠杆菌和许多其他临床重要的革兰阴性杆菌中出现并迅速流行起来。ESBLs 主要存在于临床分离的革兰阴性杆菌，其中多见于肠杆菌科细菌。各个国家和地区产 ESBLs 细菌的发生率明显不同。日本、荷兰等国家产 ESBLs 细菌的发生率很低,而法国、印度等国家产 ESBLs 细菌的发生率很高,有高达 50% 以上的克雷伯菌属的细菌产生 ESBLs,而且具有较严重的耐药性。我国不同研究者报告的产 ESBLs 细菌检出率各有不同,以大肠埃希菌和肺炎克雷伯菌最多见,其检出率大肠埃希菌为 40%～70%,肺炎克雷伯菌检出率为 54.5%。

产 ESBLs 细菌可以发生垂直传播(克隆传播),也可以通过质粒或产酶基因水平传播给敏感的非产酶细菌,引起更多的细菌产生 ESBLs,从而引起院内感染的暴发流行。产 ESBLs 的细菌,青霉素类和头孢菌素均耐药。即使体外试验对某些青霉素类、头孢菌素敏感,临床上也应视为耐药,原则上不选用。

(3)产 ESBLs 细菌感染的预防:合理使用抗菌药物:有证据表明,不适当的抗菌治疗是产 ESBLs 细菌的独立预测因素,包括不必要的延长抗菌药物治疗、不恰当的给药剂量、不合理的给药剂型、错误的给药时间以及不适当的预防性治疗等。第三代头孢菌素经验性用药可导致更多产 ESBLs 细菌出现,从而引起产 ESBLs 的流行。实施接触隔离措施及良好的洗手措施等综合性方案是行之有效地降低 ESBLs 细菌的方法。

6.产 NDM-1 细菌

(1)定义:产 NDM-1 细菌全称"产 I 型新德里金属 β-内酰胺酶(NDM-1)肠杆菌科细菌",简称"产 NDM-1 细菌",是一种对多种抗菌药物广泛耐药的细菌,大多数 NDM-1 超级病菌常见于肠杆菌科细菌,主要为大肠埃希菌、肺炎克雷伯菌。由于产生 NDM-1 导致广泛耐药,为"泛耐药菌"。

NDM-1 超级病菌,是一种新的"耐药基因"携带菌,是指含有 NDM-1 酶的细菌(产 I 型新德里金属 β-内酰胺酶)。根据首例患者感染命名这种酶为 NDM-1,最初源于印度新德里,以《超人》漫画中的反派角色梅塔洛(Metallo)来命名。"超级细菌"在全球范围内传播的速度超乎想象。2010 年 8 月 11 日《柳叶刀-感染病学》杂志披露英国、印度、巴基斯坦发现超级细菌,但是在不足 3 个月的时间内,"超级耐药菌"随着人口的流动就已经蔓延至欧洲、美洲、大洋洲,在全球范围内传播的速度超乎想象,呈现大规模流行的态势,疫情已经波及十余个国家。可以说,NDM-1 超级细菌的"泛耐药性"和快速的"流行性",是引起媒体关注、公众恐慌的主要原因。

超级细菌其实并不是一个细菌的名称,而是一类细菌的名称,这一类细菌的共性是对几乎所有的抗生素都具有耐药性(替加环素、多黏菌素除外),NDM-1 导致广泛耐药,为"泛耐药菌"。

(2)耐药性:NDM-1 是 ndm 基因编码的产物,可分解 β-内酰胺环结构,使任何含 β-内酰胺环结构的蛋白质失效。对含有 β-内酰胺环结构的抗菌药物均无效。抵御几乎所有抗生素。手术后或免疫力低的患者是感染这种细菌的高危人群,而且死亡率达到 30%～60%。研究发现,产 NDM-1 肠杆菌科细菌占所检测细菌的 1.2%～13%。产 NDM-1 细菌对碳青霉烯类耐药,但体外 MIC 值差异较大,个别研究发现,对 MIC 值低(<4mg/L)的菌株感染有一定的疗效,需要和其他药物联合使用。

(3)特点:属于肠杆菌科细菌,致病力与普通肠杆菌科细菌没有差别;由于产生 NDM-1 导致广泛耐药,为"泛耐药菌";主要导致医院感染。

（4）传播方式：通过污染的医疗器械、污染的医疗用品、污染的手引起医院内感染。常引起：泌尿道感染，伤口感染，医院肺炎，呼吸机相关性肺炎，血流感染，导管相关感染，感染表现没有特别之处。碳青霉烯治疗感染无效，提示该类细菌感染的可能，需要及时进行检查，产NDM-1细菌感染临床表现与敏感菌没有差异，临床诊断困难。

（5）产NDM-1细菌种类：

枸橼酸菌属：弗劳地枸橼酸菌、异型枸橼酸菌、无丙二酸枸橼酸菌。

克雷伯菌属：肺炎克雷伯菌、产酸克雷伯菌、臭鼻克雷伯菌。

肠杆菌属：阴沟肠杆菌、产气肠杆菌、板崎肠杆菌、聚团肠杆菌。

摩根菌属：摩根摩根菌。

泛菌属：成团泛菌、弥散泛菌。

普罗威登斯菌属：产碱普罗威登斯菌、斯氏普罗威登斯菌、鲁氏普罗威登斯菌、雷氏普罗威登斯菌、亨氏普罗威登斯菌。

沙雷菌属：黏质沙雷菌、液化沙雷菌、深红沙雷菌、居泉沙雷菌。

变形杆菌属：奇异变形杆菌、普通变形杆菌、产黏变形杆菌。

志贺菌属：志贺、宋内、弗氏、鲍氏志贺菌。

沙门菌属：伤寒沙门菌、肠炎沙门菌、猪霍乱沙门菌、副伤寒沙门菌。

哈夫尼亚属：蜂房哈夫尼亚菌。

耶尔森氏菌属：鼠疫耶尔森氏菌、小肠结肠炎耶尔森氏菌、假结核耶尔森氏菌。

（二）多重耐药菌预防控制

1.加强对细菌耐药的监测

细菌耐药监测是了解细菌耐药变迁、耐药谱以及耐药特征的主要手段，也是指导临床抗菌药物选择、开展细菌耐药机理研究、考察耐药控制效果、制定临床抗感染指南的基础。重视临床微生物送检，提高细菌耐药监测能力；微生物实验室定期公布医院细菌耐药监测结果；定期回顾细菌耐药流行趋势，及时发现异常耐药现象，早期发现产多重耐药细菌加以控制。临床医生参考细菌检验结果应用抗菌药物。

我国临床微生物检验与细菌耐药监测工作所面临的主要问题在于临床医师对细菌耐药监测重视程度不够，微生物标本送检比例低、采样方法不正确、送检方法存在问题、送检标本采集大多在应用抗菌药物后，由此导致检出率低和耐药率高的状况。需要注意特殊耐药细菌的出现，如对糖肽类耐药的金黄色葡萄球菌，碳青霉烯类耐药的肠杆菌科细菌，利奈唑胺、万古霉素耐药肠球菌（葡萄球菌）等，一旦发现，须及时确认并报告医院感染科，协助做好隔离与控制工作，防止暴发流行；抗菌药物管理小组还需要通过抗菌药物临床应用监测和耐药监测数据的相关分析，发现导致耐药的可能药物，提出管理意见。

2.多重耐药菌控制措施

对多重耐药的细菌感染推荐执行接触预防措施。除了一系列标准预防措施外，进入病房时穿工作服、戴手套，与可能被感染的物品接触时要戴口罩；要用含抗生素的肥皂或手消毒剂擦手；离开病房之前要脱去工作服摘下手套；监督并执行接触预防措施；将患者隔离在独立房间；将与患者接触的人员降低至最少；更重要的是合理使用抗菌药物。多重耐药菌隔离措施见表 7-7。

表 7-7　多重耐药菌感染隔离控制措施

内容	耐甲氧西林/苯唑西林的金黄色葡萄球菌	耐万古霉素的金黄色葡萄球菌	其他多重耐药菌
患者安置	单间或同种病原同室隔离	单间隔离	单间或同种病原同室隔离
人员限制	限制,减少人员出入	严格限制,医护人员相对固定,专人诊疗护理	限制,减少人员出入
手部卫生	遵循六步洗手法	严格遵循六步洗手法	遵循六步洗手法
眼、口、鼻防护	近距离操作如吸痰、插管等戴防护镜	近距离操作如吸痰、插管等戴防护镜	近距离操作如吸痰、插管等戴防护镜
隔离衣	可能污染工作服时穿隔离衣	应穿一次性隔离衣	可能污染工作服时穿隔离衣
仪器设备	用后应清洁、消毒和(或)灭菌	专用,用后应清洗与灭菌	用后应清洁、消毒和(或)灭菌
物体表面	每天定期擦拭消毒,擦拭的抹布用后消毒	每天定期擦拭消毒,抹布专用,抹布用后消毒	每天定期擦拭消毒,擦拭的抹布用后消毒
终末消毒	床单位消毒	终末消毒	床单位消毒
标本运送	密闭容器运送	密闭容器运送	密闭容器运送
生活物品	无特殊处理	清洁、消毒后,方可带出	无特殊处理
医疗废物	防渗漏密闭容器运送,利器放入利器盒	双层医疗废物袋,防渗漏密闭容器运送,利器放入利器盒	防渗漏密闭容器运送,利器放入利器盒
解除隔离	临床症状好转或治愈	临床症状好转或治愈,连续两次培养阴性	临床症状好转或治愈

(1)重视多重耐药菌感染管理,制定多重耐药菌管理制度。做好重点环节管理,如 ICU、新生儿室、血液科病房、呼吸科病房、神经科病房、烧伤病房等重点部门以及长期收治在 ICU 的患者或接受过广谱抗菌药物治疗或抗菌药物治疗效果不佳的患者、留置各种管道以及合并慢性基础疾病的患者等重点环节的管理。

(2)医务人员培训:医院加强对医务人员医院感染预防与控制知识的教育和培训,提高医务人员对多重耐药菌医院感染的预防控制重要性的认识,强化对多重耐药菌感染危险因素、流行病学以及防控措施等知识培训,使医务人员正确有效地进行多重耐药菌感染预防控制工作。

(3)做好标准预防＋接触隔离措施:患者单间隔离或无条件时同种病原体感染安置同一室。不宜将多重耐药菌感染或者定植患者与留置各种管道、有开放伤口或者免疫功能低下的患者安置在同一房间。

(4)手卫生:严格遵守手卫生规范,掌握洗手时机,在接触患者前后、进行侵入性操作前、接触患者使用的物品或处理其分泌物、排泄物后,必须洗手或用含醇类速干手消毒剂擦手。

(5)医院环境清洁:手接触的物品器械表面用含氯消毒剂擦拭。与患者直接接触的相关医疗器械、器具及物品如听诊器、血压计、体温表、输液架等要专人专用,并及时消毒处理。轮椅、担架、床旁心电图机等不能专人专用的医疗器械、器具及物品要在每次使用后擦拭消毒。

(6)穿隔离衣、戴口罩与手套:接触多重耐药菌感染患者或定植患者的伤口、溃烂面、黏膜、血液、体液、引流液、分泌物、排泄物时,应当戴手套,必要时穿隔离衣,完成诊疗护理操作后,要及时脱去手套和隔离衣,并进行手卫生。

(7)合理使用抗菌药物:不适当的抗菌治疗是产 ESBIs 细菌的独立预测因素,因此严格执行抗菌药物临床使用的基本原则,制订个体化抗菌药物给药方案,根据临床微生物检验结果,合理选择抗菌药物。抗菌药物合理使用管理小组定期开展对医务人员的教育培训、监督、检查及指导抗菌药物使用情况。

(8)其他:医务人员对患者实施诊疗护理操作时,应当将高度疑似或确诊多重耐药菌感染患者或定植患者安排在最后进行。

二、难辨梭状芽孢杆菌感染

(一)及时确诊

(1)对应用抗菌药物且无其他原因解释的腹泻患者,应及时进行肠镜检查(是否有假膜)或难辨梭状芽孢杆菌毒素测定。

(2)临床微生物实验室或肠镜检查诊断为难辨梭状芽孢杆菌感染,应立即通知相应临床部门和医院感染管理部门。

(二)隔离

对确诊患者采取"接触隔离"措施。

(1)设立醒目的蓝色隔离标志,并通报全科医务人员知晓,以防止难辨梭状芽孢杆菌的交叉传播。

(2)应严格实行接触隔离措施。

(3)医务人员应相对固定,包括护工和保洁人员。

(4)强化医务人员及工勤人员的手卫生管理,接触患者时应戴手套。接触患者前后、接触患者周围环境后、摘手套后立即洗手或卫生手消毒。不能使用单纯含乙醇的快速手消毒液进行手卫生。

(5)加强诊疗环境的卫生管理。使用专用的物品进行环境清洁和消毒,对患者经常接触的物品表面、设备设施表面,应当每天至少 2 次进行清洁和擦拭消毒。出现或者疑似有感染暴发时,应当增加清洁和消毒频次。被患者血液、体液污染之处应立即消毒。难辨梭状芽孢杆菌为有芽孢的厌氧菌,对消毒剂有较强耐受性,应使用较高浓度消毒剂,如 2 000mg/L 的含氯消毒剂。

(6)患者转诊之前应通知接诊的科室,以便采取相应传播控制措施。

(7)连续 2 个标本(间隔应＞24 小时)均未测出难辨梭状芽孢杆菌毒素或患者感染已经痊愈但无标本可送,方可解除隔离。

(三)加强抗菌药物的管理

(1)难辨梭状芽孢杆菌相关疾病(CDAD)患者应停止使用头孢类、克林霉素及氟喹诺酮类抗菌药物。

(2)推荐治疗性使用药物为甲硝唑加万古霉素。

三、分枝杆菌感染

(一)隔离

(1)综合性医院发现肺结核患者及结核性胸膜炎,应尽快转结核病专科医院,并在待转期间采取隔离措施。

(2)不能转院的患者,在病区的盲端病房(最好是负压隔离病房)进行空气隔离处理,病房设置隔离标识。

(3)进入病房的工作人员应戴医用防护口罩,穿隔离衣、鞋套,做好手卫生,必要时戴手套。

(二)消毒

(1)病房空气使用紫外线灯消毒,每天 2 次,每次 1 小时;或安装过滤排风装置、空气消毒净化设备。

(2)病房内物体表面和地面每天 2 次使用 2 000～5 000mg/L 含氯消毒液擦拭,作用时间 >30 分钟。

(3)呕吐物、排泄物加入含氯消毒剂干粉消毒,使有效氯含量达到 10 000mg/L,搅拌后作用 >2 小时再处理。

(4)患者出院、转院或死亡后,病房必须进行终末消毒处理。

(5)手术应在感染性手术间进行,术后严格进行终末消毒。

(三)其他

(1)各类废物均装入两层黄色垃圾袋内,按医疗废物处理。被服应包装并加标识,严格消毒处理。

(2)对肺外结核应做好接触隔离和防护工作。

(3)非结核分枝杆菌感染的预防控制工作参照上述规定执行。

四、经血液传播病原体感染

(一)预防

(1)所有患者进行侵入性及有创性操作前,应常规进行 HBsAg、抗-HCV、抗-HIV、梅毒等相关检查。

(2)注射应一人一针,采血应一人一针一巾一条止血带,一用一消毒或灭菌。

(3)严格执行《中华人民共和国献血法》,对献血员采血前的传染病筛查。

(4)对需输血治疗的乙肝易感者(指 HBsAg、抗-HBs、抗-HBc 均为阴性者),要给予乙肝疫苗预防注射。

(二)隔离与防护

(1)对具有传染性的患者应尽早转往传染病医院,不能转院者应尽量单间隔离,病房应有接触隔离标识,进行各种操作时应严格落实接触隔离措施。

(2)艾滋病合并肺囊虫肺炎应进行空气隔离。

（3）对感染病患者宜使用一次性使用医疗、卫生用品，用后严格按医疗废物处理。严禁共用牙刷、剃刀等生活用品，重复使用的应严格消毒处理。

（4）对患有乙肝、丙肝、艾滋病、梅毒或病原携带的产妇，应安排隔离待产室和产房，专床分娩。新生儿应置隔离婴儿室或专门婴儿床，应使用单独的医疗、卫生、生活用品。有乳头破损的产妇，应暂停喂奶。所有的新生儿出生后均应常规接种乙型肝炎疫苗，对母亲为 HBsAg 阳性的新生儿应注射人乙肝免疫球蛋白。

（5）各类医务人员应按防护级别做好防护，对患者进行操作时戴手套、口罩，在进行可形成气溶胶或可能有血液、体液喷溅等的操作时，应戴护目镜（或防护面罩），穿隔离衣、鞋套；实行急救复苏时，尽量避免口对口人工呼吸。

（6）陪护和探视人员与患者接触时使用相应的防护用品。

（7）怀孕的医务人员不应直接接触艾滋病患者和 HIV 感染者。患有艾滋病或 HIV 感染的医护人员，禁止其从事创伤性的诊断和治疗工作。

（8）被患者血液、体液沾染或被污染的锐器损伤时，应按职业防护相关要求进行处理。

（三）消毒

（1）病房内各种物体表面和地面使用 500mg/L 含氯消毒剂擦拭，作用 30 分钟。

（2）复用的医疗器械按危险等级进行消毒或灭菌，被服应包装并加标识，严格消毒处理。

（3）分泌物、排泄物及污染的液体用 5 000mg/L 含氯消毒剂浸泡 1 小时再排放。各类废物均装入两层黄色垃圾袋内，按医疗废物处理。患者出院后进行终末消毒。

（四）其他

（1）盛放标本的容器应严密无破损、防渗漏，外层应有生物危害标识。容器用后要用 2 000mg/L 的含氯消毒剂浸泡处理。

（2）患者的遗体（不论是否解剖过）一律装防水尸袋内保存至火化，尸袋上标明"传染病"；搬动时，防止血液和体液污染扩散。

五、性传播疾病病原体感染

（1）性病检查治疗室应配备非手触式水龙头洗手装置及干手用品、快速手消毒剂。

（2）诊疗性病患者时必须严格执行接触隔离措施。

（3）严格执行手卫生规范，手有破损时接触患者应戴手套，检查或为患者留取标本或接触标本时必须戴手套。

（4）诊疗过程中尽量使用一次性用品，被患者血液、体液、分泌物、排泄物污染的物品应按医疗废物处理，重复使用的严格清洗消毒或灭菌。

（5）每日进行房间内物体表面、地面消毒。卫生间宜采用蹲便器，患者用后及时消毒。

（6）对患生殖器疱疹的孕妇应劝其终止妊娠，足月孕妇最好施剖宫产。性病产妇的新生儿使用 1% 硝酸银点眼。

六、诺如病毒感染

（1）发生诺如病毒感染性腹泻或可疑感染时，要做好接触隔离和空气隔离工作。

（2）工作人员在隔离病房工作时,应戴口罩,严格执行手卫生规范。接触污染物品和器械、处理呕吐物、排泄物及采集、运送标本时必须戴手套,脱手套后及时洗手。

（3）房间有条件时加强开窗通风,每天可定时进行紫外线照射消毒。

（4）病房物体表面、地面使用500mg/L含氯消毒液擦拭,每天2次,污染时随时消毒。

（5）呕吐物、排泄物加入含氯消毒剂干粉消毒,使有效氯含量达到10 000mg/L,搅拌后作用>2小时再处理;便器等容器使用1 000mg/L含氯消毒剂浸泡消毒30分钟。

（6）被服污染时应及时更换,包装并加标识后严格消毒处理。

（7）各类器械、用品使用后及时消毒处理。严格按规定处理医疗废物。

（8）隔离病房保洁用具固定使用,用后立即消毒,避免交叉污染。

（9）加强探视管理,患者隔离期间尽可能减少探视,探视时必须加强个人防护。

（10）病房解除隔离或患者治愈后进行终末消毒。

七、疥疮感染

（1）对疑似患者请皮肤科及时会诊,同时,对与疑似患者密切接触过的人员进行全面筛查。

（2）对确诊和疑似患者采取接触隔离,相同症状人员可在同一房间隔离,限制患者、陪护串访其他病房。隔离期为治疗开始后7天。

（3）确诊患者及其密切接触者须同时接受治疗,使用硫磺皂洗浴。

（4）工作人员严格执行手卫生规范,接触患者时戴手套,脱掉手套后洗手,必要时使用隔离衣。

（5）血压计、听诊器、体温计固定使用,用后使用75%乙醇彻底擦拭。

（6）被单、枕套等被服治疗开始时换洗一次,7天治疗结束时再换洗一次;送洗时应严密包装并加标识,严格清洗消毒处理。患者自带衣物以50℃以上热水浸泡10分钟以上再清洗。

（7）光面沙发、轮椅、马桶坐垫、浴室设施等物体表面和地面采用1 000mg/L含氯消毒剂擦拭,每日2~3次。保洁用具固定使用,用后立即消毒。必要时可采用杀虫剂喷洒房间。

（8）解除隔离后进行环境、物品、床单位终末消毒;采用杀虫剂喷洒房间;沙发、床垫等有裂痕者以塑料袋密封静置1个月。

八、厌氧芽孢杆菌感染

（一）排查确诊
（1）医生在接诊时注意诊断和排查气性坏疽（梭状芽孢杆菌性肌坏死）、破伤风等厌氧芽孢杆菌感染。

（2）发现感染病例或疑似病例的首诊医生应立即报告,并尽快联系检验科微生物室进行病原学鉴定。

（二）隔离
（1）患者单间隔离,采取接触隔离。应减少转运;需要转运时应注意接触隔离,避免污染其他患者、医务人员和电梯、走廊等环境表面。如发生污染,应尽快喷洒3%过氧化氢消毒。

（2）患者宜使用一次性诊疗器械、器具和物品。

（3）医务人员应做好职业防护，严格执行手卫生规范，应戴手套、口罩、帽子，穿隔离衣；手上有伤口时应戴双层手套。

（4）接触患者创口分泌物的纱布、布垫等敷料、一次性医疗用品和切除的组织如坏死肢体等及隔离病房内产生的各类垃圾，均应双层封装，按医疗废物处理。

（5）手术前应及时通知手术室，安排在隔离手术间进行。手术间门口贴"隔离手术"标识。关闭空调。术前将手术间内不使用的设备和物品移出，不可移动的可遮盖或包裹。

（6）手术时室内外人员固定，尽量减少室内人员数量；术中临时用品由室外人员供应，室内物品在终末消毒后方可移出（"只进不出"）。

（7）手术人员做好防护，避免皮肤损伤；术后应在手术间内脱去污染衣物和手套，进行手消毒，更换清洁鞋，并经沐浴后方可进行其他工作。

（8）为外科特异性感染患者换药后，当日不宜进行其他手术。

（9）解除隔离标准：全身症状消失，无并发症，伤口愈合；或创面清洁、无坏死组织，分泌物厌氧菌培养连续 3 次阴性，且全身症状消失。

（三）消毒

（1）隔离病房每天通风 2 次，每次 30 分钟。

（2）患者伤口的消毒采用 3％过氧化氢溶液冲洗，伤口周围皮肤可选择碘伏原液擦拭消毒。

（3）患者用过的床单、被罩、衣物等单独收集，需重复使用时应专包密封，标识清晰，压力蒸汽灭菌后再清洗。

（4）诊疗器械应先消毒，后清洗，再灭菌。消毒可采用含氯消毒剂 1 000～2 000mg/L 浸泡消毒 30～45 分钟，有明显污染物时应采用含氯消毒剂 5 000～10 000mg/L 浸泡消毒≥60 分钟，然后按规定清洗、灭菌。

（5）隔离病房采用 500mg/L 含氯消毒剂进行环境、物体表面消毒。

（6）手术部（室）或换药室每例感染患者之间应及时进行物体表面消毒，采用 0.5％过氧乙酸或 500mg/L 含氯消毒剂擦拭。

（7）手术部（室）、换药室、病房环境表面有明显污染时，随时消毒，采用 0.5％过氧乙酸或 1 000mg/L 含氯消毒剂擦拭。

（8）手术结束、患者出院、转院或死亡后应进行终末消毒。终末消毒可采用 3％过氧化氢或过氧乙酸熏蒸，3％过氧化氢按照 20mL/m³ 气溶胶喷雾，过氧乙酸按照 1g/m³ 加热熏蒸，湿度 70％～90％，密闭 24 小时；5％过氧乙酸溶液按照 2.5mL/m³ 气溶胶喷雾，湿度为 20％～40％。

九、朊毒体感染

（一）隔离

（1）当确诊患者感染朊毒体时，应及时通知医院感染管理及诊疗涉及的相关科室；对相关人员进行朊病毒感染相关知识培训；做好隔离防护工作。

（2）对患者实施单间隔离，采取接触隔离。

（3）医务人员应做好职业防护，严格执行手卫生规范，应戴手套、口罩、帽子、穿隔离衣；手上有伤口时应戴双层手套。

（4）朊毒体感染患者或疑似患者宜选用一次性使用诊疗器械、器具和物品，使用后应进行双层密闭封装焚烧处理。

（二）消毒

（1）高度危险组织污染的物品和环境处理方法：

1）可重复使用的中度和高度危险性物品，使用后应立即处理，防止干燥，使用专用容器浸泡于 1mol/L 氢氧化钠溶液内作用 60 分钟，再进行清洗、消毒与灭菌，压力蒸汽灭菌应采用 134～138℃、18 分钟或 132℃、30 分钟或 121℃、60 分钟；不应使用快速灭菌程序；没有按正确方法消毒灭菌处理的物品应召回重新按规定处理；不能清洗和只能低温灭菌的，宜按特殊医疗废物处理。

2）低度危险物品和一般物体表面应用清洁剂清洗，根据待消毒物品的材质采用 10 000mg/L 的含氯消毒剂或 1mol/L 氢氧化钠溶液擦拭或浸泡消毒，至少作用 15 分钟，并确保所有污染表面均接触到消毒剂。

③环境表面应用清洁剂清洗，采用 10 000mg/L 的含氯消毒剂消毒，至少作用 15 分钟。为防止环境和一般物体表面污染，宜采用一次性塑料薄膜覆盖操作台，操作完成后按特殊医疗废物焚烧处理。

（2）被患者低度危险组织污染的中度和高度危险物品，参照上述措施处理。污染的低度危险物品、一般物体表面和环境表面可只采取相应常规消毒方法处理。

（3）被患者其他无危险组织污染的中度和高度危险物品，清洗并按常规高水平消毒和灭菌程序处理；除接触中枢神经系统的神经外科内镜外，其他内镜按照国家有关内镜清洗消毒技术规范处理。污染的低度危险性物品和环境表面可采用 500～1 000mg/L 的含氯消毒剂或相当剂量的其他消毒剂处理。

（4）使用的清洁剂、消毒剂应每次更换。

（5）每次处理工作结束后，应立即消毒清洗器具，更换个人防护用品，进行手的清洁与消毒。

十、不明原因传染病病原体感染

（1）患者就地单间隔离。在传播途径不明时，应采取多种传播途径的隔离措施。

（2）突发不明原因传染病病原体污染的诊疗器械、器具与物品尽量采取一次性用品。复用的器械、器具与物品处理应符合国家届时发布的规定要求；没有要求的，在传播途径不明时应按照多种传播途径确定消毒的范围和物品，按病原体所属微生物类别中抵抗力最强的微生物确定消毒的剂量（可按杀灭芽孢的剂量确定）。

（3）医务人员应做好职业防护。

（4）隔离房间内产生的各类垃圾均按医疗废物处理。

第七节 结核病感染预防与控制

一、结核病的流行趋势

(一)全球结核病的流行趋势

据 WHO 2010 年报告显示,全世界每年结核病病例数逐年下降,结核病患者数从 2005 年的 900 万下降到 2010 年的 880 万。近十年来,死于该病的人数降到了最低水平,结核病死亡人数从 2003 年的 180 万下降到 2010 年的 140 万人。死亡率在 1990—2010 年之间下降了40%。自 1995 年以来,有 4600 万人成功得到治疗,700 万人的生命得以挽救。但是,世界上仍有估计 1/3 的结核病病例没有得到报告。

WHO 2010 年报告指出,对于治疗耐多药结核病的研究仍然是投入最为不足的领域。2010 年耐多药结核病患者得到治疗的人数上升到 4.6 万人,仅占需要得到治疗的耐多药结核病患者估计人数的 16%。报告分析 2012 年耐多药结核病的研究和治疗存在 2 亿美元的资金缺口。

(二)我国结核病的流行趋势

结核病被列为我国重大传染病之一,是严重危害人民群众健康的呼吸道传染病。根据 WHO 的统计,我国是全球 22 个结核病流行严重的高负担国家之一,同时也是全球 27 个耐多药结核病流行严重的高负担国家之一。目前我国结核病年发病人数约为 130 万人,占全球发病的 14.3%,居全球第 2 位,耐多药结核病患者的估计人数居全球第 1 位。

近年来,在党中央、国务院的高度重视下,各地、各有关部门积极贯彻落实《全国结核病防治规划(2001—2010 年)》和《全国结核病防治规划(2011—2015 年)》,形成了"政府领导、各部门合作、全社会参与"的结核病防治工作格局。各级政府积极履行承诺,不断加大防治经费投入,中央财政结核病防治专项经费从 2001 年的 4 000 万元逐步增加到 2010 年的 5.6 亿元左右,地方财政投入从 2001 年的 7250 万元增加到 2010 年的 4 亿元左右。10 年间,我国先后出台了一系列肺结核免费诊治和防治激励政策,保证了患者的发现和治疗管理工作质量。2005 年以来,全国以县为单位的现代结核病控制策略覆盖率始终保持在 100%。2001—2010 年,全国共发现和治疗肺结核患者 828 万例。其中,传染性肺结核患者 450 万例,传染性肺结核患者治愈率达到 90% 以上。

据 2010 年全国第 5 次结核病流行病学抽样调查结果显示,全国 15 岁以上活动性、涂阳和菌阳肺结核的患病率分别为 459/10 万、66/10 万和 119/10 万。乡村活动性、涂阳和菌阳肺结核患病率分别为 569/10 万、78/10 万和 153/10 万;城镇分别为 307/10 万、49/10 万和 73/10 万。东部地区活动性、涂阳和菌阳肺结核患病率分别为 291/10 万、44/10 万和 65/10 万;中部地区分别为 463/10 万、60/10 万和 118/10 万;西部地区分别为 695/10 万、105/10 万和 198/10 万。与 2000 年相比,全国肺结核患病率继续呈现下降趋势,防治工作取得显著效果。15 岁及以上人群肺结核的患病率比 2000 年的 466/10 万下降了 1.5%,其中传染性肺结核患病率下降尤为明显,10 年降幅约为 61%,年递降率约为 9%,如期实现了我国政府向国际社会承诺的结核病控制阶段性目标,提前实现了联合国千年发展目标确定的结核病控制指标。与 2000 年相比,2010 年城镇人口活动性肺结核患病率略有下降,乡村患病率有所升高。城镇与乡村人口的涂阳和菌阳肺结核患病率均低于 2000 年,且城镇人口患病率下降幅度高于乡村人口。2010 年东部和中部地区的活动性肺结核患病率较 2000 年略有下降,西部地区的患病率有所升高。东部、中部和西部地区的涂阳和菌阳肺结核患病率均低于 2000 年,东部和中部地区的下降幅度高于西部地区。

二、结核病感染危险性评估

(一)结核病感染危险性评估的内容

(1)统计医疗保健机构及医疗保健机构中特定区域每年发现的传染性肺结核患者人数。

(2)统计传染性肺结核患者在本机构或本机构中特定区域的停留时间。

(3)本机构或本机构中特定区域是否存在导致空气中结核分枝杆菌浓度上升的因素,如环境通风、中央空调、痰标本收集等方面。

(4)本机构对结核患者的健康教育及疑似结核病患者的健康教育内容、健康教育的方式、结核患者接受健康教育的程度的评估。

(5)对医疗机构内的消毒隔离,医务人员个人防护知识教育等方面的评估。

(6)结核病感染风险发生的严重性评估。

(二)医疗保健机构结核病的危险管理评估

(1)评估当地医疗保健机构对结核病管理控制,环境控制及个人防护控制感染的策略,以及结核病传播的影响因素、控制感染和预防的目的,从事结核病行政控制管理人员对相关内容是否进行有效培训和指导。

(2)评估统计医疗保健机构及医疗保健机构特定区域每年发现的传染性肺结核患者人数。

(3)评估统计医疗保健机构或医疗保健机构中特定区域是否存在导致空气中结核分枝杆菌浓度上升的因素,如环境通风是否合理、中央空调送风方向是否正确、痰标本收集方法是否正确等方面因素。布局不合理,防护用品不到位都是医院感染结核的危险因素,肺结核作为呼吸道传染病,病区的合理划分是杜绝医院感染的关键。医疗保健机构候诊室走廊、门诊、病房、实验室和放射检查室,这些区域都相对密闭,医疗保健机构治疗环境过度拥挤,不良的空间间隔及空间的密闭性或患者候诊时间长,增加了驻留过的人员的感染风险,所以要评估医疗保健机构中特定区域患者停留时间,对患病人数都要进行评估和统计分析。

(4)医疗保健机构从事行政感染控制管理人员,要会识别和分析医疗机构中结核病暴发的原因,以及结核病传播的影响因素、控制感染、预防的目的和措施。对结核病房、结核门诊、生成气溶胶的医疗操作、痰标本收集、支气管镜检查、进行结核菌培养的实验室等进行危险评估,识别医护人员感染结核病的职业危险,以及在工作环境中的感染控制措施。

(5)为了评估医院不同部门工作人员感染结核的风险,需要特别注意三个因素。首先每年在该部门出现的感染患者数目是医务人员职业暴露量的预测因子,要牢记工作人员与感染患者接触的时间。其次需要考虑对高风险的工作程序(如留取痰标本或者支气管镜检查)进行风险评估,并确定执行这些程序所涉及的工作人员。最后,在结核病、肺部疾病和传染病科室的感染风险高,且护士和实验室检验人员比医生和行政管理人员的感染风险更高。

(6)增加结核感染的危险性评估:没有接受感染控制措施教育的患者很有可能传播或感染结核病;缺乏适当的通气(开窗通风)会增加区域内感染的概率;缺乏或者是滥用防护用具会产生感染的风险;不正确地使用感染控制措施会增加感染传播的风险;医疗机构过度拥挤,不良的空间间隔不但增加了空间的密闭性,而且候诊时间越长,暴露时间越长,感染的风险越高。

(三)医疗机构中结核病感染的高风险区域

1.结核病病房

由于结核病病房是结核患者聚集的地方,空气中结核杆菌的密度远高于其他地方,工作在结核病病房的医务人员及结核病患者的陪护探视人员是结核病感染的高危人群。

2.呼吸内科或感染科病房

由于患者在尚未明确结核病诊断之前,有可能收至呼吸内科或感染科住院,因此工作在这些病房的医务人员及陪护探视人员均有感染结核病的危险。

3.急诊室及结核病专科门诊

在急诊工作的预检分诊护士及结核病专科门诊工作的医务人员结核病感染的风险较高。

4.特殊检查室

痰标本采集区、放射检查室、支气管镜检查室、肺部外科手术室等区域属结核病感染危险区域,相关工作人员有结核病感染危险。

5.检验科

检验科的微生物室或结核实验室属于结核病感染高危险区域,从事痰涂片和结核分枝杆菌培养的人员有结核病感染高风险。

6.候诊室和走廊

特别是肺结核患者及其家属所处的候诊室和走廊,该区域人流量较大,人群密集,所有在此驻留过的人员均有感染结核病的危险。

(四)医疗机构中结核病患者各环节存在的感染因素

1.接诊环节

(1)患者到达医疗机构:接诊医务人员的暴露频率极高,有感染的风险。

(2)患者在候诊区等候接诊:未明确诊断的患者,如果不了解结核病及其防控措施的相关知识,具有很大的风险。未诊断的患者、未采取控制结核病感染的措施在过度拥挤的环境,可能会在医疗机构中的患者、就诊者及工作人员间感染。

(3)护理人员在接诊患者时:不采取结核控制感染措施的有症状的(处于结核活动期)患者可能会感染护理人员(例如:面向护理人员咳嗽、打喷嚏)。因此,必须立即诊断并迅速隔离。

2.检查环节

(1)放射科照相室:通常是密闭的,通气差。同时痰涂片阳性,胸片显示多个空洞,伴有频繁而强有力咳嗽的患者最具有传染性。

(2)痰标本采集与送检:痰标本必须合理采集,否则会产生很大的风险(例如:到户外采集,在诱发咳痰隔离室采集）。不正确的采样可能会导致误诊,可能会增加感染的风险。采样的标本在送检前没有合理地保存或者储存时间过长,这种现象较常见。医疗机构的实验室可能还承担着其他化验检查,不正确的处理样本及不合理的使用检验设备,会给实验室工作人员带来很大的感染风险。

3.住院治疗环节

（1）对疑似结核的患者没有进行合理有效隔离、与其他患者没有设置隔离区域的传染病房、不合理的床间隔离也会导致交叉感染。

（2）确定涂片阳性的患者在直接监督下实施治疗,不合理的治疗会影响患者的康复,同时产生耐药的风险,结核耐药性的诊断延误会导致耐药性的传播,治疗的不良反应会导致治疗中断的风险,患者对治疗方案及感染控制措施的依从性差会导致再感染。

（3）在病房的患者继续治疗,患者及工作人员可能会随时间的推移,降低对控制感染措施的依从性,使其他人员感染的风险升高。

（4）患者的痰涂片转为阴性,患者自觉症状好转,没有了宣教和支持,他们可能就不再继续治疗。患者回到社区和家中可能会受到偏见和歧视。所以患者进入巩固治疗阶段,社区对患者的治疗观察会更难。药物不良反应被很多医务人员忽视,会导致患者治疗的中断,这些因素易引起复发,增加再次感染的可能。

（五）对新确诊结核病患者的评估

（1）评估患者的社会和心理需要。对新诊断为结核病的患者可能会对诊断感到紧张,因结核病是一个常被歧视的疾病,这会导致患者感到被拒绝和孤立。在开始阶段就要让患者了解他们的病情和治疗的必要性,以避免风险。要对每位患者进行全面评估,既要关注患结核病的事实,也要关注患者本身,这样才能为患者制订适合的防治方案。

（2）评估患者对结核病相关知识的理解。每位患者对结核病的知识的理解会有不同的水平,这取决于他们的所见所闻。使用合适的视听材料和健康宣教材料对患者有一定的帮助,但不能取代一对一的指导,每一次对患者所提供信息的量取决于患者个体的需要和关注的问题。

（3）持续构建良好的关系。被诊断为结核病的患者,对一个人的生活是一个大的打击,会给他们的生活带来很多挑战,这些需要患者去面对。通过仔细倾听可建立良好的人际关系。在开始阶段重要的是询问患者有关他们的病情、诊断治疗及其对生活的影响。如果患者感到医务人员服务意识和态度差,那么他们可能不再想回来接受治疗。医务人员要加强与患者的沟通和心理干预,从长远意义来说,防止患者不规律治疗、缺失治疗、治疗失败、延长治疗和患者不能规范有效治疗,病情不能有效控制。

（六）人群聚集场所感染评估

（1）在人群聚集场所,如劳教所、军营、收容无家可归者的收容所、难民营、宿舍和疗养院等,随着接触时间的延长、拥挤、通风不良,结核病在该地区的流行都能增加感染结核病的可能性。在这些地方需要与负责处理相关问题的卫生行政部门的负责人沟通,对这些人口聚集场所实施相关措施,同时需要与负责处理超越卫生部门职权范围的场所的相关决策者协调。减轻人口聚集场所的拥挤,特别是劳教所,是降低结核病在这类场所传播的最重要措施之一。

（2）受感染的风险取决于吸入结核分枝杆菌的量（随着暴露时间延长而增加）、内在的杆菌毒力,以及个人的免疫系统状态(如是否有糖尿病、艾滋病、癌症等)。另一个危险因素是与周围认识的感染患者接触(如家庭成员和朋友),包括覆盖的人群、建筑布局、机构性质、当地结核病患病水平等。

(3)卫生医疗保健机构不同部门的风险不同,如留痰室、支气管镜室、门诊、诊室等是高风险区域,缺乏适当的通气(开窗通风),会增加区域内感染的概率。

(七)对结核病患者家庭情况进行评估

认真评估患者的家庭情况,确定接触者的人数、潜在的活动期病例和高危感染人群,运用良好的沟通技巧与患者进行沟通,对患者关心的问题给予适当的反馈。与患者保持开放性对话,培训患者在家庭和朋友中识别可疑病例,鼓励其寻求帮助。

告知患者及其家庭成员(征得患者的同意)有关结核病的知识,在患者的记录卡上准确地记录高风险接触者,以及对他们进行的检查和采取的任何措施。医务工作者或治疗支持者对接受结核治疗的患者进行家访时,应特别观察家庭中的其他成员,通过访视加强接触者对识别症状和自愿接受调查重要性的认识,高风险的接触者将识别并接受适当的管理。家访时记录密切接触者的人数、检查的人数、检查结果和采取的措施。

此外,应对巩固治疗阶段的结核病患者的需求进行再评估。

(1)患者获得的控制权和责任正在逐渐增加,对治疗越来越适应,并逐渐从其在强化治疗阶段的不适感和脆弱感中走出来。在这个阶段,重新评估患者的需求并根据新情况更新治疗计划是非常重要的,特别是如果患者正从直接监督治疗转为自我管理治疗时期,重新评估患者的需求和更新治疗计划更为重要,否则患者会觉得他们是否继续治疗无关紧要,导致巩固治疗阶段结核病患者治疗失败,并有再度感染的危险。所有最初痰液涂片阳性的患者在治疗后都要进行痰液涂片的抗酸杆菌跟踪检查,以确认治疗的成败。

(2)评估和记录每个患者的治疗效果,对于理解结核控制计划的效能是必不可少的。患者治疗结束时重新检查痰液,以确认达到治愈,对于指导治疗成功来说,这比完成治疗更有意义。

(3)在评估中如果发现了潜在问题,那么,制订适宜的计划并在与患者达成一致的情况下定期评价该计划的进展就显得极为重要。出现问题后,患者应该与相关的护理人员进行联络,护理人员应迅速做出反应以解决问题,并确保采取所有可能的措施来防止治疗期间可能出现的感染。在必要的情况下,可能需要将患者转到医疗机构,因此,护理人员应与其他服务机构保持联系。护理人员要跟踪患者痰液检查结果并根据检查结果采取相应措施,同时记录治疗效果,做到结核病患者治疗期间的全程管理。

(八)社区的结核病感染危险的评估

(1)评估社区医疗保健人员在开展结核病患者监测过程中发现的疑似或确诊肺结核病例是否填写转诊单,及时将患者转入结核病诊疗机构进行进一步的检查、诊断,并跟踪随访,直至患者落实转诊。

(2)评估社区医疗保健人员是否按照疾病预防控制机构的要求,对综合医院转诊未到位的肺结核患者或疑似患者,通过电话追踪、上门追踪等方式进行患者追踪,确保肺结核患者和疑似患者能够及时到结核病诊疗机构就诊。同时在医师工作手册上填写好患者转诊追踪记录。

(3)评估社区医疗保健人员对所有涂阳肺结核患者和初治涂阴肺结核患者强化期是否实

行在护理人员直接督导下以服药为主的全程化疗。

(4)评估社区医疗保健人员是否采取多种形式,对患者及其家属进行结核病防治知识的健康教育,提高患者的治疗依从性及其家属的责任心。督促患者定期复查,掌握其痰菌变化情况,争取痰菌尽早转阴,减少传播。

三、结核病感染的控制

结核病感染控制是指能减少结核杆菌传播的特定方法与工作流程,同时也是减少结核病在人群中传播的多种措施的综合,其基础是早期快速诊断、治疗和对结核病患者正确管理。

结核病感染控制分为管理控制、环境控制和呼吸防护三个层级。结核病感染控制需要完善并开展结核病控制、HIV 控制和加强卫生系统的核心活动管理。管理控制是采取管理措施来减少暴露于结核分枝杆菌的风险。环境控制是采取工程系统来预防结核菌的蔓延,减少空气中结核分枝杆菌飞沫核浓度。个人呼吸防护是通过个人防护进一步减少和暴露结核分枝杆菌的风险,管理控制也应该辅之以环境控制和个人防护,因为这些措施也有助于进一步减少结核病的传播。结核病的感染控制对于预防结核病传播来说是一个重要的策略,所有医疗机构和人群聚集的地方都应该实施结核病感染控制措施。

(一)结核病感染管理控制

管理控制是有效预防与控制结核分枝杆菌传播的第一道防线,是环境控制措施和个人防护措施顺利开展的基础和前提,是最重要的控制措施。它通过应用管理控制措施来阻止飞沫的产生,从而降低医务人员及其他陪护人员暴露于结核分枝杆菌。

管理措施包括加强组织领导、开展本单位结核感染危险性评估、制订结核感染预防与控制计划、建立健全感染预防与控制的制度、落实《传染病防治法》《医院感染管理办法》及其相关技术性标准、规范,对机构中相关工作人员开展感染预防与控制、职业安全防护等技术培训和开展预防结核感染的宣传教育。

(1)通过筛选早期发现有结核病症状的患者,要及时隔离传染性患者,控制病原体传播,加强患者咳嗽礼仪和呼吸道卫生健康指导,尽量减少患者在医疗卫生机构停留时间。早期发现有结核病症状的患者及时进行分诊。患者隔离的标准取决于当地情况和患者数量。一般来讲,结核病可疑必须与其他患者分开,安置在通风良好的区域,进行咳嗽礼仪和呼吸道卫生教育,并且优先诊断及时分诊。

(2)传染性结核病患者筛选后,隔离患者非常重要。尤其是 HIV 感染者或者有明显的临床症状提示 HIV 感染的人或者其他形式免疫抑制的患者都应该与传染性结核病可疑者或确诊患者隔离。

(3)培养阳性的耐药结核病患者尤其是 MDR 和 XDR-TB 或耐药结核病可疑者应该与其他患者,包括其他结核病患者隔离(优先根据耐药谱)。

(4)筛选和隔离应该以促进患者流动的方式实施。这对于控制呼吸感染很重要并且有助于控制结核病感染。筛选和隔离的联合控制措施已经成功用于结核病暴发的控制并且降低结核病在卫生工作者中的传播。这些控制措施对于尽量减少非感染者,不论疑似的或者已知的耐药类型,都应该实施这些控制措施。

(5)控制结核病传播(咳嗽礼仪和呼吸道卫生)。为了尽量减少飞沫核的传播,任何有呼吸道感染的咳嗽患者尤其是结核病患者或者可疑者,都应该接受咳嗽礼仪和呼吸道卫生的教育,也就是在打喷嚏或者咳嗽时盖住口鼻。咳嗽礼仪也能降低较大飞沫的传播,控制其他呼吸道感染,这些礼仪也适用于医疗卫生工作者、访视者和家庭成员。

(6)在评价结核病可疑者或者管理药物敏感性结核病患者时,不建议住院,除非患者病情复杂或者有并发症需要住院治疗。如果住院,不应该将有结核症状的患者安置在与易感染患者或者传染性结核病患者相同的区域。

(7)为了避免结核病院内传播(即在医院或者医疗卫生机构获得的),应该尽可能减少在医疗卫生机构停留的时间,降低诊断延迟。

(8)应该优先选择社区为基础的结核病患者管理方法,可以对家庭成员或者其他的密切接触者通过结核病感染控制的教育来实施。卫生工作者应该保证为传染性患者提供高质量的临床诊治与护理,并且尽量减少与这些患者在拥挤或者通风差的区域停留的时间。

(9)管理控制应该辅之以环境控制和个人防护,因为有证据表明,这些措施也有助于进一步减少结核病的传播。为了确保有结核病症状的人在被快速确诊后,能被及时隔离到合适的地方进行治疗,管理控制必不可少。此外,在可能的情况下,尽量避免或减少住院,减少门诊的次数,避免病房和候诊区内的拥挤,以及优先利用社区服务来管理结核病等,都可以降低潜在的暴露危险。

(10)管理控制能够降低医疗卫生机构的结核病传染,因此管理控制应该最优先实施。管理控制是良好的感染控制的重要组成部分,要求快速诊断、隔离和治疗具有结核病症状的患者。结核病患者或者结核病可疑者的物理隔离需要合理的设计、建设或改造,以及合理使用建筑管理控制措施来加以完善。

(11)人口聚集场所的管理控制:

1)为减少结核病在人口聚集场所的传播,管理部门应开展咳嗽礼仪和呼吸道卫生相关知识教育,早期发现、隔离和适当治疗传染性患者。特别是所有长期停留机构的人群和其他人口聚集场所的人群应在进入机构前进行结核病筛查。如果任何卫生工作者有提示结核病的症状和体征,他们都应该被给予正确的信息并且鼓励其进行结核病诊断。应尽快确诊结核病可疑者。

2)结核病可疑者和传染性患者通常要隔离,如果可能的话,应隔离在一个足够通风的区域,直到痰涂片转阴。也推荐对接受治疗的患者进行直接面视下治疗(DOT)。在短期停留人口聚集场所,如拘留所和监狱,应建立转诊系统,妥善管理患者。除了上述的管理控制措施,还应该实施其他的管理控制措施。尽量减少诊断延迟。

3)通过使用快速诊断工具,通过降低涂片和培养的时间,开展平行调查而不是顺序调查。对于诊断为结核病的患者,尽快开始充分治疗和教育、鼓励依从性及确保完成治疗非常重要。

(二)结核病感染环境控制

环境控制是医疗卫生机构预防结核分枝杆菌感染的第二道防线,主要作用是运用工程学技术阻止空气中具有感染性的飞沫核的传播,降低空气中飞沫浓度。通常情况下,很难消除各类人群暴露于结核分枝杆菌的风险,这就需要在高危区域使用多种环境控制措施以降低空气中飞沫浓度。这些措施包括自然通风、机械通风、消毒和使用高效微粒空气过滤器等。这些技术若与工作实践及给药控制结合起来应用是最有效的。通风可以使用自然的(开窗)、机械的或两者混合的方法,目的是置换污染环境空气,让其他患者和医务人员吸收外界进入的新鲜空气。紫外线辐射消毒可以进一步降低空气中的细菌浓度,医疗机构的设计和建筑样式、当地的气候、机构就诊的患者数量及机构可利用的资源都是影响环境控制的因素。

1.医院感染分区

(1)低危险区:行政管理区、教学区、生活服务区、图书馆等。

(2)中危险区:普通门诊、普遍病房等。

(3)高危险区:呼吸科门诊、呼吸科病房。

(4)极高危险区:结核病门诊和病区、特别是耐药结核病病区、感染疾病(科)门诊和病房、特殊检查场所等。

2.常用的环境控制措施

(1)结核病感染控制区域自然通风:自然通风是一种最简单、最低廉的环境控制措施。通过打开的门窗等通路确保室内外空气流动畅通,以降低飞沫的浓度,从而控制结核感染。

在结核病传染危险的机构及机构内的特定区域,应保持良好的通风(最好是通路相对),避免通风不畅、拥挤不堪。对于自然通风不畅的房间,可对房间进行重新设计或改造,以确保有良好的通风条件。应注意的是某一房间的通路应直接通往户外,而不是通往其他病区或候诊室。

在气候温暖和热带气候地区,卫生机构的病房和其他地点可以采用自然通风。通过打开窗户周围的空气流入房间或病房,发生自然通风(单侧或双侧自然通风)。医院、门诊、病房、房间进行最大限度的自然通风,可能是达到良好通风效果的最简单、成本最低的方法。可以使用以下各种不同的策略,候诊室、检查室及病房等应与周围的环境"开放"(例如房间有顶窗或侧窗)。安排窗户有助于更好地通风,窗户应与外面环境相通而不是与其他病房相通。

吊扇有助于空气混合及流通。由于目的是稀释和交换空气而不仅仅是混合空气,因此所有吊扇应该和开窗一起协同发挥通风的作用。咳嗽时可能增加空气中感染飞沫核浓度,因此应该在通风良好的区域收集痰标本,最好是在室外并远离其他人。由于这些区域可能邻近空气流动差的建筑物、走廊或阳台,因此应该对这些区域进行关注、评价以确保有良好的空气流通。

在很多情况下,建立交叉通风是不可能的。含感染飞沫核颗粒的密闭房间有较高的风险。有窗户的房间在窗户附近可以发生气体交换,然而,通过窗户产生的空气交换较少。在这种情况下,打开房间的其他窗户或开门可以提高空气交换,但开窗或开门并不能保证良好的稀释通风的效果。使用自然通风常遇到的问题是在天气寒冷时或在夜晚,患者或医务人员要关闭窗户。天气的改变或其他阻挡气流的结构可能会改变气流的运动模式。采用自然通风的地方,通过烟雾管或其他类似措施可以很容易评估气流方向。特别是在高风险的区域,需要使用机械或其他通风措施。

（2）结核病感染控制区域机械通风：机械通风是指使空气循环和流动的设备技术的使用，是一种较复杂、较昂贵的环境控制措施。在自然通风不良或不能进行自然通风的条件下，可采取机械通风，以降低飞沫浓度。机械通风采用窗扇、排气扇等加强室内外空气的流动或应用负压装置造成一定区域负压状态，使空气从邻近区域吸入后直接排放到室外，从而降低区域内飞沫浓度。机械通风被用在自然通风不能产生足够的气流减少感染飞沫核浓度的情况下。在感染飞沫核高浓度区域强烈推荐使用机械通风。

（3）结核病感染控制区域空气消毒：肺结核门诊、指定的专门实验室和放射检查病区，可根据实际情况酌情选用下述消毒措施。空气消毒应当根据实际情况选用，并必须在无人且相对密闭的环境中进行（消毒时关闭门窗），严格按要求操作，消毒完毕后方可打开门窗通风。

1）紫外线灯照射消毒

A.可选用产生较高浓度臭氧的紫外线灯，以利用紫外线和臭氧的协同作用。一般安装紫外线灯瓦数≥1.5W/m³，计算出装灯数。考虑到紫外线兼有表面消毒和空气消毒的双重作用，可安装在桌面上方1m处。不考虑表面消毒的房间，可吸顶安装，也可采用活动式紫外线灯照射。上述各种方式使用的紫外线灯，照射时间一般均应＞30分钟，每周1～2次。

B.使用的紫外线灯，新灯的辐照强度不得低于90mW/cm²，使用中紫外线的辐照强度不得低于70mW/cm²，凡低于70mW/cm²者应及时更换灯管。

c.紫外线使用注意点：湿度－相对湿度＞70％的房间不建议使用；一般安装紫外线灯瓦数≥1.5W/m³。照射时间应＞30分钟。天花板的高度2m，空气流动6次/天，紫外线灯管质量：5 000～10 000小时（7～14个月），灯管清洁避免皮肤、眼睛损害。

2）熏蒸或喷雾消毒

A.可采用化学消毒剂熏蒸或喷雾消毒，每周1或2次。

B.常用的化学消毒剂

a.过氧乙酸：将过氧乙酸稀释成0.5％～1.0％水溶液，加热蒸发，在60％～80％相对湿度、室温下，过氧乙酸用量按1g/m³计算，熏蒸时间2小时。

b.过氧化氢复方空气消毒剂：市售品以过氧化氢为主要成分，配以增效剂和稳定剂等，一般用量按过氧化氢50mg/m³计算，采用喷雾法，在相对湿度60％～80％，室温下作用30分钟。

c.季铵盐类消毒液：采用双链和单链季铵盐，配以增效剂和稳定剂制成的空气消毒剂。采用喷雾法1.2mL/m³（折合药物浓度10mg/m³左右），作用30分钟。

3）结核病感染控制区域高效微粒空气过滤器消毒：主要适用于有限患者的较小区域或较小且相对封闭的区域。它可以随意放置或被暂时固定在地板或天花板上，以最大限度地减少室内空间的占用，但此种方式较昂贵且必须及时对过滤器进行清洗和维护。目前认为，只在隔离房间安装空气过滤器是一个较经济有效的措施。这种装置独立于中央空调系统，价格较低，而起到的保护作用可能比对整个建筑物进行过滤还要明显。总之，空气过滤在控制结核病中的作用仍然是有限的，且受经济条件的影响。

高效微粒空气过滤器可以清洁空气，合适的过滤器可以从空气中除去很多通过空气传播的微粒，可以从空气中去除接近一半的结核飞沫核。高效过滤器的维护很重要，因为随着灰尘的聚集,风扇通过过滤器过滤的空气会越来越少。这就意味着,高效过滤器良好维护有助于清洁室内空气,前提是有充足的室内混合气体、设备的空气流速与空间大小相协调。过滤器维护不良,会降低其稀释和去除空气中感染微粒的能力。

大量传染性 MDR-TB 患者的病房/房间、支气管镜检查室、痰液诱导室、痰标本培养实验室、尸体解剖室或太平间,使用机械通气时,使用足够功率的设备确保空气进入和排出房间和区域非常重要。换句话说,如果没有空气流入,也就不会发生空气排出。尽量引导空气单向流通,从而确保患者咳出的感染性飞沫核被排出而远离他人。应该保持气流从"清洁"的区域里流入,经过医务卫生工作者,患者,然后流出。空气流入区域应远离进风口从而避免"短循环",如果太近排出的废气还会造成再次的感染。

(4)结核病感染控制区域地面和物体表面的清洁和消毒:地面、物体表面应当每日定时清洁,有污染时按以下方法消毒:

1)地面要湿式拖扫,用 0.1% 过氧乙酸拖地或 2 000mg/L 有效氯消毒剂喷洒(拖地)。

2)桌、椅、柜、门(门把手)、窗、病历夹、医用仪器设备(有特殊要求的除外)等物体表面可用 2 000mg/L 有效氯消毒剂擦拭消毒。

3)其他物品消毒及处理

A.每病床须设置加盖容器,装足量 2 000mg/L 有效氯消毒液,用作排泄物、分泌物随时消毒,作用时间 30～60 分钟。

B.消毒后的排泄物、分泌物按照结防机构和医疗卫生机构生物安全规定处理。每天应当对痰具进行高压灭菌或高水平消毒。患者使用的便器、浴盆等要定时消毒,用 2 000mg/L 有效氯消毒液浸泡 30 分钟。

C.呼吸治疗装置使用前应当进行灭菌或高水平消毒,尽量使用一次性管道,重复使用的各种管道应当在使用后立即用 2 000mg/L 有效氯消毒液浸泡,浸泡 30 分钟后再清洗,然后进行灭菌处理。

D.每个诊室、病房备单独的听诊器、血压计、体温计等物品,每次使用前后用 75% 的乙醇擦拭消毒。

E.患者的生活垃圾和医务人员使用后的口罩、帽子、手套、鞋套及其他医疗废弃物均按《医疗废物管理条例》及《医疗卫生机构医疗废物管理办法》执行。患者出院、转院、死亡后,病房必须按照上述措施进行终末消毒。

(5)其他

1)最好给患者一间空气流通,阳光充足的房间。如无条件者,经常注意开窗通风。

2)患者被服要经常用日光暴晒消毒,患者痊愈后,房间要进行彻底消毒。

3)患者应减少与他人接触,尽可能不到公共场所去。

4)患者的用品食具、痰液、呕吐物要及时消毒、特别注意患者痰液要吐在纸上或痰盂里,进行焚烧或消毒后倒去。

5)结核病患者隔离最好方法是去肺结核专科医院住院隔离,减少对家中人员及其他人的传染机会,有益于家庭,也有益于社会。

(三)结核病的呼吸防护

结核病的呼吸防护是在医疗卫生机构预防结核分枝杆菌感染的第三道防线,是管理控制和环境控制的有效补充。主要作用是防止吸入飞沫核,医务人员和患者都应接受标准原则教育和防护设备使用的培训。防护设备的选择必须对结核杆菌传播给患者或者医务工作者或者家属风险进行评估,是在管理措施和环境控制前两者不能有效降低飞沫浓度的情况下,通过让结核病患者佩戴普通口罩,医务人员佩戴防护口罩(N95 型口罩)等措施进行防护,保护特定人群。在医疗机构一次性口罩和手套都应该得到充足的供应。除标准防护措施,应用于空气传染疾病患者或可疑者的防护措施。包括卫生工作者佩戴口罩,将患者安置在隔离的有良好通风的区域,当患者在患者隔离区域外活动时使用医用口罩。这些应用于所有空气传染疾病的防护措施,能有效减少结核病的传播。

1.结核病患者及其家属佩戴外科口罩

(1)外科口罩是通过阻挡大的微粒,防止微生物传播给其他人,口罩应该能够把鼻子、脸、颌部全部遮住。对结核杆菌可疑者及结核明确诊断者离开隔离区接受检查或者治疗都应佩戴外科口罩。

(2)合适的口罩能够阻止病原微生物通过佩戴者口鼻扩散到他人,但不能防止佩戴者吸入传染性飞沫,因此佩戴合适的口罩能减少传染他人的风险。

(3)结核病患者在结防机构及医疗卫生机构就诊时,应尽可能带外科口罩,疑似或已知传染性肺结核病患者在离开隔离室进入必要的医学检查科室或转诊时,都要佩戴合适的外科口罩。

(4)教会患者正确佩戴合适的口罩,是发挥预防作用的重要前提。

2.医务人员佩戴防护性 N95 型口罩

(1)防护性的口罩是一种特殊类型的面罩(N95 型口罩)具有一定标准的滤过能力,与面部结合紧密,能有效地遮盖口鼻,能防止传染性结核分枝杆菌微粒的通过,起到控制和预防感染作用。

(2)有条件的机构可为医务人员提供防护性 N95 型口罩来防止医务人员吸入传染性飞沫。

(3)在进行管理和环境控制的同时,与具有传染性的患者接触的医务工作者都要佩戴 N95 型口罩。医务人员佩戴防护性 N95 型口罩,如不能一次使用必须经紫外线消毒后方可再次使用。因 N95 型口罩或防微粒口罩都可以保护佩戴者本人。当访视者与传染性患者同在密闭空间时也应该佩戴微粒过滤呼吸器。考虑到使用微粒过滤呼吸器会产生歧视的风险,应该强烈关注医务工作者、患者和社区的行为改变。

(4)在治疗和护理已确诊或疑似的结核病患者(尤其是耐多药结核病患者)时;对结核病患者实施可能产生气溶胶的程序时;在支气管镜检查、气管插管、吸痰过程中医务工作者需要佩戴 N95 型口罩。

(5)应该对卫生工作者就微粒过滤呼吸器的使用进行综合的培训,因为正确的持续的呼吸器使用能够引起医务工作者显著的行为改变。同时,应该考虑包含呼吸器适合测试。

注意:N95 型口罩的正确戴法及更换:

(1)先将头带拉松 2～4cm,手穿过口罩头带,金属鼻位向前。

(2)戴上口罩并紧贴面部,口罩上端头带位放于头后,然后下端头带拉过头部,置于颈后,调校至舒适位置。

(3)双手指尖沿着鼻梁金属条,由中间至两边,慢慢向内按压,直至紧贴鼻梁。

(4)双手尽量遮盖口罩并进行正压及负压测试。

正压测试:双手遮着口罩,大力呼气。如空气从口罩边缘逸出,即佩戴不当,须再次调校头带及鼻梁金属条。负压测试:双手遮着口罩,大力呼气。口罩中央会陷下,如有空气从口罩边缘进入,即佩戴不当,须再次调校头带及鼻梁金属条。

(5)N95 型口罩的使用寿命依赖工作环境与类型。当口罩受污染如有血迹或飞沫等异物,使用者感到呼吸阻力变大,口罩损毁,需要更换口罩。

(6)N95 型口罩适合性试验是为确保佩戴者佩戴的医用防护口罩具有一定的密闭性,包括适合性试验和敏感试验。

3.其他呼吸防护措施

(1)同一病种患者,可同住一室。进入病室者应戴外科口罩,必要时穿隔离衣,接触患者或可能污染物品。

(2)治疗护理下一名患者前应洗手。

(3)患者所用食具,痰杯等应予隔离。食具每餐消毒,痰杯每天消毒更换,呼吸道分泌物应于消毒后废弃。

(4)病室空气消毒 1～2 次/天,患者有必要离开病室时,必须戴外科口罩。

(5)采用隔离标志勤洗手,使用肥皂或洗手液并用流动水洗手,不用污浊的毛巾擦手。双手接触呼吸道分泌物后(如打喷嚏后)应立即洗手。

(6)打喷嚏或咳嗽时应用手帕或纸巾掩住口鼻,避免飞沫污染他人。患者在家或外出时佩戴口罩,以免传染他人。

(7)均衡饮食、适量运动、充足休息,避免过度疲劳。

(8)长期人群聚集场所的个体疑似或确诊为结核病的患者,要给患者戴外科口罩,痰涂阳性患者实行隔离治疗。在短期人群聚集场所的个体疑似或确诊为结核病的患者,应组织转诊。

附:肺结核病患者的管理

(1)肺结核的传播与人群、社会生活有着密切联系,传染源的排菌量不同,其传染力也不同。患者排菌量大小与其传染力大小成正比,痰菌阳性患者的传染力远远大于痰菌阴性的患者。为了控制结核病,应从公共卫生观点出发,对每一个肺结核患者尤其是排菌患者,及时发现,合理治疗,以消除传染,减少复发,并对患者密切接触人群,积极予以预防,减少疾病的传播。

(2)肺结核患者从发病到发现、确诊有一段时间,因此早期发现、早期治疗、预防传播、减少发病是非常重要的。涂片阳性的肺结核病患者是主要的传染源。典型的传染过程是活动性肺结核患者咳嗽、打喷嚏、大笑、喊叫、唱歌时,将结核分枝杆菌喷出,使大量的传染性微滴,在空中水分蒸发后,重量减轻,能长时间悬浮在空气中,随着空气流动,飘散到各处,健康人吸入机体后,定位于肺泡表面,被巨噬细胞吞噬并开始复制。结核病并非一发生就具有传染性,排出结核菌只是结核病发展过程的一个特定阶段,只有在组织破坏,病灶与外界相通时才能排出结核菌,机体感染结核分枝杆菌后,可以潜伏很长时间才发生活动性结核。当机体营养不良、免疫力低下、精神压力和影响细胞免疫的其他疾病均可促进蛰伏的感染复燃。复燃患者把结核分枝杆菌传给其他接触者,造成结核病的传播。有效的治疗可以使活动性结核病的传染性迅速降低,因此结核病传染性主要发生于诊断和治疗前期。

空气传播是结核病最主要的传播途径。易感者与传染源的接触越频繁越密切,受感染的机会越多。患者疾病严重程度、咳嗽频繁、痰密度、化疗等都会影响排出的细菌数量及其生存力。通风不良、接触患者时间长、拥挤、接触密切等均增加了获得感染的危险性。因此,肺结核患者,特别是活动性肺结核的患者都需要接受住院治疗并进行系统管理。控制结核病的核心是尽可能地发现患者,尤其是具有传染性的患者,才能达到对结核病疫情的控制。

1.结核病患者治疗的落实及管理的要求

(1)患者一旦被确诊为菌阳结核患者,在治疗期间,护理人员就要根据患者病情进行评估。并根据评估结果有针对的为患者及其家属讲解疾病的相关知识,讲解治疗用药的名称、用量、用法,以及在治疗中可能出现的不良反应;讲明强化治疗的作用及效果,如不规律治疗可能造成的后果,使患者树立治疗疾病的信心,提高配合治疗的主动性。

(2)住院期间护理人员为患者及其家属讲明结核病的传播、发病情况,及相关消毒、隔离等知识及日常生活中如何掌握自我预防疾病的卫生知识,以防止肺结核的传染和提高患者自身预防保健能力。住院期间护理人员做到送药到口,监督患者按时服药,使患者积极配合医生治疗,加强患者服药依从性的管理。要教育菌阳患者的密切接触者定期体检。

2.加强消毒隔离及控制传染

(1)菌阳患者住院治疗时不应与其他患者住同一病室,分室隔离。一览表要有明显隔离标识,做好患者的卫生宣教,培养良好的卫生习惯,告知患者将痰液吐入放有消毒液的痰缸内,不得随地乱吐,痰缸中的痰液不得随意倒入下水道中,每日更换消毒痰缸。

(2)加强病房通风是非常重要的,要保持病室的空气流通,早、晚各30分钟开窗通风换气,并使用空气消毒机定时开放每天进行空气消毒,床单位终末消毒用紫外线照射30分钟。

(3)肺结核传染途径主要是菌阳患者通过咳嗽、说话、打喷嚏传染给他人。医护人员教会菌阳患者咳嗽、打喷嚏时要罩住口鼻。菌阳患者应隔离治疗,避免前往公共场所,在不得不去公共场所时,应该主动佩戴口罩,以免将结核菌在人群中传播。

(4)医院要建立严格的陪护及探视制度,医护人员教育探视者佩戴口罩。

3.医护人员教会菌阳患者在治疗期间应配合的注意事项,在整个治疗期间对患者要做到"三定期"

(1)定期做痰检:通过痰检了解痰菌是否转阴或减少,痰检结果是考核化疗效果的最好指标,可以评估所采用的化疗方案是否合理,治疗是否有效。无效者则分析其原因或更改治疗方案。应每月连续查痰3天,直至痰菌转阴。

(2)定期检查肝、肾功能:在治疗用药中每月检查1~2次肝、肾功能,血常规、尿常规,如发现损害应及时给予相应的处理和调整用药。

（3）定期 X 线检查：了解病灶吸收情况，应 1～3 个月做 1 次 X 线检查，全面了解病情变化。必要时 2～3 个月行 CT 检查。

4.治疗期间医护人员还要教会菌阳患者学会自我管理

患者在治疗期间一定严格按医嘱规律服药，按时复查，不能自行停药，以免影响治疗效果，甚至出现耐药。同时，治疗期间医护人员要指导患者要注意休息，做到戒烟、戒酒，加强营养，避免劳累，保持心情愉快。因此，加强痰菌阳性患者的管理，使患者进行早期、联合、适量、规律、全程的治疗，是减少结核病传播、切断传播途径的重要手段。

5.做好对痰菌阴性肺结核患者的管理

（1）管理方式：初治涂阴活动性肺结核患者采用强化期督导管理治疗，即在强化期进行由督导人员直接面视下的治疗，巩固期采用全程管理。方法见《中国结核病防治规划实施工作指南》，具体内容如下。

1）做好对患者初诊的宣教，内容包括解释病情，介绍治疗方案，药物剂量、用法和可能发生的不良反应及坚持规则用药的重要性。

2）强化期每次由督导人员面视下服药，并由督导人员填写肺结核患者治疗记录卡。

3）巩固期定期门诊取药，每月取药 1 次，建立统一的取药记录，每次取药时带已服完药的空板。误期取药者，应及时采取措施，如通过电话，家庭访视等方式及时追回患者。并加强教育，说服患者坚持按时治疗。对误期者城镇要求在 3 天内追回，农村在 5 天内追回。

4）培训患者和家庭成员，要求达到能识别抗结核药物，了解常用剂量和用药方法，以及可能发生的不良反应，督促患者规则用药。做好痰结核菌的定期检查工作，治疗期间按规定时间送痰标本进行复查。

5）巩固期"治疗记录卡"，由患者及家庭成员填记。

6）家庭访视：建立统一的访视记录。基层医务人员对在强化期由非医务人员督导化疗的患者，每 2 周家访 1 次，继续期每月家访 1 次；乡镇级防保人员每每访视一次；县结防所（科）人员在强化期及继续期各访视一次。访视内容包括健康宣教、核实服药情况、核查剩余药品量、抽查尿液颜色、督促按期门诊取药和复查等。

（2）病程记录：患者每次来结防机构取药都应做病程记录，疗程结束时进行小结，主要包括以下几个方面。

1）是否规律用药，如不规律用药记录其原因。

2）病情进展情况，好转还是恶化，并说明其具体情况。

3）痰涂片检查结果。

4）有无药物不良反应，如有，要记录其种类、程度、持续时间进展及处理意见。

5）最终治疗结果。

6）其他需要记录的信息。

第八节　实体器官移植感染预防与控制

一、概述

实体器官移植术后1年内70％的患者至少发生1次感染,其中75％发生多次感染。术后1个月内发生的感染为早期感染,1个月后为后期感染。感染会直接影响受体的近期和远期存活率,以及移植器官的存活率,是仅次于排斥反应造成受体死亡的主要原因。早期感染病死率达40％～78％。国外报道,实体器官移植术后败血症发生率分别为:肝移植10.4％～34％,肾移植5％～11％,心脏移植8％～10％。

常见感染部位为呼吸道感染和血流感染,还有泌尿道、脑组织、移植物、心内膜、皮肤软组织等感染。其中术后败血症达56％～94％,而呼吸道感染在各种移植中均常见,其中肾移植发病率8％～16％,肝移植13％～34％,心脏移植24％～69％,心肺(肺)移植67％～84％。

二、病原学特点

(一)不同时期常见病原体

(1)1个月内感染主要来源于供体或受体原有感染以及医院感染,如肺炎、尿路感染、伤口感染、导管相关感染等。病原体包括HBV、HCV、HIV、肺(鼻窦)的细菌或真菌、医院内多重耐药菌。

(2)2～6个月感染主要为机会感染,包括耶氏肺孢子菌、曲霉、李斯特菌、诺卡菌、弓形体、结核分枝杆菌、地方性真菌;另外激活潜伏的病毒:巨细胞病毒、EB病毒、单纯疱疹病毒、水痘-带状疱疹病毒、乙型肝炎或丙型肝炎病毒。

(3)6个月后感染80％为社区感染,10％为慢性或进行性免疫调节的病毒感染(HBV、HCV、巨细胞病毒、EB病毒、乳头瘤病毒、多瘤病毒、HIV);另外停用高剂量的免疫抑制,增加机会感染(如隐孢子虫、耶氏肺孢子菌、诺卡菌、曲霉、李斯特菌)。

(二)不同器官移植常见病原体

见表7-8。

表7-8　不同器官移植常见病原体感染率

感染类型	移植受体感染率(％)				
	肝	肾	心	肺、心肺	胰腺、肾
细菌	33～68	47	21～30	35～66	35
巨细胞病毒	22～29	8～32	9～35	53～75	50
单纯疱疹病毒	3～14	53	1～42	10～18	6
水痘-带状疱疹病毒	5～10	4～12	1～12	8～15	9
念珠菌属	1～26	2	1～5	10～16	32

感染类型	移植受体感染率(%)				
	肝	肾	心	肺、心肺	胰腺、肾
菌丝体真菌	2～4	1～2	3～6	3～19	3
耶氏肺孢子菌	4～11	5～10	1～8	15	

三、核心预防控制措施

(一)移植供体和受体感染性疾病筛查

(1)包括流行病学史、疫苗接种史、血清学检测、结核菌素皮肤试验、血液和尿液的微生物检测、胸部 X 线检查、可能的感染(如脑炎、败血症)等。

(2)血清学检测包括梅毒、HIV、巨细胞病毒、EB 病毒、单纯疱疹病毒、水痘-带状疱疹病毒、HBV(HBsAg、抗-HBs)和 HCV 等。

(3)特殊的血清学检测包括核酸检测、抗原检测,根据流行病学因素及近期风险(例如,粪小杆线虫、组织胞浆菌、球孢子菌属、HBV 或 HCV 病毒载量)。

(二)感染风险评估

感染风险包括淋巴细胞减少诱导治疗期、激素治疗期、血浆置换、高风险的排斥反应、早期移植物排斥反应、移植物功能障碍、供体及受体的活动或隐性感染以及吻合口瘘、大出血、伤口感染或愈合不良、长期置管等。

(三)预防性抗感染治疗

(1)根据移植的器官及当地流行病学特点常规预防手术部位感染。肝移植应覆盖皮肤菌群、胆道肠球菌、厌氧菌以及肠杆菌科细菌,肺移植应覆盖革兰氏阴性细菌、霉菌和地区性真菌。也可以根据已知的定植进行调整,如假单胞菌、耐甲氧西林金黄色葡萄球菌(MRSA)、VRE 和真菌。

(2)预防性抗真菌治疗则基于感染风险和流行病学因素。大多数侵袭性真菌感染由念珠菌和曲霉属引起。早期真菌感染最常见的是肺移植后气管吻合曲霉感染,胰腺或肝脏移植后念珠菌感染。侵袭性真菌感染常常发生于重症监护病房肝移植、重新手术探查或再次移植、输注大量血液制品和代谢功能障碍肝移植、呼吸衰竭、巨细胞病毒感染或 HIV 感染等患者,增加广谱抗菌药物治疗的概率,是考虑预防性真菌治疗的主要人群。

(3)大多数移植中心 3 个月甚至终其一生使用磺胺甲噁唑/甲氧苄啶(复方新诺明)预防耶氏肺孢子菌肺炎、弓形虫感染、孢子球虫、环孢子虫、诺卡菌,以及常见的泌尿道、呼吸道和胃肠道病原体感染。低剂量的磺胺甲噁唑/甲氧苄啶具有良好的耐受性,应推荐使用,除非明确的过敏反应或间质性肾炎。其他药物包括氨苯砜、阿托伐醌、喷他脒,但效果差于磺胺甲噁唑/甲氧苄啶。口服抗病毒药物可用于预防移植后巨细胞病毒和其他疱疹病毒感染。

(四)经验性抗感染治疗

主要用于临床流行病学或实验室检查提示可能增加严重感染风险的无症状患者。检测到生物标记物、血清抗原和聚合酶链反应检测到 CMV、呼吸道发现曲霉定植等情况下,可以经验性用药干预以减少广谱抗菌药物的使用。

四、一般预防控制措施

(一)无菌技术

(1)移植受者应避免使用静脉用药、身体穿刺和文身,如果需要穿刺,应严格无菌技术。

(2)及时更换有渗液的敷料。

(3)尽量减少各种留置管道接头反复打开的次数。

(4)在病情允许的情况下尽早拔除管道,避免医源性感染。

(二)全身支持疗法

(1)加强全身支持疗法,可少量多次输新鲜血液(全血)或血浆、白蛋白、免疫球蛋白。积极补充营养,尽量肠内营养,必要时静脉营养。当血淋巴细胞计数<0.5×10^9/L 者给予细胞免疫增强剂,如 α_1 胸腺肽。

(2)在出现败血症时,积极进行抗生素治疗,必要时给予小剂量糖皮质激素以抑制内皮系统促炎物质转录。

(3)治疗糖尿病,消除潜在感染病灶。

(三)健康教育

(1)严格执行手卫生,避免接触传播感染。

(2)避免呼吸道感染,如可能接触呼吸道传染病患者及其环境应佩戴外科口罩。

(3)安全饮食与用水,避免隐孢子虫、大肠埃希菌等污染风险。

(4)避免接触动物和宠物,并避免从事相关职业。

(5)安全性行为,以减少暴露于巨细胞病毒、HBV、HCV、艾滋病病毒、人乳头瘤病毒、单纯疱疹病毒和减少其他性传播疾病。

五、额外预防控制措施

(1)感染风险动态评估:常见感染可以通过核酸或蛋白质的定量检测确定,对于复杂感染可以用 PCR 进行诊断性检测,一些特殊感染可以采用基因序列测定检测。还可以通过移植受者的细胞免疫应答检测特定的病原体,如 EB 病毒。

(2)疫苗接种。

第九节　皮肤软组织感染预防与控制

皮肤软组织感染是常见的医院感染的发生部位。皮肤软组织感染虽为局部感染,但当免疫缺陷、粒细胞减少、糖尿病、营养不良等情况下,局部感染成为感染源,播散至全身其他部位甚至发生血流感染等全身感染。烧伤部位感染和压疮感染是皮肤软组织感染的一种特定表现。

一、感染源

皮肤表面可以有许多细菌存在,是各种细菌的储存所。如果皮肤表面破损或有侵入性操作,可造成皮肤软组织医院感染的发生。故皮肤表面存在的细菌可以成为皮肤软组织医院感染的常见感染源。

二、易感因素

(1)经皮肤进行的各种侵入性操作,如静脉穿刺、肌肉针、胸骨穿刺、骨髓穿刺等。

(2)压疮的发生:压疮会造成局部皮肤红肿甚至破损,护理不及时将造成压疮的溃烂和感染,成为皮肤软组织医院感染常见的易感因素。

(3)烧伤:烧伤患者皮肤表面完整性被破坏,烧伤创面极其容易发生感染和细菌的变迁,引起皮肤软组织医院感染的发生。

(4)糖尿病患者:糖尿病患者末梢循环差,皮肤感觉下降,一旦皮肤破溃不容易愈合而发生感染。

(5)免疫力低下的患者:正常菌群可以成为免疫力低下患者的感染源,对于免疫力低下的患者更要保持局部皮肤清洁与掌握侵入性操作的指征。

(6)皮肤病患者:局部皮肤异常,如果瘙痒会引起局部病灶皮肤被抓破,发生感染。积极治疗原发疾病和止痒非常重要。

三、诊断要点

(一)皮肤感染

至少须符合下列标准之一。

标准一:皮肤有脓性引流液、脓疱、水疱或疖。

标准二:排除其他原因,至少有下列症状或体征之二:疼痛或压痛,局部红、肿或热,且至少有下列情况之一。

(1)病灶处引流物或者抽取物培养阳性,如分离的微生物为皮肤的正常菌群[如类白喉、棒状杆菌、丙酸杆菌属、革兰氏阴性葡萄球菌(包括表皮葡萄球菌)、草绿色链球菌、气球菌属、细球菌属],培养结果必须是仅有一种微生物的纯培养。

(2)血液培养阳性。

(3)感染灶的组织或血液检测到病原体的抗原物质(如单纯疱疹、水痘-带状疱疹病毒、流感嗜血杆菌、脑膜炎奈瑟菌)。

(4)病灶组织在显微镜下发现有多核型巨细胞。

(5)致病原特异性抗体(IgM)效价达诊断意义或 IgG 抗体效价上升 4 倍。

(二)软组织感染

软组织感染包括坏死性肌膜炎、感染性坏疽、坏死性蜂窝织炎、感染性肌炎、淋巴腺炎或淋巴管炎。软组织感染至少须符合下列标准之一。

标准一:病灶处的组织或引流物培养阳性。

标准二:病灶处有脓性引流物。

标准三:经手术或病理组织切片检查发现有脓疡或有其他感染证据。

标准四:排除其他原因,至少有下列症状或体征之二:局部疼痛或压痛、红、肿或热,且至少有下列情况之一。

(1)血液培养分离出微生物者。

(2)血液或尿液检测到病原体的抗原物质(流感嗜血杆菌、肺炎链球菌、脑膜炎奈瑟菌、B群链球菌、念珠菌属)。

(3)致病原特异性抗体(IgM)效价达诊断意义或IgG抗体效价上升4倍。

四、病原学特点

金黄色葡萄球菌是皮肤软组织感染最常见的病原菌(44.6%),尤其是CA-MRSA。其次是铜绿假单胞菌(11.1%)、肠球菌(9.3%)、大肠埃希菌(7.2%)、β链球菌(4.1%)、凝固酶阴性葡萄球菌(2.8%)。

五、额外预防控制措施

(1)积极防治易引起皮肤改变或损伤的疾病,如糖尿病、肝硬化、肾病、血液系统疾病、皮肤病、蚊虫叮咬等,保持皮肤完整性,防止损伤。

(2)指导患者注意个人卫生,保持皮肤清洁干燥,衣服清洁无皱褶,被汗液、尿液等浸湿时及时更换;大小便失禁患者及时清洁局部皮肤,肛周可涂皮肤保护剂,减少皮肤摩擦和刺激。

(3)积极治疗或纠正可引起皮肤软组织感染的疾病或危险因素。患有皮肤病者应积极治疗,避免抓破损伤;注意皮肤出现的浅表伤口,及时处理体表软组织的损伤,防止继发感染;有效控制糖尿病患者的血糖水平,提高机体抵抗力。

(4)指导患者合理膳食,增加营养,增强皮肤抵抗力,提高自身免疫力;根据天气变化及时增减衣物,天气寒冷时注意保暖,防止冻伤,使用热水袋等要防止烫伤。

(5)对昏迷、瘫痪、老年等长期卧床患者定期检查受压部位皮肤,避免局部皮肤长期受压;协助定时变换体位,2~3小时一次,必要时缩短变换体位的时间。尽量避免潮湿、摩擦及排泄物刺激;因治疗需要不允许过多翻身者,应使用特殊床垫、器具防止压疮发生。若有局部水肿、皮肤微红或发白等情况应立即采取措施。

(6)新生儿护理应手法轻柔,更换尿布、内衣时要防止损伤皮肤。尿布应柔软,勤于更换。保持婴儿皮肤干燥,经常更换体位,以防局部长期受压。做好产房和婴儿室的消毒隔离工作,控制感染源。

第十节　NICU 医院感染预防与控制

医院感染是一个非常重要的公共卫生问题。根据美国疾病预防控制中心(CDC)和我国 CDC 定义:新生儿出生后 48 小时内发生的感染考虑为母婴垂直传播感染;生后 48 小时及以后出现感染临床表现及感染部位标本培养阳性考虑为水平传播感染,这组患儿中如感染发生于入新生儿重症监护病房(NICU)48 小时后则为医院感染(NI),也包括转出 NICU 进入普通病房后 48 小时内发生的感染。医院感染暴发是指在医疗机构住院患者中,短时间内发生 3 例以上同种同源感染病例的现象。

随着产科及新生儿科诊疗技术的不断进步,危重新生儿,尤其是出生体质量<1 500g 的早产儿病死率明显降低,但由于这些患儿的免疫功能极不成熟,且经常受到经皮肤黏膜屏障穿刺等侵入性诊疗技术创伤,从而成为发生医院感染的高危人群。发生医院感染不仅给患儿增添额外的痛苦,延长住院时间,增加医疗费用,造成不必要的医患纠纷,甚至可成为其发病、死亡的重要原因;如控制不力,引发医院感染暴发流行,还会造成严重的社会不良影响。NICU 医院感染多次引起公众的广泛关注,目前医疗机构针对医院感染的目标监测内容主要是器械相关感染,包括血管内导管相关性感染、尿管相关性感染和呼吸机相关性肺炎,这两类感染是 NICU 最常见的可预防的感染。

一、医院感染流行病学

医院感染发生率按照每 1 000 人次住院日中发生感染的人次计算。由于医院感染诊断标准和不同 NICU 的患儿基本情况各不相同,不同机构统计的医院感染发生率差异很大。2012 年美国调查显示,NICU 的新生儿医院感染发生率为 6.9/1 000 住院日,11.2％的住院患儿发生 NI。德国 2 000—2005 年报道,极低出生体重儿的血流感染发生率为 6.5/1 000 住院日,中心静脉置管感染率为 11.1/1 000 置管日,外周静脉置管感染率为 7.8/1 000 置管日。巴西的一项前瞻性研究报道,医院感染发生率为 29.8/1 000 住院日。国内不同医院报道的新生儿医院感染发生率为 9.1％～16.0％。由此可见,在当前医学发展水平和医院具体条件下,无论是发达国家还是发展中国家的新生儿室和 NICU,医院感染仍然难以完全避免,消除新生儿室和 NICU 中的医院感染仍属于需要探索的课题。

医院感染暴发流行相对于散发而言,发病时间更集中,为同一传染来源,症状、体征及辅助检查结果基本相似,往往检出同一种甚至同一型病原体。

二、病因

(一)新生儿免疫系统的不成熟

新生儿身体抵抗力差,易受到病原菌的入侵造成医院感染的发生。新生儿期非特异性及特异性免疫功能尚未发育成熟,如皮肤、黏膜薄嫩,易于破损,脐部创口易受细菌侵入;胃酸分泌较少,杀菌能力弱;单核-巨噬细胞系统吞噬作用差,消除力较低;血液缺少抗体、补体,因而使白细胞吞噬过程中的调理、趋化及吞噬作用降低,易于发生感染而导致败血症;血脑屏障功能较差,出现败血症又易诱发脑膜炎。

(二)抗生素的广泛应用

抗生素的广泛应用在治疗新生儿感染性疾病的同时,也带来了一些新的临床问题。既扰乱了新生儿刚刚建立的正常菌群,也能导致耐药菌株的产生。一些对药物敏感的细菌被杀灭后,另一些不敏感的细菌得以迅速繁殖。这些细菌有的原来致病力较低,属于条件致病菌;有的原来并不致病,如表皮葡萄球菌和肺炎克雷伯杆菌等。耐药菌株的产生,使一些致病菌和条件致病菌的抵抗力增强,为控制院内感染增加了难度。广谱抗生素的应用,也易导致真菌类的繁殖,并发如新生儿鹅口疮这样的白色念珠菌感染。

(三)治疗监护手段的增加

近年来,随着医疗护理手段的提高,新生儿重症监护室(NICU)监护技术的进步,许多新的急救技术的应用,也给新生儿增加了感染的机会。如呼吸机的使用、气管插管、气管内冲洗及吸痰、静脉留置针的应用等,都增加了皮肤黏膜的损伤机会,使细菌侵入的条件得以增加,护理、操作频繁者感染机会增多。

三、NICU 医院感染危险因素与感染途径

(一)感染危险因素

内在危险因素包括新生儿免疫功能不全,存在病原体侵入门户(如皮肤及胃肠道屏障功能不成熟等)。研究显示,在出生体重<1 500g 的早产儿中,胃肠道是革兰阴性菌最主要的来源,在发生血流感染的患儿中,95%的肛拭子培养与血培养细菌的基因型相同。外部危险因素包括使用各种装置和器械(如呼吸机、留置血管导管等)、侵入性操作(气管插管、静脉穿刺等)、胃肠道外科疾病手术、某些药物(抗生素、激素、H_2 受体阻滞剂等)、肠外营养、手卫生、细菌定植等。此外,NICU 空间拥挤、住院时间长、洗手设施配备不足、医务人员紧缺等均是危险因素。

(二)主要感染途径

包括血流感染、肺炎、消化道感染、皮肤感染、中枢神经系统感染、结膜炎等,以前两者最常见,泌尿道感染相对少见。

(三)置管相关性感染

侵入性操作和置入各种导管所造成的感染已成为医院感染导致死亡的主要原因。置管相关性感染(DAI)可分为导管局部感染(ESI)和导管相关性感染(CRI),CRI 可直接通过呼吸道、消化道、皮肤黏膜或脐部、血管内导管侵入,主要有呼吸机相关性肺炎(VAP)和血管内导管相关性感染(ICRI)。

1.呼吸机相关性肺炎

经气管插管行机械通气≥48 小时,无论机械通气前是否有感染,经临床表现及实验室检查证实,肺部出现新的感染即为 VAP。美国 2009 年报道,VAP 发生率为(0.7～2.2)/1 000 机械通气日。对比发现,应用无创通气 CPAP 者医院感染性肺炎发生率为 1.8/1 000 机械通气

日,应用气管插管者 VAP 发生率为 12.8/1 000 机械通气日。危险因素包括胎龄小、低出生体重、反复插管、气管内吸引等,呼吸机管道、湿化器与复苏器等消毒不严以及医护人员不注意洗手是造成 VAP 外源性感染的重要原因。有创操作、经鼻或口插管可破坏会厌部正常屏障,减弱咳嗽反射及纤毛运动,并使口咽分泌物中的微生物直接接种至下呼吸道。目前 NICU 的呼吸机相关性肺炎的诊断标准尚存在争议。美国 CDC 和美国国家医疗安全网络(NHSN)对年龄<1 岁的患儿的诊断标准(机械通气时间 48 小时后发生感染;对氧疗或机械通气的需求增加;≥2 次 X 线胸片显示新的肺部渗出、实变或不张;至少具有 3 项临床表现,如体温不稳定、呼吸道分泌物性质改变、外周血白细胞计数改变、喘息、气急、咳嗽、心率异常等)并不适用于新生儿,机械通气的新生儿发生 VAP 时很少出现咳嗽、喘息、发热等表现,而支气管肺发育不良的患儿 X 线表现与感染很难鉴别,诊断 VAP 还需要除外新生儿呼吸窘迫综合征、肺水肿等其他肺部疾病。

2.血管内导管相关性感染

血流感染是发达国家 NICU 最常见的医院感染,其中大部分与中心静脉导管的使用有关,故又称血管内导管相关性感染(ICRI),是最重要的导管相关性感染。美国 CDC 对 ICRI 的诊断标准如下:①血培养至少 1 次致病菌阳性,如为皮肤定植细菌,则需要 2 次阳性;②具有一项或多项感染临床表现;③当发生血流感染时有血管内导管留置;④除血流感染外,无其他部位感染。ICRI 发生的危险因素包括无菌技术操作情况、导管留置时间、导管材料结构、导管的护理和维护、患儿基础疾病等。

四、NICU 医院感染常见病原体

引起 NICU 医院感染的病原体包括细菌、病毒、真菌等,其中细菌感染最为常见。近年来随着抗生素的广泛使用,全球范围内的 NICU 均出现了各种耐药细菌感染流行,甚至引起感染暴发,这已成为当今 NICU 医院感染控制所面临的最重要问题。

(一)细菌

NICU 内最常见的病原体。革兰氏阳性菌以凝固酶阴性葡萄球菌(CNS)、金黄色葡萄球菌、肠球菌常见,革兰阴性菌主要有肠杆菌属、肺炎克雷伯杆菌、大肠埃希菌和黏质沙雷菌等肠杆菌科细菌。

国外报道的 NICU 医院感染以革兰氏阳性菌居多,以 CNS 最常见。早产儿易发生 CNS 感染的原因可能与其天然免疫功能低下有关。CNS 致病因子可能与细菌生物膜有关,不仅可使 CNS 在内置导管和体内组织定植,还能使其在医院环境内持续存活。产生物膜的 CNS 菌株大多对 β-内酰胺类抗生素耐药。

国内报道以革兰阴性菌为主。由于新生儿常规使用抗生素,导致耐药菌在 NICU 出现的比例不断上升。超广谱 β-内酰胺酶(ESBLs)是一类对第三代头孢菌素和氨曲南在内的 β-内酰胺类抗生素具有强大水解作用的酶,携带 ESBLs 基因的质粒易在革兰阴性杆菌中传播而引起细菌耐药性的扩散,携带 ESBLs 耐药基因的质粒往往还带有其他抗生素耐药基因,如氨基糖苷类的耐药基因,从而形成多重耐药,使临床治疗难度大大增加。ESBLs引起医院感染是一个全球性问题,可引起医院感染的暴发流行。由于广谱头孢菌素,尤其是第三代头孢菌素的使用率较高,对革兰阳性菌产生的选择性压力较大,导致ESBLs产生株增多。国内报道NICU感染的大肠埃希菌和肺炎克雷伯杆菌ESBLs的阳性率高达40%~60%,其对常用的青霉素类、头孢菌素类耐药率很高,对β-内酰胺类/β-内酰胺酶抑制剂的敏感性较好,临床上常作为经验性用药,碳青霉烯类是治疗产ESBLs菌株感染的首选药物,但近年药敏率亦有下降趋势。肺炎克雷伯杆菌、产气肠杆菌和铜绿假单胞菌均是条件致病菌,常与NICU的医院感染及其暴发有关。

近年来,一些主要在成年人重症监护治疗病房(ICU)流行的耐药菌,如耐甲氧西林金黄色葡萄球菌、耐万古霉素肠球菌和不动杆菌开始在NICU出现并蔓延。

(二)病毒

轮状病毒、呼吸道合胞病毒、肠道病毒、巨细胞病毒、单纯疱疹病毒、水痘-带状疱疹病毒等均可引起新生儿医院感染。

(三)真菌

随着广谱抗生素的广泛应用,真菌感染逐渐成为NICU医院感染的常见病原体。国外资料统计,NICU的真菌败血症发生率为0.4‰~2‰,其中极低出生体重儿(VLBWI)为3.8%~12.9%。深部真菌感染发病率近30年增长了约36倍,已成为引起VLBWI败血症的第三大原因。早产、出生体重<1 500g、抗生素治疗(特别是第三代头孢菌素和碳青霉烯类抗生素)、中心静脉置管>7天、住院时间长、插管术等是真菌感染的高危因素。NICU医院感染最常见的真菌为平滑念珠菌。

五、NICU医院感染及其暴发的复杂性

(一)病原体复杂多样

不同地区、不同医疗机构的NICU医院感染病原体各不相同,国外文献多以凝固酶阴性葡萄球菌占多数;而国内不同文献报道显示,我国最常见的病原体仍为肠杆菌科致病菌,尤其是大肠埃希菌及肺炎克雷伯杆菌。病原菌越来越多地成为多种耐药菌及难治性病原菌。

近年来,随着分子生物学及电子显微镜用于医学领域,细菌生物膜在医院感染发病中所起的作用被越来越多的学者所认识。体内置入各种导管时,细菌易在导管表面定植,形成由细菌和自身分泌的胞外基质组成的细菌生物膜,这类细菌的耐药性极强,可逃避宿主免疫作用和抗生素的杀伤,导致感染迁延不愈,且细菌还可自细菌生物膜向外播散,引起急性感染。如何预防细菌生物膜的形成以降低DAI的发病率是目前研究的难点与热点。

(二)复杂的传染源和传播途径

能引起新生儿病房及NICU医院感染暴发的病原体种类繁多,很多病原体为人体常驻细菌。国内外很多报道显示,NICU医院感染的传染源常为医务人员,通过护理和诊疗操作污染设备、器具等各种环节,造成感染流行,甚至暴发。曾有报道显示,法国某医院内NICU的6例

新生儿暴发盐单胞菌属感染,均是由于输注了在受盐单胞菌属污染的水槽内解冻的新鲜冰冻血浆所致。Cassettari 等报道,NICU 内一名护理人员的手患甲癣,又被产超广谱 β-内酰胺酶的肺炎克雷伯杆菌污染,导致 NICU 内暴发医院感染,持续时间长达 6 个月,36 例新生儿受累,其中 7 例感染,29 例细菌定植。其他还有配方奶加热器被污染,进而污染配方奶,导致 NICU 内暴发医院感染。

(三)控制的复杂性

医院感染分为内源性感染和外源性感染,前者主要是由于机体抵抗力弱(常见早产、低出生体重、接受免疫抑制剂)或菌群失调(抗菌药物的使用)造成机体内部正常菌群易位导致的感染。外源性感染是体外病原体通过护理人员的手、医疗仪器、空气等造成的交叉感染。NICU 医院感染有复杂多样的危险因素,如有创性诊疗操作、长时间机械通气、长时间中心静脉置管、住院时间长、孕妇罹患疾病、全肠道外营养等。医院感染暴发流行后,治疗房间、抢救单元、医疗设备、水源等固定设施均可能存在污染,也可同时在患儿、医务人员、护理人员,甚至后勤人员的手上存在病原体。但传染源常难以确定,从而增加了拟定最有效防治措施的难度。新生儿室医院感染暴发往往是突发事件,各级医务人员必须掌握各种病原体的暴发特点,具备敏锐的医院感染防控理念以及快速应对感染传播的能力。

(四)损失巨大

医院感染暴发往往会导致住院新生儿较高的病死率。国内各地不同时期报道的新生儿柯萨奇病毒医院感染暴发流行事件中,病死率高达 26.5%。医院感染暴发流行对患儿及其家庭、医院的经济效益及社会效益必然产生极大的负面影响。

六、高危新生儿(HRN)监测

高危新生儿存在较高的医院感染发病率,正常的新生儿医院感染率一般在 1%～2%,而高危新生儿的感染率通常为 6%～30%。在对高危新生儿(HRN)监测中,医院感染最重要的危险因素之一是危重新生儿的体重,据估计出生时体重每减少 500g,医院感染的危险性增加 3%。此外,导致感染的病原也因出生体重级别组不同而不同。

(一)监测对象

被监测的患者必须是住进 NICV 进行观察、诊断和治疗的患者;感染必须是发生在 NICV,即患者住进 NICV 时,感染不存在也不处于潜伏期;NICV 患者转移到其他病房后,48 小时内确定的感染仍属 ICU 感染。

将新生儿按体重分为四组:≥2 500g、1501～2 500g、1001～1 500g、≤1 000g,高危新生儿主要是指体重≤1 000g 的新生儿。感染必须是发生在 NICV,NICV 患者转移到其他病房后,48 小时内确定的感染仍属 ICV 感染。所有患者从 NICV 转到医院病房后必须进行 48 小时的感染随访。

(二)监测方法

(1)HRN 被选择为监测对象后,被监测的期限至少要达 1 个月,所有被选择的患者为在这个月开始和这个月每天新进入 NICV 的患者,医院感染部位的监测为身体所有部位,患者发生感染时填写医院感染病例登记表。

(2)感染病例发现的方法:同医院感染发病率调查方法。

(3)需要收集的资料:在进行 HRN 患者监测时填写的表格有 HRN 患者监测月报表、HRN 患者日志、HRN 患者感染病例登记表。

(三)相关指标的计算

1.器械使用比率

通过器械使用日数除以住院日总数计算,用来度量高危器械的使用占总住院日数的百分比。下列是特定器械使用比率:

$$脐带或中央血管导管使用率 = \frac{脐带或中央血管导管应用日数}{患者住院日数} \times 100\%$$

$$呼吸机使用率 = \frac{使用呼吸机日数}{患者住院日数} \times 100\%$$

$$总器械使用率 = \frac{器械(血管导管+呼吸机)应用日数}{患者住院日数} \times 100\%$$

2.通过住院日数和器械使用日数算出的比率

住院日数和器械使用日数被用作计算 HRN 感染率所需的最主要的分母。

$$不同出生体重新生儿日感染率 = \frac{不同出生体重感染患者数}{不同出生体重总的住院日数} \times 100\%$$

例如:

$$出生体重 \leqslant 1\,000g 新生儿总住院日感染率 = \frac{出生体重 \leqslant 1\,000g 新生儿感染数}{出生体重 \leqslant 1\,000g 新生儿住院日} \times 1\,000\text{‰}$$

不同出生体重新生儿中央血管相关血流感染发病率

$$= \frac{不同出生体重中央血管患者中血流感染人数}{患者动静脉插管日数} \times 1\,000\text{‰}$$

例如:

出生体重 > 2\,500g 新生儿中心静脉导管相关感染发病率

$$= \frac{出生体重 > 2\,500g 新生儿中心静脉导管感染人数}{出生体重 > 2\,500g 新生儿的中心静脉导管使用日数} \times 1\,000\text{‰}$$

$$不同出生体重呼吸机相关肺炎发病率 = \frac{不同体重使用呼吸机患者中肺炎人数}{患者使用呼吸机日数} \times 1\,000\text{‰}。$$

例如:

出生体重 1\,501 \sim 2\,500g 新生儿呼吸机相关肺炎感染率

$$= \frac{出生体重 1\,501 \sim 2\,500g 新生儿呼吸机相关肺炎人数}{出生体重 1\,501 \sim 2\,500g 新生儿呼吸机使用日数} \times 1\,000\%$$

其中,所得商值乘以 1\,000 使每种感染率表达为每 1\,000 个住院日中心静脉导管使用日或呼吸机使用日的感染数。

3.通过有感染危险因素患者数目算出的比率

以出生体重类别不同进行分层的感染率可用有感染危险因素的新生儿数目作分母进行计

算。如一个月内出生体重≤1 000g 有感染危险因素的新生儿为当月首日 NICV 中已有该类新生儿数加上本月新人的该类新生儿数。这个数目将用作下面等式的分母来计算 1 个月内出生体重≤1 000g 新生儿总感染率。

$$1 个月内某一出生体重组新生儿总感染率 = \frac{某一出生体重组新生儿感染总人数}{该组感染危险因素的新生儿数} \times 100\%$$

其商值乘以 100 使得感染率表达为每 100 名有危险因素新生儿的感染数。特定部位感染率可以某部位感染发生数目作为分子简单算出。应注意这些比率是未经风险调整的,因此不能用于医院间的比较。

4.平均住院日数(ALOS)

对 NICV 内各出生体重类别新生儿平均住院天数的估计可用以下公式:

$$平均住院天数 = d/(c + a/2 - b/2)$$

式中:a=当月第一天 NICV 内新生儿数;b=次月第一天 NICV 内新生儿数;c=当月内入 NICV 新生儿数,也就是“新入院”一栏的总和;d=当月内所有新生儿住院天数,也就是“住院日数”一栏的总和。

5.处于不同危险因素新生儿感染率

当需要进行不同组别新生儿感染率的比较时,这些组别新生儿的感染危险系数应该是相似的。比较感染率的目的在于发现其中一组是否存在感染控制方面的问题,有一些因素与感染控制无关但对感染率有影响,如基础疾病或应用高危器械或措施,在比较感染时,只有这些因素在两组中分布相似时才有意义。分别计算不同风险水平新生儿的感染率,就是将监测的高危新生儿分成不同风险组计算,如使用了呼吸机组和未使用呼吸机组。

在 HRN 构成中,感染风险分出生体重类别来衡量,具有相同的内在风险和特定器械使用日数组别的新生儿衡量该组对风险暴露的总数。每个出生体重类别所计算出的特定风险感染率同时说明这两种危险因素。每个出生体重类别特定器械使用的感染率是通过器械使用日数相关感染率来计算的。例如,1 000g 出生体重组新生儿中心静脉导管相关 BSI 的感染率为根据每 1 000 个中心静脉导管使用日数相关感染率计算。当这些感染率同其他医院感染率、其他时间感染率比较时,出现的差别可能表明存在需要更密切调查的感染控制问题。

七、防治策略与措施

国际新生儿网络的多中心研究发现,即使按危险因素进行校正后,各 NICU 医院感染的发生率仍存在明显差异,提示各 NICU 的临床实践与行为存在差异,因此可通过改进临床实践和操作规程降低医院感染的发生率。

(一)NICU 医院感染目标监测

各医疗机构应建立完善的日常医院感染管理制度和监测系统,对各种导管置入和抗生素的应用进行目标监测,通过反复培训与考核,增强医务人员的医院感染意识,认识发生医院感染的危害性。感染监控工作应当有专人负责,国家卫生和计划生育委员会(现国家卫生健康委员会)《医院感染管理办法》规定,300 张床位以上的医院设医院感染管理科,1 000 张床位以上大型医院的专职医院感染防控工作人员不得少于 5 名,500 张床位以上的医院工作人员不得少于 3 名,300～500 张床位的医院工作人员不得少于 2 名,300 张床位以下的医院工作人员不得少于 1 名。

(二)NICU 的设置必须合理

2001 年我国卫生部《医院感染管理规范》规定,新生儿室每张床位占地面积不少于 3m²,床间距不少于 90cm,NICU 每张床位占地面积不少于一般新生儿床位的 2 倍。NICU 需保证人力资源的合理应用,以避免工作人员因劳动强度过大而忽视消毒隔离制度的执行。《中国新生儿病房分级建设与管理指南(建议案)》要求医生床位比为 1︰0.5,护士床位比为 1︰1.5,而国际上一般 NICU 的患儿与护士比例为 1︰(2～3)。

保证病房周围环境的通风清洁,有条件者使用层流病房较为理想。注意避免呼吸机污染,定期清洁呼吸机及湿化器、管道等附属装置,尽可能使用带过滤器的管道,以减少耐药菌株在呼吸机的定植。感染病例应使用单房隔离措施。注意暖箱的消毒,严格执行消毒隔离制度,减少侵入性操作,应用无创通气技术,缩短各种管道的留置时间等均有助于预防和减少新生儿医院感染。

(三)加强医院感染防控措施

1.手卫生

由于新生儿特别是不足月或极低体重新生儿以及各种侵入性操作的存在,新生儿重症监护室(NICU)成为医院感染的高发区,因而其医院感染控制显得格外重要。在众多感染途径中,医务人员手上携带的细菌成为医院内感染的主要致病源。因此,手的清洁和消毒是防止NICU 医院内感染最基本、最简单和最重要的措施之一。

(1)NICU 手卫生存在的问题:

①医务人员手卫生意义:手部卫生是指用清除、抑制和杀灭手臂表皮中的微生物的方法,包括采用普通或抗菌肥皂和水洗手或用含醇洗手剂或用肥皂洗刷双手与前臂的外科洗手。手卫生是预防与降低医院感染最有效、最简便和最经济的措施。在引起医院感染的主要危险因素中,医务人员的手被污染所致的交叉感染所占比例较重。医务人员在纷繁的医疗护理工作中,手上各种病原菌的数量往往比其他人群多,医务人员的手上沾染病原菌是医院感染最常见的传播方式。如何提高医务人员手卫生的依从性,是当前国内外医院感染控制所迫切需要解决的问题。②影响医务人员手卫生的因素多:在医疗工作中,许多因素影响了医务人员手卫生的执行率和合格率。一是医护人员自身的问题,首先是医务人员之间相互行为影响。医院管理部门负责人及资深医务人员往往不能严格执行手卫生措施,从而会影响到全体医务人员洗手的依从性,临床上一般情况下科主任、护士长是对洗手行为最有影响的群体。其次是对手卫生意义缺乏足够的认识,不懂得手卫生措施对降低医院感染的作用,不认为手卫生与新生儿获得感染的风险有关系。有的医务人员不了解正确的方法而不能规范洗手;医护人员对不同患儿之间要洗手的必要性和重要性认识不足、对手卫生在医院感染控制中的必要性和重要性认识不够,从而忽略了手卫生。另外,还有部分医务人员担心洗手液和手消毒剂会损伤皮肤,可能会导致手部皮肤皲裂、破损,从而影响了洗手的积极性。二是手卫生设施不完善。新生儿重症监护室洗手池的位置不方便,手卫生设施落后,没有配备足够的洗手液、快速手消毒剂以及干手设施,难以按照洗手、操作、洗手的流程工作。三是工作紧张。本新生儿重症监护室人员

配置不足、工作量大,医务人员无时间洗手或匆匆洗手达不到规定的揉搓时间,来不及用标准六步洗手法。医护人员常以忙为由不洗手或不消毒手,尤以医生为甚。医护人员洗手依从性<50%,内科医生最低。

(2)改进措施:

①管理部门重视:医务人员手卫生应当列入医疗管理的环节中,各级医疗行政管理部门和专职院感管理部门共同监督落实手卫生规范,不断改善洗手设施,完善洗手设备,提供合格的洗手液和快速手消毒剂,提高手卫生的依从性和手卫生的效果。②加强培训:手卫生作为一种最基本、最简便、最易行的有效预防与控制病原体传播的手段,是降低医院感染最可行和最重要的措施。流行病学调查证实,洗手和无菌技术是阻断医护人员经操作导致传播疾病的关键环节。采取多种形式宣传强化培训手卫生知识和手卫生的意义,要求医务人员掌握手卫生指征、标准洗手法、速干手消毒液的性能。专门编写了《医院感染相关知识问答》人手一册,对医务人员洗手、手消毒剂、戴手套的指征、方法及注意事项都做了明确的规定。分别举办各层次医务人员手卫生规范和知识培训班进行全员培训,有理论、有实践、有示范,要求人人过关,在全院形成了一种浓厚的手卫生氛围,培养自觉手卫生习惯。③改善手卫生设施:首先改善手卫生硬件设施,增加洗手池,安装感应式或脚踏式等非手触式水龙头;使用密闭式医用洗手液和有较好护肤性能的速干手消毒液;增设一次性干纸巾及纸巾盒。在NICU入口设洗手池和更衣室,工作人员入室前严格洗手、戴口罩、更衣换鞋。操作及接触患儿前后均严格洗手或用速干手消毒剂,各项操作早产儿开始与隔离患儿最后均执行洗手措施。接触血液、体液等时应戴手套,脱手套后即洗手。早产儿培养箱、蓝光治疗箱等每箱固定放置一瓶速干手消毒液,创造一切便利,使洗手、手消毒触手可及、安全便捷,明显提高了手卫生依从性。④加强监督检查:NICU医院感染管理领导小组、医院感染管理部门定期或不定期到NICU进行相关工作人员洗手依从性和手卫生达标的合格性检查,进行细菌采样和检测。

通过落实各种改进措施和监督检查证明,NICU医务人员对手卫生规范和相关知识有了比较全面的了解,掌握了洗手操作方法和快速手消毒剂使用方法。科室洗手设施得到改善,安装了非接触式水龙头,提供了足够和方便快捷的手消毒剂和干手用品,从而明显提高了手卫生执行率和手卫生质量,医院感染发生率也会逐步下降。

2.应用个人防护用具(PPE)

PPE是指各种单独或联合使用,以保护医护人员避免接触传染性微生物的屏障。PPE包括手套、隔离衣、口罩、护目镜及面罩。医护人员在接触每一例患儿时均应采用标准预防措施,并假设医疗环境中所有患儿均可能感染或定植病原体。根据预期暴露范围的不同及可能(或已知)感染或定植病原体的不同,选择不同的PPE。

有些NICU医护人员在接触患儿时采用"普遍戴手套策略",认为戴手套可以预防病原体传播,但无充分证据证明此结论。有研究显示,普遍戴手套可能导致不戴手套时的手卫生依从性下降,在戴手套的操作过程中也可能污染手,因此在摘掉手套后仍需保证手部卫生。

酒精擦手联合戴手套的方法包括7个步骤:①进入NICU前洗手至肘部;②用含酒精的消毒剂擦手;③戴一次性乳胶手套;④接触新生儿前再次用酒精消毒剂擦手;⑤接触周围环境后重复擦手;⑥接触患儿后摘掉手套;⑦摘掉手套后再次进行手消毒。

一次性手套也应作为保护医护人员的重要途径，下列情况建议戴手套：可能接触患儿黏膜、血液或体液及不完整的皮肤，与感染或定植病原体的患儿直接接触，触摸明显或可能被污染的表面或设备。

3.医护人员的预防接种

医护人员常规预防接种是保证 NICU 患儿安全的重要部分。曾有报道显示，某国外一个Ⅲ级 NICU 在一次流感病毒流行期间，54 例新生儿中有 19 例感染（35%），其中一例胎龄 27周的双胎在生后第 7 天因感染死亡。流行病学调查发现，接受调查的 86 名 NICU 医护人员中，只有 13 名（15%）接种了流感疫苗，医生接种率为 67%，高于护士（9%）。同时，14 位医护人员承认在流感暴发流行期间存在流感样症状，但只有 4 位离岗休息。美国几大医疗中心均要求医护人员接种季节性流感疫苗，其疫苗接种率达到 98.4%。常规的流感疫苗接种应成为保护易感患儿、医护人员及其家人的标准措施。美国儿科学会还推荐接触＜12 个月婴儿的成人常规接种百白破三联疫苗。

4.中心静脉置管相关感染预防

NICU 应建立由专人组成的外周中心静脉置管小组，并对导管进行严格管理。管理措施包括：①更换输液管时建立无菌区域，严格消毒；②避免使用多腔导管，避免从导管采血；③每日对置管部位和敷料进行检查，输液管应每 48～72 小时更换，如使用脂肪乳剂应 24 小时更换；④每日评估患儿是否需要继续使用中心静脉导管，尽可能减少中心静脉导管的留置时间；⑤导管放置时间超过 21 天可明显增加感染的危险，应尽早拔除导管；⑥肠内营养达到100mL/（kg·d）可作为拔除中心静脉导管的标准。

发生 ICRI 后，如为革兰阴性菌、金黄色葡萄球菌或真菌感染，应即刻拔除中心静脉导管；如血培养 CNS 阳性，可先对导管进行消毒，经中心静脉导管给予抗生素治疗，大多数患儿可治愈，如复查培养仍为阳性，应拔除导管。国外学者研究发现，应用经外周中心静脉导管发生脓毒症的病例中，56% 是在置管期间发生，44% 在拔管 5 天内发生，拔管后 24～72 小时是发病高峰。拔管后未应用抗生素者脓毒症发生率为 10.3%，拔管后应用抗生素者脓毒症发生率为 1.5%（$P=0.002$），故认为在中心静脉导管拔除后仍应使用抗生素。原因可能为在导管拔除过程中细菌生物膜脱落，细菌进入血液引起感染。

临床研究显示，抗微生物药物包裹的血管内导管在成人和儿科可降低医院感染的发生，但在新生儿尚无研究，不推荐使用。国内外小样本研究显示，每日使用万古霉素-肝素液封管可降低 NICU 患儿 CRBSI 的发生率，但目前不推荐在 NICU 常规使用，以防产生耐药细菌，仅在积极采用现有的防治措施后 ICRI 发生率仍较高的 NICU 考虑使用。国外研究显示，通过合作化质量改进计划可降低 NICU 医院血流感染的发生率，通过成立多学科队伍，制定"一揽子"综合的质量改进方法，可有效降低 NICU 患儿中心静脉导管相关血流感染的发生率。

5.呼吸机相关性肺炎的防治

有学者提出"一揽子"预防 VAP 的措施：①手卫生；②适当抬高头位（30°～40°），定时改变体位向左右两侧卧位；③每 4 小时监测胃潴留情况；④加强口腔护理；⑤使用密闭式吸引器；⑥对呼吸机等设备加强清洁消毒管理等。

近年来，细菌生物膜受到广大学者关注。细菌生物膜是细菌为适应环境、利于生存而形成的特殊结构,是细菌在肺内定植的主要形式。生物膜对抗生素有耐药屏障作用,可导致持久、反复和治疗棘手的呼吸道感染。近年来,成人的多中心前瞻性随机单盲对照研究发现,应用银涂层材料的气管导管能减少和延迟呼吸机相关性肺炎的发生,为防治细菌生物膜的形成提出了一些有效的思路和方法,但临床应用的可行性、有效性以及涂层材料对人体是否会产生其他影响尚需进一步的临床试验来明确。

6.真菌感染的预防

NICU 多中心随机对照研究结果显示,极低出生体重儿(VLBWI)预防性使用氟康唑可减少侵袭性真菌感染,但常规使用氟康唑并未达成专家共识,主要原因是目前的研究结果尚不能表明其在早产儿应用中的安全性。某些研究显示,超低出生体重儿(ELBWI)使用氟康唑预防真菌感染可能与胆汁淤积的发生有关,药物对患儿远期预后的影响也需要进一步观察,长期预防性使用可能诱导耐药菌的产生。目前预防性使用氟康唑的策略应局限于出生体重<1 500g、存在真菌感染高危因素(如肠外营养、应用广谱抗生素、外科手术后)的新生儿或在严格采用目前预防医院感染的措施后真菌感染发生率仍然较高的NICU。严格遵循美国 CDC 推荐的医院感染预防原则,采取中心静脉导管相关感染的综合防治措施才是关键。

7.呼吸道合胞病毒感染预防

国外应用呼吸道合胞病毒单抗(帕利珠单抗)预防婴儿呼吸道合胞病毒感染,其有效性和安全性基本肯定,但目前在 NICU 的应用尚有争议。有效预防 NICU 内呼吸道合胞病毒暴发流行的措施包括对感染者进行快速检测,同时采取常规感染控制措施,有条件者可应用帕利珠单抗。也有人认为药物价格太高,根据成本效益分析,应仅用于有感染危险因素的早产儿。

8.皮肤护理

新生儿皮肤黏膜屏障相当薄弱,易破损并发生直接接触感染。注意加强脐部和皮肤黏膜护理。临床上多使用各种油浴疗法,即在皮肤表面涂橄榄油、葵花籽油或油性软膏等并加以轻柔按摩,既可保温,又可改善皮肤末梢循环,增加早产儿皮肤屏障作用。但也有研究结果认为,这种皮肤疗法并未减少感染或降低死亡率,甚至有增加 CNS 感染和其他医院感染的可能。有关 VLBWI 局部润肤剂的使用仍有争议,尚需要进一步研究。

9.早期肠道喂养及使用益生菌

早期开展肠道喂养可减少院内脓毒症的发生,并未增加 VLBWI 坏死性小肠结肠炎的发生。可能的机制是肠道喂养可防止胃肠黏膜萎缩和肠道细菌污染,减少肠外营养和静脉的使用,提高肠道黏膜的免疫功能。

近年来,益生菌预防新生儿感染的作用引起关注。研究发现,使用益生菌的早产儿坏死性小肠结肠炎发病率比对照组明显降低,meta 分析认为,益生菌可能会减少胎龄小于 33 周的早产儿坏死性小肠结肠炎的发生。但目前益生菌的制备还难以标准化。益生菌自身引起脓毒症的危险性虽然很小,但有潜在危险,还需要进行大样本多中心研究来明确早产儿使用益生菌的利弊。

10.预防性使用抗生素

对高危人群,如早产儿、使用血管内导管者是否应该预防性使用抗生素一直是热门话题,临床相关报道认为其有一定的合理性,但关于不良反应的报道也很多。国外多项报道认为预防性使用抗生素是否降低导管相关性血流感染仍无定论。数个小规模多中心研究结果显示，预防性使用抗生素可减少败血症的发生，但对总死亡率无影响，还须考虑细菌耐药和远期对神经系统的影响，不推荐常规使用。研究提示，第三代头孢菌素在产生耐药菌株方面有不利影响，可能增加产 ESBLs 菌株的医院感染，应尽量避免预防性使用第三代头孢菌素。虽然对于预防性全身使用抗生素的争论很多，但目前普遍认为使用抗菌和抗栓药物冲洗血管内导管可减少 ICRI 的发生。据报道，使用含万古霉素和肝素的溶液进行血管内置管冲洗以预防导管感染，明显减少了 CRBSI 的发生。虽然缺乏大规模循证医学证据，但有学者主张高危儿预防性使用氟康唑等抗真菌治疗，以降低念珠菌血症的发生。国外指南建议，母亲存在 B 组链球菌感染可能时，应给母亲使用青霉素以预防婴儿发生严重感染，即降低母婴垂直传播感染的概率。

11.静脉丙种球蛋白的使用

一项循证医学研究显示，预防性输注静脉丙种球蛋白并未影响败血症的发生率和其他临床重要结局的预后。从病理生理学和免疫机制方面来看，母亲通过胎盘向胎儿转运免疫球蛋白的过程主要发生在孕 32 周之后，故早产儿（尤其是极低出生体重儿）多存在低免疫球蛋白血症，导致其抗感染能力更为低下，一定程度上支持对高危早产儿（胎龄＜32 周、极低出生体重儿、窒息缺氧、有宫内感染可能、机械通气等）应用静脉丙种球蛋白，以预防发生严重感染。

12.营养支持疗法

保证充分的能量和各种营养素，尤其足量的蛋白质供给，有助于新生儿（尤其是早产儿）加快体重增长、增强抗感染能力及缩短住院时间。

目前预防医院感染的策略重点应针对内在及外部两方面危险因素。使用不同材料涂层或浸泡的气管导管在一定程度上能减少细菌生物膜的形成，减少 VAP 的发生；益生菌和预防性应用氟康唑在降低细菌性和真菌性脓毒症的风险方面显示出了良好的前景，但尚需要进行大量研究以证实其有效性及长期安全性；行之有效的医院感染监测制度，改善手部卫生，改进中心静脉导管置管技术，合理使用抗生素可降低医院内脓毒症的发生率。对于这些实践的可持续性，还需要进行更多的临床和实验研究工作。

八、针对医院感染暴发流行的防控措施

一旦发生医院感染暴发流行，应尽快采取如下措施：

（1）立即隔离并积极治疗患儿，尽可能将患儿放置于单独隔离间；暂停接收新入院患儿，直到医院感染完全控制为止，住院新生儿能离院者尽早办理出院。

（2）寻找并控制传染源：应从固定设施受污染及流动传染源两方面积极寻找，前者包括医疗设备、医用压缩空气源、鼓风机、水槽、配奶间、奶加热器、配药室、呼吸机管道和湿化器水源等；后者包括患儿、医务人员（包括后勤人员、清洁工人等）、皮囊复苏器等。寻找传染源应当采用拉网式、倒金字塔形方式，争取尽快确定并隔离传染源，防止再次暴发。

（3）切断传播途径：大量研究表明，医务人员、护理人员的手在医院感染的传播过程中起了重大作用，洗手习惯及意识在切断传播途径方面极为重要，洗手水龙头应为感应式，擦手毛巾

一人一巾一用一消毒,对于感染性较强的患儿,在检查时建议戴一次性手套操作。对于患病的医务人员,即使症状轻微,也应立即调离新生儿病房。彻底消毒病房环境及相关器械。

(4)积极留取感染的证据:尽可能留取患儿血液、大便、分泌物及器官组织等样本,有实验条件者可直接送检,如无条件可暂时冰冻保存待检。可通过细菌和(或)细胞培养及血清学检查等方法寻找病原体,为患儿尽快进行针对性的治疗,并为流行病学调查提供依据。

随着医疗技术的不断提高、经济条件的不断改善,越来越多的早产儿、极低出生体重儿和超低出生体重儿得以抢救存活,这也对 NICU 的医院感染监控工作提出了更高的要求。新生儿室医院感染暴发流行复杂、高危、难预见、难控制,并可能造成巨大损失,应引起高度警惕。NICU 的医护人员应树立对医院感染"零容忍"的观念,采取一系列基础感染防控措施,如最佳的手卫生依从性、适宜应用 PPE 和严格遵循消毒隔离制度,以降低医院感染的发生率;通过加强医务人员继续教育,提高我们对各种病原体医院感染的警觉性,一旦发现有医院感染的苗头,在及时采取有效措施的同时,及时上报有关部门,进行协助处理。同时呼吁有关部门加大对新生儿病房及 NICU 的投入,理解和支持新生儿医务人员的工作,以保障我国新生儿医学科学的健康发展。

第十一节　内镜中心感染预防与控制

随着医学科学技术的不断发展,内镜已成为临床诊断、治疗及科学研究的重要工具。内镜在疾病诊治尤其是疑难危重患者的抢救方面发挥了重要作用。近年来内镜的种类也在不断增加,内镜手术器械的快速发展为微创手术的开展提供了有利的条件。但随着内镜应用范围的不断扩大,发生内镜相关感染的危险愈加明显。其中,由于清洗不到位或消毒灭菌不严引起内镜相关感染的病例时有发生。为此,许多国家制定了内镜相关感染的预防指南,我国卫生部(现卫健委)颁布的《内镜清洗消毒技术操作规范》,加大了对内镜的清洗、消毒操作的管理力度,为规范我国医疗机构内镜室的医院感染管理,预防和控制内镜相关感染提供了法律依据。

一、布局流程与设施设备

(一)布局流程
分设单独的患者候诊室(区)、诊疗室、清洗消毒室、内镜贮藏室等。

1.诊疗室
(1)诊疗室的每个诊疗单位应包括诊疗床 1 张、主机(含显示器)、吸引器、治疗车等。

(2)每个诊疗单位应至少配备一套便捷有效的洗手设施。

(3)每个诊疗单位的净使用面积不得少于 $20m^2$。

(4)不同部位内镜的诊疗工作应分室进行,不能分室进行的,应分时间段进行。

2.清洗消毒室
应通风良好,可安装排气罩、带有吸附剂的无管排气罩和每小时能换气 7~15 次的空气系统。

3.内镜贮藏室

不同部位内镜的储镜柜应分开。

(二)设施设备

1.基本清洗消毒设备

专用流动水消毒灭菌槽、负压吸引器、超声清洗器、高压水枪、干燥台及设备、计时器。不同部位内镜的清洗消毒工作的设备应分开。

2.耗材

多酶清洗剂、润滑剂、内镜消毒剂、50mL注射器、各种刷子、纱布、棉棒等。

二、人员管理

(一)医务人员

1.岗位培训

诊疗和清洗消毒人员均应具备内镜清洗消毒方面的知识,接受相关的医院感染管理知识培训,严格遵守有关规章制度。

2.职业防护

清洗消毒内镜时,应穿戴必要的防护用品,包括工作服、防渗透隔离衣或围裙、口罩、护目镜或防护面罩、帽子、手套等。

(二)患者

检查前筛查血源性传播疾病不是必需的。

三、软式内镜清洗消毒

(一)预处理

(1)使用后立即用湿纱布擦去外表面污物,并反复送水送气10秒。

(2)取下内镜装好防水盖,送清洗消毒室。

(二)测漏

清洗消毒前应进行测漏试验。一般情况下选用湿测;紧急情况下采用干测。

(三)水洗

(1)将内镜放入水洗槽在流动水下彻底冲洗,用纱布擦洗镜身及操作部位。纱布一用一换。

(2)取下活检入口阀门、吸引器按钮和送气送水按钮,用清洁毛刷彻底刷洗活检孔道和导光软管的吸引器管道至少3次,并清洗刷头上的污物。清洗刷一用一消毒。取下的各类阀门、按钮用清水冲洗干净并擦干。

(3)安装全管道灌流器、管道插塞、防水帽和吸引器,用吸引器反复抽吸活检孔道。

(4)全管道灌流器接50mL注射器,吸清水注入送气送水管道。

(5)用吸引器吸干活检孔道的水分并擦干镜身。

(6)内镜附件如活检钳、细胞刷、切开刀、导丝、碎石器、网篮、造影导管、异物钳等使用后,先放入清水中,用小刷刷洗钳瓣内面和关节处,清洗后并擦干。

(四)酶洗

(1)将擦干后的内镜置于酶洗槽中,用注射器抽吸含酶洗液 100mL,冲洗送气送水管道,用吸引器将含酶洗液吸入活检孔道,浸泡 2～5 分钟,操作部用含酶洗液擦拭。含酶洗液一镜一换。

(2)擦干后的附件、各类按钮和阀门用含酶洗液浸泡,附件应在超声清洗器内清洗 5～10 分钟。

(五)清洗

含酶洗液浸泡后的内镜,用高压水枪冲洗各管道,同时冲洗内镜的外表面,再用气枪向各管道冲气干燥,用干净布类擦干内镜的外表面。

(六)消毒或灭菌

(1)采用消毒剂浸泡消毒或者灭菌时,应将清洗擦干后的内镜置于消毒槽并全部浸没消毒液中,各孔道用注射器灌满消毒液。

(2)非全浸式内镜的操作部位,应用清水擦拭后再用 75％乙醇擦拭消毒。

(3)需要消毒的内镜采用 2％碱性戊二醛灭菌时,浸泡时间为:①胃镜、肠镜、十二指肠镜浸泡不少于 10 分钟。②支气管镜浸泡不少于 20 分钟。③结核杆菌、其他分枝杆菌等特殊感染患者使用后的内镜浸泡不少于 45 分钟。

(4)内镜附件应一用一灭菌。首选压力蒸汽灭菌方法,也可用环氧乙烷、过氧化氢等离子或过氧乙酸灭菌器。

(5)相关物品清洗后,弯盘、敷料缸等压力蒸汽灭菌;复用的口圈、注水瓶及连接管使用消毒剂浸泡消毒后,复用的口圈用流动水冲净;注水瓶及连接管用无菌水冲净,干燥备用。使用时注水瓶内应注入无菌水,每天更换。

(6)使用消毒机进行清洗消毒之前,应先按照(一)至(五)的要求对内镜进行清洗。

(七)冲洗

(1)清洗消毒人员更换手套将消毒好的内镜取出,并用气枪或注射器吹出各管腔内的消毒液。

(2)将内镜置入冲洗槽,流动水下用纱布清洗内镜的外表面,反复抽吸清水冲洗各孔道。

(3)用化学消毒剂浸泡灭菌的内镜,使用前应用无菌水彻底冲洗。

(八)干燥

擦干内镜外表面,吹干各孔道水分,支气管镜还需要用 75％的乙醇或洁净压缩空气等方法进行干燥。

(九)储存

(1)灭菌后的内镜及附件应按无菌物品储存。

(2)消毒后的内镜悬挂于镜柜或镜房内,弯角固定钮应置于自由位。

(3)储柜内表面光滑、无缝隙、便于清洁,每周擦拭清洁消毒 1～2 次。

(十)其他

(1)吸引瓶、吸引管清洗后用消毒剂浸泡消毒,刷洗干净,干燥备用。

（2）清洗槽、酶洗槽、冲洗槽刷洗后用消毒剂擦拭。

（3）消毒槽在更换消毒剂时应彻底刷洗。

（十一）清洗消毒记录

1.记录项目

日期、患者姓名、使用内镜的编号、清洗时间（包括水洗、酶洗、清洗时间）、消毒时间（包括消毒和冲洗时间）以及操作人员姓名等。

2.保存时间

不少于 3 年。

四、硬式内镜清洗消毒

（一）预处理

（1）使用后立即用湿纱布擦去外表面污物，置于封闭、防渗漏的容器中由 CSSD 集中回收或送内镜清洗消毒室处理。

（2）特殊感染性疾病患者使用后的内镜应双层包装并注明感染性疾病名称，由 CSSD 单独回收或单独送内镜清洗消毒室特殊处理。

（二）清洗

（1）用流动水彻底清洗并擦干。

（2）将擦干后的内镜置于多酶洗液中浸泡。

（3）内镜管腔应用高压水枪冲洗，可拆卸部分必须拆开清洗，并用超声清洗器清洗 5～10 分钟。

（4）器械的轴节部、弯曲部、管腔内用软毛刷彻底轻柔刷洗。

（三）消毒或灭菌

（1）消毒的内镜可用煮沸消毒方法，水沸腾后计时 20 分钟。

（2）灭菌的内镜可用压力蒸汽、环氧乙烷和消毒剂浸泡等灭菌方法。连台手术应具有快速灭菌条件，否则一套内镜一天限做一台手术。

（3）用消毒剂进行消毒或灭菌时，器械的轴节应充分打开，管腔内应充分注入消毒液。

（四）冲洗

（1）浸泡消毒的内镜应用流动水彻底冲洗。

（2）浸泡灭菌的内镜应用无菌水彻底冲洗。

（五）干燥

消毒的内镜可用气枪等设备干燥，灭菌的内镜应用无菌巾擦干。

（六）储存

（1）带包装的内镜及附件应按无菌物品储存。

（2）裸露灭菌的内镜及附件应储存于密闭无菌容器中，有效期不超过 4 小时。

（3）裸露消毒的内镜应储存于密闭消毒容器中，有效期不超过 1 周。

（七）清洗消毒记录

1.记录项目

日期、患者姓名、使用内镜的编号、清洗时间（包括水洗、酶洗、清洗时间）、消毒时间（包括消毒和冲洗时间)以及操作人员姓名等。

2.保存时间

不少于 3 年。

五、清洗消毒灭菌效果监测

(1)清洗效果监测。

(2)消毒效果监测：

1)消毒内镜应每季度进行生物学监测。

2)监测数量：内镜数量≤5 条的，每次全部监测；>5 条的，每次监测数量不低于 5 条。

3)监测方法：用无菌注射器抽取 50mL 含相应中和剂的洗脱液，从活检口注入，冲洗内镜管路，并全量收集送检。菌落总数应≤20CFU/件，不得检出致病菌。

(3)消毒剂浓度记录：每日使用前监测消毒剂的浓度并记录。

第十二节 口腔科医院感染预防与控制

一、建筑设计与布局

(一)建筑设计

由于口腔科诊疗环境、设备、药物、材料及诊疗过程的特殊性，建设口腔科选址设计必须合理，控制医院内交叉感染。

(二)布局

口腔科要分区明确，满足诊疗工作和诊疗器械的清洗和消毒基本要求。建筑内至少应包括诊疗区(诊室、放射室等)、器械处理区、医疗辅助区[压缩空气设备区、负压吸引设备区、医疗废物暂存区和(或)污水处理区]、候诊区、工作人员办公区及生活区域等。

口腔科诊疗区域和器械清洗消毒区域要分开，口腔诊疗室分为治疗区、治疗边缘区和治疗外围区。

(1)建立正确通道：在规模较大的口腔科，要考虑无菌物品、医疗废物、工作人员和患者的通道。首先，诊疗后使用过的待清洗消毒的物品和器械经过专用通道进入消毒室，消毒灭菌处理后再通过另外的专用通道进入诊室。患者和工作人员进入口腔科后到达诊室或其他功能房间的通道，也尽量专用。

(2)口腔诊疗室是集检查、诊断、治疗为一体的空间。每台诊疗椅间隔至少 5~6m²，两张诊疗椅之间由易擦洗、不改变诊室光线的色彩隔断分离开，保护患者隐私，又可防止患者间交叉感染。诊室内应设立手卫生设施(水池、皂液、干手设施等)，至少每两台牙科综合治疗台配备 1 个洗手设施。

(3)口腔放射拍片室(科)是口腔诊疗的重要辅助部分，空间密闭，患者流量大，存在交叉感染的机会。因此要注意仪器和物表的清洁,每日检查结束后使用紫外线或空气消毒器消毒。拍摄数码全景片或锥形束 CT 时,患者接触的部件要覆盖一次性物品,保护隔离拍摄小牙片时,用一次性夹片夹或者用持针器夹取小牙片放入患者口内,持针器必须一人一用一消毒。

(4)口腔诊疗器械宜由消毒供应中心统一清洗、消毒和灭菌,如果不能送消毒供应中心处理的器械应在清洗消毒室进行。清洗消毒室应分为去污区、检查包装区、灭菌区、无菌物品存放区,各区相对独立,物品由污到净,不能交叉和逆流。

二、工作人员

(1)从事口腔诊疗服务和口腔诊疗器械消毒工作的医务人员,应当掌握口腔诊疗器械消毒及个人防护等医院感染预防与控制方面的知识,遵循标准预防的原则,严格遵守有关的规章制度。

(2)在进行口腔诊疗过程中要注意规范诊疗操作。在根管冲洗选择平头专用冲洗器,在传递过程中应将针筒朝向接受方。注射器如需再次使用应采用单手套针帽。安装好牙科手机和车针后,应将手机头部向下挂于牙椅上,防止误伤。传递时车针朝向传出者,使用后应及时卸下车针。在传递扩大针等细小器械时,应将其固定于装有海绵等物体的容器中,治疗结束后,用镊子分拣小器械,避免使用手抓取。

(3)对口腔诊疗器械进行清洗、消毒或者灭菌的工作人员,在操作过程中应当做好个人防护工作。

(4)医务人员进行口腔诊疗操作时,应当戴口罩、帽子,可能出现患者血液、体液喷溅时,应当佩戴护目镜或面罩。每次操作前及操作后应当严格洗手或者手消毒。医务人员戴手套操作时,每治疗一个患者应当更换一副手套,脱手套后必须洗手或者手消毒。

三、口腔科医院感染管理

(一)常规管理

(1)口腔诊疗区域内应当保证环境整洁,每日对口腔诊疗、清洗、消毒区域进行清洁、消毒。对可能造成污染的诊疗环境表面及时进行清洁、消毒处理。每周对环境进行一次彻底的清洁、消毒。

每日定时通风或者进行空气净化。人体的口腔中寄居了常驻菌和暂住致病菌。这些大量的微生物在诊疗过程中常会伴随涡轮机、洁治器等设备的使用,参在气溶胶里留在诊室的空气中造成污染。①建议在患者治疗前要常规进行杀菌漱口水漱口,减少口腔中的细菌,真正从源头上有效减少微生物气溶胶的产生,降低交叉感染的风险。②及时使用牙科综合治疗台的强力吸引器将治疗时产生的血液、碎屑等吸除。③利用空气消毒机或者紫外线等方法进行空气消毒。④适时通风。根据季节、室外风力和气温,进行自然通风,每天开窗换气 2~3 次,每次不少于 30 分钟。如果不能自然通风或效果不佳时,要增加排风扇等辅助通风设备。

(2)进入患者口腔内的所有诊疗器械,必须达到"一人一用一消毒或灭菌"的要求。凡接触患者伤口、血液、破损黏膜或者进入人体无菌组织的各类口腔诊疗器械,包括牙科手机、车针、根管治疗器械、拔牙器械、手术治疗器械、牙周治疗器械、敷料等,使用前必须达到灭菌。

(3)接触患者完整黏膜、皮肤的口腔诊疗器械,包括口镜、探针、牙科镊子等口腔检查器械和各类用于辅助治疗的物理测量仪器、印模托盘、漱口杯等,使用前必须达到消毒。

(4)凡接触患者体液、血液的修复、正畸模型等物品,送技工室操作前必须消毒。

(5)牙科综合治疗台及其配套设施应每日清洁、消毒,遇污染应及时清洁、消毒。

(6)每次治疗开始前和结束后及时踩脚闸冲洗管腔30秒,减少回吸污染;有条件可配备管腔防回吸装置或使用防回吸牙科手机。

(二)清洗消毒要求

(1)口腔诊疗器械消毒工作包括清洗、器械维护与保养、消毒或者灭菌、储存等工作程序。

(2)口腔诊疗器械清洗时,要尽量做到:①口腔诊疗器械使用后,应当及时用流动水彻底清洗,其方式应当采用手工刷洗或者使用机械清洗设备进行清洗。②有条件的医院应当使用加酶洗液清洗,再用流动水冲洗干净;对结构复杂、缝隙多的器械,应当采用超声清洗。③清洗后的器械应当擦干或者采用机械设备烘干。

(3)口腔诊疗器械清洗干燥后应当对口腔器械进行维护和保养,对牙科手机和特殊的口腔器械注入适量专用润滑剂,并检查器械的使用性能。

(4)根据采用的消毒与灭菌的不同方式对口腔诊疗器械进行包装,并在包装外注明操作者姓名、消毒日期、有效期。采用快速卡式压力蒸汽灭菌器灭菌器械,可不封袋包装,裸露灭菌后存放于无菌容器中备用;一经打开使用,有效期不得超过4小时。

(5)牙科手机和耐湿热、需要灭菌的口腔诊疗器械,首选压力蒸汽灭菌的方法进行灭菌或者采用环氧乙烷、等离子体等其他灭菌方法进行灭菌。对不耐湿热、能够充分暴露在消毒液中的器械可以选用化学方法进行浸泡消毒或者灭菌。在器械使用前,应当用无菌水将残留的消毒液冲洗干净。

(三)消毒与灭菌效果监测

(1)医疗机构应当对口腔诊疗器械消毒与灭菌的效果进行监测,确保消毒、灭菌合格。灭菌效果监测采用工艺监测、化学监测和生物监测。工艺监测包括灭菌物品、洗涤、包装质量合格;灭菌物品放置灭菌器的方法合格;灭菌器的仪表运行正常;灭菌器的运行程序正常。

(2)新灭菌设备和维修后的设备在投入使用前,应当确定设备灭菌操作程序、灭菌物品包装形式和灭菌物品重量,进行生物监测合格后,方可投入使用。在设备灭菌操作程序、灭菌物品包装形式和灭菌物品重量发生改变时,应当进行灭菌效果确认性生物监测。灭菌设备常规使用条件下,至少每月进行一次生物监测。

(3)采用包装方式进行压力蒸汽灭菌或者环氧乙烷灭菌的,应当进行工艺监测、化学监测和生物监测;采用裸露方式进行压力蒸汽灭菌的,应当对每次灭菌进行工艺监测、化学监测,按要求定期进行生物学监测。

(4)使用中的化学消毒剂应当定期进行浓度和微生物污染监测。浓度监测:对于含氯消毒剂、过氧乙酸等易挥发的消毒剂应当每日监测浓度,对较稳定的消毒剂如2%戊二醛应当每周监测浓度。微生物污染监测:使用中的消毒剂每季度监测一次,使用中的灭菌剂每月监测一次。

（四）污水处置

口腔科产生的医疗污水须经过消毒处理，设立专用污水处理池，符合《医疗机构水污染物排放标准》方可排放。

参考文献

1.葛善飞,刘菲.感染性疾病临床诊治红宝书.北京:化学工业出版社,2018.

2.杨东亮,唐红.感染性疾病.北京:人民卫生出版社,2016.

3.席丽艳,鲁长明.常见真菌感染性疾病直接镜检图谱.广州:广东科技出版社,2020.

4.王明贵.感染性疾病与抗微生物治疗.上海:复旦大学出版社,2020.

5.王春梅,王志虹.感染性疾病与皮肤病.北京:中国医药科技出版社,2019.

6.方建国.感染性疾病安全用药手册.北京:科学出版社,2018.

7.Dennis L Kasper,Anthony S Fauci.哈里森感染性疾病.3版.北京:北京联合出版
  社,2018.

8.钟森.病毒性肝炎的中西医结合防治研究.成都:四川科学技术出版社,2015.

9.高月求.病毒性肝炎的中西医结合治疗.北京:科学出版社,2020.

10.周平安,焦扬.常见病毒感染性疾病中西医诊治.北京:人民卫生出版社,2016.

11.韩云,谢东平,杨小波.内科重症感染性疾病中西医结合诊治.北京:人民卫生出版
   社,2020.

12.陈玲.结核病理论与实践.北京:科学出版社,2019.

13.吴建林,邓斌,边恩元.结核病防治定点医疗机构工作指南.成都:四川科学技术出版
   社,2020.

14.胡必杰,高晓东,韩玲样,等.医院感染预防与控制标准操作规程.2版.上海:上海科学技
   术出版社,2019.

15.糜琛蓉,倪语星,朱仁义.医院感染防控与管理实训.北京:科学出版社,2020.

16.熊薇,赖晓全,徐敏.医院感染预防与控制指南.北京:科学出版社,2020.

17.赵燕.HIV感染诊断、治疗与预防咨询问答手册.北京:北京大学医学出版社,2016.

18.张小来.传染病护理.2版.北京:人民卫生出版社,2018.

19.李大权,周卫凤.传染病护理学.2版.北京:中国医药科技出版社,2019.

20.王秀华.现代结核病护理学.北京:中国医药科技出版社,2018.

21.王秀华,聂菲菲.结核病护理新进展.北京:北京科学技术出版社,2017.

22.侯黎莉,赵雅伟.新编结核病护理学.北京:中国协和医科大学出版社,2020.